临床护理学

付路丽　王欢欢　张敏娅　**主编**

 中国纺织出版社有限公司

图书在版编目（CIP）数据

临床护理学 / 付路丽, 王欢欢, 张敏娅主编. -- 北京 : 中国纺织出版社有限公司, 2023.10
ISBN 978-7-5229-0822-9

Ⅰ.①临… Ⅱ.①付… ②王… ③张… Ⅲ.①护理学－教材 Ⅳ.①R47

中国国家版本馆CIP数据核字（2023）第147065号

责任编辑：樊雅莉　　　责任校对：高　涵　　　责任印制：王艳丽

中国纺织出版社有限公司出版发行
地址：北京市朝阳区百子湾东里 A407 号楼　邮政编码：100124
销售电话：010—67004422　传真：010—87155801
http://www.c-textilep.com
中国纺织出版社天猫旗舰店
官方微博 http://weibo.com/2119887771
三河市宏盛印务有限公司印刷　各地新华书店经销
2023年10月第1版第1次印刷
开本：787×1092　1/16　印张：26
字数：624千字　定价：138.00元

主 编 简 介

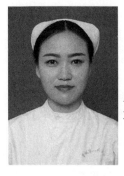

付路丽，女，1986年出生，毕业于长治医学院护理专业。

现任中华护理学会会员、晋城市护理学会血液净化护理专业委员会常务委员。从事血液净化护理工作18年。对内科常见疾病、多发病的护理有丰富经验，尤擅长血液净化的护理。

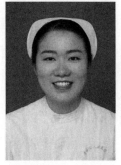

王欢欢，女，1989年出生，毕业于长春职工医科大学护理专业。

现任晋城市人民医院血液透析室护理组长（主管护师），从事肾内科血液透析室护理工作13年。近年来，一直致力于"血液透析患者延续护理"课题的研究。临床上，对肾内科各种常见病、多发病的护理有丰富经验，对慢性肾功能不全（尿毒症期）的护理有着独到见解，尤擅长慢性肾功能不全（尿毒症）透析疾病的护理。曾在北京地区中华护理学会组织的血液净化专科护士培训中获得理论考试"第三名"。

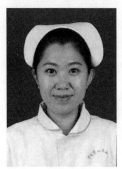

张敏娅，女，1989年出生，毕业于长治医学院护理专业。

现任主管护师。从事外科护理工作10余年。近年来，一直致力于"外科手术术后护理"课题的研究。临床上，对普外科各种常见病、多发病的护理有丰富经验，对小儿外科疾病的护理有着独到见解，尤擅长普外科疾病的护理。

编　委　会

付路丽　晋城市人民医院
王欢欢　晋城市人民医院
张敏娅　晋城市人民医院

前　　言

护理学是以基础医学、临床医学、预防医学、康复医学以及相关的社会科学、人文科学等为基础的一门综合性应用学科。近年来，随着社会经济的发展，医院进入全面、快速发展时期，诊疗技术日新月异，新技术在诊疗设备上广泛应用，伴随而来的是传统护理知识与技术已不能适应现代护理学科的发展。为了能够使广大护理人员适应现代医学及护理学的发展，我们本着实用、科学的原则，结合长期在临床一线工作的高级护理人员经验，编写了本书。

本书从临床护理的实际出发，重点论述基础护理与临床各科一般护理，其主要内容包括内科护理、外科护理、妇科护理、产科护理及儿科护理等，编写过程中强调科学性、准确性、先进性和文字流畅性，并采用表格增加可读性和易懂性。本书适合临床护理工作者及高等医药院校护理专业的学生参考阅读。

本书编写具体分工如下：

第一主编付路丽（第 1 章第 1～3 节、第 5 节、第 9～10 节、第 13 节，第 2 章第 10～11 节，第 3 章第 1～4 节，第 5 章第 12 节，第 6 章第 1～3 节、第 5 节、第 8～9 节），共计 20 万余字；第二主编王欢欢（第 1 章第 4 节、第 6～8 节、第 11～12 节、第 14～15 节，第 2 章第 1 节、第 6～9 节，第 5 章第 13 节，第 6 章第 4 节、第 6～7 节），共计 20 万余字；第三主编张敏娅（第 2 章第 2～5 节，第 3 章第 5～7 节，第 4 章，第 5 章第 1～11 节、第 14～20 节），共计 20 万余字。

由于编者水平所限及时间仓促，书中难免有失误与不妥之处，敬请广大读者批评指正，以期再版时修正提高。

编　者

2023 年 6 月

目　　录

第一章　内科护理

第一节　支气管扩张

一、概述

支气管扩张症简称支扩,是支气管或细支气管管壁受损呈永久性扩张和变形所引起的病症。常起病于儿童期和青少年期,男、女发病率无明显差异。支气管扩张症可是全身性疾病(如囊性纤维化、免疫球蛋白缺乏症等)的局部表现。临床主要表现为慢性咳嗽、咳大量脓痰和反复咯血。目前该病已明显减少。

二、病因及发病机制

病因可分为先天性和继发性,继发性患者多见病因有幼年时曾患呼吸系统严重感染(如麻疹性肺炎、百日咳等)、肺结核、吸入异物或有毒气体等。

三、临床表现

(一)症状

1.慢性咳嗽、咳大量脓痰

支扩的咳嗽一般多为阵发性,每日痰量可达 100～400mL,咳痰在起床及就寝等体位改变时最多。产生此现象的原因是支气管扩张感染后,管壁黏膜被破坏,丧失了清除分泌物的功能,导致分泌物积聚。当体位改变时,分泌物受重力作用而移动,从而接触到正常黏膜,引起刺激,出现咳嗽及咳大量脓痰。患者的痰液呈黄色脓样,伴厌氧菌混合感染时尚有臭味。收集痰液于玻璃瓶中静置,数小时后有分层现象:上层为泡沫,下悬脓性黏液,中层为浑浊黏液,下层为坏死组织沉淀物。

2.反复咯血

50％～70％的患者有反复咯血史,血量不等,可为痰中带血或小量咯血,也可表现为大量咯血。咯血的原因是支气管表层的肉芽组织创面小血管或管壁扩张的小血管破裂出血所致。咯血最常见的诱因是呼吸道感染。

3.反复肺部感染

患者常于同一肺段反复发生肺炎并迁延不愈。多数由上呼吸道感染向下蔓延,致使支气管感染加重,且因痰液引流不畅,最终使炎症扩散至病变支气管周围的肺组织。发生感染时,患者可出现发热,且咳嗽加剧、痰量增多,感染较重时患者有胸闷、胸痛等症状。

4.慢性感染的全身表现

患者反复继发肺部感染。病程较长时,则可引起全身中毒症状,如发热、盗汗、食欲下降、消瘦、贫血等;并发肺纤维化、肺气肿或慢性肺源性心脏病时可出现呼吸困难等相应症状;若为儿童还可影响其发育。

(二)体征

支气管扩张早期可无异常体征。当病变严重或继发感染使渗出物积聚时,可闻及持久的部位固定的湿啰音,痰液咳出后湿啰音仅可暂时性减少或消失;并发肺炎时,则在相应部位出现叩诊浊音及呼吸音减弱等肺炎体征。随着并发症,如支气管肺炎、肺纤维化、胸膜增厚与肺气肿等的发生,可出现相应的体征。此外,慢性支气管扩张患者可有发绀、杵状指(趾),病程长者可有营养不良。

四、辅助检查

(一)血常规

无感染的,血白细胞计数多正常,继发感染则有增高。

(二)痰液细菌培养

对于咳脓痰的患者(所谓湿性支气管扩张)应进行痰培养以明确细菌类型,对临床选择抗生素有指导意义;痰培养对判断抗感染的疗效也有一定价值。

(三)胸部 X 线平片

患侧肺纹理增多、紊乱或有条状透明阴影。可有片状、斑片状炎性渗出的阴影等。

(四)胸部高分辨率 CT 扫描

患侧可见细支气管扩张,并能明确显示支气管扩张的范围和程度,无损伤性,目前最常用。

(五)支气管碘油造影

可从不同角度显示病变的部位、范围、性质和程度。一般分为柱状、囊状、囊柱状混合型3类。

(六)纤维支气管镜检查

适用于咯血部位不明者。

(七)肺功能检查

多为阻塞性通气功能障碍,第1秒用力呼气量和最大呼气量减低,残气占肺总量百分比增高。病情后期,通气血流比例失调以及弥散功能障碍等,可有动脉血氧分压降低和动脉血氧饱和度下降。

五、治疗

(一)内科治疗

戒烟,避免受凉,加强营养,纠正贫血,增强体质,预防呼吸道感染。

1.保持呼吸道引流通畅

祛痰药及支气管扩张剂稀释脓痰和促进排痰,再经体位引流清除痰液,以减少继发感染和减轻全身中毒症状。

(1)祛痰药:可选用溴己新每次 8~16mg 或盐酸氨溴索每次 30mg,每日 3 次。

(2)支气管扩张剂:部分患者由于支气管反应性增高或炎症刺激,可出现支气管痉挛,影响痰液排出。可用 $β_2$ 受体激动剂或异丙托溴铵喷雾吸入或口服氨茶碱每次 0.1g,每日 3~4 次或其他缓释茶碱类制剂。

(3)体位引流:体位引流是根据病变的部位采取不同的体位,原则上应使患肺处于高位,引流支气管开口朝下,以利于痰液流入大支气管和气管排出。每日 2~4 次,每次 15~30 分钟。体位引流时,间歇做深呼吸后用力咳痰,同时旁人协助用手轻拍患部,可提高引流效果。

(4)纤维支气管镜吸痰:如体位引流痰液仍难排出,可经纤维支气管镜吸痰及用生理盐水冲洗稀释痰液,也可局部注入抗生素。

2.控制感染

控制感染是急性感染期的主要治疗措施。应根据症状、体征、痰液性状,必要时需参考细菌培养及药物敏感试验结果选用抗菌药物。轻症一般可选用口服阿莫西林,每次 0.5g,每日 4 次或第 1、第 2 代头孢菌素;喹诺酮类药物、磺胺类药物也有一定疗效。重症特别是假单胞菌属细菌感染,需选用抗假单胞菌抗生素,常需静脉用药,如头孢他啶、头孢吡肟和亚胺培南等。如有厌氧菌混合感染,加用甲硝唑(灭滴灵)或替硝唑或克林霉素。雾化吸入庆大霉素或妥布霉素可改善气管分泌和炎症。

(二)手术治疗

适用于反复呼吸道急性感染或大咯血,病变范围局限在一叶或一侧肺组织,尤其是局限性病变反复发生威胁生命的大咯血,经药物治疗不易控制,全身情况良好的患者。可根据病变范围行肺段或肺叶切除术,但在手术前必须明确出血的部位。

(三)咯血的处理

1.药物治疗

(1)小量咯血时安静休息、稳定情绪,一般不需要特殊处理。

(2)大量咯血时取患侧卧位,解除患者焦虑和恐惧心理,并适当选用口服镇静药如地西泮等。垂体后叶素 5~10U 用 10% 葡萄糖注射液稀释后缓慢静脉注射,继而静脉滴注维持,保持呼吸道通畅,防止窒息,一旦出现窒息,患者应取头低位,想办法排出血块等。

(3)大咯血窒息的抢救。大咯血一旦出现窒息,应立即组织抢救,争分夺秒,消除呼吸道内凝血块,恢复呼吸道通畅和正常呼吸。抢救措施如下。①体位引流:将床脚抬高30°,呈头低脚高位,头偏向一侧,迅速清除口、咽部血块,拍击胸背部,以利于堵塞的血块咯出。②清除血液(块):刺激咽喉部,使患者用力咯出堵塞于气管内的血液(块)或用导管经鼻腔插至咽喉部,迅速用吸引器吸出血液(块),必要时可在直接喉镜下用硬质气管镜直接插管,通过吸引和冲洗,以迅速恢复呼吸道通畅,如需较长期做局部治疗,应进行气管切开。③高浓度吸氧:吸入氧浓度(FiO_2)为 40%~60% 或高频喷射通气给氧。④应用呼吸中枢兴奋剂。⑤窒息解除后的相应治疗:包括纠正代谢性酸中毒、控制休克、补充血容量、治疗肺不张及呼吸道感染、处理肺水肿和肾功能衰竭等。

2.支气管动脉栓塞术(BAE)

用于大咯血而又缺乏手术条件者,反复咯血经内科治疗无效又不宜手术者,手术治疗后又复发咯血者。BAE已成为临床治疗咯血的有效方法,近年来已有较多文献报道,国内外资料报道该方法对大咯血的治疗有效率达80%左右,DSA造影技术和双程栓塞术使BAE更安全、有效,即刻止血率为77.2%,总有效率为88.5%,远期疗效因种种原因难以做出结论。有人提出应同时做支气管动脉和肺动脉造影。有报道指出BAE同时用肺动脉漂浮导管气囊阻断局部血流止血效果良好。

六、护理

(一)护理措施

1.病情观察

密切观察患者咳、痰、喘的发作,痰液的性质和量,详细记录痰液的颜色、量和性质,正确收集痰标本并及时送检。

2.一般护理

病室环境要保持舒适、洁净,室温维持在18~20℃,湿度为50%~60%。保持空气新鲜,冬季注意保暖,防止受凉。给予高蛋白、高维生素、足够热量、易消化饮食;少量多餐,避免油腻、刺激性强、易于产气的食物,防止便秘、腹胀影响呼吸。张口呼吸、痰液黏稠者,应补充足够水分,一般每天饮水1500mL以上,以保证呼吸道黏膜的湿润和病变黏膜的修复。做好口腔护理。适当多休息,体位要保持舒适。

3.对症护理

主要为指导、协助患者有效排痰,保持气道清洁。对长期卧床的患者,应经常帮助其变换体位及叩拍背部,指导患者深吸气后用力咳痰。对咳大量脓痰的患者,应指导患者采取体位引流,其方法如下。

(1)引流前向患者解释治疗目的、操作过程,消除患者顾虑,取得合作。

(2)依病变部位不同、患者经验(自觉有利于咳痰的体位),采取相应的引流体位,原则上,病肺处于高处,引流支气管开口向下,以利于痰液流入大支气管排出。病变位于右肺上叶者,取坐位或健侧卧位;病变位于右肺中叶者,取仰卧位稍向左侧;病变位于左肺上叶舌叶者,取仰卧位稍向右侧;病变位于左肺下叶者,取俯卧位。对于以上3种体位,床脚均抬高30~50cm。对于病变位于下叶各底段者,床脚抬高30~50cm。

(3)引流时间为每次15~30分钟,每天2~3次,宜在饭前进行,以免饭后引流引起呕吐。

(4)引流时鼓励患者咳嗽,若痰液黏稠,可先用生理盐水超声雾化吸入或用化痰药(如氯化铵、溴己新)稀化痰液,提高引流效率。引流时辅以胸部叩击等措施,指导患者进行有效咳嗽,以提高引流效果。

(5)引流过程中,注意观察患者,如有咯血、面色青紫、呼吸困难、胸闷、出汗、疲劳等情况,应立即终止体位引流。

（6）引流完毕，给予漱口，并记录排出的痰量及性质，必要时送检。复查生命体征与肺部呼吸音和啰音变化，评价治疗效果。

（二）健康教育

（1）指导患者及其家属了解疾病的发生、发展与治疗、护理过程，防止病情进一步恶化。与患者及其家属共同制订长期防治的计划。

（2）指导患者养成良好的生活习惯，劳逸结合，培养业余兴趣爱好，消除紧张心理，防止病情进一步加重。补充足够的营养，以增强机体抵抗力。多饮水稀释痰液，有利于排痰。戒烟。

（3）告知患者避免烟雾、灰尘刺激，注意保暖，预防感冒，防止呼吸道感染。

（4）指导患者及其家属掌握有效咳嗽、雾化吸入、体位引流方法以及抗生素的作用、用法、不良反应等。

（5）指导患者及其家属学会感染、咯血等症状的监测，定期门诊复查，症状加重时及时就诊。

（付路丽）

第二节　支气管哮喘

一、概述

支气管哮喘简称哮喘，是致敏因素或非致敏因素作用于机体引起可逆的支气管平滑肌痉挛、黏膜水肿、黏液分泌增多等病理变化，是由多种细胞特别是肥大细胞、T淋巴细胞参与的气道炎症。本病常发生于过敏体质和支气管反应过度增高的人，支气管哮喘与变态反应关系密切，易感者可引起反复发作的喘息、气促、胸闷或咳嗽等症状，多在夜间和凌晨发生。本病后期可继发慢性阻塞性肺气肿及慢性肺心病，严重影响心肺功能，已成为严重威胁公众健康的一种主要慢性疾病。我国哮喘的患病率约为1%，儿童可达3%，据测算全国约有1000万以上哮喘患者。

二、病因及发病机制

本病的病因还不十分清楚，目前认为哮喘是多基因遗传病，受遗传因素和环境因素双重影响。

（一）遗传因素

哮喘患者的亲属患病率高于群体患病率，且亲缘关系越近病情越严重，其亲属患病率也越高。有研究表明，与气道高反应、IgE调节和特应性反应相关的基因在哮喘的发病中起着重要作用。

（二）环境因素

主要为哮喘的激发因素，包括：①吸入性变应原，如尘螨、花粉、真菌、动物毛屑、二氧化硫、氨气等各种特异性和非特异性吸入物；②感染，如细菌、病毒、原虫、寄生虫等；③食物，如鱼、虾、蟹、蛋类、牛奶等；④药物,如普萘洛尔(心得安)、阿司匹林等；⑤其他如气候改变、运动、妊娠等。

三、临床表现

(一)症状

典型的支气管哮喘,发作前有先兆症状如打喷嚏、流涕、咳嗽、胸闷等,如不及时处理,可因支气管阻塞加重而出现呼吸困难,严重者被迫采取坐位或呈端坐呼吸,干咳或咳大量白色泡沫痰,甚至出现发绀等。一般可自行缓解或用平喘药物等治疗后缓解。某些患者在缓解数小时后可再次发作,甚至导致重度急性发作。

此外,在临床上还存在非典型表现的哮喘。如咳嗽变异型哮喘,患者在无明显诱因咳嗽 2 个月以上,常于夜间及凌晨发作,运动、冷空气等诱发加重,气道反应性测定存在高反应性,抗生素或镇咳药、祛痰药治疗无效,使用支气管解痉剂或皮质激素有效,但需排除引起咳嗽的其他疾病。

(二)体征

哮喘发作时,体检可见患者取坐位,双手前撑,双肩耸起,鼻翼扇动,辅助呼吸肌参与活动,颈静脉压力呼气相升高(由于呼气相用力,使胸腔内压升高),胸部呈过度充气状态,两肺可闻及哮鸣音,呼气延长。

重度或危重型哮喘时,患者在静息时气促,取前倾坐位,讲话断续或不能讲话,常有焦虑或烦躁。病情危重时则嗜睡或意识模糊,大汗淋漓,呼吸增快(多大于 30 次/分),心率增快达 120 次/分,胸廓下部凹陷或出现胸腹矛盾运动,喘鸣危重时哮鸣音反而减轻或消失。也可出现心动过缓,有奇脉。

四、辅助检查

(一)血常规检查

嗜酸性粒细胞在发作期可增高。呼吸道感染时,白细胞总数及中性粒细胞可增加。重症哮喘时可有血液浓缩。

(二)痰液检查

哮喘患者痰液可多可少,在没有并发呼吸道感染时的痰液多呈白色泡沫样,晨起的痰液较为黏稠,可含有半透明且质地呈弹性的胶冻样颗粒,称为"哮喘珠"。白天的痰液多较稀薄。并发感染时痰呈黄色或绿色,较浓厚而黏稠。显微镜检查可发现库什曼螺旋体及夏克—雷登晶体。痰涂片可见较多嗜酸性粒细胞,有助于哮喘的诊断。嗜酸性粒细胞阳离子蛋白(ECP)是嗜酸性粒细胞脱颗粒活化物标志,也是引起气道炎症及气道高反应性的一种毒性蛋白,在过敏性哮喘患者中水平升高。临床上可用于判断气道的炎症程度。除并发感染外,哮喘患者的痰细菌培养通常无致病菌生长。

(三)血气分析

对判断哮喘病情轻重及治疗具有重要意义。哮喘发作轻者仅见低氧血症(PaO_2 降低)或伴有低碳酸血症（$PaCO_2$ 降低）；重症哮喘或哮喘持续状态可见严重低氧血症（PaO_2 明显降低，可<60mmHg）及高碳酸血症（$PaCO_2$ 升高，可>50mmHg），$PaCO_2$ 升高提示气道阻塞非常严重或呼吸肌疲劳衰竭，出现呼吸性酸中毒和代谢性酸中毒，甚至出现Ⅱ型呼吸衰竭、肺性脑病。

（四）细胞因子及其受体检测

哮喘是一种慢性的气管炎症，其中各种细胞的功能、细胞间的相互作用及细胞的生长和分化分别受到各种细胞因子的调节。与哮喘发病关系密切的细胞因子有 IL-3、IL-4、IL-5、GMCSF、MCP-1、MCP-3、ICAM-1、VCAM-1 等。检测支气管哮喘患者血清中、肺泡灌液中，特别是后者的细胞因子浓度，能够反映支气管哮喘患者局部气管炎症的程度，为抗炎治疗提供依据。

（五）特异性 IgE 抗体检测

支气管哮喘的发病机制是过敏原与血清中特异的 IgE 抗体结合，导致哮喘，因此检测特异性 IgE 抗体是支气管哮喘病因学诊断和免疫治疗疗效观察的可靠指标，此方法敏感性好、特异性高。血清中总 IgE 水平的升高提示患者为特异性体质，但对确定过敏原无特异性。

（六）肺通气功能检测

在哮喘发作时呈阻塞性通气功能障碍，呼气流速指标显著下降，第 1 秒用力呼气容积（FEV_1）、第 1 秒用力呼气容积占用力肺活量比值（$FEV_1/FVC\%$）、最大呼气中期流速（MMEF）以及呼气峰值流速（PEF）均减少。肺容量指标见用力肺活量减少，残气量增加，功能残气量和肺总量增加，残气占肺总量百分比增高。缓解期上述通气功能指标可逐渐恢复。

（七）支气管激发试验（BPT）

BPT 用于测定气道反应性，常用吸入激发剂为醋甲胆碱、组胺。吸入激发剂后其通气功能下降、气道阻力增加。运动也可诱发气道痉挛，使通气功能下降。激发试验只适用于 FEV_1 在正常预计值 70% 以上的患者。在设定的激发剂量范围内，如 FEV_1 下降>20%，可诊断为激发试验阳性。通过剂量反应曲线计算使 FEV_1 下降 20% 的吸入药物累积剂量（PD_{20}-FEV_1）或累积浓度（PC_{20}-FEV_1），可对气道反应性增高的程度做出定量判断。

（八）支气管扩张试验（BDT）

用于测定气道气流受限的可逆性。常用的吸入型支气管扩张剂有沙丁胺醇、特布他林等，如 FEV_1 较用药前增加>15%，且其绝对值增加>200mL，可诊断为舒张试验阳性。

（九）呼气峰值流速（PEF）及其变异率测定

PEF 可反映气道通气功能的变化，哮喘发作时 PEF 下降。此外，由于哮喘有通气功能时间节律变化的特点，常于夜间或凌晨发作或加重，使其通气功能下降。若昼夜（或凌晨与下午）PEF 变异率≥20%，则符合气道气流受限可逆性改变的特点。

（十）胸部 X 线检查

在哮喘发作早期可见两肺透亮度增加，呈过度充气状态；在缓解期多无明显异常。如并发呼吸道感染，可见肺纹理增加及炎性浸润阴影。同时要注意肺不张、气胸或纵隔气肿等并发症的存在。

五、治疗

(一)发作期治疗

解痉、抗炎、保持呼吸道通畅是治疗关键。以下药物可供临床选择。

1.β₂ 受体激动剂

为肾上腺素受体激动剂中对 β₂ 受体具有高度选择性的药物。另外一些较老的肾上腺素受体激动剂如肾上腺素、异丙肾上腺素、麻黄碱等,因兼有 α₁ 受体及 β₂ 受体激动作用易引起心血管不良反应而逐渐被 β₂ 受体激动剂代替。β₂ 受体激动剂可扩张支气管平滑肌,增加黏液纤毛清除功能,降低血管通透性,调节肥大细胞及嗜碱性粒细胞介质释放。常用药物如下。

(1)短效 β₂ 受体激动剂,如沙丁胺醇、特布他林,气雾剂吸入 $200\sim400\mu g$ 后,$5\sim10$ 分钟见效,维持 $4\sim6$ 小时,全身不良反应(心悸、骨骼肌震颤、低钾血症等)较轻;以上两药口服制剂一般用量每次 $2\sim4mg$,每日 3 次,但心悸、震颤等不良反应较多。克伦特罗平喘作用为沙丁胺醇的 100 倍,口服每次 $30\mu g$,疗效 $4\sim6$ 小时,也有气雾剂。

(2)长效 β₂ 受体激动剂,如丙卡特罗,口服每次 $25\mu g$,早、晚各 1 次;施立稳,作用长达 $12\sim24$ 小时。β₂ 受体激动剂久用可引起 β₂ 受体功能下调和气道不良反应性更高,应引起注意。使用 β₂ 受体激动剂若无疗效,不宜盲目增大剂量,以免发生严重不良反应。

2.茶碱类制剂

有扩张支气管平滑肌作用,并具强心、利尿、扩张冠状动脉作用,还可兴奋呼吸中枢和呼吸肌。研究表明茶碱类药物有抗炎和免疫调节功能。

(1)氨茶碱:为茶碱与乙二胺的合成物,口服一般剂量为每次 $0.1g$,每日 3 次。为减轻对胃肠刺激,可在餐后服用,也可用肠溶片。注射用氨茶碱 $0.125\sim0.25g$ 加入葡萄糖注射液 $20\sim40mL$ 缓慢静脉注射(注射时间不得少于 15 分钟),此后可以 $0.4\sim0.6mg/(kg \cdot h)$ 静脉点滴以维持平喘。

(2)茶碱控释片:平喘作用同氨茶碱,但血浆茶碱半衰期长达 12 小时,且昼夜血液浓度稳定,作用持久,尤其适用于控制夜间哮喘发作。由于茶碱的有效血浓度与中毒血浓度十分接近,且个体差异较大,因此用药前需询问近期是否用过茶碱,有条件时最好做茶碱血药浓度监测,静脉用药时务必注意浓度不能过高,速度不能过快,以免引起心律失常、血压下降甚至突然死亡。某些药物如喹诺酮类、大环内酯类、西咪替丁等能延长茶碱半衰期,可造成茶碱毒性增加,应引起注意。茶碱慎与 β₂ 受体激动剂联用,否则易致心律失常,如需两药合用则应适当减少剂量。

3.抗胆碱能药物

包括阿托品、东莨菪碱、山莨菪碱、异丙托溴铵等。做平喘应用时,主要以雾化吸入形式给药,可阻断节后迷走神经传出,通过降低迷走神经张力而舒张支气管,还可防止吸入刺激物引起反射性支气管痉挛,尤其适用于夜间哮喘及痰多哮喘,与 β₂ 受体激动剂合用能增强疗效。其中异丙托溴铵疗效好,不良反应小。有气雾剂和溶液剂两种,前者每日喷 3 次,每次 $25\sim75\mu g$;后者为 $250\mu g/mL$ 浓度的溶液,每日 3 次,每次 $2mL$,雾化吸入。

4.肾上腺糖皮质激素(简称激素)

激素能干扰花生四烯酸代谢,干扰白三烯及前列腺素的合成,抑制组胺生成,减少微血管渗漏,抑制某些与哮喘气道炎症相关的细胞因子的生成及炎性细胞趋化,并增加支气管平滑肌对 β_2 受体激动剂的敏感性。因此激素是治疗哮喘的慢性气道炎症及气道高反应性最重要、最有效的药物。有气道及气道外给药两种方式,前者通过气雾剂喷药或溶液雾化给药,疗效好,全身不良反应小;后者通过口服或静脉给药,疗效更好,但长期大量应用可发生很多不良反应,严重者可致库欣综合征、二重感染、上消化道出血等严重并发症。气雾剂目前主要有二丙酸倍氯米松和布地奈德两种,适用于轻、中、重度哮喘的抗炎治疗,剂量为每日 $100\sim600\mu g$,需长期使用,喷药后应清水漱口以减轻和避免口咽部念珠菌感染和声音嘶哑。在气管给药哮喘不能控制、重症哮喘或哮喘患者需手术、估计有肾上腺皮质功能不足等情况下,可先静脉注射琥珀酸钠氢化可的松 $100\sim200mg$,其后可用氢化可的松 $200\sim300mg$ 或地塞米松 $5\sim10mg$ 静脉滴注,每日用量视病情而定,待病情稳定后可改用泼尼松每日清晨顿服 $30\sim40mg$,哮喘控制后,逐渐减量。可配用气雾剂,以替代口服制剂或把泼尼松剂量控制在每日 $10mg$ 以下。

5.钙拮抗剂

多选用硝苯地平,每次 $10\sim20mg$,每日 3 次,口服或舌下含服或气雾吸入,有一定平喘作用,此外维拉帕米、地尔硫草也可试用。其作用机制为,此类药物能阻止钙离子进入肥大细胞,抑制生物活性物质释放。

(二)缓解期治疗

为巩固疗效,维持患者长期稳定,以避免肺气肿等严重并发症发生,应强调缓解期的治疗。

(1)根据患者具体情况,包括诱因和以往发作规律,进行有效预防。如避免接触过敏原,增强体质,防止受凉等。

(2)发作期病情缓解后,应继续吸入维持剂量的糖皮质激素至少 $3\sim6$ 个月。

(3)保持医生与患者联系,对患者加强自我管理教育,监视病情变化,逐日测量 PEF,一旦出现先兆,及时用药以减轻哮喘发作症状。

(4)色甘酸钠雾化吸入,酮替芬口服有抗过敏作用,对外源性哮喘有一定预防作用。

(5)特异性免疫治疗。通过以上治疗基本上可满意地控制哮喘,在无法避免接触过敏原或药物治疗无效者,可将特异性致敏原制成不同浓度的浸出液,做皮内注射,进行脱敏。一般用 $1:5000$、$1:1000$、$1:100$ 等浓度,首先以低浓度 $0.1mL$ 开始,每周 $1\sim2$ 次,每周递增 $0.1mL$ 直至 $0.5mL$,然后提高一个浓度再按上法注射。15 周为 1 个疗程,连续 $1\sim2$ 个疗程或更长。但应注意制剂标准化及可能出现的全身过敏反应和哮喘严重发作。

(三)重度哮喘的治疗

重度及危重哮喘均有呼吸衰竭等严重并发症,可危及生命,应立即正确处理。

1.氧疗

可给予鼻导管吸氧,当低氧又伴有低碳酸血症,$PaO_2<8.0kPa(60mmHg)$,$PaO_2<4.7kPa(35mmHg)$,可面罩给氧。若以上氧疗及各种处理无效,病情进一步恶化,出现意识障碍甚至昏迷者,应及早应用压力支持等模式机械通气。氧疗要注意湿化。

2.补液

通气增加,大量出汗,往往脱水致痰液黏稠,甚至痰栓形成,严重阻塞气道,是重度哮喘重要的发病原因之一,所以补液非常重要。一般用等渗液体每日 2000～3000mL,以纠正失水,稀释痰液。补液同时应注意纠正电解质紊乱。

3.糖皮质激素

静脉滴注氢化可的松 100～200mg,静脉注射后 4～6 小时才能起效。每日剂量 300～600mg,个别可用 1000mg。还可选用甲泼尼龙每次 40～120mg,静脉滴注或肌内注射,6～8 小时后可重复应用。

4.氨茶碱

如患者在 8～12 小时内未用过氨茶碱,可将氨茶碱 0.25g 加入葡萄糖注射液 40mL 缓慢静脉注射(15 分钟以上注射完),此后可按 0.75mg/(kg•h)的维持量静脉滴注。若 6 小时内用过以上静脉注射剂量者可用维持量静脉滴注。若 6 小时内未用到以上剂量则可补足剂量再用维持量。

5.β_2 受体激动剂

使用气雾剂喷入或以氧气为气源雾化吸入,合用异丙托溴铵气道吸入可增加平喘效果。

6.纠正酸碱失衡

可根据血气酸碱分析及电解质测定,分析酸碱失衡类型决定治疗方案,如单纯代谢性酸中毒可酌情给予 5％碳酸氢钠 100～250mL 静脉滴入。

7.抗生素

重度哮喘往往并发呼吸系统感染,合理应用抗生素是必要的。

六、护理

(一)护理措施

1.急性发作期护理

(1)环境和体位。有明确过敏原者,应尽快脱离变应原。根据病情提供舒适体位,被迫端坐呼吸者提供床旁桌以作支撑,减少体力消耗。提供安静、舒适、冷暖适宜的环境,保持空气流通。病室内避免花草、地毯、皮毛、吸烟及尘埃飞扬等。

(2)心理护理。患者急性发作时常出现紧张、烦躁不安、焦虑、恐惧等心理反应,可加重或诱发呼吸困难,医护人员应多陪伴在患者身边,通过语言和非语言沟通,安慰患者,使患者避免紧张,保持情绪稳定。

(3)解除支气管痉挛,改善呼吸困难,首选吸入用药,以提高疗效、减少不良反应。静脉用药时确保平喘药及糖皮质激素准确输入。氨茶碱宜用注射泵控制其速度,使血浆浓度保持在 10～20μg/mL 才能发挥疗效,并观察有无严重的并发症出现。

(4)氧疗。遵医嘱立即经鼻导管或面罩给氧。一般氧流量 1～3L/min,氧浓度<40％。

(5)促进排痰。痰液阻塞气道是急症哮喘病情难以缓解的重要原因之一。因此加强排痰,保持气道通畅甚为重要。痰液黏稠者可定时雾化吸入生理盐水,加入硫酸庆大霉素、α 糜蛋白酶、β_2 受体激动剂、糖皮质激素等药物,密切观察药物疗效和不良反应。指导患者进行有效咳嗽,协助翻身、拍背或体位引流,有利于分泌物的排出。痰鸣音重,无力咳嗽,则进行经口鼻吸痰,动作要轻柔。

(6)观察病情,补充水分。观察患者神志、面容、出汗、发绀、呼吸困难程度等,监测呼吸音、哮鸣音变化,了解病情和治疗效果。加强对急性发作患者的监护,尤其是夜间和凌晨易发作,及时发现危重症状或并发症。同时因患者出汗较多,张口呼吸,从呼吸道丢失大量水分,应注意观察和记录出入量,做好口腔护理,及时补液以防止酸中毒及电解质紊乱。轻中度发作者应鼓励患者每天饮水 2500～3000mL,以补充丢失的水分,稀释痰液,防止便秘,改善呼吸功能。重症者应予静脉补液,并调节好滴数,防止肺水肿的发生。

(7)气管插管配合。如患者经处理后症状未改善甚至出现呼吸表浅伴神志不清或昏迷,特别是 $PaCO_2$ 进行性升高伴酸中毒或因哮喘严重发作曾做气管插管者应立即配合医生行气管插管,准备好气管插管所需药物、呼吸机、监护仪,开放有效的静脉通路,及时清理气道,按医嘱及时使用药物。

2.用药护理

(1)β_2 受体激动剂。①指导患者按需用药,不宜长期规律使用,因为长期应用可引起 β_2 受体功能下调和气道反应性增高,出现耐受性。②指导患者正确使用雾化吸入器,以保证有效地吸入药物治疗剂量。③沙丁胺醇静脉注射时应注意滴速($2～4\mu g/min$),并注意观察心悸、骨骼肌震颤等不良反应。

(2)茶碱类制剂。静脉注射浓度不宜过高,速度不宜过快,注射时间应在 10 分钟以上,以防中毒症状发生。慎用于妊娠、发热、小儿或老年,心、肝、肾功能障碍或甲状腺功能亢进者。与西咪替丁、大环内酯类、喹诺酮类药物等合用时可影响茶碱代谢而排泄减慢,应减少用量。观察用药后疗效和不良反应,如恶心、呕吐等胃肠道症状,心动过速、心律失常、血压下降等心血管症状,偶有兴奋呼吸中枢作用,甚至引起抽搐直至死亡。用药中最好监测氨茶碱血浆浓度。

(3)糖皮质激素。注意观察和预防不良反应。①部分患者吸入后可出现声音嘶哑、口咽部念珠菌感染或呼吸道不适。指导患者喷药后用清水充分漱口,使口咽部无药物残留,以减轻局部反应和胃肠道吸收。②如长期吸入剂量＞1mg/d 可引起骨质疏松等全身不良反应,应注意观察。联合使用小剂量糖皮质激素和长效 β_2 受体激动剂或控释茶碱,可以减少吸入糖皮质激素的不良反应。③口服用药宜在饭后,以减少对消化道的刺激。长期全身用药应注意肥胖、糖尿病、高血压、骨质疏松、消化性溃疡等不良反应。④气雾吸入糖皮质激素可减少其口服量。当用吸入剂替代口服剂时,开始时应在口服剂量的基础上加用吸入剂,在 2 周内逐步减少口服量。嘱患者勿自行减量或停药。

(4)色苷酸钠。吸入后在体内无积蓄作用,一般在 4 周内见效,如 8 周无效者应弃用。少数患者吸入后有咽喉不适、胸部紧迫感,偶见皮疹,甚至诱发哮喘。必要时可同时吸入 β_2 受体激动剂,防止哮喘的发生。本药不采用溶液气雾吸入,因在肺内滞留时间短暂,疗效差。

(5)其他。抗胆碱药吸入时,少数患者可有口苦或口干感。酮替芬有镇静、头晕、口干、嗜睡等不良反应,持续服药数天可自行减轻,慎用于高空作业人员、驾驶员、操纵精密仪器者。白三烯调节剂的主要不良反应是较轻微的胃肠道症状,少数有皮疹、血管性水肿、转氨酶增高,停药后可恢复。在发作期或缓解期禁用β肾上腺素受体阻滞剂(普萘洛尔等),以免引起支气管平滑肌收缩而诱发或加重哮喘。

3.饮食护理

提供清淡、易消化、足够热量的饮食,避免进食硬、冷、油煎食物。若能找出与哮喘发作相关的食物,如鱼、虾、蟹、蛋类、牛奶等,宜避免食用。戒烟酒。

(二)健康教育

尽管哮喘尚不能根治,但通过有效的管理,通常可以实现哮喘控制。对患者进行哮喘教育是最基本的环节,应包括以下内容。

1.疾病知识指导

指导患者增加对哮喘的病因、发病机制、长期治疗方法、控制目的和效果的认识,以提高患者的治疗依从性。

2.避免诱发因素

尽管已确诊的哮喘患者应用药物干预,对控制症状和改善生活质量非常有效,但仍应尽可能避免或减少接触危险因素,以预防哮喘发病和症状加重。应针对个体情况,指导患者有效控制可诱发哮喘发作的各种因素。

3.自我监测

指导患者坚持记录哮喘日记,内容包括症状评分、应用药物、PEF,哮喘控制测试(ACT)变化等。学会识别哮喘先兆、哮喘发作征象和相应处理方法,知道如何及何时就医。

4.心理指导

帮助患者认识精神心理因素在哮喘发病中的作用,指导患者培养乐观情绪,保持规律生活,积极参加体育锻炼,最大程度保持劳动能力,以有效减少不良心理反应诱发哮喘的频率。

5.药物吸入装置及使用方法

(1)介绍雾化吸入的器具。根据患者文化层次、理解能力、疾病程度、经济状况等,提供雾化吸入器相关的学习资料。定量雾化吸入器(MDI)的使用需要患者协调呼吸动作,且有50%以上的药液因惯性冲撞而停留在口咽部,仅有10%的药液沉降在肺内局部发挥作用,难以输送较大剂量药物,但是MDI具有药物定量、操作简单、不必定期消毒、无院内交叉感染、便于携带、价格低廉等特点,仍适用于吸入任何药物的所有患者,是目前普遍使用的吸入器。

(2)定量雾化吸入器的正确使用方法。①医护人员示教,介绍装置的结构,每次使用前应摇匀药液,深呼气至不能再呼(残气位)时,张开口腔,将MDI喷嘴放于口中,闭口以包住咬口,经口缓慢吸气(0.5L/s),在吸气开始时以手指揿压喷药,至吸气末(肺总量位)屏气5~10秒,使较小的雾粒沉降在气道远端(肺内),然后缓慢呼气,休息3分钟后可再使用一次。②患者反复练习,医护人员评估患者使用情况,指出不足之处和改正方法,直到患者正确掌握。③指导患者雾化吸入药物后漱口,减少口咽部雾滴的刺激。④患者学会清洗、保存和更换吸入器等常规方法。

(3)特殊MDI的使用。对不易掌握MDI吸入方法的儿童或重症患者,可在MDI上加贮雾瓶,使雾化释出的药物在瓶中停留数秒,以便患者能从容吸入,减少雾滴在口咽部沉积引起刺激,增加雾化吸入疗效。但贮雾瓶携带不方便,比单用 MDI 的费用高。

6.峰流速仪的使用方法

峰流速仪是一种能快速、客观反映 PEF 的仪器。哮喘患者可以在家中自备峰流速仪,随时监测 PEF 及日变异率,并记录哮喘日记或绘成图表,用以评价与监测哮喘轻重程度。首先要检测仪器是否正常,上下移动峰流速仪,如果游表的指针不动,则表明是正常的,如果游表的指针随着峰流速仪上下移动而“随意活动”,则表明仪器已损坏。用手指轻轻地将游表上的指针置于 0 度上,即可开始测量,测量时患者取站立位或端坐在椅子上,右手水平持峰流速仪,注意手指不要阻挡游表指针移动,尽量深吸一口气,然后快速将峰流速仪的咬口塞进口腔,用口唇紧紧包围住咬口,注意不要将舌头放在吹气口内,然后用最大力气和最快速度将气呼出,最后观察峰流速仪上游表指针停留指向的刻度,可重复测量 3 次,选择最大值作为呼气峰值流速。注意整个呼气动作要连贯,中间不能停止,要做到“一气呵成”。若游表指针停留在黄线区域或红线区域说明病情有变化,应及时就诊。

(付路丽)

第三节 慢性阻塞性肺疾病

一、概述

慢性阻塞性肺疾病(COPD)简称慢阻肺,是全世界范围内发病率和病死率最高的疾病之一,是一种常见的以持续性气流受限为特征的可以预防和治疗的疾病。这种气流受限呈进行性进展,不完全可逆,多与气道和肺对有害颗粒物或有害气体的异常炎症反应增强有关。此病与慢性支气管炎和肺气肿密切相关。当慢性支气管炎、肺气肿患者肺功能检查出现持续气流受限时,则能诊断为慢阻肺,如无气流受限,则不能诊断。

二、病因及发病机制

(一)病因
COPD 有关发病因素包括个体易感因素及环境因素两个方面,两者相互影响。

1.个体因素

(1)遗传因素:常见遗传危险因素是 α_1 抗胰蛋白酶的缺乏,先天性 α_1 抗胰蛋白酶缺乏多见于北欧血统的个体,我国尚未见正式报道。

(2)气道高反应性:哮喘、特异性以及非特异性气道高反应性可能在 COPD 中起作用。

2.环境因素

(1)吸烟:是引起 COPD 的主要危险因素,吸烟时间越长,烟量越大,患 COPD 的风险越大。烟草中含有焦油、尼古丁等,能损害支气管上皮纤毛,使纤毛运动发生障碍,降低局部抵抗力,削弱肺泡吞噬细胞的吞噬、灭菌作用,易致感染,又能引起支气管痉挛,增加呼吸道阻力。

(2)职业粉尘、烟雾和有害气体:接触硅和镉可引起 COPD,接触其他粉尘的工人如煤矿、棉纺、谷物、某些金属冶炼等作业工人,也可认为是 COPD 的高危人群。

(3)感染:呼吸道感染是 COPD 发病和加剧的一个重要因素。目前认为肺炎链球菌和流感嗜血杆菌是 COPD 急性发作的最主要病原菌。病毒也对 COPD 的发生和发展起重要作用,常见病毒为鼻病毒、流感病毒、腺病毒及呼吸道合胞病毒。

(4)气候:冷空气刺激、气候突然变化,使呼吸道黏膜防御能力减弱,易发生继发感染。

(二)发病机制

尚未完全阐明,主要有炎症机制、蛋白酶—抗蛋白酶失衡机制、氧化应激机制以及在自主神经功能失调等共同作用下产生两种重要病变:第一,小气道病变,包括小气道炎症,小气道纤维组织形成,小气道管腔黏液栓等,使肺泡对小气道的正常牵扯拉力减弱,小气道较易塌陷;第二,肺气肿使肺泡弹性回缩力明显降低,这种小气道病变与肺气肿病变共同作用,造成慢阻肺特征性的持续气流受限。

三、临床表现

(一)症状

轻度 COPD 患者很少有或没有症状,晨起咳嗽、反复呼吸系统感染、体力劳动时呼吸困难等应引起重视。

1.慢性咳嗽

常为首发症状,初起咳嗽呈间歇性,早晨较重,以后早、晚或整日均有咳嗽。

2.咳痰

一般为白色黏液或浆液性泡沫性痰,清晨排痰较多,急性发作期痰量增多,合并感染时咳脓性痰。

3.气短或呼吸困难

气短或呼吸困难是 COPD 的标志性症状。早期仅于剧烈活动时出现,后逐渐加重,以致日常活动甚至休息时也感气短。

4.喘息和胸闷

部分患者特别是重度患者有喘息;胸部紧闷感通常于劳力后发生,与呼吸费力、肋间肌等容性收缩有关。

5.其他症状

晚期患者常有体重下降,食欲缺乏,精神抑郁和(或)焦虑等。合并感染时可咳血痰或咯血。

(二)体征

早期可无任何异常体征。随疾病进展,视诊可多见桶状胸,肋间隙增宽,呼吸幅度变浅、频率增快,触诊双侧语颤减弱。叩诊呈过清音,心浊音界缩小或不易叩出,肺下界和肝浊音界下降;听诊心音遥远,呼吸音普遍减弱,呼气延长,并发感染时,肺部可有湿啰音。

四、辅助检查

(一)肺功能检查

是确诊 COPD 的必备条件,也是判断持续气流受限的主要客观指标,使用支气管扩张药后,第 1 秒用力呼气量(FEV$_1$)/用力肺活量(FVC)<70% 可确定为患者存在持续气流受限,即 COPD。肺功能检查对 COPD 的诊断及估计其严重程度、疾病进展和预后有重要意义。

(二)胸部 X 线检查

早期可无异常,反复发作者可见两肺纹理增粗、紊乱等非特异性改变以及肺气肿改变,如胸廓扩张,肋间隙增宽,肋骨平行,活动减弱,两肺野透亮度增加,横膈位置低平,心脏悬垂狭长。

(三)血气分析

如出现明显缺氧及二氧化碳潴留时,则动脉血氧分压降低,二氧化碳分压升高,并可出现失代偿性呼吸性酸中毒,pH 降低。

(四)胸部 CT 检查

CT 检查一般不作为常规检查,CT 检查可见慢阻肺小气道病变的表现、肺气肿的表现及并发症的表现,主要临床意义在于当诊断有疑问时,高分辨率 CT(HRCT)有助于鉴别诊断。

五、治疗

(一)急性加重期治疗

1.控制感染

住院初期给予广谱抗菌药,随后根据呼吸道分泌物培养及药敏试验结果合理调整用药,尽早选用有效抗生素控制感染。常用的有青霉素类、头孢菌素类、大环内酯类、喹诺酮类等抗菌药物,根据病情轻重予以口服或静脉滴注。

2.祛痰镇咳

在抗感染治疗的同时,应用祛痰、镇咳药物,以改善患者的症状。常用药物有盐酸氨溴索、乙酰半胱氨酸等。

3.解痉平喘

可选用支气管舒张药,主要有 β$_2$ 受体激动药、抗胆碱药及甲基黄嘌呤类,根据药物的作用及患者治疗的反应选用。如果应用支气管舒张药后呼吸道仍持续阻塞,可使用糖皮质激素。长期规律地吸入糖皮质激素较适用 FEV$_1$<50% 预计值(Ⅲ级和Ⅳ级)并且有临床症状以及反复加重的 COPD 患者,联合吸入糖皮质激素和 β$_2$ 受体激动药,比各自单用效果好,目前已有布地奈德/福莫特罗、氟地卡松/沙美特罗两种联合制剂。对 COPD 患者不推荐长期口服糖皮质激素治疗,全身静脉应用糖皮质激素治疗疗程一般控制在 5 天内。

4.纠正缺氧和二氧化碳中毒

在急剧发生的严重缺氧时,给氧具有第一重要性,可通过鼻导管、面罩或机械通气给氧。给氧应从低流量开始(鼻导管氧流量为 1～2L/min)。对严重低氧血症而 CO_2 潴留不严重者,可逐步增大氧浓度。血氧浓度的目标值为 88%～92%。

5.控制心力衰竭

对于 COPD 合并慢性肺源性心脏病并伴有明显心力衰竭者,在积极治疗呼吸衰竭的同时可给予适当的抗心力衰竭治疗。

6.其他治疗

注意水、电解质平衡和补充营养,督促患者戒烟,使用抗凝药预防深静脉血栓及肺栓塞的发生。

(二)稳定期治疗

(1)稳定期以预防为主,增强体质,提高机体免疫功能,避免各种诱发因素。

(2)对症治疗,症状明显或加重时及时处理也是预防 COPD 急性发作的重要措施。呼吸困难时主要应用 β_2 受体激动药和(或)胆碱能阻断药、茶碱类制剂等。当轻度 COPD 呼吸困难症状不固定时,可在症状发生时按需使用 β_2 受体激动药定量气雾吸入。症状较重、呼吸困难持续存在者主要应用异丙托品定量吸入治疗,必要时加用 β_2 受体激动药以迅速缓解症状。对咳嗽、咳痰且痰液不易咳出者,可同时给予祛痰药。

(3)长期家庭氧疗,COPD 稳定期进行长期家庭氧疗对具有慢性呼吸衰竭的患者可提高生存率。对血流动力学、血液学特征、运动能力、肺生理和精神状态都会产生有益的影响。

(4)中医治疗,辨证施治是中医治疗的原则,对 COPD 的治疗也应据此原则进行。实践中体验到某些中药具有祛痰、支气管舒张、免疫调节等作用,值得深入研究。

(5)康复治疗,可以使进行性气流受限、严重呼吸困难而很少活动的患者改善活动能力、提高生活质量,是 COPD 患者一项重要的治疗措施。

(6)外科治疗,包括肺大疱切除术、肺减容术、肺移植术等。

六、护理

(一)护理措施

1.基础护理

(1)一般护理:有发热、喘息时应卧床休息,取舒适坐位或半卧位,衣服要宽松,被褥要松软、暖和,以减轻呼吸运动的限制。视病情安排适当的活动,以不感到疲惫、不加重症状为宜。保持室内空气的新鲜与流通,冬季注意保暖,避免直接吸入冷空气,室内禁止吸烟。

(2)饮食护理:对心、肝、肾功能正常的患者,应给予充足的水分和热量。每日饮水量应在 1500mL 以上,充足的水分有利于维持呼吸道黏膜的湿润,使痰的黏稠度降低,咳痰变得容易。适当增加蛋白质、热量和维生素的摄入。COPD 患者在饮食方面需采用低碳水化合物、高蛋白、高纤维食物,同时避免产气食物。餐后避免平卧,有利于消化。少食多餐,每餐不要太饱,少食可以避免腹胀和呼吸短促。腹胀患者宜进软食,细嚼慢咽,避免产气食物如汽水、啤酒、豆类、马铃薯等。

2.专科护理

(1)对症护理:主要为咳嗽、咳痰的护理,发作期的患者呼吸道分泌物增多、痰液黏稠,咳痰困难,严重时可因痰液堵塞引起窒息。因此,护士应通过为患者实施胸部物理疗法,帮助患者清除积痰、控制感染、提高治疗效果。胸部物理疗法包括深呼吸和有效咳嗽、胸部叩击、体位引流及吸入疗法。

1)深呼吸和有效咳嗽:鼓励和指导患者进行有效咳嗽,这是一项重要的护理。通过深呼吸和有效咳嗽,可及时排出呼吸道内分泌物。指导患者每 2～4 小时定时进行数次随意的深呼吸,在吸气终了屏气片刻爆发性咳嗽,促使分泌物从远端气道随气流移向大气道。

2)胸部叩击:通过叩击震动背部,间接地使附在肺泡周围及支气管壁的痰液松动脱落。方法为五指并拢,向掌心弯曲,里空心掌,胸部放松,迅速而规律地叩击胸部。叩击顺序为从肺底部到肺尖、从肺外侧到肺内侧,每一肺叶叩击 1～3 分钟。叩击同时鼓励患者做深呼吸和咳嗽、咳痰。叩击时间以 15～20 分钟为宜,每日 2～3 次,餐前进行。叩击时应询问患者的感受,观察面色、呼吸、咳嗽、排痰情况,检查肺部呼吸音及啰音的变化。

3)体位引流:按病灶部位,协助患者取适当体位,使病灶部位开口向下,利用重力,借助有效咳嗽和胸部叩击将分泌物排出体外。引流多在早餐后 1 小时、晚餐前及睡前进行,每次10～15 分钟,引流期间应防止头晕等意外危险,观察引流效果,注意神志、呼吸及有无发绀。

4)吸入疗法:利用雾化器将祛痰平喘药加入湿化瓶中,使液体分散成极细的颗粒,吸入呼吸道以增强吸入气体的湿度,达到湿润气道黏膜、稀释气道痰液的作用,常用的祛痰平喘药为盐酸氨溴索(沐舒坦)、异丙托溴铵(爱全乐)等。在湿化过程中气道内黏稠的痰液和分泌物可湿化而膨胀,如不及时清除,有可能导致或加重气道狭窄甚至气道阻塞。在吸入疗法过程中,应密切观察病情,协助患者翻身、拍背,以促进痰液排出。

(2)氧疗过程中的护理:COPD 急性发作期,大多数伴有呼吸衰竭、低氧血症及二氧化碳潴留。Ⅰ 型呼吸衰竭患者可按需吸氧,根据缺氧程度适当调节氧流量,但应避免长时间高浓度吸氧,以防止氧中毒。Ⅱ 型呼吸衰竭患者宜给予低流量吸氧,以免抑制呼吸。用氧前应向患者及其家属做好解释工作,讲明用氧的目的、注意事项,嘱患者勿擅自调节氧流量或停止吸氧,以免加重病情。在吸氧治疗中应监测患者的心率、血压、呼吸频率及血气指标的变化,了解氧疗效果。注意勿使吸氧管打折,鼻腔干燥时可用棉签蘸水湿润鼻黏膜。患者出院后大多需要进行家庭氧疗,需向患者详细讲解氧疗方法及相关注意事项。

氧疗有效指标:患者呼吸困难减轻、呼吸频率减慢、发绀减轻、心率减慢、活动耐力增加。

(3)呼吸功能锻炼:COPD 患者急性症状缓解后应尽早进行呼吸功能锻炼,教会患者及其家属呼吸功能锻炼技术,督促实施并提供有关咨询资料。可以在下述呼吸方法中选用一种或熟练后两种交替进行。

1)腹式呼吸:由于气流受限,肺过度充气,膈肌下降,活动受限,呼吸类型改变,通过呼吸肌锻炼,使浅快呼吸变为慢有效呼吸,利用腹肌帮助膈肌运动,调整呼吸频率,呼气时间延长,以提高潮气容积,减少无效腔,增加肺泡通气量,改变气体分布,降低呼吸功耗,缓解气促症状。方法:患者取立位,体弱者也可取坐位或仰卧位,上身肌群放松,呼气时腹部内陷,尽量将气体呼出,一般吸气 2 秒,呼气 4～6 秒,吸气与呼气时间比为 1∶2 或 1∶3。用鼻吸气,用口呼气,要求缓呼深吸,不可用力,每分钟呼吸速度保持在 7～8 次,开始每日 2 次,每次 10～15 分钟,熟练后可增加次数和时间,使之成为自然的呼吸习惯。腹式呼吸需要增加能量消耗,因此指导患者只能在疾病恢复期如出院前进行训练。

2)缩唇呼吸:通过缩唇呼吸徐徐呼气,可延缓呼气气流压力的下降,提高气道内压,避免胸腔内压增加对气道的动态压迫,使等压点移向中央气道,防止小气道的过早闭合,使肺内残气更易排出,有助于下一吸气周期进入更多的新鲜空气,增强肺泡换气,改善缺氧。方法:用鼻吸气,缩唇做吹口哨样缓慢呼气,在不感觉费力的情况下,自动调节呼吸频率、呼吸深度和缩唇程度,以能使距离口唇30cm处与唇等高点水平的蜡烛火焰随气流倾斜又不致熄灭为宜。每天3次,每次不超过10分钟或适当延长。

3.用药护理

COPD反复感染者长期应用抗生素,对许多药物已不敏感,应视感染程度或根据药物敏感试验选用抗生素。轻中度呼吸道感染,治疗以口服药为主。用药期间观察用药后患者体温是否下降,咳嗽、咳痰症状是否减轻,肺部啰音是否消失,并注意观察药物的不良反应。感染控制后应及时停药。

(1)祛痰止咳药物应用护理:常用的祛痰止咳类药物如下。

1)祛痰药:有氧化铵、碘化钾等,其作用方式为通过促进气道黏膜纤毛上皮运动,加速痰液的排出;能增加呼吸道腺体分泌,稀释痰液,使痰液黏稠度降低,以利咳出。

2)黏液溶解剂:有盐酸氨溴索(沐舒坦)、舍雷肽酶片、溴己新、糜蛋白酶等,通过降低痰液黏稠度,使痰液易于排出。

3)镇咳药:如可待因,直接作用于咳嗽中枢。对痰量少的刺激性干咳可选用镇咳药,痰多者应以祛痰药为主。

4)其他:还有中药化痰制剂。

用药时应观察用药后痰液是否变稀、容易咳出。多数祛痰药物不良反应小,但氯化铵等对胃肠道有强烈刺激作用,可引起恶心、呕吐及上腹部疼痛,溃疡病及肝肾功能不全者慎用。碘化钾可引起皮疹、鼻黏膜卡他症状和过敏表现。注意事项:对呼吸储备功能减弱的老年人或痰量较多者,应以祛痰药为主,协助排痰,不应选用强烈镇咳药物,以免抑制呼吸中枢及加重呼吸道阻塞和炎症,导致病情恶化。

(2)解痉平喘药物应用护理:解痉平喘药物可解除支气管痉挛,使通气功能有所改善,也有利于痰液排出。用药后注意患者咳嗽是否减轻,气喘是否消失。有些解痉平喘药尚有抗过敏作用,与祛痰药合用效果更好。常用的解痉平喘药有以下3种。

1)M受体阻滞药:如溴化异丙托品定量吸入剂。

2)β_2受体激动剂:常用的有沙丁胺醇。β_2受体激动剂常同时有心悸、心率加快、肌肉震颤等不良反应,用药一段时间后症状可减轻,如症状明显应酌情减量。

3)茶碱类制剂:常用的有氨茶碱等。氨茶碱引起的不良反应与其血药浓度水平密切相关,个体差异较大,常有恶心、呕吐、头痛、失眠,严重者出现心动过速、精神失常、昏迷等,应严格掌握用药浓度及滴速。

4.心理护理

COPD患者长期患病,影响工作和日常生活,出现焦虑、抑郁、紧张、悲观失望等不良心理。针对病情及心理特征及时给予精神安慰和心理疏导,做好患者及其家属工作,鼓励他们在任何情况下,都要给予患者精神安慰,调动各种社会关系给予精神及物质关怀,介绍类似疾病治疗成功的病例,强调坚持康复的重要性,以取得主动配合,树立战胜疾病的信心。指导患者放松技巧,教会患者缓解焦虑的方法,如听音乐、做游戏等娱乐活动,以分散注意力,减轻焦虑。

（二）健康教育

1.疾病预防指导

告诉患者及其家属COPD患者应避免烟尘吸入,要坚持不懈有效地进行健康锻炼,嘱患者家属督促实施,嘱患者做到生活规律、劳逸结合,气候骤变时注意保暖、预防感冒,避免受凉以及与上呼吸道感染患者接触。加强体育锻炼,要根据每个人的病情、体质及年龄等情况量力而行,循序渐进,天气良好时到户外活动,如散步、慢跑、打太极拳等,以不感到疲劳为宜,增加呼吸道局部抵抗能力。

2.自我监测指导

教会患者学会自我监测病情变化,尽早治疗呼吸道感染,可在家中配备常用药物及掌握其使用方法。

3.饮食指导

呼吸功的增加可使热量和蛋白质消耗增多,导致营养不良,应制定高热量、高蛋白、高维生素的饮食计划。重视营养的摄入,改善全身营养状况,提高呼吸肌力量。

4.家庭氧疗指导

严重低氧血症患者坚持长期家庭氧疗(持续低流量吸氧 1～2L/min,每天 15 小时以上),可明显提高生活质量和劳动能力,延长寿命。家庭氧疗注意供氧装置周围严禁烟火,防止氧气燃烧爆炸,氧疗装置定期更换、清洁、消毒。

（付路丽）

第四节　胸膜疾病

一、自发性气胸

（一）概述

胸膜腔为脏层胸膜与壁层胸膜之间不含空气的密闭潜在性腔隙。气体进入胸膜腔,造成积气状态,称为气胸。气胸可为自发性,也可由疾病、外伤、手术、诊断或治疗时操作不当等引起。在无外伤或人为的因素下,因肺部疾病使肺组织及脏层胸膜突然自发破裂或因靠近肺表面的肺大疱、细小肺泡自发破裂,肺及支气管内气体进入胸膜腔所致的气胸,称为自发性气胸。

（二）病因及发病机制

自发性气胸以继发于慢性阻塞性肺疾病及肺结核最为常见,其次是特发性气胸。

1.继发性气胸

继发性气胸为继发于肺部基础疾病,如肺结核、慢性阻塞性肺疾病、肺癌、肺脓肿等,由于形成的肺大疱破裂或病变直接损伤胸膜所致。偶因胸膜上有异位子宫内膜,在经期可以破裂而发生气胸,称为月经性气胸。

2.特发性气胸

特发性气胸又称为原发性气胸。常规 X 线检查,肺部无显著病变,但在胸膜下(多在肺尖部)可有肺大疱,一旦破裂所形成的气胸称为特发性气胸。多见于瘦高体型的男性青壮年,其肺大疱可能与非特异牲炎症瘢痕或先天性弹力纤维发育不良有关。

(三)临床表现

气胸对呼吸和循环功能的影响与基础疾病及肺功能、气胸发生速度、胸腔内积气量及压力3个因素有关。发病前部分患者有抬举重物用力过猛、潜水作业、剧咳、屏气、用力排便,甚至大笑等诱发因素。但50%~60%的病例找不到明确病因,而是在正常活动或安静休息状态下发病。

1.症状

(1)胸痛:患侧胸痛,呈突发性,如刀割样或针刺样,持续时间较短,继之伴胸闷、气促。

(2)咳嗽:可有轻到中度刺激性咳嗽,因气体刺激胸膜所致。

(3)呼吸困难:若气胸发生前肺功能良好,肺萎陷小于20%,患者可无明显呼吸困难。若发生在严重肺气肿的患者,虽仅被压缩10%,却可引起严重呼吸困难与发绀,患者不能平卧,如果侧卧,则被迫使气胸患侧在上,以减轻呼吸困难。大量气胸,尤其是张力性气胸时,患者可表现出烦躁不安、表情紧张、端坐呼吸、窒息感、发绀、冷汗、脉速、血压下降、心律失常,甚至休克、意识丧失、呼吸衰竭。

2.体征

取决于积气量,少量气胸时体征不明显,气胸量在30%以上者,可见呼吸增快,发绀,气管向健侧移位;患侧胸部膨隆,肋间隙增宽,呼吸运动和语颤减弱;叩诊呈过清音或鼓音;右侧气胸可使肝浊音界下降。并发纵隔气肿时可听到与心脏搏动相一致的嘎吱声或噼啪声。有液气胸时,可闻及胸内振水声。

3.并发症

常见脓气胸、血气胸、纵隔气肿、皮下气肿及呼吸衰竭等。

(四)辅助检查

1.胸部 X 线检查

X线是诊断气胸最可靠的方法。X线胸片可见患侧透光度增强,内无肺纹理,肺被压向肺门,呈高密度影,外缘呈弧形或分叶状,如胸腔有积液或积血,可见液平面。肺被压缩面积的大小可根据气胸侧气带的宽度粗略估计,如气带宽度为该侧胸部宽度的1/4、1/3、1/2,则肺被压缩程度分别为35%、50%、65%。

2.胸部 CT 检查

表现为胸腔内出现极低密度的气体影,伴有肺组织不同程度的压缩萎陷改变。

(五)治疗

1.一般治疗

(1)休息:绝对卧床休息,尽量少讲话,使肺活动减少,有利于气体吸收。

(2)吸氧:持续吸入高浓度氧疗法(面罩呼吸,氧流量 3L/min)可使气胸患者气体吸收率提高达 4.2%,肺完全复张时间缩短至平均 5 天。

(3)去除诱因。

(4)对症处理:酌情给予镇静、镇痛药物;支气管痉挛患者使用氨茶碱等支气管扩张剂;剧烈刺激性干咳可给予可待因。

2.排气治疗

积气量较多，肺压缩＞20％，症状明显者或张力性气胸时，需要进行排气治疗。

(1)紧急排气：张力性气胸患者的病情危急，紧急情况下，可迅速将无菌针头经患侧肋间隙插入胸腔，使胸腔内高压气体得以排出，缓解呼吸困难等症状。也可在大号针头尾部绑扎一橡皮指套，在指套顶端剪一裂口后将针刺入胸腔，高压气体从小裂缝排出，待胸腔内压减至负压时，套囊塌陷，裂缝关闭，外界空气不能进入胸腔。还可用50mL或100mL注射器进行抽气，注射器以胶管与针头相连，以便抽气后钳夹，防止空气进入。穿刺部位常在患侧锁骨中线外侧第2肋间隙处或腋前线第4～5肋间。

(2)人工气胸箱排气：此装置可同时测定胸腔内压和进行抽气。穿刺针刺入胸腔后接人工气胸箱，先测压，根据压力变化，判断气胸类型，再抽气。一般1次抽气量不超过1L，以使胸腔内压力降至0～2cmH$_2$O。压力下降后观察5分钟，如压力无回升可拔针，如有回升应行胸腔闭式引流排气。

(3)胸腔闭式引流：可确保有效持续排气，适用于各种类型的气胸、液气胸及血气胸。于锁骨中线外侧第2肋间隙处或腋前线第4～5肋间经套管针将引流导管插入胸腔或行手术切开后置入引流导管，一般导管外端接单瓶水封瓶引流，使胸腔内压力保持在1～2cmH$_2$O。肺复张不满意时可采用负压吸引闭式引流装置，压力维持在－8～－12cmH$_2$O为宜。目前，一次性使用的胸腔引流调压水封贮液瓶已在临床广泛使用。

3.胸膜粘连术

适用于气胸反复发生，肺功能欠佳，不宜手术者。可经胸腔镜窥察后作粘连烙断术，促使破口关闭或选用粘连剂，如50％葡萄糖、无菌精制滑石粉、四环素粉针剂、纤维蛋白原加凝血酶等，注入胸腔，通过生物、理化刺激，产生无菌性变态反应性胸膜炎症，使两层胸膜粘连，胸膜腔闭锁，达到防止气胸复发的目的。

4.外科手术

手术适用于多次复发性气胸、长期排气治疗的肺不张、大量血气胸或双侧自发性气胸、支气管胸膜瘘患者，既可以闭合破裂口，又可对原发病灶进行根治。

5.原发病及并发症处理

积极治疗原发病及诱因，如有肺结核应抗结核治疗。同时应注意预防和处理继发细菌感染(如脓气胸)、血气胸、皮下气肿及纵隔气肿。

(六)护理措施

(1)低效性呼吸：低效性呼吸与肺扩张能力下降、疼痛、缺氧、焦虑有关，护理措施如下。

1)休息：急性自发性气胸患者应绝对卧床休息。如肺被压缩＜20％，且为闭合性，症状较轻，PaO$_2$＞70mmHg时，可仅卧床休息，避免用力、屏气、咳嗽等可增加胸腔内压的活动。血压平稳者取半坐位，有利于呼吸、咳嗽排痰及胸腔引流。卧床期间，协助患者每2小时翻身一次。如有胸腔引流管，患者翻身时，应注意防止引流管脱落。

2)吸氧：给予鼻导管或鼻塞，必要时面罩吸氧。氧流量控制在2～5L/min。吸氧可加快胸腔内气体的吸收,减少肺活动度,促使胸膜裂口愈合。若有纵隔气肿,可给予高浓度吸氧,增加纵隔内氧浓度,有利于气肿消散。

3)严密观察病情变化:经常巡视患者,及时听取患者的主诉,严密观察呼吸频率、深度及呼吸困难的表现和血氧饱和度变化,必要时监测动脉血气。大量气胸,尤其是张力性气胸时,可迅速出现严重呼吸循环障碍,如患者表现心率加快、血压下降、发绀、冷汗、心律失常甚至休克,要及时通知医生并配合处理。

4)心理支持:呼叫器放在患者易取之处,听到呼叫立即应答。患者在严重呼吸困难期间护士应尽量在床旁陪伴,允许患者提问和表达恐惧心理。做各项检查、操作前向患者做好解释工作,告诉患者采取的治疗措施将是有效的,如抽气后呼吸困难可缓解,气胸可治愈;解释疼痛、呼吸困难等不适的原因,从而消除患者对疾病及治疗紧张、担心的心理,帮助患者树立信心,配合治疗。必要时,按医嘱给予镇静剂,减轻焦虑,促进有效通气。

5)排气疗法的护理:协助医生做好胸腔抽气或胸腔闭式引流的准备和配合工作,使肺尽早复张,减轻呼吸困难症状。①术前向患者简要说明排气疗法的目的、意义、过程及注意事项,以取得患者的理解与配合。②如行胸腔闭式引流术,术前需要严格检查引流管是否通畅和整套胸腔闭式引流装置是否密闭。引流瓶内需要注入适量无菌蒸馏水或生理盐水;标记液面水平。将连接胸腔引流管的玻璃管一端置于水面下 $1.5\sim2cm$,以确保患者的胸腔和引流装置之间为一密封系统。引流瓶塞上的另一短玻璃管为排气管,其下端应距离液面 5cm 以上。必要时按医嘱连接好负压引流装置,注意保持压力在 $-8\sim-12cmH_2O$,避免过大的负压吸引对肺的损伤。③保证有效的引流。a.引流瓶应放在低于患者胸部的地方,其液平面应低于引流管胸腔出口平面 60cm,以防止瓶内的液体返流进入胸腔。妥善放置引流瓶,防止被踢倒或打破。b.保持引流管通畅,密切观察引流管内的水柱是否随呼吸上下波动及有无气体自液面逸出。必要时,可请患者做深呼吸或咳嗽。如有波动,表明引流通畅。若水柱波动不明显,液面无气体逸出,患者无胸闷、呼吸困难,可能患者的肺组织已复张;若患者呼吸困难加重,出现发绀、大汗、胸闷、气管偏向健侧等症状,应立即通知医生紧急处理。c.为防止胸腔积液或渗出物堵塞引流管,必要时,应根据病情定期捏挤引流管(由胸腔端向引流瓶端的方向挤压)。d.妥善固定引流管于床旁,留出适宜长度的引留管,既要便于患者翻身活动,又要避免引流管过长而扭曲受压。④注意观察引流液的量、色、性状和水柱波动范围,并准确记录。⑤在插管、引流排气和伤口护理时,要严格执行无菌操作,引流瓶上的排气管外端应用 $1\sim2$ 层纱布包扎好,避免空气中尘埃或脏物进入引流瓶内。每日更换引流瓶,更换时应注意连接管和接头处的消毒。伤口敷料每 $1\sim2$ 日更换 1 次,如敷料有分泌物渗湿或污染,应及时更换。⑥搬动患者时需要用两把血管钳将引流管双重夹紧,防止在搬动过程中发生引流管滑脱、漏气或引流液返流等意外情况。更换引流瓶时应先将近心端的引流管用双钳夹住,更换完毕检查无误后再放开,以防止气体进入胸腔。若胸腔引流管不慎滑出胸腔时,应嘱患者呼气,同时迅速用凡士林纱布及胶布封闭引流口,并立即通知医生进行处理。⑦鼓励患者每 2 小时进行一次深呼吸和咳嗽练习或吹气球,以促进受压萎陷的肺组织扩张,加速胸腔内气体排出,促进肺尽早复张。应尽量避免用力咳嗽。⑧引流管无气体逸出 $1\sim2$ 天后,再夹闭管 1 天,患者无气急、呼吸困难,X 线透视或摄片见肺已全部复张时,应做好拔管的准备。拔管后注意观察有无胸闷、呼吸困难,切口处漏气、渗出、出血、皮下气肿等情况,如发现异常应及时处理。

(2)胸痛:胸痛与胸腔压力变化、引流管置入有关。

1)环境与卧位:保持病房安静,保证患者有充足的休息时间。协助患者采取舒适的卧位。半卧位时可在胸腔引流管下方垫一毛巾,减轻患者的不适,同时防止引流管受压。

2)活动:与患者共同分析胸痛发生的诱因,教会患者床上活动的方法,如体位改变或活动时,用手固定好胸腔引流管,避免其移动而刺激胸膜,引起疼痛。也可用枕头或手护住胸部及引流管,减少因深呼吸、咳嗽或活动所引起的胸廓扩张,胸膜受牵拉,导致胸痛。

3)放松疗法:教会患者自我放松技巧,如缓慢深呼吸,全身肌肉放松,听音乐、广播或看书、看报,以分散注意力,减轻疼痛。

4)用药护理:患者胸痛剧烈时,按医嘱给予止痛药,及时评价止痛效果并观察可能出现的不良反应,及时与医生联系并有效处理。置入胸腔引流管的患者,肺完全复张后可引起胸痛,向患者做好解释,以消除患者紧张心理,必要时使用镇静剂,使患者放松,提高痛阈,增强对疼痛的耐受性。刺激性咳嗽较剧烈时,遵医嘱给予适当的止咳药物,但痰液稠多者或慢性呼吸衰竭伴二氧化碳潴留者,禁用可待因等中枢性镇咳剂,防止咳嗽反射受抑制,排痰不畅,造成感染,甚至呼吸抑制,发生窒息。

5)预防上呼吸道感染:嘱患者注意保暖,预防受凉而引起上呼吸道感染。

6)排便护理:保持大便通畅,防止排便用力引起的胸痛或伤口疼痛,并防止气胸复发。

二、胸腔积液

(一)概述

胸腔积液是指各种原因使胸腔内液体产生增多或吸收减少,超出正常范围而形成的一种病理状态。它并不是一种疾病,而是体内一种或多种疾病伴发的胸膜反应。胸膜腔是位于肺和胸壁之间的一个潜在的腔隙。正常情况下,胸膜腔内有 3~15mL 的液体,在呼吸运动时起润滑作用,其产生和吸收处于动态平衡状态。病理情况下,加速液体产生或吸收减少时,均可出现胸腔积液。胸腔积液一般分为炎症性渗出液和非炎症性漏出液两大类。

(二)临床表现

1.症状

呼吸困难是最常见的症状,可伴有胸痛和咳嗽。呼吸困难与胸廓顺应性下降、患侧膈肌受压、纵隔移位、肺容量下降刺激神经反射有关。病因不同,其症状有所差别。结核性胸膜炎多见于青年人,常有发热、干咳、胸痛,随着胸腔积液量的增加胸痛可缓解,但可出现胸闷、气促。恶性胸腔积液多见于中年以上患者,一般无发热,胸部隐痛,伴有消瘦和呼吸道或原发部位肿瘤的症状。炎性积液多为渗出性,常伴有咳嗽、咳痰、胸痛及发热。心力衰竭所致胸腔积液多为漏出液,有心功能不全的其他表现。肝脓肿所伴右侧胸腔积液可为反应性胸膜炎,也可为脓胸,多有发热和肝区疼痛。症状也和积液量有关,积液量少于 0.3~0.5L 时症状多不明显,大量积液时心悸及呼吸困难更加明显。

2.体征

(1)患侧胸廓饱满,呼吸运动减弱。

(2)纵隔、气管向健侧移位,癌性胸腔积液时气管向患侧移位。

(3)患侧语颤减弱,叩诊呈实音,呼吸音减弱或消失。

(4)积液量多时,患者呼吸加快。

(5)部分患者有消瘦、杵状指(趾)、锁骨上淋巴结肿大和腋下淋巴结肿大等恶性胸腔积液的表现。

(三)辅助检查

1.胸部 X 线检查

少量胸腔积液时,患侧肋膈角变钝或消失;中等胸腔积液时,呈内低外高的弧形积液影;大量胸腔积液时整个患侧胸腔呈致密阴影,气管和纵隔被推向健侧。

2.胸部 B 超检查

灵敏度高,定位准确,临床上用于估计胸腔积液的量和深度,协助胸腔穿刺定位。对确定有无腹腔积液、胆系和泌尿系结石、肝脾胰病变、子宫双附件病变等有意义。

3.胸腔积液检查

诊断性胸腔穿刺和胸腔积液检查,以明确胸腔积液的性质和病因。

4.胸膜活检

对确定胸腔积液的病因具有重要意义。

5.纤维支气管镜检查

用于咯血或疑有气道堵塞患者。

(四)治疗

胸腔积液为胸部或全身疾病的一部分,病因治疗尤为重要。漏出液常在纠正病因后可吸收。渗出液常见于结核性胸膜炎、脓胸及恶性肿瘤等,结核性胸膜炎绝大多数患者治疗效果好,能恢复健康。恶性胸腔积液治疗效果不佳。

(五)护理

1.护理措施

(1)一般护理:保持舒适安静环境,减少不良刺激,保证患者充分休息。给予患者舒适的体位,抬高床头,半卧位或健侧卧位,以利呼吸。

(2)专科护理。

1)胸腔闭式引流的护理。①妥善固定导管,保持导管通畅,防止滑脱、扭曲,每天更换引流袋,每班倾倒引流液,更换或倾倒时注意关闭管道,防止空气逸入胸腔。②引流期间保持导管周围皮肤清洁干燥,每周更换敷料 2～3 次,观察局部皮肤有无红、肿。③指导患者经常更换体位,协助离床活动,以利充分引流,促使肺部早日复张,注意引流袋不可高于伤口,防止逆行感染。④观察并准确记录引流液的量、颜色、性状、水柱波动范围。

2)胸膜粘连术的护理。①注入粘连剂后,需夹管 4～6 小时,每 20～30 分钟变动体位 1次。体位变动的顺序为俯卧—左侧卧—右侧卧,以使药物均匀分布在胸膜上,然后继续引流。②通常注入粘连剂后,可出现强烈的胸膜无菌性炎症反应,使脏层和壁层胸膜纤维化,表现为高热、剧烈胸痛等,一般2～3天后缓解。③在胸腔积液引流过程中要注意保持引流管固定牢固、导管连接紧密,防止脱出,在翻身更换体位时尤应注意,避免空气进入胸腔。④当24小时内引流液少于50mL、无气体排出、液柱波动小于2cm且无呼吸困难症状时即可拔管。拔管后应注意保持局部敷料清洁、干燥。咳嗽时用手轻扶伤口,以减轻疼痛,避免剧烈咳嗽。⑤加强营养,适当补充蛋白质、热量及水分,以促进机体康复。

3)胸痛的护理。①观察胸痛的程度,了解患者产生胸痛的原因及疼痛的性质,鼓励患者说出部位、范围以及疼痛的程度。②了解患者对胸部疼痛的控制能力、疲劳程度和应激水平。③给予舒适的体位,如端坐位、半健侧卧位。④嘱患者避免剧烈咳嗽、深呼吸,避免剧烈活动或突然改变体位。⑤分散患者的注意力,如听音乐、看书等,保证患者交替使用减轻疼痛的方法。⑥必要时遵医嘱使用镇痛药。

4)鼓励患者积极排痰,保持呼吸道通畅。

5)大量胸腔积液影响呼吸时按患者的缺氧程度遵医嘱给予低、中流量持续吸氧,改善患者的缺氧状态。

6)呼吸锻炼:指导患者有意识地使用控制呼吸的技巧,如进行缓慢的腹式呼吸,并每天监督指导患者于餐前及睡前进行有效运动15～30分钟。

7)康复锻炼:鼓励患者下床活动,增加肺活量,以防肺功能丧失。

(3)心理护理:加强与患者沟通,鼓励患者说出焦虑的感受,并对患者表示理解。耐心向患者解释病情,消除其悲观、焦虑不安的情绪,配合治疗。当患者进行诊断和手术、检查及各种护理前,耐心做好解释和宣教,消除其焦虑不安的情绪。指导患者使用放松技巧,如仰视、控制呼吸、垂肩、冷静地思考、改变说话的语音、搓脸、自我发泄等。

2.健康教育

(1)疾病知识指导:向患者及其家属讲解加强营养是胸腔积液治疗的重要组成部分,需合理调配饮食,并指导患者合理安排休息与活动。

(2)用药指导与病情检测:向患者介绍所采用的治疗方法、药物剂量、用法和不良反应。嘱患者定期复查,遵从治疗,防止复发。

(王欢欢)

第五节 肺结核

一、概述

肺结核是由结核分枝杆菌引起的慢性肺部感染性疾病,排菌肺结核患者为重要传染源。结核菌可累及全身多个脏器,但以肺结核最为常见。预防结核病的根本措施是发现和治愈排菌的肺结核病患者,即消灭传染源。本病的基本病理特征为炎性渗出、增生和干酪样坏死,可形成空洞。结核病的病理过程特点是破坏与修复常同时进行,故上述病理变化多同时存在,也可以某一种变化为主,而且可相互转化。肺结核除少数起病急骤外,临床上多呈慢性过程。

二、病因及发病机制

(一)病因

结核病的致病菌是结核菌,全名为结核分枝杆菌复合群,包括结核分枝杆菌(原人型结核分枝杆菌)、牛分枝杆菌(原牛型结核分枝杆菌)、非洲分枝杆菌和田鼠分枝杆菌。对人体致病的主要病原菌是结核分枝杆菌。结核菌的致病性主要在于菌体成分及代谢产物的毒性以及宿主对菌体成分产生的免疫损伤。

(二)发病机制

吸入含有活动结核菌的飞沫即可引起结核感染。在被感染的人群中,只有少数人患结核病。患病的严重程度及发病时期,常取决于被感染者的免疫状态。

(1)结核菌感染的宿主反应及生物学过程:结核菌感染引起的宿主反应可分为 4 期。①起始期:伴随微小飞沫吸入而入侵呼吸道的结核菌被肺泡巨噬细胞吞噬,因菌量、毒力和巨噬细胞非特异性杀菌能力的不同,出现被杀灭或复活复制,形成早期感染病灶。②T 细胞反应期:结核菌在巨噬细胞内生长形成结核灶,限制结核菌继续复制。同时形成由 T 细胞介导的细胞免疫和Ⅳ型超敏反应。③共生期:大部分感染者结核菌可以持续存活,细菌与宿主共生于坏死灶干酪性中央部位,仅少数发生原发性结核病。④细胞外增殖和播散期:干酪灶液化,大量结核杆菌释放突破局部免疫防御机制,引起播散。

(2)宿主获得性抗结核免疫力的最主要免疫反应:包括巨噬细胞吞噬结核菌、抗原处理与递呈、T 细胞对抗原的特异性识别与结合、细胞因子释放和杀菌。

三、临床表现

(一)病史

有肺外结核史、易感人群及结核病接触史。

(二)症状和体征

持续 2 周或 2 周以上的咳嗽、咳痰或痰中带血,午后低热、消瘦、乏力、盗汗,是各种类型肺结核极具特征、共同的临床症状。

四、辅助检查

(一)细菌学检查

1.痰结核菌检查

痰结核菌检查是确诊肺结核的主要方法。涂片抗酸染色镜检快捷简便,在我国非典型分枝杆菌尚属少见,故抗酸杆菌阳性,肺结核诊断基本可成立。痰菌阳性说明病灶是开放性的,具有传染性。

标本收集:容器采用国家参比实验室推荐的国际通用痰瓶或直径 4cm、高 2cm 的塑料或涂蜡密闭纸盒。贴上标签,注明留痰起止时间,向患者解释其目的,嘱其将 24 小时(晨 7:00 至次晨 7:00)痰液全部吐入容器内立即送检。注意不可将唾液、漱口水、鼻涕等混入。无痰患者可采用痰诱导技术留取痰标本。

痰涂片镜检结果标准：①抗酸杆菌可疑（±），1～2条抗酸杆菌/300视野；②抗酸杆菌可疑（＋），3～9条抗酸杆菌/100视野；③抗酸杆菌可疑（＋＋），1～9条抗酸杆菌/10视野；④抗酸杆菌可疑（＋＋＋），1～2条抗酸杆菌/每个视野；⑤抗酸杆菌可疑（＋＋＋＋），≥10条抗酸杆菌/每个视野。

2.快速培养（BACTEC-TB测试系统）

与传统方法相比，平均报告时间缩短了19.3天，菌种初步鉴定缩短了24.5天，药敏试验缩短了21.9天，累计缩短了65.7天，为结核病的诊断和治疗赢得了宝贵的时间。

（二）胸部 X 线检查

是诊断肺结核的常规首选方法，并可进行分型。检查可以发现肺部病变的部位、范围、有无空洞或空洞大小以及洞壁的厚薄。诊断时最常用的摄影方法是正、侧位X线胸片，常能将心影、肺门、血管、纵隔等遮掩的病变以及肺中叶和舌叶的病变显示清晰。

（三）胸部 CT 检查

可以发现较小的或隐蔽部位的病变，有助于提高诊断的准确性，也可用于引导穿刺、引流和介入治疗等。

（四）免疫学检查

1.结核菌素试验

有旧结核菌素（OT）和纯结核菌素（PPD）两种，目前多采用结核菌素纯蛋白衍化物试验（TB-PPD），该试验阳性是感染过结核菌的证据之一。

方法：取0.1mL（5U）纯结核菌素于左前臂中、上1/3交界处做皮内注射，注射后48～72小时观察结果。

临床意义：成人（＋）～（＋＋）表示结核性感染，不能诊断为结核病；成人（＋＋＋）表示体内有活动性结核或淋巴结结核和结核性胸膜炎，具有诊断价值；3岁以下婴幼儿（＋）～（＋＋＋）均表示有活动性结核病。

2.血清学诊断

由于抗酸杆菌涂片的敏感性尚不理想，因此不少研究者在尝试寻找结核病的快速、准确诊断方法，而血清学诊断方法也一直是大家长期所关注的，如酶联免疫分析法、免疫斑点测定法等。

（五）其他检查

电子支气管镜检查对诊断和鉴别诊断有重要意义，浅表淋巴结活检也对结核病鉴别诊断有帮助。近年来，应用分子生物学和基因工程技术，以非培养方法来检出与鉴定临床标本中的结核菌，展示了其敏感、快速及特异性高等优点，如核酸探针、染色体核酸指纹术等。

五、治疗

抗结核化学药物治疗（简称化疗）至今仍是治疗结核病的最有效手段。常用的抗结核药物有异烟肼（INH，H）、利福平（RFP，R）、链霉素（SM，S）、吡嗪酰胺（PZA，Z）、乙胺丁醇（EMB，

E)和对氨基水杨酸(PAS,P)。治疗原则:早期、联用、适量、规律和全程。整个治疗方案分为强化和巩固两个阶段。

(一)制订化疗方案的原则

(1)选用杀菌药为主,抑菌药为辅的药物联合。

(2)选用没有耐药性的敏感药物。

(3)初治与复治,敏感与耐药,痰菌阳性与阴性病例的化疗方案应该各不相同。

(4)选用高效、低毒、价廉、便于督导的化疗方案。

(二)常用的化疗方案

1.初治活动性肺结核治疗方案

(1)每日用药方案:①强化期,异烟肼、利福平、吡嗪酰胺和乙胺丁醇,顿服,2个月;②巩固期,异烟肼、利福平,顿服,4个月。简写为:2HRZE/4HR。

(2)间歇用药方案:①强化期,异烟肼、利福平、吡嗪酰胺和乙胺丁醇,隔日1次或每周3次,2个月;②巩固期,异烟肼、利福平,隔日1次或每周3次,4个月。简写为:$2H_3R_3Z_3E_3/4H_3R_3$。

2.复治涂阳肺结核治疗方案

复治涂阳肺结核患者强烈推荐进行药物敏感性试验,敏感患者按下列方案治疗,耐药者纳入耐药方案治疗。

复治涂阳敏感用药方案:①强化期,异烟肼、利福平、吡嗪酰胺、链霉素和乙胺丁醇,每天1次,2个月;②巩固期,异烟肼、利福平和乙胺丁醇,每天1次,6~10个月。巩固期治疗4个月时,痰菌未转阴,可继续延长治疗期6~10个月。简写为:2HRZSE/6~10HRE。

间歇用药方案:①强化期,异烟肼、利福平、吡嗪酰胺、链霉素和乙胺丁醇,隔日1次或每周3次,2个月;②巩固期,异烟肼、利福平和乙胺丁醇,隔日1次或每周3次,6个月。简写为:$2H_3R_3Z_3S_3E_3/4\sim10H_3R_3E_3$。

六、护理

(一)护理措施

1.基础护理

(1)活动与休息。①早期中毒症状明显,需卧床休息,随体温恢复、症状减轻,可下床活动、参与户外活动及适度的体育锻炼。部分轻症患者可在坚持化疗下继续从事轻工作,以不引起疲劳或不适为宜。②肺结核患者症状明显,有咯血、高热等严重肺结核中毒症状或结核性胸膜炎伴大量胸腔积液者,应卧床休息。③恢复期可适当增加户外活动,如散步、打太极拳、做保健操等,加强体育锻炼,充分调动人体内在的自身康复能力,增进机体免疫功能,提高机体的抗病能力。④轻症患者在坚持化学治疗的同时,可进行正常工作,但应避免劳累和重体力劳动,保证充足的睡眠和休息,做到劳逸结合。⑤痰涂阴性和经有效抗结核治疗4周以上的患者,没有传染性或只有极低的传染性,应鼓励患者过正常的家庭社会生活,有助于减轻肺结核患者的社会隔离感和因患病引起的焦虑情绪。

(2)保持环境的清洁与舒适。尽力改善患者的生活条件与居住环境,室内应定时通风,特别是晨起、午后、夜间睡觉前。有盗汗者应及时用温热毛巾擦干汗液,勤换内衣,必要时每天更换床单,有条件者每天沐浴。注意个人卫生,严禁随地吐痰,不可面对他人打喷嚏,以防飞沫传播;在咳嗽或打喷嚏时,用双层纸巾遮住口鼻,用过的纸巾应焚烧处理。留置于容器中的痰液需经灭菌处理再弃去。接触痰液后用流动水清洗双手。餐具煮沸消毒或用消毒液浸泡消毒。患者外出时戴口罩。

（3）饮食护理。结核病是一种慢性消耗性疾病,加强营养很重要,需指导患者及其家属采取良好的均衡饮食,多食肉类、蛋白、牛奶及水果等高蛋白质(100g/d)、富含钙和维生素的饮食,有助于增强抵抗力,增进机体的修复能力。若有大量盗汗,应监测患者液体摄入量与排出量,给予足够的液体。患者应多食用高热量、高蛋白、维生素含量多的食物,如新鲜蔬菜、水果等,应忌食辛辣刺激食物,避免饮酒,因为这类食物易引起咳嗽、咳痰、咯血,使病情加重。咯血患者应进温凉流质或半流质饮食。

（4）消毒与隔离措施。结核杆菌具有很强的感染力,患者无论在家庭和医院都应单居一室,固定用品,消毒隔离方法如下。①餐具用后煮沸5分钟再洗刷,剩饭剩菜煮沸5分钟后倒掉,便器、痰具或其他用物可煮沸或用0.1%过氧乙酸或84消毒液浸泡30～60分钟后清洗处理,被褥、书籍经常在阳光下暴晒,每次两小时,衣服、毛巾等消毒后再清洗。②患者痰液用20%石灰水浸泡4～6小时或5%来苏儿、0.1%过氧乙酸、84消毒液等浸泡30～60分钟,消毒后倒入污水中。③室内用15W紫外线灯每日照射2小时,也可用1%～2%过氧乙酸、84消毒液等加入水中喷雾消毒,每日两次。④患者不可随地吐痰、咳嗽,打喷嚏时要用手帕捂住口、鼻,以防飞沫喷出。将痰吐在有盖容器中,1%含氯消毒剂加入等量痰液内混合浸泡1小时以上,方可弃去;痰吐在纸上焚烧。保持口腔清洁,尤其在夜间入睡前。⑤医护人员及患者家属护理肺结核患者应注意自我保护和定期健康查体,护理患者时应戴口罩,消毒双手,定期查痰、拍胸部X片等。

2.症状护理

伴有咯血患者应保持安静、患侧卧位、绝对卧床休息,床头安置负压吸引器。鼓励患者在咯血时轻咳将血排出,不可屏气,防止血液阻塞支气管。对情绪紧张、烦躁不安者消除紧张情绪。遵医嘱及时应用止血药,如垂体后叶素、酚磺乙胺等。咯血量大、速度快、心理高度紧张者应记录咯血量和观察生命体征,定时观察体温、脉搏、呼吸、血压以了解病情变化。给予氧气吸入,补充水、电解质,必要时输血。当大咯血突然中止,随之出现胸闷、呼吸急促、精神紧张、发绀、牙关紧闭、神志模糊等窒息的先兆征象时,应迅速将患者置于头低足高位,向患侧卧位行体位引流,清除口腔积血,轻拍患者后背刺激咳嗽。准备好抢救用品,如吸引器、抢救车、吸痰管、开口器、气管切开包等,必要时请医生行气管镜检查吸引、气管内止血或气管插管来保持通气。

3.用药护理

用药后患者症状很快消失,痰结核菌转阴,胸部X线检查见病灶吸收好转。抗结核药物疗程长,易发生药物不良反应,常在治疗最初2个月内发生,如过敏反应,表现皮疹、发热,重者可致剥脱性皮炎、急性肾衰竭。在联合用药时更易出现胃肠道反应及肝功能损害、不可逆转性听神经损害、视力障碍等。故用药前及用药过程中应定期检查肝功能及听力情况,一旦发现,及时停药,并与医生联系修订治疗方案。

4.心理护理

热情向患者介绍有关结核病的用药知识、预防隔离知识,让患者认识到结核病是一种可以治愈的慢性病,使之保持良好的心态,能积极配合治疗,遵守化疗方案,规则用药,坚持全程化疗。

(二)健康教育

1.疾病知识及预防指导

应对患者及其家属进行结核病知识的宣传和教育。嘱患者戒烟戒酒;保证营养的补充;合理安排休息,避免劳累;避免情绪波动及呼吸道感染;住处应尽可能保持通风、干燥,有条件者可选择空气新鲜、气候温和处疗养。教会患者有关隔离的知识,养成不随地吐痰的良好卫生习惯,避免传染他人。患者不宜与儿童接触,尽量不到公共场所去,以免病菌扩散传染,影响他人健康。活动期间合理安排休息,居住环境注意空气流通,尽可能与家人分室、分床就寝,若无条件可分头睡觉,有单独一套用物。加强营养摄入,坚持合理化饮食。保护易感人群:给未受过结核分枝杆菌感染的新生儿、儿童及青少年接种卡介苗,使机体产生对结核分枝杆菌的获得性免疫力。卡介苗不能预防感染,但可减轻感染后的发病与病情。对受结核分枝杆菌感染易发病的高危人群,如 HIV 感染者、硅沉着病患者、糖尿病患者等,可应用预防性化学治疗。

2.用药指导

向患者强调坚持规律、全程、合理用药的重要性,讲解治疗方案及持续用药时间。密切接触者行胸部 X 线检查或 OT 试验,以及早发现疾病,及早治疗。

(付路丽)

第六节　急性呼吸窘迫综合征

一、概述

急性呼吸窘迫综合征(ARDS)是指由心源性以外的各种肺内、肺外致病因素导致的急性、进行性呼吸衰竭。临床表现为呼吸窘迫和顽固性低氧血症,肺部影像学表现为非均一性的渗出性病变。ARDS 是急性肺损伤(ALI)发展到严重阶段的典型表现。随着临床危重疾病的救治水平提高,很多患者不直接死于原发病,从而使 ARDS 的发生率增加。ARDS 起病急骤,发展迅猛,如不及早诊治,病死率较高。目前 ARDS 总体病死率在 30%～70%,与其原发病和严重程度有关。因创伤发生 ARDS 的患者与内科因素所致 ARDS 的患者相比,前者预后较好。老年患者(年龄超过 60 岁)预后不佳。存活者大部分能完全恢复,部分遗留肺纤维化,但多不影响生活质量。

二、病因及发病机制

(一)病因

临床上将引起 ARDS 的危险因素分为肺内因素(直接因素)和肺外因素(间接因素)两大

类。肺内因素是指对肺的直接损伤,包括:①化学性因素,如吸入毒气、烟尘、胃内容物及氧中毒等;②物理性因素,如肺挫伤、放射性损伤等;③生物性因素,如各种病原体引起的重症肺炎。肺外因素包括严重休克、败血症、严重非胸部创伤、大面积烧伤、大量输血、急性胰腺炎、代谢性疾病、药物或麻醉品中毒、羊水栓塞等。

在导致直接肺损伤的原因中,国外报道胃内容物吸入占首位,而国内以重症肺炎为主。

(二)发病机制

急性肺损伤的发病机制尚未完全阐明。除有些致病因素对肺泡膜的直接损伤外,更重要的是多种炎症细胞(巨噬细胞、中性粒细胞、血小板)及其释放的炎性介质和细胞因子间接介导的肺炎症反应,最终引起肺泡膜损伤、毛细血管通透性增加和微血栓形成;并可造成肺泡上皮损伤,表面活性物质减少或消失,加重肺水肿和肺不张,从而引起肺的氧合功能障碍,导致顽固性低氧血症。

三、临床表现

ARDS多于原发病起病后5天内发生,约半数发生于24小时内。除原发病的相应症状和体征外,最早出现的症状是呼吸加快,并呈进行性加重的呼吸困难、发绀,常伴有烦躁、焦虑,出汗等。其呼吸困难的特点是呼吸深快、费力,患者常感到胸廓紧束、严重憋气,即呼吸窘迫,不能用通常的吸氧疗法改善,也不能用其他原发心肺疾病(如气胸、肺气肿、肺不张、肺炎、心力衰竭)解释。早期体征可无异常或仅在双肺闻及少量细湿啰音;后期多可闻及水泡音,可有管状呼吸音。

四、辅助检查

(一)X线胸片

早期可无异常或呈轻度间质改变,表现为边缘模糊的肺纹理增多。继之出现斑片状以至融合成大片状的浸润阴影,大片阴影中可见支气管充气征。其演变过程符合肺水肿的特点,快速多变。后期可出现肺间质纤维化的改变。

(二)动脉血气分析

典型的改变为PaO_2降低,$PaCO_2$降低,pH升高。根据动脉血气分析和吸入氧浓度可计算肺氧合功能指标,目前在临床上以氧合指数(PaO_2/FiO_2)最为常用。其具体计算方法为PaO_2的mmHg值除以吸入氧比例(FiO_2,吸入氧的分数值),如某位患者在吸入40%氧(吸入氧比例为0.4)的条件下,PaO_2为80mmHg,则PaO_2/FiO_2为80÷0.4=200。PaO_2/FiO_2降低是诊断ARDS的必要条件。正常值为400~500,在ALI时≤300,ARDS时≤200。

在早期,由于过度通气而出现呼吸性碱中毒,pH可高于正常,$PaCO_2$低于正常。在后期,如果出现呼吸肌疲劳或合并代谢性酸中毒,则pH可低于正常,甚至出现$PaCO_2$高于正常。

(三)床边肺功能监测

ARDS时肺顺应性降低,无效腔通气量比例(V_D/V_T)增加,但无呼气流速受限。顺应性的改变,对严重性评价和疗效判断有一定的意义。

(四)心脏超声和 Swan-Ganz 导管检查

此检查有助于明确心脏情况和指导治疗。通过置入 Swan-Ganz 导管可测定肺动脉楔压(PAWP),这是反映左心房压较可靠的指标。PAWP 一般<12mmHg,若>18mmHg 则支持左心衰竭的诊断。

五、治疗

ARDS 是一种急危重病,应在严密监护下治疗。治疗原则与一般急性呼吸衰竭相同。主要治疗措施包括:积极治疗原发病、氧疗、机械通气以及调节液体平衡等。

(一)原发病的治疗

积极治疗原发病是 ALI/ARDS 治疗的首要原则和基础,应积极寻找原发病灶并予以彻底治疗。感染是导致 ALI/ARDS 的常见原因,也是 ALI/ARDS 的首位高危因素;而 ALI/ARDS 又易并发感染,所以对于所有患者都应怀疑感染的可能,治疗上宜选择广谱抗生素。

(二)纠正缺氧

采取有效措施,尽快提高 PaO_2。一般需高浓度给氧,使 $PaO_2 \geq 60mmHg$ 或 $SaO_2 \geq 90\%$。轻症患者可使用面罩给氧,但多数患者需使用机械通气。

(三)机械通气

多数学者认为一旦诊断为 ARDS,应尽早进行机械通气。ALI 阶段的患者可试用无创正压通气,无效或病情加重时尽快气管插管或切开行有创机械通气。机械通气的目的是提供充分的通气和氧合,以支持器官功能。由于 ARDS 肺病变具有"不均一性"和"小肺"的特点,ARDS 的机械通气推荐采用肺保护性通气策略,既要复张萎陷的肺泡并使其维持在开放状态,以增加肺容积和改善氧合,同时也要避免肺泡随呼吸周期反复开闭所造成的损伤。

1.呼气末正压(PEEP)

适当水平的 PEEP 可使萎陷的小气道和肺泡再开放,防止肺泡随呼吸周期反复开闭,使呼气末肺容量增加,并可减轻肺损伤和肺泡水肿,从而改善肺泡弥散功能和通气/血流比例,减少肺内分流,达到改善氧合和肺顺应性的目的。但 PEEP 可增加胸内正压,减少回心血量,从而降低心排出量,并有加重肺损伤的潜在危险。因此在应用 PEEP 时应注意:①从低水平开始,先用 $5cmH_2O$,逐渐增加至合适的水平,争取维持 PaO_2 大于 $60mmHg$ 而 FiO_2 小于 0.6,一般 PEEP 水平为 $8\sim18cmH_2O$;②对血容量不足的患者,应补充足够的血容量以代偿回心血量的不足,但不能过量,以免加重肺水肿。

2.小潮气量

ARDS 发生时有效参与气体交换的肺泡数减少,因此采用小潮气量,即 $6\sim8mL/kg$,旨在将吸气平台压控制在 $30\sim35cmH_2O$,防止肺泡过度扩张。为保证小潮气量,可允许一定程度的 CO_2 潴留和呼吸性酸中毒(pH 7.25~7.30)。合并代谢性酸中毒时需适当补碱。

3.通气模式的选择

对 ARDS 患者机械通气时如何选择通气模式尚无统一的标准,压力控制通气可以保证气道吸气压不超过预设水平,避免呼吸机相关肺损伤,因而较容量控制通气更常用。其他可选的通气模式包括双相气道正压通气、反比通气、压力释放通气等,并可联用肺复张法、俯卧位通气等以进一步改善氧合。

(四)液体管理

为减轻肺水肿,应合理限制液体入量。在血压稳定和保证组织器官灌注前提下,液体出入量宜轻度负平衡,可使用利尿药促进水肿的消退。关于补液性质尚存在争议,由于毛细血管通透性增加,胶体物质可渗至肺间质,所以在 ARDS 早期,除非有低蛋白血症,不宜输注胶体液。对于创伤出血多者,最好输新鲜血;使用库存 1 周以上的血时,应加用微过滤器,以免发生微栓塞而加重 ARDS。

(五)营养支持与监护

ARDS 时机体处于高代谢状态,应补充足够的营养。静脉营养可引起感染和血栓形成等并发症,应提倡全胃肠营养,不仅可避免静脉营养的不足,而且能够保护胃肠黏膜,防止肠道菌群移位。ARDS 患者应入住 ICU,动态监测呼吸、循环、水电解质、酸碱平衡及其他重要脏器的功能,以便及时调整治疗方案。

(六)其他治疗

可试用糖皮质激素、表面活性物质、β受体激动剂或一氧化氮等,但疗效不确定。

六、护理

(一)护理措施

1.生活护理

(1)病室空气清新,保持室内温湿度适宜。

(2)做好口腔护理,每日 2 次。

(3)做好皮肤护理,定时协助患者更换体位,保持床单干燥清洁,防止压疮的形成。

(4)协助患者保持肢体功能位,并进行肢体功能锻炼。

(5)肠内营养时应注意观察有无胃内潴留,对有消化道出血的患者可进行肠外营养,注意监测血糖变化。保证充足的液体入量,液体入量保持在每日 2500～3000mL。

2.治疗配合护理

(1)用药护理:见表 1-1。

表 1-1　用药护理

药物	注意事项
糖皮质激素	使用糖皮质激素更易导致大出血,因此应密切观察患者胃内容物及大小便的颜色和性状;同时使用糖皮质激素还可并发真菌感染,应注意观察口腔黏膜等部位有无真菌感染,并加强口腔护理,预防感染的发生
血管活性药物	严密监测血流动力学变化,及时调整用量;最好应用输液泵经中心静脉输注,防止刺激外周血管

（2）氧疗护理：见表1-2。

表1-2　氧疗护理

项目	内容
吸氧	一般需高浓度（＞50％）给氧，使 PaO_2＞60mmHg 或 SpO_2＞90％。但通常的鼻导管或面罩吸氧难以纠正缺氧状态，必须及早应用机械通气
观察	呼吸状况、口唇颜色，呼吸变化时还应注意有无烦躁、恶心、呕吐等氧中毒症状，一经发现立即降低氧流量并通知医师处理
监测	监测动脉血气分析，及早发现病情变化在氧疗中尤为重要

（3）机械通气护理。

1）机械通气监测。①机械通气期间要严密监测呼吸机工作状况，根据患者病情变化及时判断和排除故障，保证有效通气。②密切注意患者自主呼吸频率、节律是否与呼吸机同步；观察实际吸入气量，有效潮气量，同时观察漏气量、吸气压力水平等指标。③如患者安静，表明自主呼吸与呼吸机同步；如出现烦躁，则自主呼吸与呼吸机不同步或由于通气量不足或痰堵塞，应及时清除痰液或调整通气量。

2）人工气道管理。①妥善固定人工气道：选择合适的牙垫，防止导管被咬堵塞人工气道。更换体位时避免气管导管过度牵拉、扭曲。每班测量导管外露长度并交接班，防止导管易位。气管切开套管固定带应松紧适宜，以能放进一小指为宜。躁动患者给予适当的保护性约束。②痰液引流：及时吸痰，吸痰时注意痰的颜色、量、性状及气味。可采用胸部物理治疗、体位引流、雾化吸入等方法促进痰液引流。吸痰前后2分钟各给予100％氧气。吸痰时严格执行无菌操作，使用一次性吸痰管，吸痰顺序为气管内—口腔—鼻腔，不能用一根吸痰管吸引气管、口鼻腔。每次吸痰时间不能超过15秒。③加强气道湿化，保持气道通畅：要求吸入气体温度保持在37℃，相对湿度100％。常用的湿化装置有主动加热湿化器和热湿交换过滤器（HME），常用的湿化方法有雾化吸入和气管内直接滴注。④人工气囊管理：定时检查气囊压力，可采用最小漏气技术、最小闭合容量技术或采用气囊测压表监测气囊压力（25～30cmH₂O 是可接受的压力范围，1cmH₂O＝98Pa），每隔 6～8 小时进行气囊上滞留物的清除。⑤呼吸机相关肺炎（VAP）的预防：ARDS 患者极易发生感染，且感染为致死常见原因之一。因此在护理患者时应做到：严格无菌操作；加强气道管理，充分湿化气道；及时倾倒呼吸机管路冷凝水；每周更换呼吸机管路1次，管路受污染时应随时更换；定时监测气道病原菌的变化，选用合适的抗生素；鼻饲前抬高床头，检查气囊充气情况，防止误吸；有条件时应尽量将患者安置于单间病房并安装新风装置，保证室内空气处于低尘、低病原微生物、恒温恒湿的状态。

3.病情观察

（1）监测呼吸频率、节律、深度的变化，当安静平卧时呼吸频率大于 25 次/分，常提示有呼吸功能不全，是 ALI 先兆期的表现。

（2）准确记录每小时出入量，合理安排输液速度，避免入量过多加重肺水肿。

4.心理护理

由于患者的健康状况发生改变，不适应环境等因素。易出现紧张不安、忧郁、悲痛、易激动,治疗不合作。在护理患者时应注意以下3点。

(1)同情、理解患者的感受,和患者一起分析其焦虑产生的原因及表现,并对其焦虑程度做出评价。

(2)护理患者时保持冷静和耐心,表现出自信和镇静。耐心向患者解释病情,对患者提出的问题要给予明确、有效和积极的信息,消除心理紧张和顾虑。

(3)如果患者由于呼吸困难或人工通气不能讲话,可应用图片、文字、手势等多种方式与患者交流。

(4)限制患者与其他具有焦虑情绪的患者及亲友接触。

(二)健康教育

(1)积极预防上呼吸道感染,避免受凉和过度劳累。

(2)适当锻炼身体,劳逸结合,保持生活规律,增强机体抵抗力。

(3)注意营养均衡,以高蛋白、高纤维素、低盐饮食为主,吸烟者需戒烟。

(4)避免到人多的场合活动,以防发生交叉感染。

(5)遵医嘱长期正确用药,切忌自用、自停药物。

(6)若有咳嗽加重、痰液增多和变黄、气急加重等,应尽早就医。

(王欢欢)

第七节　胃炎

一、急性胃炎

(一)概述

急性胃炎是指不同病因引起的急性胃黏膜炎症。内镜检查可见胃黏膜充血、水肿、出血、糜烂等一过性病变。病理组织学特征为胃黏膜固有层见到以中性粒细胞为主的炎症细胞浸润。

急性胃炎主要包括以下3种:①急性幽门螺杆菌(Hp)感染引起的急性胃炎,常为一过性的上腹部症状,多不为患者注意。感染幽门螺杆菌后,如不予治疗,幽门螺杆菌感染可长期存在并发展为慢性胃炎。②除幽门螺杆菌之外的病原体感染及(或)其毒素对胃黏膜损害引起的急性胃炎。③急性糜烂出血性胃炎,它是由各种病因引起的、以胃黏膜多发性糜烂为特征的急性胃黏膜病变,常伴有胃黏膜出血,可伴有一过性浅溃疡形成,临床常见,需要积极治疗。

(二)病因及发病机制

引起急性糜烂出血性胃炎的常见病因如下。

1.药物

最常见的是非甾体类抗炎药(NSAIDs),如阿司匹林、吲哚美辛等。机制可能是通过抑制环氧化酶的作用而抑制胃黏膜生理性前列腺素的产生,削弱其对胃黏膜的保护功能;其他如某些抗肿瘤药,口服氯化钾或铁剂、激素等均可直接损伤胃黏膜。

2.应激

严重创伤、大手术、大面积烧伤、败血症、多器官功能衰竭、中枢神经系统损伤等应激状态可引起急性胃黏膜病变,胃黏膜糜烂、出血,甚至发生急性溃疡并发大量出血。可能的机制是应激状态下胃黏膜微循环不能正常运行而造成黏膜缺血、缺氧,由此导致胃黏膜黏液和碳酸氢盐分泌不足、局部前列腺素合成不足、上皮再生能力减弱等改变,从而使胃黏膜屏障受损和 H^+ 反弥散进入黏膜。

3.乙醇

具亲脂性和溶脂能力,高浓度乙醇可直接破坏胃黏膜屏障。

(三)临床表现

由于病因不同,急性胃炎的临床表现不尽一致,轻者可无明显症状。上腹痛、恶心、呕吐和食欲减退是急性胃炎的常见症状。原发病症状严重者,上述表现可为原发病所掩盖而忽视。急性糜烂出血性胃炎患者常以突然发生的呕血和(或)黑便而就诊,出血量大小不一,常呈间歇性发作,可自行停止。

(四)辅助检查

1.大便检查

大便隐血试验可为阳性。

2.内镜检查

是确诊的必备条件。宜在出血发生后 $24\sim48$ 小时内进行,因病变(特别是 NSAIDs 或乙醇引起者)可在短期内消失,延迟内镜检查可能无法确定出血病因。

(五)治疗

主要针对原发病和病因采取防治措施。对处于急性应激状态的上述严重疾病状态的患者,除积极治疗原发病外,应常规给予抑制胃酸分泌药或黏膜保护剂作为预防措施。药物引起者须立即停用该类药物。对已发生上消化道大出血者,按上消化道出血治疗原则采取综合措施进行治疗。常用 H_2 受体拮抗剂、质子泵抑制剂抑制胃酸分泌,硫糖铝和米索前列醇等保护胃黏膜。

(六)护理

1.护理措施

(1)心理护理:评估患者对疾病的认识程度;鼓励患者对其治疗、护理计划提问,了解患者对疾病的病因、治疗及护理的认识,帮助患者寻找并及时去除发病因素,控制病情发展。

(2)休息与活动:患者应注意休息,减少活动,对急性应激造成者应卧床休息。同时应做好患者的心理疏导,解除其精神紧张,保证身、心两方面得以充分休息。

(3)饮食护理:进食应定时、定量,不可暴饮暴食,避免辛辣刺激性食物,一般进少渣、温凉半流质饮食。如有少量出血可给予牛奶、米汤等流质以中和胃酸,有利于黏膜的修复。急性大出血或呕吐频繁时应禁食。

(4)用药护理:指导正确使用阿司匹林、吲哚美辛等对胃黏膜有刺激的药物,必要时应用制酸剂、胃黏膜保护剂预防疾病的发生。

2.健康教育

根据患者的病因、具体情况进行指导,如避免使用对胃黏膜有刺激的药物,必须使用时应同时服用制酸剂。进食有规律,避免过冷、过热、辛辣等刺激性食物及浓茶、咖啡等饮料。嗜酒者应戒除,防止乙醇损伤胃黏膜。注意饮食卫生,生活要有规律,保持轻松愉快的心情。

二、慢性胃炎

(一)概述

慢性胃炎是胃黏膜的慢性炎症,胃黏膜层以淋巴细胞和浆细胞浸润为主。本病十分常见,占接受胃镜检查患者的 $80\%\sim90\%$,慢性胃炎的发病率随年龄增加而增加,男性多于女性。慢性胃炎根据病变部位及发病机制可分慢性胃窦炎(B型胃炎)及慢性胃体炎(A型胃炎),B型胃炎主要与幽门螺杆菌感染有关,而A型胃炎主要由自身免疫反应引起。

(二)病因及发病机制

慢性胃炎的发病机制尚未完全阐明,可能与物理、化学及生物性等有害因素长期反复作用于易感人群有关。

1.食物与药物

浓茶、咖啡、油炸或辛辣食物及各种佐料,可促进胃液分泌,使原有胃炎者症状加重,但尚无引起慢性胃炎的直接证据。非甾体类抗炎药如阿司匹林,可引起胃黏膜糜烂,糜烂愈合后可遗留慢性胃炎。

2.吸烟与饮酒

严重吸烟者,慢性胃炎的发病率明显上升,每天吸烟20支以上的人,40%可发生胃黏膜炎症。慢性嗜酒者多有浅表性胃炎,若不戒酒,可发展成萎缩性胃炎,但也有资料证实饮酒与胃炎没有因果关系。

3.幽门螺杆菌(Hp)感染

胃腔中有高浓度的胃酸存在,在这种酸性条件下,普通细菌很难生长。澳大利亚两位学者由胃窦部分离出Hp,此菌可抵御胃酸侵蚀,长期在胃窦部寄生。这与Hp菌体内的尿素酶分解尿素产生氨,中和了胃酸,使菌体周围呈现局部中性环境有关。目前认为慢性胃炎最主要的病因是Hp感染,研究表明慢性胃炎患者Hp感染率为90%以上,其致病机制与以下因素有关。①Hp呈螺旋状,具鞭毛结构,可在黏液层中自由活动,并与黏膜上皮紧密接触,直接侵袭黏膜。②Hp代谢产物(如氨)及分泌的毒素(如空泡毒素蛋白)可致炎症反应。③Hp抗体可造成自身免疫损伤。

4.免疫因素

胃黏膜萎缩伴有恶性贫血者80%~90%血液内因子抗体为阳性,胃体萎缩性胃炎常可检测到壁细胞抗体(PCA),萎缩性胃炎常有细胞免疫功能异常,这些都说明胃炎特别是萎缩性胃炎的发生与免疫因素有关。

5.十二指肠液反流

当幽门括约肌功能不全时,胆汁、胰液和十二指肠液反流入胃,削弱胃黏膜屏障功能,使胃黏膜遭受胃酸和胃蛋白酶的侵袭而产生炎症。

6.其他因素

引起慢性胃炎的其他因素有遗传、缺铁性贫血、铅接触、放射线、其他细菌或肝炎病毒感染等。

慢性萎缩性胃炎多见于老年人,50岁以上者发病率达50％以上,这可能与胃黏膜一定程度的退行性病变及黏液—黏膜屏障功能减低有关。慢性右心衰竭、肝硬化门静脉高压均可致黏膜瘀血,使新陈代谢受影响而发病。

(三)临床表现

病程迁延,大多无明显症状,而部分有消化不良表现,可有上腹部不适,以进餐后为甚,和无规律的隐痛、嗳气、反酸、烧灼感、食欲缺乏、恶心、呕吐等,少数可有消化道出血症状,一般为少量出血。A型胃炎可以明显表现厌食和体重减轻,也可伴贫血,在有典型恶性贫血发生时,可出现舌炎、舌萎缩及周围神经病变如四肢感觉异常,特别是两足。

(四)辅助检查

1.胃液分析

目前常用的为五肽胃泌素试验。慢性浅表性胃炎与B型胃炎胃酸多为正常,少数可增高或降低(如大量G细胞消失时出现)。A型胃酸降低甚至无基础胃酸,与腺体萎缩成正比。

2.血清学检查

A型胃炎血清胃泌素含量增高。血清中可测到抗壁细胞抗体(90％)和抗体内因子抗体(75％),维生素 B_{12} 水平明显降低。B型胃炎血清胃泌素含量降低,血清70％测不到抗壁细胞抗体和抗体内因子抗体,存在者滴度低。

3.X线钡餐造影

用气钡双重造影方法,可较清晰地显示胃黏膜,但一般浅表性和萎缩性胃炎可无异常表现,因此,X线钡餐造影无异常,不能完全否定胃炎。严重萎缩性胃炎患者,可见黏膜皱襞变细、减少或结构紊乱。

4.胃镜及活组织检查

胃镜及活组织检查是诊断胃炎最可靠的方法。

(1)浅表性胃炎:病变以胃窦部为主,呈弥散性,也可呈局限性的黏膜充血、水肿,有时有糜烂、出血,黏膜呈红白相间或花斑状,黏液分泌增多,常有灰白色或黄白色渗出物。活组织检查可见炎性细胞浸润,胃腺体正常。

(2)萎缩性胃炎:病变呈弥散性,也可为局限性。黏膜呈灰白色或苍白色,黏膜红白相间,以白为主。皱襞变细、平坦,黏膜变薄,使血管分支透现。因病变分布不均,可见高低不平。胃小凹上皮增生,使黏膜表面呈颗粒状或小结节状。活组织检查除炎性细胞浸润外,主要为腺体减少或消失。

活组织标本还可做 Hp 检查,常用的有快速尿素酶试验,也可做 Giemsa 或 Warthin-Starry 染色寻找 Hp。

(五)治疗

慢性胃炎的治疗原则是消除病因,缓解症状,控制胆道细菌感染,防止胆汁反流,纠正低胃酸及短期抗菌治疗。有癌变者可采取手术治疗。总体来说,慢性胃炎的预后较为良好,绝大多数浅表性胃炎经积极治疗可痊愈,仅有少数发展为萎缩性胃炎。

(六)护理

1.护理措施

(1)常规护理。

1)休息:指导患者急性发作时卧床休息,并可用转移注意力、做深呼吸等方法减轻疼痛。恢复期患者应避免劳累,注意劳逸结合,保证充分休息。

2)饮食:①急性发作时可给予少渣半流食,恢复期患者指导其服用富含营养、易消化的食物,避免食用辛辣、生冷等刺激性食物及浓茶、咖啡等饮料;②嗜酒患者嘱其戒酒;③指导患者加强饮食卫生,并养成良好的饮食习惯,定时进餐,少量多餐,细嚼慢咽;④胃酸缺乏者可酌情食用酸性食物,如山楂、食醋等;⑤饮食要有规律性,选择含有丰富维生素、蛋白质且易消化的食物,避免进食粗糙、辛辣、坚硬的食物;要少食多餐,避免暴饮暴食。

3)活动:病情缓解时进行适当的锻炼,以增强机体抵抗力。嘱患者生活要有规律,避免过度劳累,注意劳逸结合。

4)环境:为患者创造良好的休息环境,定时开窗通风,保证病室的温湿度适宜。

5)基础护理:除日常洗漱外,定时沐浴、洗头、剪指(趾)甲、理发、剃须、更衣。重症卧床者做床上擦浴、更衣和换被单。长期卧床者制定预防压疮的措施,定时翻身、变换体位,受压部位以温水擦拭及按摩,保持床单位平整、清洁、干燥、舒适。

(2)专科护理。

1)对症护理。主要是减少或避免损害胃的因素,如有胆汁反流应遵医嘱使用考来烯胺等;因其他疾病需用阿司匹林、激素、铁剂等对胃损害较大的药物时嘱患者餐后服用或从小剂量开始;对幽门螺杆菌感染者遵医嘱使用抗菌药物。

2)药物治疗的护理。①抗酸分泌治疗:临床常用抑制胃酸分泌药物 H_2 受体拮抗药(如雷尼替丁、西咪替丁等)和质子泵抑制药(如奥美拉唑、泮托拉唑、雷贝拉唑等),胃溃疡质子泵抑制药的疗程一般为 6～8 周,十二指肠溃疡质子泵抑制药的服药疗程为 4～6 周,质子泵抑制药需餐前 30 分钟服用。②保护胃黏膜治疗:胃黏膜保护药主要有硫糖铝、达喜等,达喜一般餐后 2 小时嚼服。

3)病情观察。观察患者对慢性胃炎的病因、诱因的了解情况,了解患者对如何防治慢性胃炎的基本知识的掌握情况,例如,饮食方面应注意什么、为什么要戒烟酒等。有无腹痛及腹痛的性质、部位、时间、程度以及疼痛的规律性和与饮食的关系。大便的性质、大便隐血和肠鸣音情况。有无头晕、心悸、出汗、黑便等症状,有无出血的可能。有无腹胀、嗳气、反酸、恶心、呕吐,呕吐后症状是否缓解。了解饮食、生活习惯,既往有无溃疡病史。有无紧张、焦虑等。

4)恶心、呕吐的护理。①协助患者采取正确体位,头偏向一侧,防止误吸。②安慰患者,消除患者紧张、焦虑的情绪。③呕吐后及时为患者清理,更换床单元并协助患者采取舒适体位。④观察呕吐物的性质、量及呕吐次数。⑤必要时遵医嘱给予镇吐药物治疗。

5)营养不良的护理。①提供可口、不油腻、高营养、易咀嚼的食物,如鱼、蛋。②注意少量多餐,当患者感到恶心、呕吐时,暂停进食。③预防性使用镇吐药,观察药物疗效。④告诉患者减轻和预防恶心、呕吐的方法,如深呼吸、分散注意力等。⑤指导患者进食易消化的优质蛋白,如瘦肉、鱼肉、蛋类、奶类,进食各种新鲜蔬菜、水果,以补充维生素。⑥加强口腔护理,保持口腔湿润、清洁,以增进食欲。⑦患者进餐时,给患者充分的咀嚼、吞咽时间,喂饭速度不要快。⑧遵医嘱给予肠道外营养,如静脉滴注复方氨基酸、脂肪乳剂。

6)腹痛的护理。①评估患者疼痛的部位、性质及程度。②嘱患者卧床休息,协助患者采取有利于减轻疼痛的体位。③可利用局部热敷、针灸等方法缓解疼痛。④必要时遵医嘱给予镇痛药物。

7)活动无耐力的护理。协助患者进行日常生活活动。指导患者改变体位时动作要慢,以免发生直立性低血压。根据患者病情与患者共同制订每天的活动计划,指导患者逐渐增加活动量。

2.健康教育

(1)饮食指导。①注意进食富有营养的食物。多食高蛋白、高维生素食物,保证机体的各种营养素充足,防止贫血和营养不良。对贫血和营养不良者,应增加富含蛋白质和血红素铁的食物,如瘦肉、鸡肉、鱼肉以及肝、猪腰等动物内脏。富含维生素的食物和新鲜蔬菜及水果,如绿叶蔬菜、番茄、茄子、红枣等。每餐最好食用2~3个新鲜山楂,以刺激胃液分泌。②注意饮食的酸碱平衡。当胃酸分泌过多时,可饮牛奶、豆浆,食用馒头或面包以中和胃酸,当胃酸分泌减少时,可用浓缩的肉汤、鸡汤、带酸味的水果或果汁,以刺激胃液分泌,帮助消化。避免引起腹部胀气和含纤维较多的食物,如豆类、豆制品、蔗糖、芹菜、韭菜等。萎缩性胃炎患者宜饮酸奶,因酸奶中的磷脂类物质会紧紧地吸附在胃壁上,对胃黏膜起保护作用,使已受伤的胃黏膜得到修复,酸奶中特有的成分乳糖分解代谢所产生的乳酸和葡萄糖醛酸能增加胃内的酸度,抑制有害菌分解蛋白质产生毒素,同时使胃免遭毒素的侵袭,有利于胃炎的治疗和恢复。③当口服抗生素治疗某些炎症性疾病时,应同时饮用酸奶,既补充了营养,又避免了抗生素对人体产生的不良反应,因为酸奶中含有大量的活性杆菌,可以使抗菌药物引起的肠道菌群失调现象重新获得平衡,同时保护了胃黏膜。平时一定要把握进餐量,不能因喜好的食物而多食,一定要少食多餐,以增进营养,减轻胃部负担,同时要禁忌烟酒。

(2)心理指导。减轻焦虑,提供安全舒适的环境,减少对患者的不良刺激。树立信心,向患者讲解疾病的病因及防治知识,指导患者如何保持合理的生活方式和去除对疾病的不利因素。可以请有过类似疾病的患者讲解采取正确应对机制所取得的良好效果。

(3)出院指导。①向患者及其家属讲解引起慢性胃炎的有关病因,指导患者如何防止诱发因素,从而减少或避免复发。②保持良好的心理状态,生活要有规律,合理安排工作和休息时间,注意劳逸结合,积极配合治疗。③保持乐观情绪,避免精神过度紧张、焦虑、愤怒、抑郁。④加强饮食卫生和饮食营养,养成有规律的饮食习惯。⑤嗜酒者应戒酒,防止酒精损伤胃黏膜。⑥选择营养丰富、易于消化的食物,定时定量,少量多餐,不暴饮暴食。⑦应以富含营养、新鲜、易消化的细软食物为主,多食植物蛋白多、维生素多的食物,避免过硬、过辣、过咸、过热、过分粗糙、刺激性强的食物及浓茶、咖啡等饮料。⑧对胃酸缺乏者,宜选用酸性食物及水果;萎缩性胃炎患者不宜多食脂肪。⑨用餐时及用餐后2~3小时应尽量少饮水,勿食过冷、过热、易产气的食物和饮料等。⑩胃酸过多者应避免进食能刺激胃酸分泌的食物。⑪养成细嚼慢咽的习惯,使食物和唾液充分混合,以帮助消化。⑫避免使用对胃黏膜有刺激的药物,如阿司匹林、对乙酰氨基酚、保泰松、吲哚美辛、四环素、红霉素、泼尼松等,尤其在慢性胃炎活动期。必须使用时应同时服用制酸药或胃黏膜保护药。⑬介绍药物的不良反应,本病易复发,Hp 感染严重时可出现急性胃炎表现,部分病例可有癌变倾向,应嘱患者定期复查。对萎缩性胃炎要追踪观察。⑭定期做纤维胃镜检查,轻度萎缩性胃炎 1～1.5 年复查 1 次,重度者 3～6 个月复查 1 次。

(王欢欢)

第八节　消化性溃疡

一、概述

消化性溃疡主要指发生于胃和十二指肠的慢性溃疡,是一种多发病、常见病。溃疡的形成有多种因素,其中酸性胃液对黏膜的消化作用是溃疡形成的基本因素,因此得名。绝大多数的溃疡发生于十二指肠和胃,故又称为胃、十二指肠溃疡。

二、病因及发病机制

近年来的实验与临床研究表明,胃酸分泌过多、幽门螺杆菌感染和胃黏膜保护作用减弱等因素是引起消化性溃疡的主要环节。胃排空延缓和胆汁反流、胃肠肽的作用、遗传因素、药物因素、环境因素和精神因素等,都和消化性溃疡的发生有关。

三、临床表现

(一)疼痛

(1)长期性:由于溃疡发生后可自行愈合,但每于愈合后又好复发,故常有上腹疼痛长期反复发作的特点。整个病程平均 6～7 年,有的可长达一二十年,甚至更长。

(2)周期性:上腹疼痛呈反复周期性发作,为消化性溃疡的特征之一,尤以十二指肠溃疡更为突出。中上腹疼痛发作可持续几天、几周或更长,继以较长时间的缓解。春、秋季节发作多见。

(3)节律性:溃疡疼痛与饮食之间的关系具有明显的相关性和节律性。在一天中,凌晨 3 点至早餐的一段时间,胃酸分泌最少,故在此时间内很少发生疼痛。十二指肠溃疡的疼痛好发生于两餐之间,疼痛持续不减直至下餐进食或服制酸药物后缓解。一部分十二指肠溃疡患者,由于夜间的胃酸分泌较多,尤其在睡前曾进餐者,可发生半夜疼痛。胃溃疡疼痛的发生较不规则,常在餐后 1 小时内发生,经 1～2 小时后逐渐缓解,直至下餐进食后再次出现上述节律。

(4)疼痛部位:十二指肠溃疡的疼痛多位于中上腹部或在脐上方、脐上方偏右处;胃溃疡疼痛的位置也多在中上腹,但稍偏高处或在剑突下和剑突下偏左处。疼痛范围约数厘米直径大小。因为空腔内脏的疼痛在体表上的定位一般不十分确切,所以,疼痛的部位也不一定准确反映溃疡所在的解剖部位。

(5)疼痛性质:多呈钝痛、灼痛或饥饿样痛,一般较轻能耐受,持续性剧痛提示溃疡穿透或穿孔。

(6)影响因素:疼痛常因精神刺激、过度疲劳、饮食不慎、药物影响、气候变化等因素诱发或加重,可因休息、进食、服抑酸药、以手按压疼痛部位、呕吐等方法而减轻或缓解。

(二)消化性溃疡其他症状与体征

1.其他症状

本病除中上腹疼痛外,尚可有唾液分泌增多、烧心、反酸、嗳气、恶心、呕吐等其他胃肠道症状。食欲多保持正常,但偶可因进食后疼痛发作而惧食,以致体重减轻。全身症状可有失眠等神经症的表现或有缓脉、多汗等自主神经功能失调的症状。

2.体征

溃疡发作期,中上腹部可有局限性压痛,程度不重,其压痛部位多与溃疡的位置基本相符。

四、辅助检查

(一)内镜检查

纤维胃镜或电子胃镜,均可用作确诊消化性溃疡的主要方法。在内镜直视下,消化性溃疡通常呈圆形、椭圆形或线形,边缘锐利,基本光滑,为灰白色或灰黄色苔膜所覆盖,周围黏膜充血、水肿,略隆起。

(二)X线钡餐检查

消化性溃疡的主要X线下影像是壁龛或龛影,为钡悬液填充溃疡的凹陷部分所造成。在正面观,龛影呈圆形或椭圆形,边缘整齐,因溃疡周围的炎性水肿而形成环形透亮区。

(三)Hp感染的检测

Hp感染的检测方法大致分为4类:①直接从胃黏膜组织中检查Hp,包括细菌培养、组织涂片或切片染色镜检细菌;②用尿素酶试验、呼吸试验、胃液尿素氮检测等方法测定胃内尿素酶的活性;③血清学检查抗Hp抗体;④应用聚合酶链反应(PCR)技术测定Hp-DNA。细菌培养是诊断Hp感染最可靠的方法。

(四)胃液分析

正常男性和女性的基础酸排出量(BAO)平均分别为2.5mmol/h和1.3mmol/h(0～6mmol/h),男性和女性十二指肠溃疡患者的BAO平均分别为5.0mmol/h和3.0mmol/h。当BAO>10mmol/h,常提示胃泌素瘤的可能。五肽胃泌素按$6\mu g/kg$注射后,最大酸排出量(MAO),十二指肠溃疡者常超过40mmol/h。由于各种胃病的胃液分析结果中,胃酸幅度与正常人有重叠,对溃疡病的诊断仅作参考。

五、治疗

消化性溃疡药物治疗的目的是迅速缓解症状,促进溃疡面愈合,并预防复发和并发症的出现。治疗药物主要包括抗酸剂、抑酸剂和胃黏膜保护剂。

内镜检查确诊为消化性溃疡者进行以下治疗。

（1）Hp（＋）者质子泵抑制剂（PPI）＋2种抗生素三联或再加铋剂四联1～2周治疗，此后继续用抑酸剂保证溃疡愈合（胃溃疡6～8周，十二指肠溃疡4周），停药4周后复查胃镜或^{13}C尿素呼气试验看Hp是否根除，不必用抗酸剂维持治疗。

（2）Hp（－）者寻找并去除溃疡诱因（如服用非甾体类药物史），用H_2受体拮抗剂或PPI治疗（胃溃疡6～8周，十二指肠溃疡4周）后，维持治疗12～18周。

（3）胃溃疡可加用胃黏膜保护剂或促动力药。

（4）幽门梗阻时禁食、胃管减压，静脉给予抗酸剂，若4周后幽门梗阻依然存在，应考虑外科手术。

（5）伴有消化道出血者，应在24小时内行急诊内镜检查明确诊断，与静脉曲张、血管畸形、贲门黏膜撕裂、出血性胃炎及肿瘤等出血相鉴别，内镜下喷洒、电凝、微波、激光、注射硬化剂、肽夹等是止血治疗的重要部分，此外，必要时可行选择性血管造影加栓塞及外科手术治疗。

（6）对可疑癌变的患者，正规抗溃疡治疗2～4周内复查胃镜或行超声胃镜明确病变性质，必要时外科手术治疗。

六、护理

（一）护理措施

1.基础护理

（1）休息与活动：病情较重、溃疡有活动者应卧床休息，病情较轻者可边工作边治疗，注意生活规律和劳逸结合，避免剧烈活动以降低胃的分泌及蠕动。保持环境安静、舒适，减少探视，保证患者充足的睡眠。

（2）饮食：溃疡活动期每日进4～5餐，少量多餐可中和胃酸，减少胃酸对溃疡面的刺激。每餐不宜过饱，以免胃窦部过度扩张，刺激胃酸分泌。进餐时宜细嚼慢咽，咀嚼可增加唾液分泌，以利于稀释和中和胃酸。选择营养丰富、质软、易消化的食物，如稀饭、面条、馄饨等。脂肪摄取应适量。避免粗糙、过冷过热和刺激性食物及饮料如浓茶、咖啡、香辣调料等。

（3）心理护理：消化性溃疡的发生发展与精神紧张、不良情绪反应及个性特点与行为方式等心理社会因素均有一定的关系。帮助患者认识压力与溃疡疼痛发作的关系，教给患者放松的技巧，自觉避免精神神经因素的影响。

2.疾病护理

（1）疼痛护理。向患者解释疼痛的原因和机制，指导祛除病因及缓解疼痛的方法，解除焦虑、紧张情绪。观察并评估疼痛的诱发因素和缓解因素；观察上腹痛的规律、性质、程度及部位。遵医嘱用药缓解疼痛。

（2）用药护理。遵医嘱正确服用质子泵抑制药、组胺H_2受体拮抗药、抗酸药及抗Hp药，观察药物的疗效及不良反应。①抗酸药：应在餐后1小时和睡前服用，以延长中和胃酸作用的时间及中和夜间胃酸的分泌。片剂应嚼碎后服用，乳剂服用前充分混匀。避免与奶制品、酸性食物及饮料同服以免降低药效。氢氧化铝凝胶能阻碍磷的吸收，引起磷缺乏症，表现为食欲缺乏、软弱无力等;镁剂可致腹泻。②H₂ 受体拮抗药:常于餐中及餐后即刻服用或睡前服用;若需同时服用抗酸药,则两药应间隔 1 小时以上;静脉给药需控制速度,速度过快可引起低血压和心律失常;不良反应一般为乏力、头痛、腹泻和嗜睡;吸烟可降低其疗效,故应鼓励患者戒烟。③质子泵抑制药:奥美拉唑用药初期可引起头晕,嘱患者服药后避免开车、高空作业等需注意力集中之事。④保护胃黏膜药物:胶体铋制剂与硫糖铝在酸性环境中作用强,故多在三餐前半小时或睡前 1 小时服用,且不宜与抗酸药同服;铋剂有积蓄作用,故不能连续长期服用;服药过程中可使齿、舌变黑,可用吸管直接吸入;部分患者服药后出现便秘和黑便,停药后可自行消失;硫糖铝能引起便秘、皮疹、嗜睡等,有肾功能衰竭者不宜服用。⑤抗 Hp 药物:阿莫西林服用前应询问患者有无青霉素过敏史,用药过程中注意观察有无过敏反应;甲硝唑可引起胃肠道反应,宜饭后服用。

(3)并发症护理。①上消化道大出血:严密监测是否有出血征象,如血压下降、脉搏速率加快、皮肤湿冷、脸色苍白、排黑便或呕血等。②穿孔:一旦发现穿孔征象,应建立静脉通路,输液以防止休克,做好急诊手术术前准备。③幽门梗阻:应准确记录出入量,行血清钾、钠、氯测定和血气分析,及时补充液体和电解质,保证尿量在每日 1000～1500mL。插入胃管连续 72 小时胃肠减压,抽吸胃内容物和胃液。患者病情好转后可进流食,但同时要测量胃内潴留量,记录潴留物的颜色、性状和气味。禁止患者吸烟、饮酒和进食刺激性食物,禁用抗胆碱能药物,如阿托品等,以防减少胃、肠蠕动,加重梗阻症状。④癌变:一旦确诊,需手术治疗,做好术前准备。

(二)健康教育

(1)指导患者注意有规律的生活和劳逸结合,休息包括体力和精神休息。

(2)指导患者有规律地进餐和营养合理,减少机械性和化学性刺激对胃黏膜的损害。咖啡、浓茶、油煎食物及过冷过热、辛辣等食物均可刺激胃酸分泌增加,应避免食用。

(3)向患者进行戒烟酒的健康教育,与患者共同制定戒烟酒计划,并争取家庭的重视和支持。

(4)帮助患者认识压力与溃疡疼痛发作的关系,教给患者放松的技巧,自觉避免精神神经因素的影响。

(5)指导患者要按时口服完全疗程的药物,并定期复查。教患者识别溃疡复发及出血、穿孔、幽门梗阻等并发症出现时的症状和体征,包括疼痛、头晕、呕血、黑便、面色苍白、虚弱等,以便及时就诊。

(王欢欢)

第九节　肝硬化

一、概述

肝硬化是一种常见的由不同病因引起的肝脏慢性、进行性、弥散性病变,是在肝细胞广泛变性和坏死的基础上产生肝脏纤维组织弥散性增生,并形成再生结节和假小叶,导致正常肝小叶结构和血管解剖破坏。病变逐渐进展,晚期出现肝功能衰竭、门静脉高压症和多种并发症。

二、病因及发病机制

在各种病因持续或反复作用下,肝细胞发生炎症坏死,肝小叶纤维支架遭到破坏,再生的肝细胞不能延原支架排列,而形成不规则排列的再生结节。在汇管区和包膜下有纤维增生。增生的组织不仅包围再生结节,而且向肝小叶内延伸,并与小叶内纤维组织联结成膜样间隔,将残存的肝小叶重新分割,改建成假小叶,从而形成肝硬化的典型组织学改变。

(一)病毒性肝炎

在我国以病毒性肝炎引起的肝硬化为主,主要为乙型、丙型或乙型加丁型重叠感染,通常经过慢性肝炎阶段演变而来,称为肝炎后肝硬化。

(二)慢性酒精中毒

与酒精及其中间代谢产物的毒性作用有关,一般而言,每日摄入酒精 50g,持续 10 年以上者,8%~15%可导致肝硬化。

(三)非酒精性脂肪性肝炎

随着肥胖症和代谢综合征在全球的流行,非酒精性脂肪性肝炎患者 10~15 年内肝硬化发生率高达 15%~25%。

(四)寄生虫感染

主要见于血吸虫和华支睾吸虫感染,肝脏病变主要表现为肝纤维化。

(五)原发性继发性胆汁淤积

原发性常见于原发性胆汁性肝硬化,继发性可见于慢性肝外胆管梗阻、感染等。

(六)肝脏瘀血

任何原因引起的充血性右心衰竭,可因循环淤滞和缺氧而引起肝损害,进而引起瘀血性肝硬化。

(七)药物或毒物

长期服用某些药物,如双醋酚丁、甲基多巴、甲氨蝶呤、四环素等,或接触工业毒物,如四氯化碳、磷、砷等,可引起药物性或中毒性肝炎,最终演变为肝硬化。

(八)遗传和代谢

如血色病、肝豆状核变性等遗传性代谢异常疾病,引起肝细胞损害,导致肝硬化。

(九)自身免疫性疾病

主要包括自身免疫性肝炎、系统性自身免疫性疾病,如干燥综合征可累及肝脏并最终导致肝硬化。

(十)隐源性肝硬化

指少数不明原因的肝硬化。

三、临床表现

(一)代偿期

症状轻,缺乏特异性。乏力、食欲减退、体重减轻出现较早,可伴有恶心、呕吐、上腹隐痛、轻微腹泻等。上述症状多呈间歇性,因劳累或伴发病出现,经休息治疗后可缓解。肝轻度肿大、质地结实或偏硬,无或有轻度压痛,脾轻中度肿大。

(二)失代偿期

1.全身症状

消瘦乏力,精神不振,皮肤干枯,面容晦黯无光泽。

2.消化道症状

食欲缺乏、厌食,进食后常感上腹饱胀不适、恶心或呕吐,对脂肪、蛋白质耐受性差,稍进油腻食物易引起腹泻。上述症状与肝硬化门静脉高压症时胃肠道瘀血水肿、消化吸收障碍和肠道菌群失调等有关。肝细胞有进行性或广泛性坏死时可出现黄疸。

3.出血倾向和贫血

鼻出血、牙龈出血、皮肤紫癜和胃肠道出血等倾向与肝合成凝血因子减少、脾功能亢进和毛细血管脆性增加有关。患者常有不同程度的贫血,是由营养不良、肠道吸收障碍、胃肠失血和脾功能亢进等因素引起。

4.内分泌紊乱

内分泌紊乱主要有雌激素增多、雄激素减少,如肝掌、蜘蛛痣,男性性功能减退、乳房发育,女性闭经、不孕等。肝功能减退时,肝对醛固酮和抗利尿激素灭活作用减弱,致继发性醛固酮和抗利尿激素增多,使水钠潴留,出现尿量减少和水肿,同时对腹水形成有加重作用。

5.门静脉高压症

表现脾肿大和脾功能亢进、侧支循环建立和开放(如食管—胃底静脉曲张、腹壁静脉曲张、痔静脉曲张)、腹水、胸腔积液等。

6.并发症

(1)上消化道出血最为常见,主要为食管—胃底静脉曲张破裂出血。

(2)肝性脑病,可表现为轻度性格改变,出现意识错乱、睡眠障碍、行为失常,昏睡和精神错乱,神志完全丧失,不能唤醒。

(3)还可出现感染、水电解质平衡紊乱、功能性肾衰竭以及肝癌等并发症。

四、辅助检查

(一)血常规

失代偿期有轻重不等的贫血,脾功能亢进时白细胞和血小板计数减少。

(二)肝功能检查

代偿期肝功能检查大多正常或轻度异常,失代偿期患者血清胆红素有不同程度的增高,ALT、AST 增高。血清白蛋白降低,球蛋白升高。凝血酶原时间有不同程度的延长。

(三)血氨

肝性脑病时血氨增高。

(四)尿常规

在有黄疸时尿中可出现胆红素,并有尿胆原增加。

（五）影像学检查

超声检查可显示肝脏大小和外形改变、脾脏肿大,门静脉高压症时可见门静脉、脾静脉直径增宽,有腹水时可见液性暗区;CT或磁共振可发现肝脏变形、肝密度降低、肝门增宽和胆囊移位、腹水等征象;胃镜检查可发现食管—胃底静脉曲张。

（六）腹水检查

一般为漏出液。

（七）肝组织活检

肝组织活检是确诊代偿期肝硬化的唯一方法,还可进行病因诊断。肝硬化按结节形态分为4种病理类型:小结节性肝硬化、大结节性肝硬化、大小结节混合型肝硬化和不完全分隔性肝硬化。

五、治疗

本病无特效治疗,在早期主要针对病因或相关因素,并加强一般治疗,使病情缓解,失代偿期主要是综合治疗,防止各种并发症。

（一）一般治疗

休息和营养支持治疗是肝硬化治疗的基础。营养不良及饮食不当可使肝硬化患者的并发症发生率、肝移植率及病死率增加,因此妥善安排饮食,保证患者的合理营养,在肝硬化治疗过程中起到辅助治疗作用。

（二）病因治疗

对病毒性肝炎进行抗病毒治疗,对自身免疫性肝病进行免疫抑制治疗,对酒精性肝硬化进行严格戒酒治疗等。

（三）腹水治疗

1.消除诱因

如避免过量摄入钠盐、并发感染、门静脉血栓等。

2.限制水钠摄入

轻度水肿或腹水时应给予低盐饮食;严重水肿及腹水时宜用无盐饮食,同时水的摄入量应限制在1L/d以下。

3.应用利尿药增加水钠排出

可单用螺内酯或联合应用呋塞米,但需密切监测尿量,避免出现水电解质紊乱、肾功能衰竭、肝性脑病等不良反应。肝硬化腹水的长期治疗目标是应用最小剂量利尿药维持患者无腹水状态,一旦腹水消失,利尿药应尽早减量甚至停药。

4.提高血浆胶体渗透压

有显著低蛋白血症时($<25g/L$),每周定期多次输注白蛋白可提高血浆胶体渗透压,促进腹水消退。

5.肝移植

所有难治性腹水患者均应尽快接受肝移植手术。

（四）食管—胃底静脉曲张的治疗

1.容量复苏

保证生命体征及重要脏器功能稳定的前提下,应使有效血容量维持在较低水平,以避免容量负荷导致后门静脉压力的增高。必要时应用血管活性药物,如多巴胺,以改善重要脏器的血液灌注。

2.药物治疗

应立即给予生长抑素或其类似物和(或)血管升压素治疗,并持续应用 3～5 天,还可应用 H_2 受体拮抗剂或质子泵抑制剂,通过提高胃内 pH 促进血小板聚集和纤维蛋白凝块的形成,有利于止血和预防再出血。

3.内镜治疗

在急性出血 12 小时内可行上消化道内镜检查以明确诊断,同时给予治疗,可采用硬化剂或套扎术。

4.介入治疗

介入治疗适用于无法控制的食管—胃底静脉曲张出血或经药物和内镜治疗后复发者。

5.三腔两囊管治疗

目前只作为无法控制出血的姑息性临时措施,以等待安排疗效更好的方法。

（五）手术治疗

手术治疗主要包括针对脾功能亢进的脾切除术、针对门静脉高压症的门体分流术或断流术及肝移植。

六、护理

（一）护理措施

1.常规护理

(1)休息与体位:失代偿期应卧床休息,减少机体消耗和肝脏损害;病室环境要安静、舒适,有明显腹腔积液时应取半卧位或坐位,以改善患者呼吸状况;卧床时尽量取平卧位,以增加肝、肾血流量,改善肝细胞的营养,提高肾小球滤过率。可抬高下肢,以减轻水肿。阴囊水肿者可用托带托起阴囊,以利水肿消退。

(2)饮食护理:既保证饮食营养、又遵守必要的饮食限制是改善肝功能、延缓病情进展的基本措施。应向患者及其家属说明导致营养状况下降的有关因素、饮食治疗的意义及原则,与患者共同制订既符合治疗需要又为其接受的饮食计划。饮食治疗原则为高热量、高蛋白质、高维生素、易消化饮食,并根据病情变化及时调整。①蛋白质:是肝细胞修复和维持血浆白蛋白正常水平的重要物质基础,应保证其摄入量。蛋白质来源以豆制品、鸡蛋、牛奶、鱼、鸡肉、瘦猪肉为主。血氨升高时应限制或禁食蛋白质,待病情好转后再逐渐增加摄入量,并应选择植物蛋白,如豆制品,因其含蛋氨酸、芳香氨基酸和产氨氨基酸较少。②维生素:新鲜蔬菜和水果含有丰富的维生素,例如,番茄、柑橘等含有丰富的维生素 C,日常食用以保证维生素的摄取。③限制水、钠:有腹腔积液者应摄入低盐或无盐饮食,钠限制在每天 500～800mg(氯化钠 1.2～

2.0g),进水量限制在每天1000mL左右。应向患者介绍各种食物成分,如高钠食物有咸肉、酱菜、罐头食品、含钠味精等,应尽量少食用;含钠较少的食物有粮谷类、瓜茄类、水果等。评估患者有无不恰当的饮食习惯而加重水钠潴留,切实控制钠和水的摄入量。限钠饮食常使患者感到淡而无味,可适量添加柠檬汁、食醋等,改善食品的调味,以增进食欲。④避免损伤曲张静脉:食管—胃底静脉曲张者应食菜泥、肉末、软食,进餐时细嚼慢咽,咽下的食团宜小且表面光滑,切勿混入糠皮、硬屑、鱼刺、甲壳等,以防损伤曲张的静脉导致出血。

(3)皮肤、口腔护理具体措施如下。①肝硬化患者机体免疫力减退,容易合并各种感染而加重病情,皮肤与口腔是多种感染发生的门户。②严重腹腔积液时,腹壁皮肤绷紧、变薄,发生脐突或脐疝,嘱患者内衣应宽松、柔软、清洁、舒适,要经常修剪指甲,避免抓破皮肤。③臀部、阴囊、下肢水肿者要特别保持床褥干燥、平整,可用棉垫或水垫垫于受压部位,以防局部压疮,并给予局部热敷或按摩。协助翻身,动作要轻柔,以免擦伤皮肤。④皮肤瘙痒用手轻拍皮肤,避免搔抓,每天温水擦洗皮肤1～2次,勿用刺激性的肥皂和沐浴液,沐浴后可用性质柔和的润肤品。对所有输液、注射穿刺处,严格执行无菌操作,注意预防穿刺部位引发的感染。

(4)心理护理:肝硬化是慢性病,症状很难控制,预后不良,患者及其家属容易产生悲观情绪,护士要同情和关心患者,及时解答患者提出的疑问,安慰、理解患者,使患者及其家属树立战胜疾病的信心。

2.专科护理

(1)体液过多护理。

1)体位:平卧位有利于增加肝、肾血流量,改善肝细胞的营养,提高肾小球滤过率,故应多卧床休息。可抬高下肢,以减轻水肿。阴囊水肿者可用托带托起阴囊,以利水肿消退。大量腹水者卧床时可取半卧位,以使膈肌下降,有利于呼吸运动,减轻呼吸困难和心悸。

2)避免腹压骤增:大量腹水时,应避免腹压突然剧增的因素,如剧烈咳嗽、打喷嚏、用力排便等。

3)限制钠和水的摄入。

4)用药护理:使用利尿药时应特别注意维持水、电解质和酸碱平衡。利尿速度不宜过快,每天体重减轻一般<0.5kg,有下肢水肿者每天体重减轻<1kg。

5)腹腔穿刺术的护理:大量顽固性腹水应用利尿药效果较差,一般给予腹腔穿刺进行腹水排放。①术前准备:按病情需要备齐用物及药物。耐心详细地向患者解释穿刺的目的及治疗意义,解除患者紧张、恐惧心理。嘱患者排尿以免损伤膀胱。②术中配合:一次抽腹水应<5000mL,以免诱发肝性脑病。穿刺过程中应注意观察患者有无恶心、头晕、心悸、面色苍白、出冷汗等现象,观察腹水颜色,并留取标本,及时送检。③术后护理:术后用无菌干棉签按压,用无菌纱布固定,防止溢液不止,引起继发感染。24小时观察穿刺部位有无渗血、渗液,并严格交接班,详细记录。

(2)应用利尿药的护理。①肝硬化腹水患者多使用较大剂量的利尿药,护理人员要了解利尿药的作用机制,口服药要监督患者服用入口,静脉用药要严格掌握剂量。②密切观察利尿药物的不良反应,如长期使用氢氯噻嗪、呋塞米可引起低钾、低钠反应。长期使用螺内酯、氨苯蝶啶可引起高钾血症。③利尿速度不宜过快,以免诱发肝性脑病。④观察患者有无意识改变、腹胀、乏力、疲倦、扑翼样震颤等肝性脑病先兆症状。⑤准确记录 24 小时尿量,测腹围(晨起排尿、排便后,平卧位皮尺过脐 1 周)、测体重(五定:同一时间、同一秤、空腹、排空尿便、同一衣服和鞋)。⑥及时检查血液生化,注意血钠、血钾、血氯等的浓度变化,防止电解质紊乱。

(3)其他用药护理。①应用谷氨酸钾和谷氨酸钠时,钠比例应根据血清钾钠浓度和病情而定,患者尿少时少用钾剂,明显腹水和水肿时慎用钠剂,谷氨酸盐为碱性,使用前可先注射维生素 C 3～5g。②应用精氨酸时,滴注速度不宜过快,否则可出现流涎、呕吐、面色潮红等反应,精氨酸不宜与碱性溶液配伍使用。③乳果糖在肠内产气较多,可引起腹胀、腹绞痛、恶心、呕吐及电解质紊乱等,应用时应从小剂量开始。④长期使用新霉素的患者少数可出现听力或肾功能损害,故使用新霉素时间应不多于 1 个月,用药期间应监测听力和肾功能。⑤大量输注葡萄糖注射液时,必须警惕低钾血症、心力衰竭和脑水肿。

(4)食管—胃底静脉出血的护理。患者有呕血、便血等出血病史,出现面色苍白,表情淡漠,出冷汗,脉搏细数,肠鸣音亢进,应首先考虑有出血情况。①患者出现呕血,立即去枕平卧,头偏向一侧,绝对卧床,禁食,及时准备吸引器。②立即通知值班医师或主管医师。迅速建立静脉通路(大号针头),同时抽血、验血型、备血样、配血,加快输液患者的输液速度,如已有备血立即取血。③测血压、脉搏、体温,每隔 15～30 分钟监测 1 次,并做好记录。④给予吸氧,保持呼吸道通畅,同时注意保暖。⑤密切观察病情变化,注意呕吐物及大便的颜色、性质、量,做好记录。⑥食管静脉曲张破裂出血,备好三腔二囊管,配合医师插三腔管进行止血。⑦按医嘱给予止血药及扩容药。⑧及时准确记录 24 小时出入量,必要时留置导尿,做好重症护理记录书写。⑨做好心理指导,消除紧张、焦虑情绪。⑩出血量的估计:每天出血量>5mL,大便隐血试验阳性;每天出血量>60mL,出现黑便;胃内储血量>250mL,出现呕血;出血量<400mL,一般不引起全身症状。当出血量达 500～800mL 时患者可有循环血容量减少的表现。出血量达 1000～1500mL 时,临床上可出现失血性休克的改变。总之,出血量的估计应根据临床表现,特别是对血压和脉搏的动态观察以及患者的红细胞计数、血红蛋白、血细胞比容和中心静脉压测定等综合考虑、全面估计。⑪如经内科治疗出血不止,应考虑手术治疗,做好术前准备。

(5)肝性脑病的护理。注意有无性格及行为的异常表现,是否有扑翼样震颤,呼吸是否有烂苹果味,及早发现肝性脑病的征兆。①病情观察:密切注意肝性脑病的早期征象,如患者有无冷漠或欣快、理解力和近期记忆力减退、行为异常以及扑翼样震颤等。②监测并记录患者血压、脉搏、呼吸、体重及瞳孔的变化。③定期复查血氨,肝、肾功能,电解质变化,有情况及时协助医师进行处理。④消除诱因,避免诱发和加重肝性脑病:常见诱因有上消化道出血、高蛋白饮食、大量排钾利尿和放腹腔积液、催眠镇静药和麻醉药、便秘、感染、尿毒症、低血糖、外科手术等。⑤清除肠内积血,保持肠道清洁,维护正常的肠道环境是防止血氨升高的有效措施。清洁肠道:给予温生理盐水 1000mL 灌肠或弱酸 200mL(食醋加温水)保留灌肠(忌用肥皂水)。抑制肠内细菌生长:口服新霉素,抑制肠道菌群,减少代谢产物生成。抑制蛋白质分解:口服乳果糖,乳果糖口服后完整到达结肠,被肠内糖分解菌分解,通过酸化肠腔、渗透性缓泻而抑制蛋白质分解菌和致病菌生长,从而减少氨和内毒素的产生和吸收。⑥纠正氨基酸代谢紊乱:对于使用利尿药者,应定期测定血电解质及血气分析,并及时给予补充纠正。注意输入库存血也可增加血氨。准确记录出入量,每天入液量<2500mL,尿少时入液量相对减少,以免血液稀释,血钠过低。

(6)自发性细菌性腹膜炎的护理。合并自发性细菌性腹膜炎常迅速加重肝损害,诱发肝性脑病等严重并发症,确诊后尽早给予抗生素治疗(以头孢噻肟等第3代头孢菌素为首选),同时需采取以下护理措施。①住单间病室,加强室间消毒。②严密观察病情,对肝硬化、重症肝炎腹水患者,凡有不明原因的发热、腹痛,腹水量进行性增多,利尿药反应差,病情加重应高度警惕自发性腹膜炎,及时做腹水检查。③勤查血常规,进行咽拭子、痰液、血液等培养。④发现感染及早应用有效抗生素。⑤严格无菌操作,加强病房管理,减少陪护探视,避免交叉感染。

(二)健康教育

1.疾病知识指导

肝硬化是慢性过程,护士应帮助患者及其家属掌握其相关知识、自我护理方法、并发症的预防及早期发现,分析和消除各种不利因素,把治疗计划落实到日常生活中。①心理调适:患者应十分注意情绪的调节和稳定,在安排好治疗、身体调理的同时,勿过多考虑病情,遇事豁达开朗,树立治病信心,保持愉快心情。②饮食调理:切实遵循饮食治疗原则和计划禁酒。③预防感染:注意保暖和个人卫生。

2.活动与休息指导

肝硬化代偿期患者无明显的精神、体力减退,可参加轻体力工作,避免过度疲劳;失代偿期患者以卧床休息为主,但过多的躺卧易引起消化不良、情绪不佳,故应视病情适量活动,活动量以不加重疲劳感和其他症状为度。患者的精神、体力状况随病情进展而减退,疲倦乏力、精神不振逐渐加重,严重时衰弱而卧床不起。指导患者保证充足的睡眠和生活起居有规律。

3.皮肤护理指导

患者因皮肤干燥、水肿、黄疸出现皮肤瘙痒、长期卧床等,易发生皮肤破损和继发感染,故沐浴时应注意避免水温过高,避免或使用有刺激性的皂类和沐浴液,沐浴后可使用性质柔和的润肤品;皮肤瘙痒者给予止痒处理,嘱患者勿抓搔,以免皮肤破损。

4.用药指导与病情监测

按医师处方用药,加用药物需征得医师同意,以免服药不当加重肝脏负担和肝功能损害。护士应向患者详细介绍所用药物的名称、剂量、给药时间和方法,教会其观察药物疗效和不良反应。例如,服用利尿药者,应记录尿量,如出现软弱无力、心悸等症状提示低钠血症、低钾血症,应及时就医。定期门诊随访。

5.照顾者指导

指导患者家属理解和关心患者,给予精神支持和生活照顾。细心观察、及早识别病情变化。例如,患者出现性格、行为改变时可能是肝性脑病的前驱症状或消化道出血等其他并发症,应及时就诊。

（付路丽）

第十节　急性胰腺炎

一、概述

急性胰腺炎(AP)是指胰腺分泌的消化酶被激活后对胰腺及其周围组织自身消化所引起的急性化学性炎症。临床以急性上腹痛、恶心、呕吐、发热,以及血、尿淀粉酶增高为特点,是常见的消化系统急症之一。本病多见于青壮年,女性多于男性。

二、病因及发病机制

急性胰腺炎的病因很多,但多数与胆道疾病和饮酒有关。在我国,胆道疾病是主要病因,占 50%以上;在西方国家,大量饮酒是主要病因。

(一)胆道疾病

包括胆石症、胆系感染和胆道蛔虫等,约 2/3 的急性胰腺炎患者有胆结石,以女性多见,又称为胆源性急性胰腺炎。

(二)暴饮暴食和酗酒

急性胰腺炎患者在发病前常有饮食过度或同时饮酒的情况。

(三)胰管阻塞

各种原因(如胰管结石、炎症、肿瘤、狭窄等)引起的胰管阻塞造成胰液排泄障碍,胰管内压力增高,可使胰腺泡破裂,胰液溢入间质,引起急性胰腺炎。

(四)手术与创伤

腹腔手术特别是胰胆或胃手术、腹部钝挫伤等可直接或间接损伤胰腺组织与胰腺的血液供应引起胰腺炎。ERCP 检查后,少数可因重复注射造影剂或注射压力过高而发生胰腺炎。

(五)其他

十二指肠乳头邻近部位的病变,某些内分泌和代谢疾病(如高脂血症、高钙血症等),感染(如流行性腮腺炎、巨细胞病毒等),某些药物(如硫唑嘌呤、噻嗪类利尿药、四环素、肾上腺皮质激素等)均与急性胰腺炎发病有关。

引起急性胰腺炎的病因虽有不同,但却具有共同的发病过程,即各种消化酶被激活所致的胰腺自身消化。

三、临床表现

根据临床表现、有无并发症及临床转归,将急性胰腺炎分为轻型和重症两种类型。轻型急性胰腺炎(MAP)是指仅有很轻微的脏器功能紊乱,临床恢复顺利,没有明显腹膜炎体征及严重代谢紊乱等临床表现者。重症急性胰腺炎(SAP)是指急性胰腺炎伴有脏器功能障碍或出现坏死、脓肿或假性囊肿等局部并发症或两者兼有。

（一）症状

1.腹痛

腹痛是急性胰腺炎的主要症状,多数为急性腹痛,常在胆石症发作不久、大量饮酒或饱餐后发生。腹痛常位于中上腹部,也可偏左或偏右,常向腰背部呈带状放射。疼痛性质、程度轻重不一,轻者上腹钝痛,多能忍受;重者呈绞痛、钻痛或刀割样痛,疼痛剧烈而持续,可有阵发性加剧。进食后疼痛加重,且不易被解痉药缓解,弯腰或上身前倾体位可减轻疼痛。

2.恶心、呕吐

多数患者有恶心、呕吐,有时颇为频繁,常在进食后发生。呕吐物常为胃内容物,剧烈呕吐者可吐出胆汁或咖啡渣样液体,呕吐后腹痛无缓解。

3.发热

轻型胰腺炎可有中度发热,一般持续 3～5 天。重症胰腺炎发热较高,且持续不退,尤其在胰腺或腹腔有继发感染时,常呈弛张高热。

4.低血压或休克

重症胰腺炎常发生低血压或休克,可在起病数小时突然发生,表现为烦躁不安、脉搏加快、血压下降、皮肤厥冷、面色发绀等,甚至可因突然发生的休克而导致死亡,提示胰腺有大片坏死。

5.水、电解质、酸碱平衡及代谢紊乱

轻型患者多有程度不等的脱水,呕吐频繁者可有代谢性碱中毒。重症胰腺炎常有明显脱水和代谢性酸中毒。30%～60%的重症胰腺炎患者可出现低钙血症,当血钙<1.75mmol/L,且持续数天,多提示预后不良。

（二）体征

1.轻型急性胰腺炎

一般情况尚好,腹部体征轻微,往往与主诉腹痛程度不相称。表现为上腹轻度压痛,无腹紧张与反跳痛,可有不同程度的腹胀和肠鸣音减少。

2.重症急性胰腺炎

患者表情痛苦、烦躁不安、皮肤湿冷、脉细速、血压降低,甚至呼吸加快。上腹压痛明显,并有肌紧张和反跳痛。胰腺与胰周大片坏死渗出或并发脓肿时,上腹可扪及明显压痛的肿块,肠鸣音减弱甚至消失,呈现麻痹性肠梗阻的表现,可出现移动性浊音。少数患者因血液、胰酶及坏死组织液穿过筋膜与肌层渗入腹壁下,可在脐周或两侧腹部皮肤出现灰紫色斑,分别称为Cullen 征和 Grey-Turner 征。黄疸可于发病后 1～2 天出现,常为暂时性阻塞性黄疸,主要由于肿大的胰头部压迫胆总管所致,多在几天内消退;如黄疸持续不退且加深,则多由于胆总管或壶腹部嵌顿性结石所致。

（三）并发症

急性轻型胰腺炎很少有并发症发生,而急性重症胰腺炎则常出现多种并发症。

1.局部并发症

包括胰腺脓肿和假性囊肿。胰腺脓肿多于起病后 4～6 周发生,因胰腺及胰周坏死继发感染而形成脓肿,常表现为高热不退、持续腹痛,伴白细胞计数持续升高,出现上腹肿块和中毒症状。假性囊肿常在起病 3～4 周后形成,为纤维组织或肉芽组织囊壁包裹的胰液积聚,腹部检

查常可扪及肿块,并有压痛。

2.全身并发症

坏死性胰腺炎可并发多种并发症和多脏器器官衰竭,如急性呼吸窘迫综合征、急性肾功能衰竭、心律失常和心力衰竭、消化道出血、败血症、胰性脑病、弥散性血管内凝血、高血糖和多脏器功能衰竭等,常危及生命。

四、辅助检查

(一)血常规

几乎所有急性胰腺炎的患者在早期均可出现白细胞计数增多,中性粒细胞明显增多。

(二)血、尿淀粉酶测定

血、尿淀粉酶测定是诊断急性胰腺炎最常用的实验室指标。血清淀粉酶于起病后 6～12 小时开始升高,48 小时开始下降,持续 3～5 天。血清淀粉酶超过正常值的 3 倍可确诊为急性胰腺炎。尿淀粉酶一般在发病后12～24 小时开始升高,3～4 天达高峰,下降较慢,持续 1～2 周。

(三)血清脂肪酶测定

发病后 24～72 小时开始上升,持续 7～10 天,特异性较高。对发病后就诊较晚的急性胰腺炎患者有诊断价值。

(四)血生化检查

部分患者暂时性血糖升高,血清钙常轻度下降,低血钙的程度与临床严重程度平行,血钙低于 2.0mmol/L,常提示重症胰腺炎。少数患者可有血脂增高及高胆红素血症,血清转氨酶、乳酸脱氢酶和碱性磷酸酶也可有一过性增高。严重病例血清蛋白降低,血尿素氮升高,均提示预后不良。

(五)腹部 B 超检查

应作为常规初筛检查,一般在入院 24 小时内进行。

(六)腹部 CT 检查

对急性胰腺炎的诊断和鉴别诊断、评估胰腺炎的严重程度具有重要价值。检查可见胰腺增大、边缘不规则、胰内低密度区、胰周脂肪炎症改变、胰内及胰周积液乃至有气体出现等改变。增强 CT 是目前诊断胰腺坏死的最佳方法。

五、治疗

急性胰腺炎治疗目标是抑制胰液分泌、抑制胰酶活性及减少其并发症的发生。

(一)轻型急性胰腺炎

(1)禁食及胃肠减压以减少胃酸与食物刺激胰液分泌,减轻呕吐与腹胀。

(2)静脉输液,积极补足血容量,维持水、电解质及酸碱平衡。

(3)解痉镇痛,疼痛剧烈者可用哌替啶。

(4)使用抗生素。

(5)抑酸治疗。以往强调常规使用 H_2 受体拮抗药或质子泵抑制药以抑制胃酸分泌,进而减少促胰液素和胆囊收缩素的分泌,减少胰液的分泌,现在认为作用不大,并非必要。

(二)重症急性胰腺炎

重症急性胰腺炎必须采取综合性措施,积极抢救治疗,除上述措施外,还包括以下治疗。

1.内科治疗

(1)监护:所有急性胰腺炎患者都应加强护理与观察。重症胰腺炎则要重点护理,必要时进入重症监护病房(ICU),针对器官功能衰竭及代谢紊乱采取相应的措施。

(2)抗休克,维持水、电解质及酸碱平衡:对所有患者都应给予静脉补液并酌情补充血浆、人血白蛋白及全血。补液速度及量视中心静脉压与治疗反应加以调整。一般为每 24 小时补充 2500~3500mL。同时每日应补给氯化钾 3.0g,以满足正常的生理需要。血钙低时可给予 10%葡萄糖酸钙注射液 10~30mL/d 加入适量葡萄糖注射液静脉推注或静脉滴注。有代谢性酸中毒时,应酌情应用 5%碳酸氢钠溶液予以纠正。在纠正水、电解质紊乱时,最初补液不能过分强调热量的供应,以免造成高渗性脱水。

(3)镇痛、解痉:一般首选抗胆碱能药,具有解痉止痛、抑制胰腺分泌的作用。常用的镇痛药如山莨菪碱、阿托品。疼痛剧烈者可给予哌替啶 50mg 肌内注射,同时加用阿托品 1mg 肌内注射,以免引起 Oddi 括约肌痉挛。

(4)营养支持:早期多选用全胃肠外营养(TPN),以减少胰腺分泌,减轻胃肠负担并达到补充代谢的需要。在营养素底物的搭配上,可让脂肪乳供应总热量的 60%,氨基酸供应 10%,葡萄糖供应 30%。如无肠梗阻情况,宜尽早过渡到空肠插管进行肠内营养(EN),以维持肠道黏膜功能,防止肠内细菌移位引起的胰腺坏死合并感染。

(5)减少胰液分泌:生长抑素类具有抑制胰液及胰酶分泌,抑制胰酶合成的作用,并能减轻腹痛,减少局部并发症,缩短住院时间。常用药物有奥曲肽、施他宁等,该药半衰期短,需持续静脉维持。

(6)抑制胰酶活性:如用抑肽酶或加贝酯静脉滴注,目前用于重症急性胰腺炎的早期,持续大剂量静脉滴注疗效较好,但其不良反应较大,而且该药不能减少急性胰腺炎的并发症和病死率。

(7)控制感染:对伴有感染的胆源性急性胰腺炎和胰腺脓肿等,应及时应用抗生素,因为这种感染常导致多器官衰竭,病死率占重症急性胰腺炎的 80%。

2.内镜下 Oddi 括约肌切开术(EST)

对胆源性胰腺炎,可用于胆道紧急减压、引流和去除胆石梗阻,作为一种非手术疗法,起到治疗和预防胰腺炎发展的作用。

3.中医中药治疗

单味中药,如生大黄和复方制剂如清胰汤、大承气汤等被临床实践证明有效。

4.外科治疗

内科治疗无效,壶腹部有结石嵌顿或胆总管有结石梗阻以及胰腺炎并发脓肿、假性囊肿或肠麻痹时可考虑手术治疗。

六、护理

（一）一般护理

（1）嘱患者卧床休息,保证睡眠及环境安静,以降低代谢率及胰腺、胃肠分泌,增加脏器血流量,促进组织修复和体力恢复,改善病情。

（2）协助患者选择舒适卧位,如弯腰、屈膝仰卧,鼓励患者翻身。因剧痛在床上辗转不宁者,要防止坠床。

（3）严密监测患者生命体征变化、尿量变化,观察神志变化。

（4）观察患者腹痛的程度和性质,轻者上腹钝痛,能耐受;重者呈绞痛、钻痛或刀割样痛,常呈持续性伴阵发性加剧。疼痛部位通常在中上腹部,如果以胰头部炎症为主,疼痛部位常在中上腹偏右;如以胰体尾炎症为主,疼痛部位常在中上腹及左上腹,并向腰背放射。疼痛在弯腰或坐起前倾时减轻。出血坏死性胰腺炎可出现全腹痛、压痛和反跳痛。可用地西泮与哌替啶肌内注射镇痛,一般镇痛剂多无效,吗啡不宜应用。

（二）专科护理

1.胃肠减压的护理

胃肠减压可以引流出胃液,从而减少胰液分泌,并可减轻呕吐和腹胀,因此急性胰腺炎发作期间,应给予禁食,并留置胃肠减压。留置胃肠减压期间,应保持负压吸引的有效状态:负压一般是$-12cmH_2O$至$-15cmH_2O$;各连接部位不能有漏气;妥善固定,防止患者在活动时将胃管拔出;保持胃管通畅,每天应用生理盐水冲洗胃管,每次 $30\sim50mL$;观察胃液的颜色、性质和量并准确记录,急性胰腺炎患者胃液一般呈黄绿色,如合并有应激性溃疡,则呈红色或咖啡色,如果每日引出的胃液量少于 $100mL$,且患者呕吐、腹痛或腹胀症状不缓解,应怀疑胃管是否堵塞、插入是否太浅等;如果胃液量多,应注意患者电解质变化,过多的胃酸被吸出,可能会出现代谢性碱中毒。此外,每日应给予两次雾化吸入和口腔护理。

2.饮食护理

急性胰腺炎发作期间,应禁食以减少胰酶的分泌。由于禁食、呕吐、胃肠减压和疾病消耗,患者会出现营养状况差,水、电解质紊乱等,因此,护士应观察患者营养状况和水、电解质水平,如每周测体重,观察患者皮肤弹性,准确记录每日出入量,了解电解质检查结果。根据患者的出入量、营养状况和电解质检查结果,给予静脉营养支持,补充水、电解质、葡萄糖、各种氨基酸、脂肪乳、维生素等。当急性胰腺炎症状消退,可进无脂、低蛋白流质饮食如果汁、藕粉、米汤、面汤等;病情进一步好转,进低脂流质饮食,如鸡汤、豆浆、蛋汤等;以后逐渐进低脂半流质饮食,每日 $5\sim6$ 餐;痊愈后,还应严禁暴饮暴食,禁烟酒,忌辛辣食物,脂肪不超过 $50g/d$,以免复发。护士应向患者及其家属讲解各阶段饮食的内容和意义,并观察患者进食情况;要了解患者家属为患者提供的食物,及时纠正他们对饮食的错误认识。

（三）用药护理

1.解痉镇痛药

可给予阿托品或山莨菪碱肌内注射每天 $2\sim3$ 次,疼痛剧烈者,可同时加用哌替啶（$50\sim100mg$）。避免使用吗啡,因吗啡可引起 Oddi 括约肌痉挛。

2.减少胰腺外分泌药物

(1)抗胆碱能药如阿托品、山莨菪碱等:抗胆碱能药能够起到减少胰腺分泌的作用,但可引起口干、心率加快等不良反应。青光眼、前列腺肥大和肠麻痹者不宜使用阿托品,因阿托品可加重青光眼和排尿困难的症状,有松弛胃肠道平滑肌的作用。

(2)H_2受体拮抗剂如西咪替丁或质子泵抑制剂如奥美拉唑可以抑制胃酸分泌,使胰液减少;还可预防应激性溃疡的发生。西咪替丁每次 200～600mg,静脉注射,每日 2 次;奥美拉唑40mg 静脉注射,每日 2 次。西咪替丁的不良反应主要表现在消化系统、造血系统、心血管系统、内分泌系统和中枢神经系统等,从而出现腹胀、腹泻、口干,白细胞减少、血小板减少,男性乳房发育,女性溢乳、性欲减退,面色潮红,心率减慢、心律不齐,头晕、头痛等。在治疗急性胰腺炎过程中,用药并非长期大量,因此,很少有上述不良反应发生,但在静脉给药时,偶有血压降低、心跳呼吸停止等,因此,给药时速度不宜过快,观察患者的反应,注意有无异常表现和不适主诉等。

(3)生长抑素类似物奥曲肽能抑制各种因素引起的胰酶分泌,减轻 Oddi 括约肌痉挛。首次剂量 100μg 静脉注射,以后每小时用 250μg 持续静脉滴注,持续 3～7 天,并应尽早使用。

3.抗菌药物

大多数急性胰腺炎常合并细菌感染,如大肠杆菌、变形杆菌、肠杆菌、肠球菌感染等,合理使用抗生素可以有效地防止或控制感染。常用的药物有氧氟沙星、环丙沙星、克林霉素、亚胺培南、头孢噻肟钠,并联合使用甲硝唑和替硝唑,两者对各种厌氧菌均有强大的杀菌作用。

4.抑制胰酶活性药物

常用的有抗胰蛋白酶类药物如抑肽酶,每天 20 万～50 万 U,分两次溶于葡萄糖注射液中静脉滴注。爱普尔有抑制蛋白酶的作用,用量为 2 万～4 万 U,每日 2 次静脉滴注,该药可产生抗体,有过敏可能。氟尿嘧啶可抑制 DNA 和 RNA 的合成,减少胰液分泌,用法是 250～500mg 加入葡萄糖注射液中,每日 1 次,静脉滴注。

(四)心理护理

急性胰腺炎发病急、病情重、并发症多,患者往往没有足够的思想准备,因此,容易产生焦虑和恐惧心理;胰腺炎恢复较慢,尤其是重症患者,需要较长的治疗时间,患者会出现烦躁情绪,甚至不配合治疗。因此,对急性胰腺炎患者在解除其病痛的同时,应多与患者沟通,了解患者的心理需求;向患者介绍治疗方案及其意义,增加患者对预后的信心,使之积极配合治疗;加强与患者家属的沟通,鼓励家属多与患者交谈,解除患者的不良情绪;对于患者及其家属提出的疑问,给予恰当的解答。

(付路丽)

第十一节　冠状动脉粥样硬化性心脏病(冠心病)

一、心绞痛

(一)概述

心绞痛临床分为稳定型心绞痛和不稳定型心绞痛。稳定型心绞痛是指在冠状动脉粥样硬化的基础上,由于心肌负荷增加,发生冠状动脉供血不足,导致心肌急剧暂时的缺血、缺氧所引起的临床综合征。

(二)病因及发病机制

当冠状动脉的供血与心肌需血量之间发生矛盾时,冠状动脉血流量不能满足心肌细胞代谢需要,造成心肌暂时出现缺血、缺氧,心肌在缺血、缺氧情况下产生的代谢产物,刺激心脏内的传入神经末梢,经1~5胸交感神经节和相应的脊髓段,传入大脑,再与自主神经进入水平相同脊髓段的脊神经所分布的区域,即胸骨后、胸骨下段、上腹部、左肩、左臂前内侧与小指,产生疼痛感觉。由于心绞痛不是躯体神经传入,因此不能准确定位,常不是锐痛。

正常心肌耗氧的多少主要取决于心肌张力、心肌收缩强度、心率,因此常用"心率×收缩压",作为评估心肌耗氧的指标。心肌能量的产生需要心肌细胞将血液中大量的氧摄入,因此,当氧供需增加的时候,就难以从血液中摄入更多的氧,只能增加冠状动脉的血流量提供。在正常情况下,冠状动脉血流量随机体生理需要而变化,在剧烈体力活动、缺氧等情况时,冠状动脉就要扩张,使血流量增加,满足机体需要。

当冠状动脉粥样硬化所致的冠脉管腔狭窄和(或)部分分支闭塞时,冠状动脉扩张能力减弱,血流量减少,对心肌供血处于相对固定状态,一般休息状态可以无症状。当心脏负荷突然增加,如劳累、情绪激动等,使心肌张力增加、心肌收缩力增加、心率增快,都可以引起心肌耗氧量增加,冠状动脉不能相应扩张以满足心肌需血量,引起心绞痛发作。另外如主动脉瓣膜病变、严重贫血、肥厚型心肌病等,由于血液携带氧的能力降低或是肥厚的心肌使心肌耗氧增加或是心排血量过低/舒张压过低,均可造成心肌氧的供需失衡,心肌缺血、缺氧,引发心绞痛。各种原因引起冠状动脉痉挛,不能满足心肌需血量,也可引发心绞痛。

稳定型心绞痛常发生于劳累、激动的当时,典型心绞痛在相似的情况下可重复出现,但是同样的诱因情况,可以只是在早晨而不在下午出现心绞痛,提示与早晨交感神经兴奋性增高等昼夜节律变化有关。当发作的规律有变化或诱因强度降低仍诱发心绞痛发作,常提示患者发生不稳定型心绞痛。

(三)临床表现

1.症状

阵发性胸痛或心前区不适是典型心绞痛的特点。

(1)疼痛部位:疼痛位于胸骨体中上段、胸骨后,可波及心前区,甚至整个前胸,边界不清。可放射至左肩、左臂内侧,甚至可达左手环指和小指,也可向上放射至颈、咽部和下颌部,或者可放射至上腹部甚至下腹部。

(2)疼痛性质:常为压迫感、发闷、紧缩感,也可为烧灼感,偶可伴有濒死、恐惧感。患者可因疼痛而被迫停止原来的活动,直至症状缓解。

(3)疼痛持续时间:1~5分钟,一般不超过15分钟。

(4)疼痛缓解方式:休息或含服硝酸甘油后几分钟内缓解。

(5)疼痛发作频率:发作频率不固定,可数天或数周发作1次,也可一天内多次发作。

(6)疼痛诱发因素:有体力劳动、情绪激动、饱餐、寒冷、吸烟、休克等情况。

2.体征

发作时可有心率增快,血压暂时升高。有时出现第四或第三心音奔马律。也可有心尖部暂时性收缩期杂音,出现交替脉。

(四)辅助检查

1.心电图检查

心电图检查是发现心肌缺血,诊断心绞痛最常用的方法。

(1)静息心电图检查:缓解期可无任何表现。心绞痛发作期特征性的心电图可见 ST 段压低>0.1mV,T 波低平或倒置,ST 段改变比 T 波改变更具有特异性。少部分患者发作时有低平、倒置的 T 波变为直立,也可以诊断心肌缺血。T 波改变对于心肌缺血诊断的特异性不如 ST 段改变,但发作时的心电图与发作前的心电图进行比较有明显差别,而且发作之后心电图有所恢复,有时具有诊断意义。

部分患者发作时可出现各种心律失常,最常见的是左束支传导阻滞和左前分支传导阻滞。

(2)心电图负荷试验:心电图负荷试验是最常用的运动负荷试验。心绞痛患者在运动中出现典型心绞痛,心电图有 ST 段水平型或下斜型压低≥0.1mV,持续 2 分钟即为运动负荷试验阳性。

2.超声心动图检查

缓解期可无异常表现,心绞痛发作时可发现节段性室壁运动异常,可有一过性心室收缩、舒张功能障碍的表现。

超声心动图负荷试验是诊断冠心病的方法之一,敏感性和特异性高于心电图负荷试验,可以识别心肌缺血的范围和程度。

3.放射性核素检查

^{201}TI(铊)静息和负荷心肌灌注显像,在静息状态可以见到心肌梗死后瘢痕部位的铊灌注缺损的显像。负荷心肌灌注显像是在运动诱发心肌缺血时,显示出冠状动脉供血不足而导致的灌注缺损。

4.冠状动脉造影检查

冠状动脉造影目前是诊断冠心病的金标准。可发现冠状动脉系统病变的范围和程度,当管腔直径缩小 75% 以上时,将严重影响心肌供血。

(五)治疗

心绞痛治疗的主要目的,一是预防心肌梗死及猝死,改善预后;二是减轻症状,提高生活质量。

1.发作期治疗

(1)休息:发作时立刻休息,一般在停止活动后 3～5 分钟症状即可消失。

(2)应用硝酸酯类药物:硝酸酯类药物是最有效、作用最快终止心绞痛发作的药物,如舌下含化硝酸甘油 0.3～0.6mg,1～2 分钟开始起效,作用持续 30 分钟左右;或舌下含化硝酸异山梨醇酯 5～10mg,2～5 分钟起效,作用持续 2～3 小时。

2.缓解期治疗

(1)去除诱因:尽量避免已确知的诱发因素,保持体力活动,调整活动量,避免过度劳累;保持平和心态,避免心情紧张、情绪激动;调整饮食结构,严禁烟酒,避免饱餐。

控制血压,将血压控制在 130/80mmHg 以下;改善生活方式,控制体重;积极治疗糖尿病,控制糖化血红蛋白≤7%。

(2)应用硝酸酯制剂:硝酸酯制剂可以扩张容量血管,减少静脉回流,同时对动脉也有轻度扩张作用,降低心脏后负荷,进而降低心肌耗氧量。硝酸酯制剂可以扩张冠状动脉,增加心肌供血,改善需血氧与供血氧的矛盾,缓解心绞痛症状。①硝酸甘油:舌下含服,起效快,常用于缓解心绞痛发作。②硝酸甘油气雾剂:常可用于缓解心绞痛发作,作用方式如同舌下含片。③2%硝酸甘油贴剂:适用于预防心绞痛发作,贴在胸前或上臂,缓慢吸收。④二硝酸异山梨醇酯:二硝酸异山梨醇酯口服,每次 5~20mg,每天 3 次,服用后 30 分钟起效,作用维持 3~5 小时。舌下含服 2~5 分钟起效,每次可用 5~10mg,维持时间为 2~3 小时。

硝酸酯制剂不良反应有头晕、头部跳痛感、面红、心悸等,静脉给药还可有血压下降。硝酸酯制剂持续应用可以产生耐药性。

(3)应用β受体阻滞剂:β受体阻滞剂是冠心病二级预防的首选药,应终身服用。如普萘洛尔、阿替洛尔、美托洛尔等。使用剂量应个体化,在治疗过程中以清醒时静息心率不低于50 次/分为宜。从小剂量开始,逐渐增加剂量,以达到缓解症状,改善预后目的。如果必须停药应逐渐减量,避免突然停药引起症状反跳,甚至诱发急性心肌梗死。心动过缓、房室传导阻滞患者不宜使用,慢性阻塞性肺疾病、支气管哮喘、心力衰竭、外周血管病患者均应慎用。

(4)应用钙离子拮抗药:钙离子拮抗药抑制心肌收缩,扩张周围血管,降低动脉压,降低心脏后负荷,减少心肌耗氧量,还可以扩张冠状动脉,缓解冠状动脉痉挛,改善心内膜下心肌供血。临床常用制剂有硝苯地平、地尔硫䓬等。

常见不良反应有胫前水肿、面色潮红、头痛、便秘、嗜睡、心动过缓、房室传导阻滞等。

(5)应用抑制血小板聚集的药物:冠状动脉内血栓形成是急性冠心病事件发生的主要特点,抑制血小板功能对于预防事件发生、降低心血管死亡率具有重要意义。临床常用肠溶阿司匹林 75~150mg/d,主要不良反应是胃肠道症状,严重程度与药物剂量有关,引发消化道出血的年发生率为 1‰~2‰。如有消化道症状及不能耐受、过敏、出血等情况,可应用氯吡格雷和质子泵抑制药如奥美拉唑,替代阿司匹林。

(六)护理

1.护理措施

(1)一般护理:发作时应立即休息,同时舌下含服硝酸甘油。缓解期可适当活动,避免剧烈运动,保持情绪稳定。秋、冬季外出应注意保暖。对吸烟患者应鼓励戒烟,以免加重心肌缺氧。

(2)病情观察:了解患者发生心绞痛的诱因,发作时疼痛的部位、性质、持续时间、缓解方式、伴随症状等。发作时应尽可能描记心电图,以明确心肌供血情况。如症状变化应警惕急性心肌梗死的发生。

(3)用药护理:应用硝酸甘油时,嘱咐患者舌下含服或嚼碎后含服,应在舌下保留一些唾液,以利于药物迅速溶解而吸收。含药后应平卧,以防止低血压的发生。服用硝酸酯类药物后常有头胀、面红、头晕、心悸等血管扩张的表现,一般持续用药数天后可自行好转。对于心绞痛发作频繁或含服硝酸甘油效果不好的患者,可静脉滴注硝酸甘油,但注意滴速,需监测血压、心率变化,以免造成血压降低。青光眼、低血压患者禁忌。

(4)饮食护理:给予低热量、低脂肪、低胆固醇、少糖、少盐、适量蛋白质、丰富的维生素饮食,宜少食多餐,不饮浓茶、咖啡,避免辛辣刺激性食物。

2.健康教育

(1)饮食指导:告诉患者宜摄入低热量、低动物脂肪、低胆固醇、少糖、少盐、适量蛋白质食物,饮食中应有适量的纤维素和丰富的维生素,宜少食多餐,不宜过饱,不饮浓茶、咖啡,避免辛辣刺激性食物。肥胖者应控制体重。

(2)预防疼痛:寒冷可使冠状动脉收缩,加重心肌缺血,故冬季外出应注意保暖。告诉患者洗澡不要在饱餐或饥饿时进行,洗澡水温不要过高或过低,时间不宜过长,不要锁门,以防意外。有吸烟习惯的患者应戒烟,因为吸烟产生的一氧化碳影响氧合,加重心肌缺氧,引发心绞痛。

(3)活动与休息:合理安排活动和休息,缓解期可适当活动,但应避免剧烈运动(如快速登楼、追赶汽车),保持情绪稳定,避免过劳。

(4)定期复查:定期检查心电图、血脂、血糖情况,积极治疗高血压,控制血糖和血脂。如出现不适及疼痛加重,用药效果不好,应到医院就诊。

(5)按医嘱服药:平时要随身携带保健药盒(内有保存在深色药瓶中的硝酸甘油等药物)以备急用,并注意定期更换。学会自我监测药物的不良反应,自测脉率、血压,密切观察心率及血压变化,如发现心动过缓应到医院调整药物。

二、心肌梗死

(一)概述

心肌梗死(MI)是在冠状动脉病变的基础上,发生冠状动脉血供急剧减少或中断,使相应的心肌严重而持久地急性缺血所致的部分心肌坏死。临床表现为持久的胸骨后剧烈疼痛、发热、白细胞计数和血清心肌坏死标志物增高以及心电图特征性改变;可发生心律失常、休克或心力衰竭。属急性冠状动脉综合征(ACS)的严重类型。

(二)病因及发病机制

心肌梗死的基本病变是冠状动脉粥样硬化,造成一支或多支血管管腔狭窄和心肌供血不足,而侧支循环未充分建立。在此基础上,一旦血供急剧减少或中断,使心肌严重而持久地急性缺血达20~30分钟,即可发生急性心肌梗死(AMI)。

(三)临床表现

根据临床过程和心电图表现,本病可分为急性期、演变期和慢性期,但临床症状主要出现在急性期,部分患者还有先兆表现。

1.诱发因素

AMI在春、冬季节发病较多,与气候寒冷,温差变化大有关系,常在安静或睡眠中发病,以晨6时至午间12时发病最多,因交感神经活动增加,机体应激反应性增高,心肌收缩力、心率、血压增高,冠状动脉张力增高所致。约半数患者能查明诱发因素,如重体力活动、情绪过分激动、血压剧升、饱餐、用力大便等,致心肌耗氧量剧增,冠状动脉张力增高;或因休克、脱水、出血、外科手术或严重心律失常,致心排血量骤降,冠状动脉灌流量锐减。在变异型心绞痛患者,反复发作的冠状动脉痉挛也可发展为 AMI。

2.先兆

50%～81.2%的患者在发病前数天有乏力,胸部不适,活动时心悸、气急、烦躁、心绞痛等前驱症状,以新发生心绞痛或原有心绞痛加重最为突出。心绞痛发作较以往频繁、性质较剧、持续时间长,硝酸甘油疗效差,诱发因素不明显。心电图示 ST 段一时性抬高或压低,T 波倒置或增高,应警惕近期发作 AMI 的可能。发现先兆症状,及时处理,可使部分患者避免发生心肌梗死。

3.症状

轻重程度与心肌梗死的面积大小、部位、发展速度和原来心脏功能情况等有关。

(1)疼痛:为最早出现的最突出的症状。多发生于清晨,疼痛部位和性质与心绞痛相同,但常发作于安静时,程度较重,持续时间较长,可达数小时或更长,休息和含用硝酸甘油多不能缓解。患者常烦躁不安、出汗、恐惧、胸闷或有濒死感。少数患者无疼痛,一开始即表现为休克或急性心力衰竭,多见于糖尿病患者或老年人;部分患者疼痛位于上腹部,被误认为胃穿孔、急性胰腺炎等急腹症;也有患者疼痛放射至下颌、颈项、背部上方,被误认为骨关节痛。

(2)全身症状:有发热、心动过速、白细胞增高和红细胞沉降率增快等,由坏死物质被吸收所引起。一般在疼痛发生后 24～48 小时出现,程度与梗死范围常呈正相关,体温一般在 38℃左右,很少达到 39℃,持续约 1 周。

(3)胃肠道症状:疼痛剧烈时常伴有频繁的恶心、呕吐和上腹胀痛,与迷走神经受坏死心肌刺激和心排血量降低组织灌注不足等有关。肠胀气也不少见。重症者可发生呃逆。

(4)心律失常:见于 75%～95%的患者,多发生在起病 1～2 天,而以 24 小时内为最多见,各种心律失常中以室性心律失常最多,尤其是室性期前收缩。频发(每分钟 5 次以上)、成对、多源性或 RonT 现象的室性期前收缩以及短阵室性心动过速,常为室颤的先兆。室颤是 AMI 早期,特别是入院前主要的死因。前壁心梗易发生室性心律失常,下壁心梗易发生房室传导阻滞,前壁心梗如发生房室传导阻滞表明梗死范围广泛,情况严重。

(5)低血压和休克:疼痛期血压下降常见,未必是休克。如疼痛缓解而收缩压仍低于80mmHg,有烦躁不安、面色苍白、皮肤湿冷、脉细而快、大汗淋漓、尿量减少(<20mL/h),神志迟钝甚至晕厥者,则为休克表现。休克多在起病后数小时至数日内发生,见于约 20% 的患者,主要是心源性,为心肌广泛(40%以上)坏死,心排血量急剧下降所致。其他如神经反射引起的周围血管扩张或血容量不足等因素也参与休克的发生。严重休克可在数小时内致死。

(6)心力衰竭:发生率为 32%～48%。主要是急性左心衰竭,可在起病最初几天内发生或在疼痛、休克好转阶段出现,为梗死后心脏舒缩力显著减弱或不协调所致。右心室心肌梗死患者可一开始即出现右心衰竭表现,伴血压下降。

4.体征

除 AMI 极早期血压可一过性增高外,几乎所有患者都有血压下降,且可能不再恢复至起病前水平。心脏浊音界可正常或轻至中度增大;心率多增快,少数也可减慢;心尖部第一心音减弱;可闻及第三心音或第四心音奔马律;10％～20％患者在起病第2～3天出现心包摩擦音,为反应性纤维性心包炎所致;二尖瓣乳头肌功能失调或断裂时,心尖区可闻及粗糙的收缩期杂音或伴收缩中晚期喀喇音;可有各种心律失常、心力衰竭、休克等体征。

5.并发症

(1)乳头肌功能失调或断裂:总发生率可高达50％。二尖瓣乳头肌缺血、坏死等使收缩功能发生障碍,造成不同程度的二尖瓣脱垂并关闭不全,可导致心力衰竭,重症患者可发生急性肺水肿而迅速死亡。

(2)心脏破裂:少见但为致命性并发症,常在起病后1周内出现,多为心室游离壁破裂,造成心包积血,引起急性心脏压塞而猝死。

(3)心室壁瘤:主要见于左心室心尖部,发生率为5％～20％。为在心室腔内压力作用下,梗死部位的心室壁向外膨出所致。可引起充血性心力衰竭和心律失常。

(4)梗死:发生率为1％～6％,见于起病后1～2周,可为左心室附壁血栓脱落所致,引起脑、肾、脾或四肢等动脉梗死。也可因下肢静脉血栓形成部分脱落所致,可发生肺动脉梗死。

(5)心肌梗死后综合征:发生率为10％。于心肌梗死后数周至数月内出现,可反复发生,表现为心包炎、胸膜炎或肺炎,患者有发热、胸痛等症状,可能为机体对坏死物质的过敏反应。

(四)辅助检查

1.心电图

(1)特征性改变:ST段抬高性AMI在面向心肌梗死区的导联上出现特征性改变。①ST段抬高呈弓背向上形。②T波倒置。③出现宽而深的Q波(病理性Q波)。在背向心肌梗死区的导联则出现相反的改变,即R波增高、ST段压低和T波直立并增高。非ST段抬高性心肌梗死患者心电图有2种类型:①无病理性Q波,有普遍性ST段压低≥0.1mV,但aVR导联ST段抬高或有对称性T波倒置;②无病理性Q波,也无ST段变化,仅有T波倒置改变。

(2)动态性演变:ST段抬高性AMI心电图演变过程为ST段抬高持续数日至2周左右,逐渐回落到基线水平;T波倒置加深呈冠状T(T波呈V形对称性倒置,两肢对称,波谷尖锐),此后可逐渐恢复;Q波大多持续存在。非ST段抬高性AMI则表现普遍压低的ST段(除aVR外,有时除外V$_1$)和对称倒置加深的T波逐渐恢复,但始终不出现Q波。

(3)心梗定位:临床上,可根据出现特征性改变的导联数来判断ST段抬高性心肌梗死的部位和范围。

2.心肌坏死标志物检查

AMI发生后血清心肌酶含量增高,常用3种酶测定:肌酸激酶(CK或CPK)及其同工酶(CK-MB)、天门冬酸氨基转移酶(AST)、乳酸脱氢酶(LDH)及其同工酶,其中CK-MB的敏感性和特异性极强,其增高的程度能较准确地反映梗死的范围,其高峰出现时间是否提前有助于判断溶栓治疗是否成功。在心肌坏死时,除心肌酶活性变化外,心肌细胞内的蛋白物质也被释放出来进入外周循环血液中,这些物质主要包括肌血红蛋白(Mb)、肌钙蛋白I(CTnI)或T(CTnT)。肌血红蛋白出现最早,是目前用来最早诊断AMI的生化指标,但特异性较差。肌钙蛋白为心肌细胞所独有,具有很高的特异性,是诊断心肌梗死的敏感指标。

3.其他实验室检查

起病 24～48 小时后白细胞计数增高,中性粒细胞增多,嗜酸性粒细胞减少或消失,红细胞沉降率增快,C 反应蛋白增高均可持续 1～3 周。

4.超声心动图

二维和 M 型超声心动图也有助于了解心室壁的运动和左心室功能,诊断室壁瘤和乳头肌功能失调等。

5.放射性核素检查

可显示心肌梗死的部位和范围,观察左心室壁的运动和左心室射血分数,有助于判断心室功能、诊断梗死后造成的室壁运动失调和心室壁瘤。

(五)治疗

对 ST 段抬高的急性心肌梗死,强调"三早一强":早发现、早入院、尽早心肌血液再灌注,加强入院前的就地处理。尽量缩短患者就诊、各种检查、处置、转运等延误的时间。尽早使心肌血液再灌注(到达医院后 30 分钟内开始溶栓或 90 分钟内开始介入治疗)以挽救濒死的心肌,防止梗死面积扩大或缩小心肌缺血的范围,保护和维持心脏功能。及时处理严重心律失常、泵衰竭和各种并发症,防止猝死。

1.一般治疗

包括休息、给氧、进行心电监护。无禁忌证者给予口服水溶性阿司匹林或嚼服肠溶性阿司匹林,一般首次剂量达到 150～300mg,此后改为 75～150mg 每日 1 次长期服用。

2.解除疼痛

(1)哌替啶 50～100mg 肌内注射或吗啡 5～10mg 皮下注射,必要时 1～2 小时后可再注射一次,以后每 4～6 小时可重复使用,注意防止对呼吸功能的抑制。

(2)疼痛较轻者可用可待因或罂粟碱 0.03～0.06g 肌内注射或口服。

(3)硝酸甘油舌下含服或静脉滴注,注意随时监测血压和心率的变化,维持收缩压在 100mmHg 以上。有下壁 MI,可疑右室梗死或明显低血压的患者(收缩压低于 90mmHg),尤其合并明显心动过缓或心动过速时,硝酸酯类药物能降低心室充盈压,引起血压降低和反射性心动过速,应慎用或不用。

3.再灌注心肌

这是关键性治疗措施,可有效地解除疼痛。起病 3～6 小时(最多在 12 小时内),使闭塞的冠状动脉再通,心肌得到再灌注,可挽救濒临死亡的心肌或缩小梗死范围。

(1)经皮冠状动脉介入治疗(PCI):有条件的医院对具备适应证的患者尽快实施 PCI,可获得更好的治疗效果。

(2)溶栓疗法:早期静脉应用溶栓药物能提高 ST 段抬高型心肌梗死患者的生存率,因此诊断明确后应尽早用药,争取入院给药时间控制在 30 分钟内。发病至溶栓药物给予的时间是影响溶栓疗效的最主要因素,以症状发生后 1～2 小时内溶栓治疗效果最好,发病 6 小时内就诊的 ST 段抬高型心肌梗死患者,若无禁忌证均可溶栓治疗,发病 6～24 小时内,仍有进行性胸痛和心电图 ST 段抬高者,也可考虑溶栓治疗。有脑卒中病史,近期有出血史、创伤史或手术史,严重且未控制的高血压(＞180/110mmHg)等患者禁用溶栓治疗。

1)溶栓药物:溶栓药物是通过激活血栓中的纤维蛋白溶酶原,使其转变为纤维蛋白溶酶而溶解冠状动脉内的血栓。常用的溶栓药物有:①尿激酶(UK)和链激酶(SK),不具有纤维蛋白选择性,对血浆中纤维蛋白原的溶解作用明显,可导致全身纤溶状态;②组织型纤溶酶原激活剂(t-PA)、重组组织型纤维溶酶原激活剂(rt-PA),具有纤维蛋白选择特性,主要溶解已形成的纤维蛋白血栓,而对血浆中纤维蛋白原的降解作用较弱。

2)给药方案:静脉给药。①尿激酶150～200万U,30分钟内静脉滴注。链激酶150万U静脉滴注,60分钟内滴完。对于溶栓有效的AMI患者,可于溶栓治疗6～12小时后开始给予低分子量肝素皮下注射。②重组组织型纤维溶酶原激活剂(rt-PA),一般以100mg在90分钟内静脉给予,先静脉注射15mg,继而30分钟内静脉滴注50mg,其后60分钟内再静脉滴注35mg。用rt-PA治疗前后均应给予充分的肝素/低分子量肝素治疗。

3)紧急主动脉—冠状动脉旁路移植术:介入治疗失败或溶栓治疗无效而有手术指征,宜争取6～8小时内施行主动脉—冠状动脉旁路移植术。

4.消除心律失常

心律失常必须及时消除,以免演变为严重心律失常甚至猝死。

5.控制休克

心肌梗死后的休克为心源性,也有血容量不足、外周血管舒缩功能障碍等因素存在,因此,应在血流动力学的监测下,采用升压药、血管扩张剂、补充血容量和纠正酸中毒等抗休克处理。如上述处理无效,应选用在主动脉内气囊反搏术的支持下,立即行直接PT-CA或支架植入,使冠状动脉及时再通,也可做急诊冠状动脉旁路移植术。

6.治疗心力衰竭

主要是治疗急性左心衰竭,以应用吗啡(或哌替啶)和利尿剂为主,也可选用血管扩张剂减轻左心室的前后负荷。但应注意:心肌梗死发生后24小时内不宜用洋地黄制剂,以免引起室性心律失常;有右心室梗死的患者应慎用利尿剂,以免血压过低。

7.其他治疗

(1)抗血小板聚集和抗凝治疗:除非有禁忌证,所有患者都应给予本项治疗,可预防再梗死和维持梗死相关动脉的通畅。

(2)β受体阻滞剂:β受体阻滞剂可通过缩小梗死面积、降低再梗死率、降低室颤的发生率和病死率而改善预后。无禁忌证的STEMI患者应在MI发病的12小时内开始β受体阻滞剂治疗。

(3)血管紧张素转换酶抑制剂(ACEI):有助于改善恢复期心肌重构,减少AMI的病死率,减少充血性心力衰竭的发生,特别是对前壁MI、心力衰竭或心动过速的患者。因此,除非有禁忌证,所有STEMI患者都可选用ACEI。给药时应从小剂量开始,逐渐增加至目标剂量。

(4)钙拮抗剂:非二氢吡啶类钙拮抗剂维拉帕米或地尔硫草可用于硝酸酯和β受体阻滞剂之后仍有持续性心肌缺血或心房颤动伴心室率过快的患者。

(5)极化液:即葡萄糖—胰岛素—钾溶液,此法对恢复心肌细胞膜极化状态,改善心肌收缩功能,减少心律失常有益。氯化钾 1.5g、普通胰岛素 8U 加入 10%的葡萄糖注射液 500mL 中静脉滴注,每天 1～2 次,1～2 周为 1 个疗程。

(六)护理

1.护理措施

(1)休息与活动。①安排患者于 CCU,绝对卧床休息至少 24 小时,限制探视,保持环境安静。绝对卧床期间由护士协助完成患者一切生活所需(如洗漱、进食、翻身、床上大小便等)。②有并发症者适当延长卧床时间,如果患者生命体征平稳,安静时心率＜100 次/分,且无明显疼痛,无并发症,24 小时后可进行被动和主动的低水平运动,如活动肢体,起床坐在床边椅上就餐、洗漱、排便。过渡到普通病房后,逐渐增加运动量,即协助患者在病室内慢走,每次行走 15m、30m、60m,每天 3 次,每次 5～20 分钟。③活动时的监测:患者的活动需在护士的监护下进行。护士应注意询问患者的感受,活动后立即测血压、心率、呼吸,进行心电图检查。若患者诉乏力、头晕、心悸、呼吸困难、心前区疼痛等,应立即停止活动,卧床休息。如果患者活动后心率增加超过 20 次/分,收缩压降低超过 20mmHg,说明活动过量,需减少活动量。④注意事项:活动不可过量,以患者不感到疲劳为度。两次活动间应安排充分的休息时间,若患者夜间睡眠不好,则次日白天的活动应适当减少。活动宜安排在下午,因清晨机体痛阈低,易诱发心绞痛或心肌梗死,也不宜在寒冷或高温环境中进行。

(2)饮食护理。疼痛剧烈者需禁食至胸痛消失。然后可进流质或半流质饮食,2～3 天改为软食,主要为低脂、低胆固醇,产气少,富含纤维素、维生素,清淡,易消化的饮食。少食多餐,不宜过饱。禁烟酒,避免浓茶、咖啡及过冷、过热、辛辣刺激性食物。超重者应控制总热量,有高血压、糖尿病者应进食低脂、低胆固醇及低糖饮食。有心功不全者,适当限制钠盐。

(3)病情观察。严密监测神志、生命体征、心电图、出入量、末梢循环等情况 3～5 天,有条件时还可以进行血流动力学监测,以便及时发现心律失常、休克、心力衰竭等并发症。监护室内准备各种急救药品和设备如除颤仪、临时起搏器等,若有严重的心源性休克、心律失常、心力衰竭等要及时报告医生,并协助医生抢救和护理。

(4)对症护理。

1)疼痛:疼痛可使交感神经兴奋,心肌缺氧加重,使心肌梗死的范围扩大,同时易发生休克和严重的心律失常,因此要及早采取有效的止痛措施。①绝对卧床休息,实施心电监护,实时监测心电图、呼吸、血压、心率情况。②吸氧:鼻导管给氧,氧流量 2～5L/min,以增加心肌氧的供应,减轻缺血和疼痛。③迅速建立两条静脉通路,遵医嘱给予吗啡或哌替啶、硝酸甘油等药物。④遵医嘱给予溶栓治疗,做好以下工作。a.给药前准备:询问患者是否有活动性出血,近期大手术史或外伤史,消化性溃疡,严重肝、肾功能不全等溶栓禁忌证。测量血压,并采集血标本进行血常规、出凝血时间和血型等检查。b.及时给药:准确、迅速配制并输注溶栓药物。c.观察不良反应:溶栓药物最主要的不良反应是出血,因此需监测 APTT 或 ACT,严密观察患者是否发生皮肤、黏膜、内脏出血征象。若有出血,应紧急处理。应用链激酶可出现低血压和过敏反应,应注意监测血压并观察有无寒战、发热、皮疹等过敏表现。d.判断溶栓疗效:使用溶栓药物后,定期描记心电图,抽血查心肌酶,并询问患者胸痛情况,为溶栓是否成功提供资料。

溶栓治疗有效的临床指标包括:胸痛 2 小时内基本消失;心电图 ST 段于 2 小时内回降＞50％;2 小时内出现再灌注心律失常;血清 CK-MB 酶峰值提前出现(14 小时以内)。

2)心源性休克、心律失常、心力衰竭:对症处理。

(5)心理护理:心肌梗死病情重,加上持续胸痛不适,陌生的环境(监护室),患者会产生焦虑和恐惧的负性心理反应。护士应尽量多陪伴患者,并向患者简要解释其病情及实施的抢救措施,给患者以安全感,同时,要鼓励患者调整心态,保持乐观的情绪,坚定战胜疾病的信心。

(6)预防便秘。

1)评估:了解患者排便情况,如排便次数、大便性状、排便难易程度,平时有无习惯性便秘,是否服用通便药物。

2)指导患者采取通便措施:告知患者保持大便通畅的重要性,切忌用力排便,一旦出现排便困难应立即告知医护人员。可以采用以下措施:①饮食中增加蔬菜、水果等纤维素丰富食物;若无糖尿病每日清晨给予蜂蜜 20mL 加温开水同饮,可润肠通便;②按摩腹部,促进肠蠕动;③本着"宁泻勿秘"的原则,遵医嘱每天预防性使用缓泻剂,如 2 天未能排便,应及时使用开塞露,必要时低压盐水灌肠;④由于排便排尿时有 Valsalva 动作(紧闭声门用力呼气),尤其是卧位排便,使患者易于发生室性心律失常,因此可允许病情稳定患者在床边使用坐便器,排便时应提供隐蔽条件,如屏风遮挡,以减少患者心理上的不适感。

2.健康教育

随着监护水平的提高和治疗手段的进展,心肌梗死患者的急性期病死率已大大下降,目前已不足 10％,度过危险期的患者面临如何延长远期存活时间的问题。远期存活除与年龄、性别,急性期病情,心肌梗死的部位、面积等因素有关外,还与患者病后的生活方式有关。

(1)心脏康复:WHO 将心脏康复定义为使冠心病患者恢复到适当的体力、精神和社会适应能力,使其通过自己努力,尽可能地恢复正常生活。虽然心脏康复已发展为由运动训练、健康教育、心理社会支持以及职业康复 4 个部分组成的综合康复计划,但运动训练仍然是 AMI、CABG 和 PCI 术后主要康复措施之一。根据美国心脏康复学会的建议,AMI 患者的康复可分为以下 3 期。①Ⅰ期(住院期):可分为监护室抢救期和普通病房期,一般为 1～2 周。主要指导患者进行低强度的体力活动。②Ⅱ期(出院期):指出院至出院后 3 个月,一般为 8～12 周。根据病情可以在家庭、社区或医院中进行,其康复过程需要在医疗监护下,防止发生意外。主要为鼓励患者逐步增加体力活动,鼓励患者恢复中等量的体力活动(步行、体操、太极拳等)。如 AMI 后 6 周仍能保持较好的心功能,则绝大多数患者都能恢复其所有正常的活动。③Ⅲ期(恢复期):指Ⅱ期康复后继续康复 6 个月,主要为督促患者坚持冠心病的二级预防和适当体育锻炼,进一步恢复并保持体力与心功能,从而延长生命且提高生活质量。

(2)心理支持:15％～20％的 AMI 患者出院后会出现抑郁的情绪反应,可鼓励患者采用认知行为疗法并积极参与社会活动以改善抑郁。患者病后生活方式的改变需要家人的积极配合和支持,告诉家属应给患者创造一个良好的身心休养环境。当患者出现紧张、焦虑或烦躁等不良情绪时,应予以理解并设法进行疏导。

(王欢欢)

第十二节 高血压

一、原发性高血压

(一)概述

原发性高血压是以血压升高为主要表现的临床综合征,简称高血压病,是导致人类死亡的常见疾病如脑卒中、冠心病等的重要危险因素,占所有高血压患者的90%以上。除原发性高血压之外,还有继发性高血压,由某些明确而独立的疾病引起,如肾脏疾病、内分泌疾病等。

(二)病因及发病机制

1.病因

原发性高血压的病因尚不明确,目前认为是遗传因素(40%)和环境因素(60%)共同作用的结果。

(1)遗传因素。原发性高血压有明显的家族聚集性,若父母均有高血压,子女的发病率增高。

(2)环境因素。①饮食:食盐摄入量与高血压发生率有密切关系,二者呈正相关。但摄盐过多导致血压升高主要见于对盐敏感的人群。另外,低钙、低钾、饮酒、高蛋白质和高脂饮食也可能是血压升高的因素。②精神紧张:长期工作压力、紧张、焦虑、噪声等会导致高血压,与交感神经长期兴奋有关。

(3)其他因素。如肥胖、阻塞性呼吸暂停综合征等。

2.发病机制

血压的升高主要取决于心排血量和体循环的外周血管压力。

(1)交感神经系统的影响:交感神经活动增强是引发高血压的重要环节。长期精神紧张,交感神经活动增强,小动脉收缩,管腔增厚,外周血管阻力增加,血压升高。

(2)肾素—血管紧张素—醛固酮系统激活(RAAS):可引起小动脉收缩,导致外周阻力增加,水钠潴留,血压增高。

(3)血管内皮功能异常:血管内皮失去了在调节血液循环和心血管功能中的重要作用,其分泌的一氧化氮减少而内皮素增加,使血管收缩反应增强,血压增高。

(4)其他:各种血管活性物质的激活和释放、胰岛素抵抗所致的高胰岛素血症等,也参与高血压的发病等。

(三)临床表现

1.一般表现

多数患者起病慢,早期可无明显症状,偶于体格检查时发现血压增高,少数患者甚至在突发脑出血时才发现患高血压病,也有部分患者出现头晕、头痛、眼花、失眠、乏力等症状,但症状轻重与血压增高程度可不一致。

2.并发症

(1)靶器官损害。①心脏:长期血压升高,左心室肥厚、扩张,导致高血压性心脏病。失代偿期可出现左心衰竭。高血压促进冠心病发生和发展,患者可发生心绞痛和心肌梗死。②大脑:高血压可加速脑动脉粥样硬化,使患者出现短暂性脑缺血发作及脑血栓形成;脑小动脉硬化可形成小动脉瘤,在情绪激动、劳累等诱因作用下,当血压急剧升高时动脉瘤可破裂而发生脑出血。③肾:血压长期持久增高可致肾小动脉硬化、肾功能减退,出现多尿、夜尿、蛋白尿,甚至发生肾功能不全。④眼底:眼底视网膜动脉变细、狭窄甚至出血、絮状渗出。

(2)高血压急症。患者血压在数小时至数天内急剧升高,舒张压>130mmHg和(或)收缩压>200mmHg,伴有心、脑、肾、眼底、大动脉的功能障碍和不可逆损害。①恶性高血压:可能与未及时治疗或治疗不当有关。眼底和肾脏损害突出,进展迅速。如不及时治疗,可死于肾功能衰竭、脑卒中或心力衰竭。②高血压危象:因疲劳、紧张、寒冷、突然停服降压药等导致周围小动脉发生暂时强烈痉挛。患者出现头痛、烦躁、恶心、呕吐、心悸、多汗、面色苍白或潮红、视物模糊等征象,同时伴有动脉痉挛累及的靶器官缺血症状。③高血压脑病:是血压急剧升高导致脑小动脉持久严重痉挛,发生急性脑血液循环障碍,出现脑水肿和颅内压增高的临床征象。④主动脉夹层:严重高血压可促使主动脉夹层发生,血液渗入主动脉壁中层形成夹层血肿,并可沿主动脉壁延伸剥离,可导致死亡。

(四)辅助检查

检查判断高血压的严重程度以及靶器官的损害情况。

1.心电图检查

可显示左心室肥厚、劳损。

2.胸部 X 线检查

显示主动脉迂曲,左心室增大。

3.血液检查

包括血常规、肾功能、血糖、血脂等检查。

4.尿液检查

早期正常,后期可见红细胞、蛋白和管型等。

5.超声检查

了解心室壁厚度、心腔大小、心脏舒张和收缩功能,了解大动脉粥样硬化情况。

6.眼底检查

了解眼底视网膜动脉的狭窄、硬化或出血情况。

7.24 小时动态血压监测

了解血压变动节律,指导用药。

(五)治疗

1.非药物治疗

适用于各型高血压患者,具体方法包括减轻体重、减少钠盐摄入、限制饮酒、适当运动等。

2.药物治疗

除血压是 1 级、危险因素小于 3 个的患者可以先不服药(即可尝试非药物疗法 6 个月,但如 6 个月后不能有效控制,则必须服用降压药物)外,其他高血压患者都必须坚持使用降压药物治疗。目前常用的一线降压药物有利尿剂、β 受体阻滞剂、钙拮抗剂(CCB)、血管紧张素转换酶抑制剂(ACEI)、血管紧张素Ⅱ受体阻滞剂(ARB)和α受体阻滞剂等。

(1)利尿剂:主要通过排钠减少血容量。常用药物如排钾利尿剂氢氯噻嗪 12.5~25mg,每日 1~2 次;呋塞米 20mg,每日 1~2 次;保钾利尿剂氨苯蝶啶 50mg,每日 1~2 次。不良反应主要为低血钾或高血钾、高尿酸血症等。

(2)β受体阻滞剂:通过降低心肌收缩力、减慢心率、降低心排血量而降压。常用药物如普萘洛尔 10~20mg,每日 2~3 次,其他如阿替洛尔、美托洛尔等。不良反应主要为心率减慢、支气管痉挛等。

(3)钙拮抗剂:通过阻断钙离子进入平滑肌细胞、抑制心肌和血管平滑肌收缩、降低外周阻力使血压下降。常用药物如硝苯地平 5~10mg,每日 3 次。目前临床多应用长效或缓释型钙拮抗剂,如非洛地平、缓释硝苯地平等。不良反应主要有下肢水肿、头痛、面部潮红。

(4)血管紧张素转换酶抑制剂(ACEI):通过抑制血管紧张素转换酶使血管紧张素Ⅱ生成减少而降低血压。常用药物如卡托普利 12.5mg,每日 2~3 次,其他如依那普利、苯那普利等。主要不良反应为刺激性干咳、血钾升高、血管性水肿。

(5)血管紧张素Ⅱ受体阻滞剂:通过阻断血管紧张素Ⅱ受体松弛血管平滑肌、减少血管张力而降低血压。常用药物如洛沙坦、缬沙坦等。主要不良反应为高血钾。

(6)α_1受体阻滞剂:通过选择性阻断 α_1 受体使外周阻力下降而降低血压。常用药物如哌唑嗪 0.5~2mg,每日 3 次,其他如特拉唑嗪等。主要不良反应为直立性低血压。

降压药物的使用原则:小剂量始,联合用药,长期坚持用药。联合用药可提高疗效,减轻药物不良反应。如卡托普利和氢氯噻嗪联合可避免高血钾,硝苯地平和氢氯噻嗪联合利于消除下肢水肿等。

3.高血压急症的治疗

(1)迅速逐步控制性降压:首选硝普钠,开始以每分钟 10μg 静滴,密切观察血压,根据血压反应调整滴速;或使用硝酸甘油,降低心脏前、后负荷,急性冠状动脉综合征患者适用;或使用尼卡地平,可改善脑血流量,脑血管病患者适用。为避免短时间内血压骤降,导致重要器官血流量减少,应逐步控制性降压,开始的 24 小时内血压降低 20%~25%,48 小时内不低于160/100mmHg,之后再降至正常。

(2)对症处理:降低颅内压,消除脑水肿,如静脉快速滴注 20%甘露醇,静脉注射呋塞米等;静脉注射地西泮控制抽搐等。

（六）护理

1.非药物降压知识指导

告知患者在服药期间也应坚持非药物的降压方法。

(1)合理饮食:科学饮食,饮食宜低脂、低盐(<6g/d),多吃富含钾和钙的食物,如各种蔬菜、水果及奶类。控制体重指数(BMI)在 25 以下。

(2)戒烟、限酒:戒烟可保护心脏血管,预防冠心病的发生;每日饮酒量不超过 50mL,可适量饮用红葡萄酒。

(3)适当运动:劳逸适度,避免精神刺激和持久压力,睡眠充足。规律有氧运动(如爬山、骑自行车、快走、打太极拳等,坚持每次 30 分钟以上,每个星期至少 3 次,运动后的心率为 170-

年龄),避免剧烈运动。

(4)保持心理平衡:调节情绪,保持心态平衡。

2.用药指导

(1)遵医嘱给予降压药物,坚持长期用药,不自行减药或停药,不随意更改药物。

(2)注意观察药物疗效和不良反应。用药过程中经常监测血压,降压不宜过低、过快,以防心、脑、肾等器官供血不足。某些药物有直立性低血压反应,尤其警惕在服药后的几个小时容易发生。应指导患者在改变体位时动作宜慢,夜间排尿时尽量取坐位,避免用过热的水洗澡和蒸汽浴。一旦发生,立即取头低足高位。

3.病情观察

严密观察生命体征,监测血压的动态变化,了解患者的头痛、头晕、心悸、失眠等症状有无减轻,密切观察,及早发现高血压急症和心、脑、肾等靶器官受累的征象。一旦出现高血压急症、急性肺水肿、急性冠状动脉综合征、疑主动脉夹层、脑血管意外等,立刻通知医生进行紧急处理。

4.高血压急症的护理

(1)绝对卧床休息,抬高床头,减少搬动患者。

(2)吸氧 4～5L/min,保持呼吸道通畅。

(3)迅速建立至少两条静脉通路,遵医嘱给予降压药。首选硝普钠,避光滴注,严密观察血压变化,硝普钠通路不进行静脉注射,避免血压下降过快。

(4)密切观察生命体征、意识、瞳孔、尿量,静滴降压药过程中每 5～10 分钟测血压一次,如发现异常,及时与医师联系。患者意识不清时应加床栏,防止坠床,头部偏向一侧,避免呕吐物窒息;发生抽搐时用牙垫置于上下磨牙间,防止唇舌咬伤。

二、继发性高血压

(一)概述

继发性高血压是指其他疾病或原因引起的高血压,占所有高血压患者的 5%～10%。

(二)病因

常见病因为肾实质性、肾血管性高血压,内分泌性和睡眠呼吸暂停综合征等引起的高血压,由于精神、心理问题而引发的高血压也可以见到。

(三)临床表现

继发性高血压患者的临床表现主要是有关的原发系统性疾病的症状和体征,高血压仅是其中的一个症状。但有时也可由于其他症状和体征不甚显著而使高血压成为主要的临床表现。继发性高血压本身的症状、体征和临床过程与高血压病类似。但在不同病因的高血压中,可各有自身的特点。

(四)辅助检查

1.实验室检查

(1)血常规:红细胞和血红蛋白一般无异常,急进型高血压时可有 Coomb's 试验阴性的微血管病性溶血性贫血,伴畸形红细胞、血液黏度增加。

(2)尿常规:早期患者尿常规正常,肾浓缩功能受损时尿比重逐渐下降,可有少量蛋白、红细胞,偶见管型。随肾脏病变进展,尿蛋白量增多。良性肾硬化者如 24 小时尿蛋白在 1g 以上时,提示预后差,尿中红细胞和管型也可增多,管型主要为透明和颗粒管型。

(3)肾功能:早期患者检查并无异常,肾实质受损到一定程度时,血尿素氮、肌酐开始升高;成人血肌酐>114.3μmol/L,老年人和妊娠者>91.5μmol/L 时提示有肾损害。

(4)其他检查:可见有血清总胆固醇、三酰甘油、低密度脂蛋白胆固醇增高和高密度脂蛋白胆固醇、载脂蛋白 A_1 降低,部分患者有血糖升高和高尿酸血症,部分患者血浆肾素活性、血管紧张素Ⅱ的水平升高。

2.特殊检查

(1)胸部 X 线检查:可见主动脉升部、弓部迂曲延长,升部、弓部或降部扩张;高血压性心脏病时有左心室增大,有左心衰竭时左心室增大更明显,全心衰竭时则可左、右心室都增大,并有肺瘀血征象;肺水肿时则见肺间质明显充血,呈蝴蝶形模糊阴影。常规 X 线摄片检查用于检查前后的对比。

(2)心电图检查:左心室肥厚时心电图可显示左心室肥大或劳损的表现,左心室舒张期顺应性下降,左心房舒张期负荷增加,心电图可出现 P 波增宽、切凹,P_{V_1} 的终末电势负值增大等,上述表现甚至可出现在心电图发现左心室肥大之前,也可见室性早搏、心房颤动等心律失常。

(3)动态血压监测:参考标准正常值为 24 小时平均<130/80mmHg,白昼平均<135/85mmHg,夜间平均<125/75mmHg。正常情况下,夜间血压均值比白昼血压均值低 10%~20%。

(4)超声心动图检查:目前认为,超声心动图和 X 线胸部检查、心电图比较,是诊断左心室肥厚最敏感、可靠的手段。

(5)眼底检查:测量视网膜中心动脉压可见增高,在病情发展的不同阶段可见不同的眼底变化。

(五)治疗

继发性高血压的治疗,主要是针对其原发疾病进行病因治疗。单侧肾脏病变、肾脏肿瘤、肾动脉狭窄、泌尿道阻塞、嗜铬细胞瘤、肾上腺皮质肿瘤或增生、主动脉缩窄、多发性大动脉炎、脑瘤和脑创伤等可行手术治疗,及时而成功的手术可使血压下降,甚至可完全根治。对原发病不能手术或术后血压仍高者,除采用其他针对病因的治疗外,对高血压可按治疗高血压病的方法进行降压治疗。α受体阻滞剂苯苄胺 10~30mg(开始用小剂量逐渐增加),每日 1~2 次或合并应用 β 受体阻滞剂或用 α、β 受体阻滞剂,对控制嗜铬细胞瘤的高血压有效,可在手术准备阶段或术后使用。醛固酮拮抗药螺内酯 20~40mg,每天 3 次,可用于原发性醛固酮增多症手术前的准备阶段,有利于控制血压和减少钾的排泄,对术后血压仍高或不能手术者,可长期给予螺内酯控制血压。

(六)护理

1.常规护理

(1)合理膳食:应给予低盐、低脂肪、低热量饮食,减轻体重。因为摄入总热量太大,超过消耗量,多余的热量转化为脂肪,身体就会发胖,体重增加,提高血液循环的需求,血压就会升高。故应鼓励患者多食水果、蔬菜,戒烟,控制酒、咖啡、浓茶等刺激性饮料。少吃胆固醇含量多的食物,对服用排钾利尿药的患者应注意补充含钾高的食物如蘑菇、香蕉、橘子等。肥胖者应限制热量摄入,控制体重在理想范围之内。

(2)运动与休息:早期高血压患者可参加工作,但不要过度疲劳,坚持适当的锻炼,如骑自行车、跑步、做体操、打太极拳等。要有充足的睡眠,保持心情舒畅,避免精神紧张和情绪激动,消除恐惧、焦虑、悲观等不良情绪。晚期血压持续增高,伴有心、肾、脑疾病时应卧床休息。关心体贴患者,使其精神愉快,鼓励患者树立战胜疾病的信心。

(3)病室环境:应整洁、安静、舒适、安全。

(4)心理护理:患者多表现有易激动、焦虑及抑郁等心理特点,而精神紧张、情绪激动、不良刺激等因素均与高血压密切相关。因此,对待患者应耐心、亲切、和蔼、周到。根据患者特点,有针对性地进行心理疏导。同时,让患者了解控制血压的重要性,帮助患者训练自我控制的能力,参与自身治疗护理方案的制订和实施,指导患者坚持长期的饮食、药物、运动治疗,将血压控制在接近正常的水平,以减少对靶器官的进一步损害,定期复查。

2.用药观察与护理

(1)用药原则:缓慢降压,从小剂量开始逐步增加剂量,即使血压降至理想水平后,也应服用维持量。老年患者服药期间改变体位要缓慢,以免发生意外。注意合理联合用药。

(2)药物不良反应观察:使用噻嗪类和袢利尿药时应注意血钾、血钠的变化;应用β受体阻滞剂应注意其抑制心肌收缩力,导致心动过缓、房室传导时间延长、支气管痉挛、低血糖、血脂升高的不良反应;钙通道阻滞药硝苯地平的不良反应有头痛、面红、下肢水肿、心动过速;血管紧张素转换酶抑制药可有头晕、乏力、咳嗽、肾功能损害等不良反应。

(王欢欢)

第十三节　急性肾小球肾炎

一、概述

急性肾小球肾炎(AGN)简称急性肾炎,是一组以急性肾炎综合征为主要临床表现的疾病。其特点为起病急,可出现血尿、蛋白尿、水肿和高血压,并可伴有一过性氮质血症。多见于链球菌感染后,其他细菌、病毒及寄生虫感染也可引起。

二、病因及发病机制

本病常因β溶血性链球菌"致炎菌株"感染所致,多见于上呼吸道感染(如扁桃体炎)、猩红热、皮肤感染(多为脓疱疮)等感染后。感染的严重程度与急性肾炎的发生和病情轻重并不完全一致。本病主要是由感染所诱发的免疫反应异常。链球菌的致病抗原主要为细胞的胞膜及胞质,免疫反应后可通过循环免疫复合物沉积于肾小球致病,或种植于肾小球的抗原与循环中的特异抗体相结合形成原位免疫复合物而致病。肾小球内的免疫复合物激活补体,导致肾小球内皮及系膜细胞增生,并可吸引中性粒细胞及单核细胞浸润,导致肾脏病变。病变类型为毛细血管内增生性肾小球肾炎,光镜下通常为弥漫性肾小球病变,以内皮细胞及系膜细胞增生为主要表现,急性期可伴有中性粒细胞和单核细胞浸润。病变严重时,增生和浸润的细胞可压迫毛细血管襻使管腔狭窄或闭塞。肾小管病变多不明显,但肾间质可有水肿及灶状炎性细胞浸润。免疫病理检查可见 IgG 及 C_3 呈粗颗粒状沿毛细血管壁和(或)系膜区沉积。电镜检查可见肾小球上皮细胞下有致密物呈"驼峰状"沉积。

三、临床表现

本病儿童、青少年多见,男性多于女性。通常于前驱感染后 1～3 周(平均 10 日左右)起病。起病急,病情轻重不一,典型者呈急性肾炎综合征表现,重者可发生急性肾衰竭。大多数预后良好,常在数月内自愈。本病的典型临床表现如下。

(一)全身症状

腰酸、疲乏、精神不振、畏食、恶心等,常是急性肾炎患者的非特异性症状。5％～10％的患者有腰部钝痛,可能是由于肾包膜张力增高所致。

(二)水肿

80％以上患者出现水肿,以晨起眼睑水肿伴双下肢轻度凹陷性水肿为主,少数水肿严重可波及全身。

(三)高血压

约80％患者出现一过性轻中度高血压,常与水钠潴留相关,利尿后血压可逐渐恢复正常。

(四)血尿和蛋白尿

几乎全部患者均有肾小球源性血尿,约30％患者可有肉眼血尿,常为起病首发症状和患者就诊原因。可伴有轻中度蛋白尿,少数患者(＜20％患者)可呈肾病综合征范围的大量蛋白尿。尿沉渣除红细胞外,早期尚可见白细胞和上皮细胞稍增多,并可有颗粒管型和红细胞管型等。

(五)肾功能异常

起病早期可因肾小球滤过率下降、水钠潴留而尿量减少(常在 400～700mL/d),少数患者表现少尿(＜400mL/d)。肾功能可一过性受损,表现为轻度氮质血症。多于 1～2 周后尿量渐增,肾功能于利尿后数日可逐渐恢复正常。仅有极少数患者可表现为急性肾衰竭,易与急进性肾炎相混淆。

(六)常见并发症

1.急性心力衰竭

由于肾小球滤过率降低,水、钠排出减少,但肾小管再吸收仍相对增加,导致水、钠滞留于体内;同时,肾缺血肾素分泌可能增加,产生继发性醛固酮增多,加重钠的滞留,因而血浆容量扩大,常发生于急性肾小球肾炎起病后的第 1～2 周内。起病缓急、轻重不一。一般患者表现为少尿,水肿加重,逐渐出现咳嗽、气急,并出现呼吸困难,不能平卧。

2.高血压脑病

发生于急性肾小球肾炎病程的早期,一般在第1~2周,平均在第5日,起病较急,发生抽搐,血压急剧增高,头痛、恶心、呕吐,并有不同程度的意识改变,出现嗜睡、烦躁、昏迷等。有些患者还有视觉障碍,包括暂时性黑矇。

3.急性肾功能衰竭

重者患者每日血尿素氮增加10mg/dL,每日血肌酐增加0.5mg/dL,血肌酐可大于3.5mg/dL,出现急性肾功能衰竭。

四、辅助检查

(一)尿液检查

常有蛋白尿(1~3g/d),多见镜下血尿,红细胞呈多形性、多样性,有时可见红细胞管型、颗粒管型及肾小管上皮细胞。

(二)血常规检查

患者有轻度贫血,可能与血液稀释有关。

(三)肾功能检查

血尿素氮及肌酐可有一过性升高,一般经利尿数日后,氮质血症可恢复正常。肾小球滤过功能一过性受损,肾滤过分数下降,为急性肾炎的典型改变。肾小管功能受累较轻,尿比重多正常。

(四)其他检查

1.血清抗链球菌溶血素"O"(简称抗链"O")

抗链"O"滴度常在链球菌感染后1~3周开始升高,在第3~5周达到高峰,以后滴度逐渐下降。抗链"O"滴度的升高对本病无诊断意义,仅说明患者有过链球菌感染,提示急性肾小球肾炎可能与链球菌感染有关。

2.血清补体

起病初期血清C_3及总补体下降,8周左右恢复正常,对诊断本病意义很大。

3.尿纤维蛋白降解产物

尿纤维蛋白降解产物浓度升高,提示肾小球肾炎的活动性和严重性,对疗效观察和预后判断也有一定参考意义。

五、治疗

本病治疗以休息、饮食、控制感染及对症治疗为主,急性肾功能衰竭应给予透析。本病为自限性疾病,不宜应用糖皮质激素及细胞毒性药物。

(一)休息

急性期应卧床休息,待肉眼血尿消失、水肿消退及血压恢复正常后逐步增加活动量。

(二)饮食

急性期应给予低盐(3g/d以下)饮食。肾功能正常者不需限制蛋白质入量,氮质血症时应限制蛋白质摄入,并以优质动物蛋白为主。明显少尿者应限制液体入量。

(三)治疗感染灶

因急性肾炎常有链球菌感染,病初注射青霉素2周,反复发作的慢性扁桃体炎,待病情稳定后[尿蛋白少于(＋),尿沉渣红细胞少于10个/高倍视野]可考虑做扁桃体摘除,术前、术后2周需注射青霉素。

(四)对症治疗

包括利尿消肿、降血压,预防心脑并发症的发生。休息、低盐和利尿后高血压控制仍不满意时,可加用降压药物。

(五)透析治疗

少数发生急性肾功能衰竭而有透析指征时,应及时给予透析治疗以帮助患者度过急性期。由于本病具有自愈倾向,肾功能多可逐渐恢复,一般不需要长期维持透析。

六、护 理

(一)护理措施

1.休息与活动

急性期应卧床休息,待水肿消退、肉眼血尿消失、血压恢复正常后,下床活动并逐步增加活动量。2年内应避免劳累及重体力劳动。

2.饮食护理

(1)保证热量供给,每日不少于126kJ/kg,可给予高糖、易于消化和吸收的食物。

(2)盐,有水肿、高血压时严格限制钠盐摄入(<3g/d),以减轻水肿和心脏负担。当病情好转、血压下降、水肿消退、尿蛋白减轻后,由低盐饮食逐渐过渡到普通饮食,防止长期低钠饮食及应用利尿剂引起水、电解质紊乱或其他并发症。

(3)水,严格记录24小时的出入水量。尿量＞1000mL/d可不限水,少尿时每天入水量为不显性失水量(约500mL)加上前一日的24小时尿量。入水量包括:饮食、饮水、服药、输液等所含水的总量。

(4)钾,少尿、无尿或血钾升高时,限制含钾高的食物。注意见尿补钾,尿量增多后补充含钾高的食物。

(5)蛋白质,肾功能正常时,正常量的蛋白质摄入为1.0g/(kg·d),出现氮质血症时,限制蛋白质的摄入为0.5g/(kg·d),优质动物蛋白占50%以上,如牛奶、鸡蛋、鱼等,以防增加血中含氮代谢产物的潴留。病情好转,尿量增多(＞1000mL/d),可增加蛋白质摄入但不超过0.8g/(kg·d),病情稳定2~3个月后,蛋白质恢复正常量。

3.皮肤护理

(1)水肿较严重的患者应着宽松、柔软的棉质衣裤、鞋袜。协助患者做好全身皮肤及黏膜的清洁,指导患者注意保护好水肿的皮肤,如清洗时注意水温适当、勿过分用力;避免擦伤、撞伤、跌伤、烫伤。阴囊水肿等严重的皮肤水肿部位可用中药芒硝粉袋干敷或硫酸镁溶液敷于局部。水肿部位皮肤破溃应用无菌敷料覆盖,必要时可使用稀释成1:5的碘伏溶液局部湿敷,以预防或治疗破溃处感染,促进创面愈合。

(2)注射时严格无菌操作,采用5～6号针头,保证药物准确及时输入,注射完拔针后,应延长用无菌干棉球按压穿刺部位的时间,减少药液渗出。严重水肿者尽量避免肌内和皮下注射,尽力保证患者皮肤的完整性。

4.病情观察

(1)定期测量患者体重,观察体重变化和水肿的部位、分布、程度和消长情况,注意有无腹水及胸腔、心包积液的表现;观察皮肤有无红肿、破损、化脓等情况发生。

(2)监测生命体征,尤其是血压的变化,注意有无剧烈头痛、恶心、呕吐、视物模糊,甚至神志不清、抽搐等高血压脑病的表现,以及有无呼吸困难、发绀、咳嗽、咳粉红色泡沫样痰等急性左心衰竭表现。

(3)准确记录24小时出入量,如经治疗尿量没有恢复正常,反而进一步减少,提示严重的肾实质损害。同时密切监测追踪尿常规、肾小球滤过率、血尿素氮、血肌酐、血浆蛋白、血清电解质等变化。

5.用药护理

遵医嘱使用利尿剂、降压药及抗生素。密切观察药物的疗效以及可能出现的不良反应,如利尿剂使用后可能出现低钾、低氯等电解质紊乱。降压过程中注意预防直立性低血压的发生,抗生素使用过程中注意观察和处理可能的过敏反应等。

6.心理护理

急性肾炎患者多为儿童及青少年,血尿、血压升高、严重水肿可能让患者恐惧不安、限制其日常活动,从而导致焦虑、烦躁、抑郁等负性心理。护士应充分理解患者的感受和心理压力,通过健康教育使患者及其家属了解病情以及疾病的临床表现、治疗、预后等,了解急性期卧床休息及恢复期限制运动的重要性。卧床期间,护士尽量多关心、巡视,及时解决患者的合理需求。

(二)健康教育

1.休息与活动

急性期注意休息,限制活动量;平时适当参加体育锻炼,增强体质。注意选择合适的运动方式与运动量,避免过度劳累。

2.预防感染和交叉感染

及时治疗感冒、咽炎、扁桃体炎、皮肤感染,实施预防感染的措施,如及时添减衣被和清洁皮肤,避免大汗、淋雨及过度劳累;注意居住环境的通风,少去人员拥挤的公共场所。在幼儿园、小学等儿童集中的场所,特别要注意预防呼吸道感染,做好隔离工作。

3.饮食指导

使患者了解合理饮食对疾病康复的意义,指导患者及其家属制订正确的饮食计划并认真实施。建议患者戒烟、戒酒。

4.定期随访

急性肾炎临床症状消失后,蛋白尿、血尿等仍可能存在1～2年,故应定期随访直至患者完全康复。

（付路丽）

第十四节　慢性肾小球肾炎

一、概述

慢性肾小球肾炎（CGN），简称慢性肾炎，是一组以血尿、蛋白尿、高血压和水肿为基本临床表现的原发性肾小球疾病。CGN 病情迁延、病变进展缓慢，最终将发展成为终末期肾病。本病可发生于任何年龄，以青、中年男性居多。

二、病因及发病机制

CGN 病理类型多样，绝大多数由不同病因、不同病理类型的原发性肾小球疾病发展而来。其发病机制主要与免疫介导炎症损伤有关，多数病例肾小球内有免疫复合物沉积。此外，高血压、大量蛋白尿、脂质代谢异常等非免疫因素也参与其慢性化进程。

三、临床表现

CGN 因病理类型不同，其起病方式和临床表现差异较大，症状轻重不一。本病多数起病隐匿，以血尿、蛋白尿和（或）水肿为首发症状，水肿时有时无，且多为眼睑、颜面和（或）下肢的轻中度水肿，严重者可有肾病综合征表现，晚期患者水肿可持续存在。蛋白尿多为（＋）～（＋＋＋），也可表现为无症状蛋白尿和（或）血尿。部分患者可以高血压为首发症状，严重者可出现高血压脑病、高血压性心脏病、眼底出血及视神经盘水肿等症状。本病早期无自觉症状，少数患者直至出现严重贫血或尿毒症时方发现此病。CGN 病情迁延、反复，肾功能渐进性减退，甚至最终发展至终末期肾病。本病按起病方式不一样，分为隐匿起病、急性起病、慢性起病，其临床症状不同。

（一）隐匿起病

患者可无明显临床症状，偶有轻度水肿，血压可正常或轻度升高。多通过体检发现患病。

（二）急性起病

部分患者因劳累、感染、妊娠、血压增高等诱因使病情呈急性发作，或因使用某些肾毒性药物后病情急骤恶化，此类患者若及时去除诱因并适当治疗，病情可得到一定程度的缓解。

（三）慢性起病

患者有乏力、疲倦、腰痛、食欲缺乏等症状，也可有眼睑和（或）下肢水肿，伴有不同程度的血尿或蛋白尿，早期为轻度蛋白尿或镜下血尿，部分患者可表现为大量蛋白尿或肉眼血尿。也有患者以高血压为突出表现，伴有肾功能正常或不同程度受损（内生肌酐清除率下降或轻度氮质血症）。

四、辅助检查

CGN 常用的辅助检查包括尿液检查、血液检查、B 超检查、肾脏活体组织检查。

（一）尿液检查

常见检查包括尿常规、尿沉渣、相位差镜检红细胞、蛋白电泳、本周蛋白、24小时蛋白定量、内生肌酐清除率等。尿常规检查常有肉眼血尿或镜下血尿，可见多形性红细胞及管型（红细胞管型、颗粒管型、透明管型）等，尿蛋白一般为（＋）～（＋＋＋），24小时尿蛋白定量常在1～3g/d。

（二）血液检查

常见检查包括血常规、红细胞沉降率、凝血功能、免疫球蛋白、补体、肾功能、肝功能、电解质、血清白蛋白等。常有白蛋白下降，尿素氮和肌酐升高，血红蛋白下降，红细胞沉降率增快，补体正常或下降，肾小球滤过率下降等。

（三）B超检查

早期肾脏大小正常，晚期可出现双肾对称性缩小、皮质变薄。

（四）肾脏活体组织检查

可确定CGN的病理类型。

五、治疗

本病的治疗原则为：防止和延缓肾功能进行性恶化，改善临床症状及防止严重并发症。

（一）一般治疗

应避免体力活动、受凉、感冒，预防各种感染，避免肾损害因素，如劳累、妊娠、血压增高、使用肾毒性药物等。

（二）饮食治疗

宜摄入低盐、优质低蛋白、低磷饮食。水肿、高血压患者应限制钠盐的摄入，蛋白质宜选择优质蛋白食物，合并肾功能损伤患者可给予优质低蛋白饮食，同时配合使用必需氨基酸或α酮酸，以防止负氮平衡。

（三）利尿治疗

水肿严重者根据病情合理使用利尿剂。

（四）降压治疗

控制高血压是治疗本病的重要措施。根据尿蛋白水平控制血压水平，尿蛋白≥1.0g/d，血压最好控制在125/75mmHg以下，尿蛋白＜1.0g/d，血压可控制在130/80mmHg以下。ACEI或ARB类降压药除具有降压作用外，还有减少尿蛋白、延缓肾功能恶化的肾脏保护作用。

（五）抗凝治疗

合并严重低蛋白血症的患者，应根据其凝血功能情况应用抗凝剂，以抵抗高凝状态，降低血栓风险。

六、护理

（一）护理措施

1.基础护理

（1）休息与活动：指导患者加强休息，强调休息的重要性以取得合作。

（2）饮食护理：给予高维生素、适量蛋白质、低磷、低盐饮食。对于氮质血症的患者，应限制蛋白摄入，一般为 $0.5\sim0.8g/(kg\cdot d)$，高血压患者应限制钠的摄入。水肿时应限制水分的摄入。

（3）心理护理：本病缓慢进展，病程较长，预后差，应指导患者注意避免长期精神紧张、焦虑、抑郁等。

2.疾病护理

（1）观察病情：记录 24 小时液体出入量，监测尿量变化；定期测量体重，观察水肿的消长情况；监测生命体征，尤其是血压，观察有无左心衰和高血压脑病的表现；密切观察实验室检查结果，包括尿常规、肾小球滤过率、血尿素氮、血肌酐、血浆蛋白、血清电解质等。

（2）用药护理：观察肾上腺素的作用效果和不良反应，观察免疫抑制药物使用后的不良反应。使用利尿药时，观察药物疗效及不良反应。长期使用利尿药应监测血清电解质和酸碱平衡情况，注意有无低血钾、低血钠、低氯性碱中毒。长期服用降压药，嘱患者不可擅自改变药物剂量或停药。

（二）健康教育

1.饮食指导

鼓励患者进食高维生素、优质低蛋白、低磷、低盐饮食。少尿时限制含钾食物。

2.日常活动

指导患者生活规律，心情愉悦，避免劳累、受凉、感冒，注意休息。防止呼吸道感染。注意个人卫生，预防泌尿道感染。

3.用药指导

指导患者避免使用对肾功能有害的药物。介绍各类降压药的疗效、不良反应和使用时注意事项。

4.自我病情监测、指导

慢性肾炎病程长，需定期随访疾病的进展，包括肾功能、血压、水肿等的变化。

（王欢欢）

第十五节　肾病综合征

一、概述

肾病综合征（NS）是临床常见的一组肾脏疾病综合征，以大量蛋白尿（$\geqslant3.5g/d$）、低白蛋白血症（人血清白蛋白$\leqslant30g/L$）以及不同程度的水肿、高脂血症为主要特征。

二、病因及发病机制

对于肾病综合征的分类，首先根据病因分为原发性和继发性，前者是指原发于肾脏本身的肾小球疾病,其发病机制为免疫介导性炎症所致的肾损害,后者是指继发于全身性或其他系统疾病的肾损害。

三、临床表现

NS 最典型的表现常被称为"三高一低","三高"为高度水肿、高脂血症及大量蛋白尿,"一低"为低蛋白血症。

(一)大量蛋白尿

肾小球滤过膜电荷屏障和分子屏障功能受损,对血浆中蛋白的通透性增加,当原尿中蛋白含量超过肾小管重吸收能力时,蛋白从尿中丢失,形成大量蛋白尿。

(二)血浆白蛋白浓度的变化

1.低白蛋白血症

尿液中丢失大量血浆白蛋白,同时蛋白分解代谢增强,导致低蛋白血症。患者消化道黏膜水肿导致食欲缺乏,蛋白摄入不足,可进一步加重低蛋白血症。

2.其他血浆蛋白成分的变化

除血浆白蛋白浓度下降外,还有其他血浆蛋白成分的变化,这些血浆蛋白成分的改变可以造成机体功能紊乱。例如,激素结合蛋白随尿液丢失会导致体内一系列内分泌和代谢紊乱;免疫球蛋白和补体成分丢失则会导致 NS 患者抵抗力降低,易致感染;凝血及纤溶有关的蛋白变化,易导致 NS 患者血栓形成;结合蛋白的变化则与贫血有关。

(三)水肿

低白蛋白血症引起血浆胶体渗透压下降,水分从血管腔进入组织间隙,是 NS 水肿的重要原因。当组织间液的水容量增长超过 5kg,即可出现临床可察觉的可凹性水肿。水肿程度一般与低蛋白血症的程度相一致,严重时可有胸腔、腹腔积液,心包积液等。因肺间质中压力较低,当左心室充盈压力稍上升时,即可出现明显的肺水肿表现。NS 患者的水肿情况可以提示病情的变化,如出现一侧下肢与体位无关的固定性水肿时应怀疑下肢深静脉血栓形成,下肢水肿较轻而有顽固、严重腹水时应怀疑肝静脉血栓形成等。

(四)高脂血症

高脂血症发生的主要原因是肝脏脂蛋白合成增加和外周组织利用及分解减少。患者表现为高胆固醇血症和(或)高三酰甘油血症,伴低密度脂蛋白(LDL)及极低密度脂蛋白(VLDL)浓度的增加,高密度脂蛋白(HDL)正常或稍下降。高脂血症是 NS 患者动脉硬化高发的原因,并与血栓的形成及进行性肾小球硬化有关。

四、辅助检查

(一)实验室检查

1.尿液检查

尿蛋白定性一般为(＋＋)～(＋＋＋＋),24 小时尿蛋白定量≥3.5g,尿中可见红细胞、颗粒管型等。

2.血液检查

血浆白蛋白低于 30g/L,血中胆固醇、三酰甘油、LDL 及 VLDL 均可升高。

3.肾功能检查

内生肌酐清除率正常或降低,血肌酐、尿素氮可正常或升高。

(二)肾脏活体组织检查

可明确肾小球病变的病理类型,帮助指导治疗及判断预后。

(三)肾脏 B 超检查

显示双侧肾脏正常或缩小。

五、治 疗

(一)一般治疗

(1)水肿的患者适当注意休息,以增加肾血流量,有利于利尿,缓解水钠潴留,并适当限制水和钠盐的摄入。

(2)病情稳定的患者应保持适度的床上或床旁活动,以防止静脉血栓形成。

(3)根据患者的实际情况,肾功能良好的患者给予正常量的优质蛋白,肾功能减退者则给予优质低蛋白饮食。

(二)利尿消肿

大部分患者在使用激素并限制水、钠摄入后可以达到利尿消肿的目的,经上述处理仍不能消肿者可以适当选用利尿剂。根据利尿剂作用机制和部位的不同可以分为:①渗透性利尿剂,如淀粉代血浆、白蛋白或血浆等;②噻嗪类利尿剂,如氢氯噻嗪;③袢利尿剂,如呋塞米;④保钾利尿剂,如螺内酯。

(三)免疫抑制治疗

免疫抑制治疗是肾病综合征的主要治疗方法,主要应用糖皮质激素、环磷酰胺及环孢素等。

(四)降脂治疗

高脂血症可加速肾小球疾病的进展,增加患者心、脑血管疾病的发生率,因此在治疗过程中必须重视。大多数患者除低脂饮食外还需要给予降脂药物,常用他汀类(如辛伐他汀、普伐他汀等)。

(五)抗凝治疗

由于凝血因子的改变及激素的使用等原因,患者血液常处于高凝状态,易发生血栓、栓塞,尤其是在患者血浆白蛋白<20g/L 时,更易合并静脉血栓形成。因此,根据病情给予合适的抗凝治疗十分必要。

(六)其他治疗

有研究报道显示,除了以往所知的 T 细胞以外,B 细胞也参与原发性肾病综合征的发病机制,因而近年来已有不少报道应用抗 CD20 单克隆抗体(如美罗华)治疗肾病综合征。其作用是抑制 CD20 介导的 B 细胞增殖和分化,从而清除 B 细胞,达到治疗原发性肾病综合征的作用。

六、护理

(一)护理措施

1.基础护理

(1)休息与活动:重症患者应卧床休息,高度水肿而致胸闷憋气者,可取半卧位,下肢水肿者适当抬高患肢,水肿减轻后可适当活动,防止肢体血栓形成。病情逐渐稳定后,可逐渐增加活动量,以利于减少并发症的发生。对于高血压的患者,应限制活动量。

(2)饮食护理:给予高热量、高维生素、优质蛋白质、低磷、低盐饮食。宜进清淡、易消化食物,每天摄取食盐 1～2g,禁用腌制食品,少用味精及食碱,发病的早期、极期,应给予较高的优质蛋白摄入,每天 1～1.5g/kg 有助于缓解低蛋白血症及所致的并发症。对于慢性非极期肾病综合征,应适当限制蛋白摄入量,每天 0.8～1.0g/kg,能量供给每天以 30～35kcal/kg 为宜。严重高脂血症患者应当限制脂类的摄入量,采用少油低胆固醇饮食,同时注意补充铜、铁、锌等微量元素。在激素应用过程中,适当补充维生素及钙剂。

(3)心理护理:本病病程较长,极易复发,患者多有焦虑、恐惧等。护士要针对不同患者的心理状态,多与其交谈,因势利导,消除患者的顾虑,使其正确认识和对待疾病,使患者保持良好心态,利于疾病的康复。

2.疾病护理

(1)观察病情:观察患者的生命体征、体重、尿量、水肿情况。观察患者有无皮肤感染、咳嗽、咳痰、肺部湿啰音、尿路刺激征、腹膜刺激征等。观察生化营养指标、电解质情况、尿蛋白定性定量、出凝血指标等。准确记录 24 小时出入量。

(2)用药护理:使用药物时注意观察药物疗效和不良反应。降压药使用时避免降压作用过快、过猛,一般较多使用 ACEI 制剂;利尿药使用前可先使用一些胶体,例如血浆、白蛋白提高血浆胶体渗透压来达到理想的利尿效果,同时注意电解质平衡;使用抗凝药时注意患者有无出血倾向;病因治疗包括各类免疫抑制药的使用,其中最常用的糖皮质激素、各类细胞毒性药物,需严密观察不良反应例如高血糖、高血压、消化道溃疡、骨质疏松,CTX 使用后应注意观察尿色,多喝水防止出血性膀胱炎。

(3)皮肤、口腔护理:长期卧床患者应定时翻身叩背,按摩受压处,保持皮肤清洁、干燥,避免损伤。尽量避免针刺,肌内注射时进针要深,拔针后要按压局部,防止药液外溢。指导患者养成良好习惯,饭后漱口,防止口腔感染。

(二)健康教育

1.环境

保持居室空气清洁、新鲜、舒适,保持合适的湿度、温度,不到人群密集的场所。

2.心理疏导

情绪应保持乐观开朗,对疾病治疗有信心。

3.注意休息

避免受凉、感冒、劳累和剧烈活动。

4.饮食指导

鼓励患者进食高热量、高维生素、适量优质蛋白和脂肪的低盐饮食。

5.遵医嘱用药

遵医嘱按时服药,不得擅自减药或停药。

6.自我监测

学会每天用浓缩晨尿自测尿蛋白,此为疾病活动的可靠指标。教导患者如出现疲乏无力、腹胀、呼吸深长、胸闷气急、恶心呕吐等及时就诊。

（王欢欢）

第二章 外科护理

第一节 甲状腺疾病

一、甲状腺癌

(一)概述

甲状腺癌是一种起源于甲状腺滤泡上皮或滤泡旁上皮细胞的恶性肿瘤,也是头颈部最常见的恶性肿瘤。近年来,全球范围内甲状腺癌的发病率迅速增长,据全国肿瘤登记中心数据显示,我国城市女性的甲状腺癌发病率居女性所有恶性肿瘤的第4位。我国甲状腺癌将以每年20%的速度持续增长。

(二)病因及发病机制

甲状腺癌的发病机制不明确,但从流行病学调查、肿瘤实验性研究和临床观察来看,甲状腺癌的发生可能与下列因素有关。

1.电离辐射

用X线照射实验鼠的甲状腺能促使动物发生甲状腺癌。实验证明,^{131}I能使甲状腺细胞的代谢发生变化、细胞核变形,导致甲状腺素的合成大为减少。可见,放射线一方面引起甲状腺细胞的异常分裂,导致癌变;另一方面,使甲状腺破坏,不能产生内分泌素,由此引起的促甲状腺激素(TSH)大量分泌也能促发甲状腺细胞癌变。

在临床上,很多事实说明甲状腺的发生与放射线的作用有关。既往曾有儿童的胸腺和头颈部接受X线照射,目的是治疗颈淋巴结炎、腮腺炎或预防哮喘病发生,但由于放射筒过大以致将甲状腺也包括在放射野内。经长期观察发现,经X线照射的6603例儿童中36例患甲状腺癌,60例患甲状腺瘤,而12 435例对照组中仅发现8例甲状腺癌。这是因为儿童和青少年的细胞增殖旺盛,放射线作为一种附加刺激,易促发肿瘤的形成。成人接受颈部放疗后发生甲状腺癌的机会则不多见。

2.缺碘与高碘

以低碘饮食饲鼠,成功诱发了甲状腺癌,其后较长时期内,缺碘一直被认为与甲状腺癌的发生有关,其所诱发的甲状腺癌以滤泡样癌为主,致病原因可能是缺碘引发了甲状腺滤泡过度增生而致癌变。另有报道称,明显碘缺乏的地区未分化型甲状腺癌的发病率高,增加饮食中的碘后,这一状况明显改善,分化型甲状腺癌替代了未分化癌。另外,流行病学研究发现,富碘饮食也是甲状腺癌高发的诱因,我国东部沿海地区是富碘饮食地区,也是我国甲状腺癌高发地区,以乳头状癌为主,这可能与 TSH 刺激甲状腺增生有关。实验证明,长期 TSH 刺激能促使甲状腺增生,形成结节和癌变。

3.性别与雌激素

甲状腺癌发病的性别差异较大,女性明显高于男性。近年有研究显示,雌激素可影响甲状腺的生长,主要是促使垂体释放 TSH 作用于甲状腺,因此当血清雌激素水平升高时,TSH 水平也升高。

4.其他甲状腺病变

临床上有甲状腺腺瘤、慢性甲状腺炎、结节性甲状腺肿或某些毒性甲状腺肿发生癌变的报道,但这些甲状腺病变与甲状腺癌的关系尚难确定。

5.遗传因素

5%～10%的甲状腺髓样癌有明显的家族史,这类癌的发生与染色体遗传因素有关。

(三)临床表现

1.症状

大多数甲状腺癌患者早期没有明显的临床症状,通常在体检时通过甲状腺触诊和颈部超声检查发现甲状腺肿块。合并甲状腺功能异常时可出现相应临床表现,如甲状腺功能亢进或甲状腺功能减退。晚期可出现局部肿块疼痛、压迫症状,常可压迫气管、食管,使气管、食管移位。肿瘤局部侵犯严重时,可出现声音嘶哑、吞咽困难或交感神经受压引起 Horner 综合征,侵犯颈丛可出现耳、枕、肩等处疼痛。颈淋巴转移引起的颈部肿块在未分化癌中发生较早。由于髓样癌本身可产生降钙素和 5-羟色胺,可引起腹泻、心悸、面色潮红等症状。

2.体征

甲状腺癌体征主要为甲状腺肿大或结节,结节形状不规则,与周围组织粘连固定,并逐渐增大,质地硬,边界不清,初期可随吞咽动作上下移动,后期多不能移动。若伴有淋巴结转移,可触及颈部淋巴结肿大。

3.侵犯和转移

(1)局部侵犯:甲状腺癌局部可侵犯喉返神经、气管、食管、环状软骨及喉,甚至可向椎前组织侵犯,向外侧可侵犯至颈鞘内的颈内静脉、迷走神经或颈总动脉。

(2)区域淋巴结转移:甲状腺乳头状癌早期易发生区域淋巴结转移,大部分患者在确诊时已经存在颈部淋巴结转移。甲状腺乳头状癌淋巴结转移常见于原发灶同侧、沿淋巴引流路径逐站转移,一般首先至气管旁淋巴结,然后引流至颈静脉链淋巴结(Ⅱ～Ⅳ区)和颈后区(Ⅴ区)淋巴结或沿气管旁向下至上纵隔(Ⅶ区)。Ⅵ区为最常见的转移部位,随后依次为颈Ⅲ、颈Ⅳ、颈Ⅱ、颈Ⅴ区。同时,乳头状癌淋巴结转移以多区转移为主,仅单区转移较少见。Ⅰ区淋巴结转移少见,一般<3%,咽后或咽旁淋巴结转移罕见。

(3)远处转移:肺是甲状腺癌最常见的远处转移器官,甲状腺癌也可出现骨转移或颅内转移。分化型甲状腺癌较未分化或分化差甲状腺癌出现远处器官转移的可能性低。

4.常见并发症

大部分甲状腺癌是分化型甲状腺癌,生长相对比较缓慢,极少引起并发症。甲状腺髓样癌因分泌降钙素和 5-羟色胺,可引起顽固性腹泻,从而造成电解质紊乱。未分化癌生长迅速,可引起重度呼吸困难等并发症。

(四)辅助检查

(1)影像学检查:①B 超,可区分结节的实体性或囊肿性,结节若为实体性并呈不规则反射,则恶性可能大;②X 线,胸部及骨骼摄片可了解有无肺及骨转移;颈部摄片可了解有无气管移位、狭窄以及有无肿块钙化及上纵隔增宽。若甲状腺部位出现细小的絮状钙化影,可能为癌。

(2)放射性核素扫描:甲状腺癌的放射性^{131}I 或^{99m}Tc 扫描多提示为冷结节,边缘一般较模糊。

(3)细针穿刺细胞学检查:将细针自 2～3 个不同方向穿刺结节并抽吸、涂片。据此诊断的正确率可高达 80% 以上。

(4)血清降钙素测定:有助于诊断髓样癌。

(五)治疗

分化型甲状腺癌以外科治疗为主,辅以术后内分泌治疗、放射性核素治疗,某些情况下需要辅以放疗、靶向治疗。髓样癌以外科治疗为主,某些情况下须辅以放疗、靶向治疗。未分化癌的治疗,少数患者有手术机会,部分患者行放疗、化疗可能有一定效果,但总体来说预后很差,生存时间短。

1.外科治疗

大多数分化型甲状腺癌患者可通过下述手术方式得到成功治疗。

(1)一侧甲状腺加峡部切除术(或半侧甲状腺切除术):手术范围包括切除肿瘤所在侧的甲状腺腺叶和峡部,一般适用于早期甲状腺癌患者。适应证包括:最大直径小于 1cm 的乳头状癌,并且没有扩散到甲状腺以外;浸润肿瘤包膜程度很轻的甲状腺滤泡状癌,并且没有扩散到甲状腺以外;未切除的腺叶没有甲状腺癌迹象;没有淋巴结转移;没有遭受辐射的病史。此种手术方式,相对于甲状腺全切术,术后并发症发生率略低,特别是低血钙的发生率几乎为零。但是,此种手术方式也存在缺点,复发风险略高,尤其在未切除侧腺叶时;给随后的放射性碘治疗带来困难;因为仍然保留有功能的甲状腺组织,使随访时应用甲状腺球蛋白水平作为肿瘤标志物的方法可信性降低。

(2)甲状腺全切(或近全切除)术:通过手术摘除几乎全部的甲状腺组织。适应证:肿瘤大于 1.5～2cm;某些侵袭性较强的甲状腺癌,包括髓样癌、未分化癌和某些特殊类型的乳头状癌(如高细胞变异型乳头状癌)等;有证据表明肿瘤扩散到甲状腺以外(淋巴结或远处转移)。由于整个甲状腺组织全部切除,在手术后长期的生存时间内,复发的可能性降低。同时,有利于随后的放射性碘治疗,随访更容易检测肿瘤有无复发。但是,甲状腺全切术后必须终身服用甲状腺激素替代治疗,以保证人体对甲状腺激素的需求。手术并发症的风险会比非全切术略高,例如喉返神经损伤或低钙血症等。

(3)颈淋巴结清扫术:cN$_{1a}$ 应清扫患侧中央区淋巴结。如单侧病变,中央区淋巴结清扫范围包括患侧气管食管沟及气管前,喉前区淋巴结可根据术前评估做选择性清扫。cN$_0$ 的患者,如为 T$_3$～T$_4$ 病变、多灶癌、有家族史、幼年电离辐射接触史等,可行中央区淋巴结清扫。清扫范围下界为无名动脉上缘水平,上界为舌骨水平,外侧界为颈总动脉内侧缘(包括气管前),内侧界为另一侧的气管边缘。清扫该区域内的所有淋巴脂肪组织。侧颈部淋巴结($I\sim V$区)根据术前评估及术中冰冻证实为 N_{1b} 时行侧颈清扫。咽旁淋巴结、上纵隔淋巴结等在影像学考虑有转移时行同期手术切除。

(4)甲状腺肿瘤消融手术:近年来消融手术,包括射频、药物热消融或酒精注射消融在一些局部有压迫症状的良性甲状腺肿瘤中应用,取得了一定的疗效。但目前权威机构发布的各种诊疗指南均不推荐将消融手术用于甲状腺癌患者的初次治疗中,其仅被推荐用于经过常规治疗后复发或转移、无法再次手术或体质较差不能耐受手术的患者。

2.分化型甲状腺癌(DTC)的 ^{131}I 治疗

^{131}I 是 DTC 术后重要治疗手段之一,包括 ^{131}I 清甲治疗和 ^{131}I 清灶治疗。

(1)^{131}I 清甲治疗:清除术后残留的甲状腺组织,简称 ^{131}I 清甲。其意义在于去除甲状腺癌组织及剩余甲状腺组织,可促使 TSH 分泌增多,使转移灶能较好地摄 ^{131}I,为治疗转移灶做好准备。

(2)^{131}I 清灶治疗:清除手术不能切除的转移灶,简称 ^{131}I 清灶。适用于无法手术切除,但具备摄碘功能的 DTC 转移灶,包括局部淋巴结转移和远处转移。治疗目的为清除病灶或部分缓解病情。

(3)^{131}I 治疗禁忌证:禁用于妊娠期或哺乳期妇女、计划 6 个月内妊娠者。

(4)^{131}I 治疗的不良反应:^{131}I 治疗不良反应的轻重取决于 ^{131}I 的给药剂量。用于成像或摄碘率测量的放射性碘剂量非常低,故不良反应很少见。用于手术后的首次清甲剂量及治疗转移和复发用的高剂量,其治疗剂量越大,间隔时间越短,不良反应就越严重。因此,须权衡不良反应和甲状腺癌病情制订治疗方案。^{131}I 治疗可能发生的不良反应包括甲状腺功能减退、恶心呕吐、唾液腺肿胀和疼痛、口干、味觉异常、结膜炎、泪腺炎、鼻泪管堵塞、甲状旁腺功能减退、声带麻痹、甲状腺部位的肿胀和疼痛、鼻疼痛、脱发、血细胞计数下降、生育问题、遗传病、流产、其他肿瘤等。发生不良反应时,对症处理。不良反应的发生概率及严重程度与甲状腺癌的严重程度相关。

3.TSH 抑制治疗

TSH 抑制治疗是一种替代疗法,首选 L-T$_4$ 口服制剂。由于甲状腺片中甲状腺激素的剂量和 T_3/T_4 的比例不稳定,可能带来 TSH 波动,因此不建议在长期抑制治疗中作为首选。将 TSH 抑制在正常低限或低限以下,可抑制 DTC 细胞生长,在一定程度上预防肿瘤的复发。

4.放疗

甲状腺癌对放疗敏感性差,单纯放疗对甲状腺癌的治疗并无好处,外照射放疗在很小一部分患者中使用。放疗原则上应配合手术使用,主要为术后放疗。具体实施需根据手术切除情况、病理类型、病变范围、年龄等因素而定。外照射后急性并发症:1～2 度反应较常见,约在 80% 以上,包括咽炎、黏膜炎、口干、味觉改变、吞咽困难、吞咽疼痛、放射性皮炎等。3 度以上的反应较少见,咽炎的发生率最高。晚期还会出现皮肤肌肉纤维化、食管气管狭窄、咽部狭窄导致吞咽困难、颈内动脉硬化、第二原发癌等并发症。一般不宜采用。

5.全身治疗

内科治疗对部分放射性碘治疗不敏感并出现远处转移的患者和甲状腺未分化癌有效。化疗对分化型甲状腺癌疗效差,靶向治疗更为重要。甲状腺未分化癌主要的内科治疗是化疗。

6.中医中药治疗

目前,中医在治疗甲状腺癌方面一是配合手术、化疗、放疗,在减轻治疗后的不良反应、提高体力、改善食欲、抑制肿瘤发展、控制病情等方面起到辅助治疗及终末期支持治疗作用;二是作为不接受手术和放化疗患者的主要治疗手段。适用人群包括围手术期、放化疗期、靶向治疗期间、治疗后恢复期及晚期患者。治疗方法包括口服汤剂、中药制剂、中成药、外敷及针灸等。

7.多学科综合治疗模式和随访

(1)甲状腺癌尤其是DTC预后良好,病死率较低,有较长的生存期。一般需要多学科规范化的综合诊治过程,包括外科、病理科、影像诊断科、核医学科、内分泌科、放疗科、肿瘤内科等,针对不同的患者或同一患者的不同治疗阶段实施个体化精准治疗。在甲状腺癌的治疗、随访过程中应以外科为主导,根据患者不同病情与多学科综合治疗团队共同协商制订个体化综合治疗方案。

(2)对甲状腺癌患者应实施长期随访,其目的在于对临床治愈者进行监控,以便早期发现复发和转移。对DTC复发或带瘤生存者,动态观察病情的进展和治疗效果,调整治疗方案,监控TSH抑制治疗的效果。对DTC的某些伴发疾病,如心血管疾病、其他恶性肿瘤等进行动态观察。

(六)护理

1.手术治疗护理

(1)手术前护理。①甲状腺癌患者多为女性,她们一方面对被诊断为甲状腺癌感到紧张,又对手术治疗有所顾虑。医护人员应进行耐心解释,以消除其顾虑,并使之配合治疗及术前检查。②手术体位训练:为了让患者在手术前能适应头低肩高位的特殊体位,提高患者对手术的耐受性,有效地降低术中和术后不良反应的发生率,在术前应指导患者进行手术体位训练。训练方法:练习时取仰卧位,肩胛部垫枕,使颈部保持过伸位,充分暴露其颈前部位后逐渐施力。体位训练应循序渐进,训练时间一般选择晨起、午餐后2小时及晚睡前,每天3次,每次30分钟,训练期间观察患者反应,无不良反应时适当延长训练时间。

(2)手术后护理。①密切观察患者的面色、呼吸、血压、脉搏和体温,及时发现病情变化。②患者麻醉清醒后如生命体征平稳可半卧位,有利于呼吸和切口渗液引流。③甲状腺术后切口引流接负压吸引,以排出切口内积液和积气,使术后残腔迅速消失,利于切口愈合。④应保持引流管通畅,注意引流液的色、质、量,并准确记录。

2.术后并发症的观察和护理

(1)出血。①主要由于术中止血不彻底或血管结扎线松脱等原因造成,常发生于术后24小时内,表现为颈部伤口肿胀,锁骨上窝消失、触之有波动感,伤口渗血较多,引流液颜色深、有沉淀或凝血带,1小时引流量可超过100mL。②立即通知医师,根据医嘱予以沙袋压迫止血、使用止血药物及持续负压吸引,必要时行急诊止血术。③密切观察患者呼吸情况,如因血肿压迫气管造成呼吸困难或窒息,准备气管切开用物,做好抢救配合。紧急情况下,也可配合医师使用 16 号粗针头行环甲膜穿刺,建立有效气道,再行进一步处理。

(2)呼吸困难。除手术后出血外,喉头水肿、气管软化、两侧喉返神经损伤导致声带正中位麻痹均可引起呼吸道阻塞。除轻度喉头水肿可予以半卧位、吸氧和静脉注射地塞米松得以改善外,一般均需行气管切开以改善呼吸状况。术后应密切观察患者呼吸情况,保持气管通畅,发现异常及时与医师取得联系。

(3)喉上神经及喉返神经损伤。①喉上神经损伤患者易出现呛咳;喉上神经内支损伤后可于进流食时引起误咽;喉上神经外支损伤可造成声带松弛,发音声调下降,影响发高音。②喉返神经损伤患者出现声音嘶哑,有时也有呛咳或呼吸困难。一侧喉返神经损伤可无临床症状(后支损伤),绝大多数患者出现发音嘶哑(全支或前支损伤),大多数患者通过喉的代偿性旋转,一年内发声会好转。双侧喉返神经损伤会造成窒息或失声,可行预防性气管切开。③患者进食呛咳时,安慰患者不要紧张,一般采用抬头进食、低头吞咽的姿势,含住食物,分 2~3 次小口慢咽,尽量干食,可缓解呛咳现象。④口服一些营养神经的药物保护声带,如甲钴胺片等,少讲话多休息,一段时间后症状即可改善。

(4)甲状旁腺功能减退。术后永久性的发生率为 2%~15%,多见于全甲状腺切除后。主要表现为术后低钙血症,患者出现手足发麻感、口周发麻感或手足抽搐。①术中误将甲状旁腺切除、挫伤或将供应甲状旁腺的血管结扎,引起甲状旁腺功能低下,多在术后 1~4 日出现,一般数周可恢复。②轻者手足麻木和僵硬感,重者手足抽搐,甚至出现呼吸肌痉挛。③应急处理:抽血急查血钙、血磷,根据医嘱酌情补充钙剂,可给予 10%葡萄糖酸钙 10~20mL 缓慢静脉推注或使用 10%氯化钙 10~20mL 加入葡萄糖注射液中稀释后静脉滴注,提高血钙浓度,缓解全身症状。

(5)甲状腺危象。①术前充分准备者,术后发生甲状腺危象罕见,病因尚不清楚,可能因甲状腺大部分切除后血液中蛋白结合碘含量减少。因此认为手术后血液内甲状腺素含量减少,失去平衡,是发生甲状腺危象的原因。②临床表现:术后 12~36 小时内发热、脉快而弱(每分钟在 120 次以上)、烦躁、谵妄,常伴有呕吐、水泻。③治疗原则:立刻使用镇静剂、碘剂、氢化可的松,并采取降温、大量静脉输注葡萄糖注射液、吸氧等措施,有心力衰竭者加用洋地黄制剂。

(6)声门水肿。①多发生在反复进行气管插管或插管时间过长时,尤其见于术中喉返神经损伤者。②常发生在术后 24~48 小时,表现为呼吸困难并伴喉鸣音,严重者可因气管压迫造成窒息,处理不及时可产生致命性后果。护理人员在工作中不能一味地相信监护仪的数据,应多听患者主诉,有时代偿期患者的氧饱和度仍可达 100%,但患者仍然会有胸闷、呼吸困难等主诉。③可据医嘱静脉滴入地塞米松 10~20mg 或以地塞米松雾化吸入,必要时行气管切开术,保证患者呼吸道通畅。

(7)乳糜漏。①主要发生在左颈部淋巴结清扫术后,由于术中损伤胸导管,未结扎或不完全阻断时造成乳糜液外溢。②大多于术后 2~3 日出现。外漏的液体逐渐增加,外观为白色、均匀、无臭、无絮状物。③处理:一旦发现乳糜漏,应立即给予持续负压吸引,维持负压-10~-16kPa(-75~-120mmHg),保持有效负压,局部加压包扎或用沙袋局部压迫。压迫期间给予低脂清淡饮食。如果乳糜漏量多,每日达到 600mL 以上且超过一周不愈者,应考虑为胸导管的主干损伤,可行胸导管结扎术。

(8)甲状腺功能减退。手术中切除甲状腺组织过多引起,患者可出现疲倦乏力、少言懒语、嗜睡、健忘等症状。宜服用甲状腺素片治疗。

二、甲状腺功能亢进症

(一)概述

甲状腺功能亢进症简称甲亢,是由各种原因导致正常的甲状腺素分泌的反馈机制丧失,引起循环中甲状腺素异常分泌增多而出现的以全身代谢亢进为主要特征的疾病的总称。

(二)病因及发病机制

目前认为原发性甲亢是一种自身免疫性疾病,其淋巴细胞产生的两类 G 类免疫球蛋白,即长效甲状腺激素(LATS)和甲状腺刺激免疫球蛋白(TSI)能抑制垂体前叶分泌 TSH,并与甲状腺滤泡壁细胞膜上的 TSH 受体结合,导致甲状腺分泌大量甲状腺素。继发性甲亢和高功能腺瘤的发病原因不完全明确,患者血中长效甲状腺刺激激素等的浓度不高,可能与结节本身自主性分泌紊乱有关。

(三)临床表现

甲亢的临床表现轻重不一,典型表现有甲状腺激素分泌过多综合征、甲状腺肿大及突眼征。

1.甲状腺激素分泌过多综合征

由于甲状腺激素分泌增多和交感神经兴奋,患者可出现高代谢综合征和各系统功能受累,表现为性情急躁、易激惹、失眠、双手颤动、疲乏无力、怕热多汗、皮肤潮湿;食欲亢进但体重减轻、肠蠕动亢进和腹泻;月经失调和阳痿;心悸、脉快有力(脉率常在 100 次/分以上,休息与睡眠时仍快)、脉压增大。其中脉率增快及脉压增大常作为判断病情程度和治疗效果的重要指标。合并甲状腺功能亢进性心脏病时,出现心律失常、心脏增大和心力衰竭。少数患者伴有胫前黏液性水肿。

2.甲状腺肿大

甲状腺肿大呈弥散性、对称性,质地不等,无压痛,多无局部压迫症状。甲状腺触诊可触及震颤,听诊时闻及血管杂音。

3.突眼征

可分为单纯性突眼(与甲亢时交感神经兴奋性增高有关)和浸润性突眼(与眶后组织的自身免疫炎症有关)。典型患者双侧眼球突出、眼裂增宽。严重者,上下眼睑难以闭合,甚至不能盖住角膜;瞬目减少;眼向下看时上眼睑不随眼球下闭,上视时无额纹出现;两眼内聚能力差;甚至伴眼睑肿胀、结膜充血水肿等。

(四)辅助检查

1.实验室检查

(1)血清甲状腺素(T_4)检测:T_4 增高可以诊断甲亢,游离 T_4 较总 T_4 更有意义。

(2)血清三碘甲腺原氨酸(T_3)检测:甲亢早期或复发性甲亢 T_3 增高,游离 T_3 比 T_4 敏感。

(3)促甲状腺激素释放激素(TRH)刺激试验:血清 T_3、T_4 不增高而疑有甲亢的患者给予

TRH,无反应者多为甲亢。

2.特殊检查

(1)甲状腺摄^{131}I率测定:摄碘率增高伴有高峰前移者可诊断为甲亢。

(2)甲状腺扫描:甲状腺扫描能区分甲亢类型,原发性甲亢表现为甲状腺两叶碘均匀分布,而继发性甲亢或高功能腺瘤则表现为"热结节"。

(五)治疗

目前普遍采用3种疗法是抗甲状腺药物治疗、放射性碘治疗和手术治疗,以下只阐述手术治疗。

甲状腺大部切除术是目前对中度以上甲亢最常用且有效的方法,能使90%~95%的患者获得痊愈,手术病死率低于1%。主要缺点是有一定的并发症和4%~5%的患者术后复发,也有少数患者术后发生甲状腺功能减退。

手术适应证:①继发性甲亢或高功能腺瘤;②中度以上的原发性甲亢;③腺体较大,伴有压迫症状或胸骨后甲状腺肿等类型的甲亢;④抗甲状腺药物或^{131}I治疗后复发者或坚持长期用药困难者。此外,甲亢对妊娠可造成不良影响(流产、早产等),而妊娠又可能加重甲亢,故妊娠早、中期的甲亢患者凡具有上述指征者仍应考虑手术治疗。

手术禁忌证:①青少年患者;②症状较轻者;③老年患者或有严重器质性疾病不能耐受手术治疗者。

(六)护理

(1)术前护理。①心理护理:多与患者交谈,给予必要的心理安慰,解释手术的有关问题,必要时可遵医嘱口服镇静药。②突眼的护理:卧位时头部垫高,以减轻眼部的肿胀。眼睑不能闭合者睡眠时可涂抗生素眼膏以避免干燥,预防感染。③药物准备:为术前准备的重要环节,术前给药可降低基础代谢率,使腺体变硬、变小,便于手术操作,减轻术后出血。④饮食:给予高蛋白、高热量、高碳水化合物及高维生素饮食,并补充足够的水分。⑤其他:测定基础代谢率,了解甲状腺的功能。

(2)术后护理。

1)体位。麻醉清醒后半坐卧位,利于呼吸和切口引流。24小时内减少颈项活动,减少出血。变换体位时,用手扶持头部以减轻疼痛。

2)饮食。麻醉清醒后,可选用冷流饮食,利于吞咽,减少局部充血,避免过热食物引起血管扩张。

3)术后并发症的护理。①出血:观察切口敷料情况,注意有无颈部迅速肿大、烦躁、呼吸困难等,有异常及时通知医生处理。必要时剪开缝线,清除瘀血。②呼吸困难或窒息:由出血、喉头水肿、气管塌陷、痰液阻塞等引起。为术后最危急的并发症,多发生在手术后48小时内。术后常规在床旁放置无菌气管切开包、抢救器械和药品,以备急救。③喉返神经损伤:出现声音嘶哑或失音,应认真做好解释安慰工作,应用促进神经恢复药物配合理疗。④喉上神经损伤:进食和饮水时出现呛咳、误咽,可协助患者坐起进食或进半流质饮食。⑤手足抽搐:由甲状旁腺损伤引起,可静脉注射10%葡萄糖酸钙10~20mL。⑥甲状腺危象:术后12~36小时内出现高热、脉快而弱(120次/分以上)、烦躁、谵妄甚至昏迷,常伴有呕吐、水样便。可给予降温、吸氧、补液、镇静等对症处理。

三、单纯性甲状腺肿

(一)概述

单纯性甲状腺肿又称为地方性甲状腺肿,是由于机体缺碘、存在致甲状腺肿物质或甲状腺素合成酶缺陷所致的代偿性甲状腺肿大,不伴有明显的甲状腺功能亢进或减退。

(二)病因

单纯性甲状腺肿的病因主要分为以下3类。

(1)甲状腺素原料(碘)缺乏:环境缺碘是主要因素。高原、山区土壤中的碘盐被冲洗流失,以致饮水和食物中含碘量不足。碘的摄入不足导致无法合成足够的甲状腺素,从而反馈性地引起垂体 TSH 分泌增高并刺激甲状腺增生和代偿性肿大。

(2)甲状腺素需要量增加。青春发育期、妊娠期或绝经期妇女,对甲状腺素的需要量暂时性增加而致甲状腺肿大,这是一种生理现象,肿大的甲状腺常在成年或妊娠结束后自行缩小。

(3)甲状腺合成和分泌障碍。

(三)临床表现

1.甲状腺肿大或颈部肿块

女性多见,一般无全身症状。甲状腺不同程度肿大,随吞咽动作上下活动。早期,甲状腺呈对称、弥漫性肿大,腺体表面光滑,质地柔软。随后,在肿大腺体的一侧或两侧可扪及多个(或单个)结节,常年存在,增长缓慢。囊肿样变的结节并发囊内出血时,结节可迅速增大。结节性甲状腺肿可继发甲亢,也可发生恶变。

2.压迫症状

甲状腺不同程度的肿大和肿大结节对周围器官引起的压迫症状是本病的主要临床表现。常见的为压迫气管、食管和喉返神经,出现气管弯曲、移位和呼吸道狭窄影响呼吸。开始只在剧烈活动时感觉气促,发展严重时甚至休息时也有呼吸困难。受压过久还可使气管软骨变形、软化。少数喉返神经或食管受压者可出现声音嘶哑或吞咽困难。

病程久、体积巨大的甲状腺肿,可下垂至颈下胸骨前方。甲状腺肿向胸骨后延伸生长形成胸骨后甲状腺肿,易压迫气管和食管,还可压迫颈深部大静脉,引起头颈部静脉回流障碍,出现面部青紫、肿胀及颈胸部表浅静脉怒张。

(四)辅助检查

1.影像学检查

超声检查为首选检查方法,可确定有无结节和检测到直径 1cm 以下的小结节。X 线检查有助于发现不规则的胸骨后甲状腺肿及钙化的结节,还可确定有无气管受压、移位、软化及狭窄的程度。CT 对于胸骨后甲状腺肿有较高的诊断价值。

2.甲状腺摄[131]I 率测定

缺碘性甲状腺肿可出现摄碘量增高,但吸碘高峰一般正常。

3.细针穿刺细胞学检查

是术前评价甲状腺结节良恶性最有效的方法。

（五）治疗

1.非手术治疗

生理性甲状腺肿的患者,可不给予药物治疗,宜多食含碘丰富的食物,如海带、紫菜等。对于 20 岁以前的弥漫性单纯甲状腺肿患者,不宜手术治疗,可给予小量甲状腺素或左甲状腺素片以抑制腺垂体 TSH 分泌,缓解甲状腺增生和肿大。

2.手术治疗

手术治疗多采用甲状腺次全切除术。有以下情况时,应及时行手术治疗:①甲状腺肿压迫气管、食管或喉返神经而引起临床症状者;②胸骨后甲状腺肿;③巨大甲状腺肿影响生活和工作者;④结节性甲状腺肿继发有功能亢进者;⑤结节性甲状腺肿疑有恶变者。

（六）护理

1.护理措施

(1)非手术治疗患者的护理。①一般护理:嘱患者注意劳逸结合,适当休息。多食海带、紫菜等海产品及含碘丰富的食物,避免过多食用卷心菜、萝卜、菠菜、花生等抑制甲状腺激素合成的食物。②病情观察:观察患者甲状腺肿大的程度、质地,有无结节及压痛,颈部增粗的进展情况及有无局部压迫表现等。③用药护理:碘缺乏者,嘱患者遵医嘱准确、长期补充碘剂,并注意观察药效及不良反应。致甲状腺肿物质所致者,停用后一般可自行消失。生理性甲状腺肿大多可自行消退。④心理护理:及时向患者解释及宣教病因及防治知识,告知患者补碘等治疗后甲状腺肿可逐渐缩小或消失,通过心理支持帮助患者缓解精神压力,树立信心。

(2)手术前后的护理:参见甲状腺癌患者的相关护理内容。

2.健康教育

(1)饮食指导:应在甲状腺肿流行地区推广加碘食盐;鼓励患者多进食含碘丰富的食物,如海带、紫菜等。

(2)防治指导:妊娠期、哺乳期、成长发育期应增加碘的摄入。

四、甲状腺腺瘤

（一）概述

甲状腺腺瘤是常见的甲状腺良性肿瘤。病理上可分为滤泡状和乳头状囊性腺瘤两种,前者多见,周围有完整的包膜;后者少见,且不易与乳头状腺癌区分。

（二）病因及发病机制

甲状腺腺瘤是起源于甲状腺滤泡细胞的良性肿瘤,目前认为本病多为单克隆性,是由与甲状腺癌相似的刺激所致。甲状腺腺瘤的病因未明,可能与性别、遗传因素、放射线照射、TSH过度刺激等有关。本病在全国呈散发性存在,在地方性甲状腺肿流行区稍多见。

（三）临床表现

多数患者无不适症状,颈部出现圆形或椭圆形结节,多为单发,表面光滑,稍硬,无压痛,边界清楚,随吞咽动作上下移动。腺瘤生长缓慢,若乳头状囊性腺瘤因囊壁血管破裂而发生囊内出血时,肿瘤可在短期内迅速增大,局部出现胀痛。

（四）辅助检查

1.B 超检查

可发现甲状腺肿块。伴囊内出血时，提示囊性变。

2.放射性^{131}I 或^{99m}TC 扫描

多呈温结节，伴囊内出血时可为冷结节或凉结节，边缘一般较清晰。

（五）治疗

甲状腺腺瘤有诱发甲亢（约 20％）和恶变（约 10％）的可能，原则上应早期行包括腺瘤的患侧甲状腺大部或部分（腺瘤小）切除。切下的标本必须立即进行病理学检查，以判定肿块病变性质，从而决定下一步治疗。

（六）护理

(1)同外科手术前后护理常规。

(2)了解患者的心理问题，做好解释工作，以良好的心态接受手术治疗及护理。

(3)术前指导患者练习头颈过伸体位以配合手术。

(4)术后血压平稳后给予半卧位，抬高床头 45°。

(5)保持伤口引流管负压吸引，若持续引流出较多鲜红色血液，应及时报告医生。

(6)保持伤口敷料清洁干燥，敷料渗出多或被呕吐物污染后报告医生及时更换，以防感染。

(7)保持呼吸道通畅，告诉患者有痰时应咳嗽，必要时采用超声雾化吸入，鼓励患者深呼吸，按需给予吸氧，告诉患者少说话，让声带和喉部处于休息状态。

(8)遵医嘱给予静脉输液，维持水及电解质平衡，酌情给予抗生素，遵医嘱给予止痛药。

(9)指导患者使用放松技术，当患者开始进食时，给予流食、软食以减轻吞咽困难。

(10)指导患者保护颈部切口。①避免术后颈部弯曲或过伸。②避免快速的头部运动。③起立时用手支持头部以防止缝线牵拉。

（王欢欢）

第二节　急性乳腺炎

一、概述

急性乳腺炎是乳房的急性化脓性炎症，感染的致病菌主要是金黄色葡萄球菌，常见于产后 3～4 周的哺乳期妇女，初产妇多见。

二、病因及发病机制

除因患者产后抵抗力下降外，还与以下因素有关。

（一）乳汁淤积

乳汁是理想的培养基，乳汁淤积有利于入侵细菌生长繁殖。引起乳汁淤积的主要原因有：①乳头发育不良（过小或凹陷），妨碍正常哺乳；②乳汁过多或婴儿吸乳过少，导致不能完全排空乳汁；③乳管不通畅，影响乳汁排出。

（二）细菌入侵

乳头破损或皲裂是细菌沿淋巴管入侵感染的主要途径。6个月以后的婴儿已长牙,易致乳头损伤;婴儿患口腔炎或含乳头入睡,易致细菌直接侵入乳管,上行至腺小叶而致感染。

三、临床表现

（1）发病初期感乳房肿胀疼痛,局部出现红肿且有压痛的肿块,同时可有发热等全身症状。

（2）随炎症的发展,上述症状加重,炎性肿块增大,疼痛呈搏动性。

（3）患侧腋窝出现肿大淋巴结,疼痛或压痛。

（4）白细胞计数明显升高。

（5）脓肿形成,表浅脓肿易发现,深部脓肿可经穿刺或B超发现。脓肿可以是单房,但多房性者常见,表浅脓肿可自行溃破。

（6）感染严重者可并发脓毒血症。

四、辅助检查

（一）实验室检查

血常规检查显示白细胞及中性粒细胞计数明显增高,严重者出现核左移。败血症患者的血细菌培养为阳性。脓肿穿刺细胞学培养多为金黄色葡萄球菌。

（二）B超检查

未形成脓肿前B超检查显示为实性肿块,回声增高,无明显边界;脓肿形成后可显示液性暗区。

五、治疗

（一）非手术治疗

适用于早期乳腺炎尚未形成脓肿时。

（1）患乳停止哺乳,同时用吸乳器等吸出乳汁。

（2）尽早全身使用大剂量抗生素,以青霉素、头孢菌素和红霉素为安全。

（3）局部可行热敷或理疗,水肿明显者可用25%硫酸镁湿热敷。

（二）手术治疗

脓肿形成后应及时切开引流,为避免损伤乳管而形成乳瘘,应按放射状做切口,深部或乳房后脓肿可沿乳房下缘做弧形切口,经乳房后间隙引流。如果有数个脓腔则应分开脓肿间的间隙。

六、护理

（一）护理措施

1.术前护理措施

（1）缓解疼痛。①防止乳汁淤积:停止哺乳,及时排空乳汁。②局部托起:用宽松的胸罩托起乳房,以减轻乳房疼痛和肿胀。③局部热敷、药物外敷或理疗:以促进局部血液循环和炎症的消散,如25%硫酸镁溶液湿热敷、中药六合丹外敷、红外线照射等。④饮食护理:加强营养支持,以清淡饮食为主,避免油腻、增加乳汁的食物。

(2)控制体温和感染。①控制感染:遵医嘱早期应用抗生素,并观察药物疗效。②采取降温措施:高热者给予物理降温,必要时遵医嘱使用降温药物。

(3)病情观察。①定时测量生命体征。②观察乳房局部的变化。③定期监测血白细胞计数及分类变化,必要时行血培养及药物敏感试验。

(4)心理护理。①讲解疾病相关知识。②鼓励患者表达自身感受。③针对个体情况进行针对性的心理护理。④鼓励患者家属和朋友给予患者关心和支持。

(5)术前常规准备。①术前行抗生素皮试,遵医嘱带入术中用药。②协助完善相关检查,如心电图、B超、凝血试验等。③协助更换清洁病员服。④术前建立静脉通道。⑤术前与手术室人员进行患者、药物核对后送入手术室。

2.术后护理措施

(1)术后护理常规。

1)全身麻醉术后护理常规:①了解麻醉和手术方式、术中情况、切口和引流情况;②持续低流量吸氧;③持续心电、血氧监护;④严密监测生命体征;⑤床档保护防坠床。

2)伤口观察及护理:观察伤口有无渗血、渗液,若有,应及时更换敷粒。

3)各管道观察及护理:①输液管保持通畅,留置针妥善固定,注意观察穿刺部位皮肤情况;②脓腔引流管注意妥善固定,保持有效负压吸引,观察并记录引流液的量和性状。

4)疼痛护理:①评估患者疼痛情况;②使用患者自控镇痛(PCA)者,注意检查管道是否畅通,评价镇痛效果是否满意;③遵医嘱给予镇痛药物。

5)基础护理:做好患者的生活护理。

6)饮食护理:全身麻醉清醒后6小时进食,局部麻醉者可尽早进食。

7)体位与活动:①全身麻醉清醒前去枕平卧,头偏向一侧;②全身麻醉清醒后手术当日取平卧位或半卧位;③术后第1日起,可下床活动并逐渐增加活动量。

(2)伤口护理。

1)伤口处理:此类伤口属于感染伤口,手术后应充分引流伤口分泌物,去除坏死组织,采用湿性愈合理念加强处理,促进伤口肉芽生长,加速伤口愈合。

2)伤口换药注意事项:①在换药期间应该指导正确地回乳,回乳不好可影响伤口愈合;②每次换药应对伤口充分评估,以便及时调整伤口治疗方案;③每次换药时应彻底清创;④根据伤口情况调整换药的频率。

3)有效沟通:应告知患者及其家属疾病病因、病理、伤口换药的历程及坚持治疗的重要性及必要性。

4)疼痛护理:脓肿伤口患者换药时都会感觉不同程度的疼痛,应注意操作动作轻柔,给予止痛药或采取放松疗法以减轻疼痛。

5)心理护理及健康教育:做好疾病知识的介绍和心理护理。

(二)健康教育

1.保持乳头和乳晕清洁

(1)在妊娠期常用肥皂水及温水清洁两侧乳头。

(2)产后每次哺乳前、后均需清洁乳头,保持局部清洁和干燥。

2.纠正乳头内陷

乳头内陷者于妊娠期常挤捏、提拉乳头。

3.养成良好的哺乳习惯

定时哺乳,每次哺乳时应将乳汁排空,帮助婴儿养成不含乳头睡觉的良好习惯。

4.保持婴儿口腔卫生

每次哺乳前后让婴儿饮温开水清洁口腔。

5.及时处理乳头破损

(1)乳头、乳晕破损或皲裂时暂停哺乳,用吸乳器吸出乳汁哺喂婴儿。

(2)局部用温水清洗后涂以抗生药软膏,待愈合后再哺乳。

(3)症状严重时应及时诊治。

(张敏娅)

第三节　胸部损伤

一、气胸

(一)概述

胸膜腔内积气称为气胸。在胸部损伤中,气胸的发生率仅次于肋骨骨折。

(二)病因及发病机制

根据胸膜腔的压力情况,气胸分为以下3类。

1.闭合性气胸

多并发于肋骨骨折,由于肋骨断端刺破肺,空气进入胸膜腔所致。

2.开放性气胸

多并发于刀刃、锐器或弹片火器等导致的胸部穿透伤。

3.张力性气胸

主要是由于较大的肺泡破裂、较深较大的肺裂伤或支气管破裂所致。

(三)临床表现

1.闭合性气胸

(1)症状:主要与胸腔积气量和肺萎陷程度有关,轻者可无症状或出现胸闷、胸痛、气促,重者可出现明显呼吸困难。肺萎陷在30%以下者为小量气胸,患者无明显呼吸和循环功能紊乱的症状。肺萎陷在30%～50%者为中量气胸,肺萎陷在50%以上者为大量气胸,两者均可表现为明显的低氧血症。

(2)体征:患侧胸廓饱满,叩诊呈鼓音,呼吸活动度降低,气管向健侧移位,听诊患侧呼吸音减弱甚至消失。

2.开放性气胸

(1)症状:明显呼吸困难、鼻翼扇动、口唇发绀,重者伴有休克症状。

（2）体征：患侧可见胸壁伤道，颈静脉怒张，心脏、气管向健侧移位；呼吸时可闻及气体进出胸腔伤口发出吸吮样"嘶嘶"声，称为胸部吸吮伤口；颈部和胸部皮下可触及捻发音；患侧胸部叩诊呈鼓音，听诊呼吸音减弱或消失。

3.张力性气胸

（1）症状：严重呼吸困难、烦躁、意识障碍、发绀、大汗淋漓、昏迷、休克，甚至窒息。

（2）体征：气管明显移向健侧，颈静脉怒张，多有皮下气肿；患侧胸部饱满，叩诊呈鼓音；呼吸活动度降低，听诊呼吸音消失。

（四）辅助检查

1.影像学检查

主要为胸部 X 线检查。

（1）闭合性气胸：显示不同程度的肺萎陷和胸腔积气，但其显示的胸腔积气征象往往比实际气胸的程度轻。有时可见胸腔积液。

（2）开放性气胸：显示患侧胸腔大量积气、肺萎陷，气管和心脏等纵隔内器官向健侧移位。

（3）张力性气胸：显示胸腔积气严重、肺完全萎陷，气管和心脏等纵隔内器官向健侧移位。

2.诊断性穿刺

胸腔穿刺既能帮助明确气胸的诊断，也可抽出气体降低胸腔内压，缓解症状。张力性气胸患者穿刺时可有高压气体向外冲出，外推针筒芯，抽气后症状缓解，但很快又加剧。

（五）治疗

以抢救生命为首要原则。处理措施包括封闭胸壁开放性伤口，通过胸腔穿刺抽吸或胸腔闭式引流排出胸腔内的积气、积液，防治感染。

1.胸腔闭式引流术

目的是引流胸腔内积气、血液和渗液；重建胸腔内负压，保持纵隔的正常位置；促进肺复张。

（1）适应证：①中量、大量气胸，开放性气胸，张力性气胸，血胸，脓胸；②胸腔穿刺术治疗下肺无法复张者；③剖胸手术后引流。

（2）留置导管方法和留置导管位置：通常在手术室留置导管，紧急情况下可在急诊室或患者床旁留置导管。可根据临床诊断和胸部 X 线检查结果决定留置导管位置。①积气：由于积气多向上聚集，因此气胸引流一般在前胸壁锁骨中线第 2 肋间隙。②积液：在腋中线与腋后线间第 6 或第 7 肋间隙插管引流。③脓胸：通常选择脓液积聚的最低位置进行留置导管。

（3）胸管种类：①以排出积气为主时，宜选择质地较软、管径为 1cm 的塑胶管，既能引流，又可减轻局部刺激和疼痛；②以排出积液和脓液为主时，引流管宜选择质地较硬、管径为 1.5～2cm 的橡皮管，不易打折和堵塞，利于通畅引流。

（4）胸腔引流的装置：传统的胸腔闭式引流装置有单瓶、双瓶和三瓶 3 种。目前临床上广泛应用的是各种一次性使用的胸腔引流装置。

1）单瓶水封闭式引流：水封瓶的橡胶瓶塞上有两个孔，分别插入长管、短管。瓶中装有约 500mL 无菌生理盐水，使长管的下口浸没液面下 3～4cm，短管下口远离液面，使瓶内空气与外界大气相通。使用时，长管上的橡皮管与患者的胸腔引流管相连接，接通后即可见长管内水柱升高至液平面以上8～10cm,并随患者呼吸上下波动;若无波动,则提示引流管不通畅。

2)双瓶水封闭式引流:在上述的水封瓶前面连接一个集液瓶,用于收集胸腔引流液,水封瓶内的密闭系统不会受到引流量的影响。

3)三瓶水封闭式引流:在双瓶式基础上增加了一个控制抽吸力的负压控制瓶。通常,传导到引流瓶内的抽吸力的大小取决于通气管没入液面的深度。当抽吸力超过没入液面的通气管的高度所产生的压力时,就会有外界空气吸入此引流系统中。若通气管没入液面下15～20cm,则对该引流装置所施加的负压抽吸力不会大于15～20cmH$_2$O(1.47～1.96kPa),可防止抽吸力过大引起胸膜损伤。

2.不同类型气胸的处理

(1)闭合性气胸。①小量气胸者,无须特殊处理,积气一般在1～2周内自行吸收,但应密切观察患者病情变化。②中量或大量气胸者,可行胸腔穿刺抽尽积气以减轻肺萎陷,必要时行胸腔闭式引流术,排出积气,促使肺尽早膨胀;应用抗生素防治感染。

(2)开放性气胸。①紧急封闭伤口:是首要的急救措施,立即变开放性气胸为闭合性气胸,为抢救生命赢得时间。可使用无菌敷料如纱布、棉垫或因地制宜利用身边清洁器材如衣物、塑料袋等,在患者深呼气末时封盖吸吮伤口,加压包扎固定,并迅速转送至医院。②安全转运:在运送医院途中如患者呼吸困难加重或有张力性气胸表现时,应在患者呼气时暂时开放密闭敷料,排出胸腔内高压气体后再封闭伤口。③急诊处理:及时清创、缝合胸壁伤口,并行胸腔穿刺抽气减压,暂时缓解呼吸困难,必要时行胸腔闭式引流。④预防和处理并发症:吸氧,以缓解患者缺氧的状况;补充血容量,纠正休克;应用抗生素预防感染。⑤手术治疗:对疑有胸腔内器官损伤或进行性出血患者行开胸探查术,止血、修复损伤或清除异物。

(3)张力性气胸,可迅速危及生命,需紧急抢救。①迅速排气减压:是张力性气胸致呼吸困难患者的首要处理措施。紧急情况下应迅速在患侧锁骨中线第2肋间,用粗针头穿刺胸腔排气减压,并外接单向活瓣装置。紧急时可在针柄部外接柔软小口塑料袋、气球等,使胸腔内高压气体易于排出,阻止外界气体进入胸腔。②安置胸腔闭式引流:胸腔闭式引流装置的排气孔外接可调节恒定负压的吸引装置,可加快气体排出,促使肺复张。待漏气停止24小时后,胸部X线证实肺已复张,方可拔除胸腔引流管。③开胸探查:若胸腔引流管内持续不断溢出大量气体,呼吸困难未改善,肺膨胀困难,提示可能有肺和支气管的严重损伤,应考虑开胸探查手术或电视胸腔镜手术探查并修补伤口。

(六)护理

1.护理措施

(1)非手术治疗的护理/术前护理。

1)现场急救。患者若出现危及生命的征象时,护士应协同医师施以急救。①开放性气胸:立即用敷料封闭胸壁伤口,使之成为闭合性气胸,阻止气体继续进入胸腔。②闭合性或张力性气胸:积气量多者,应立即协助医师行胸腔穿刺抽气或胸腔闭式引流。

2)保持呼吸道通畅。①吸氧:呼吸困难和发绀者,及时给予吸氧。②有效咳嗽、排痰:及时清理口腔、呼吸道内的呕吐物、分泌物、血液及痰液等,保持呼吸道通畅,预防窒息。痰液黏稠不易咳出者,应用祛痰药物、超声雾化吸入,以稀释痰液利于排出,必要时给予鼻导管吸痰。

③建立人工气道:不能有效排痰或呼吸衰竭者,实施气管插管或气管切开给氧、吸痰或呼吸机辅助呼吸。④体位:病情稳定者取半坐卧位,以使膈肌下降,有利于呼吸。

3)缓解疼痛。患者因疼痛不敢咳嗽、咳痰时,协助或指导患者及其家属用双手按压患侧胸壁,以减轻伤口震动产生疼痛;必要时遵医嘱给予镇痛药。

4)病情观察。动态观察患者生命体征和意识等变化。重点观察患者呼吸的频率、节律和幅度;注意有无气促、呼吸困难、发绀和缺氧等症状;有无气管移位或皮下气肿的情况;是否发生低血容量性休克等。

5)预防感染。有开放性伤口者,遵医嘱使用破伤风抗毒素及抗生素。

6)术前护理。①输液管理:病情危重,有胸腔内器官、血管损伤出血或呼吸困难未能缓解者除做好手术准备外,还应遵医嘱及时输血、补液并记录液体出入量,避免因输液过快、过量而发生肺水肿。②术前准备:急诊手术患者,做好血型鉴定、交叉配血试验及药物过敏试验,手术区域备皮;择期手术者,鼓励患者摄入营养丰富、易消化食物,术前晚禁食禁饮。

(2)术后护理。

1)病情观察。患者术后返回病房,密切观察其生命体征的变化,给予心电监测,并详细记录。妥善安放、固定各种管路并保持通畅。

2)基础护理。由于切口疼痛及留置有各种管道,患者自理能力下降,根据患者病情和需要做好基础护理和生活护理,如口腔护理、皮肤护理、会阴护理等;鼓励并协助患者早期下床活动,促进疾病康复。

3)呼吸道管理。①协助患者咳嗽咳痰:卧床期间,定时协助患者翻身、坐起、叩背、咳嗽;鼓励并指导患者做深呼吸运动,促使肺扩张,预防肺不张或肺部感染等并发症的发生。②人工气道的护理:实施气管插管或气管切开呼吸机辅助呼吸者,做好呼吸道护理,主要包括气道的湿化、吸痰及保持管道通畅等,以维持有效气体交换。

4)胸腔闭式引流的护理。①保持管道密闭。a.用凡士林纱布严密覆盖胸壁引流管周围。b.水封瓶始终保持直立,长管没入水中3~4cm。c.更换引流瓶或搬动患者时,先用止血钳双向夹闭引流管,防止空气进入。d.放松止血钳时,先将引流瓶安置低于胸壁引流口平面的位置。e.随时检查引流装置是否密闭,防止引流管脱落。②严格无菌操作。a.保持引流装置无菌,定时更换引流装置,并严格遵守无菌技术操作原则。b.保持胸壁引流口处敷料清洁、干燥,一旦渗湿,及时更换。c.引流瓶位置低于胸壁引流口平面60~100cm,依靠重力引流,以防瓶内液体逆流入胸腔,造成逆行感染。③保持引流通畅。定时挤压引流管,防止引流管受压、扭曲和阻塞。患者取半坐卧位,经常改变体位,鼓励患者咳嗽和深呼吸,以利胸腔内液体和气体的排出,促进肺复张。④观察及记录引流。a.密切观察并准确记录引流液的颜色、性状和量。b.密切注意水封瓶长管中水柱波动的情况,以判断引流管是否通畅。水柱波动的幅度能反映呼吸道无效腔的大小及胸腔内负压的情况,一般水柱上下波动的范围为4~6cm。若水柱波动幅度过大,提示可能存在肺不张;若水柱无波动,提示引流管不通畅或肺已经完全复张;若患者出现气促、胸闷、气管向健侧偏移等肺受压症状,则提示血块阻塞引流管,应通过捏挤或使用负压间断抽吸引流瓶中的短玻璃管,促使其恢复通畅,并立即通知医师处理。⑤处理意外事件。a.若引流管从胸腔滑脱,立即用手捏闭胸壁伤口处皮肤,消毒处理后,以凡士林纱布封闭伤口,并协助医师进一步处理。b.若引流瓶损坏或引流管从胸壁引流管与引流装置连接处脱落,立即用双钳夹闭胸壁引流管,并更换引流装置。⑥拔管护理。a.拔管指征:留置引流管48～72小时后,如果引流瓶中无气体逸出且引流液颜色变浅,24小时引流液量<50mL,脓液<10mL,胸部X线显示肺复张良好无漏气,患者无呼吸困难或气促,即可考虑拔管。b.拔管方法:协助医师拔管,嘱患者先深吸一口气,在深吸气末屏气,迅速拔管,并立即用凡士林纱布和厚敷料封闭胸壁伤口,包扎固定。c.拔管后护理:拔管后24小时内,应注意观察患者是否有胸闷、呼吸困难、发绀、切口漏气、渗液、出血和皮下气肿等,如发现异常及时通知医师处理。

5)并发症的护理。①切口感染:保持切口敷料清洁、干燥并及时更换,同时观察切口有无红、肿、热、痛等炎症表现,如有异常,及时报告医师并采取抗感染措施。②肺部感染和胸腔内感染:因开放性损伤易导致胸腔或肺部感染,故应密切观察体温变化及痰液性状,如患者出现畏寒、高热或咳脓痰等感染征象,及时通知医师并配合处理。

2.健康教育

(1)呼吸功能锻炼:指导患者练习深呼吸和有效咳嗽、咳痰的方法。嘱患者出院后仍应继续坚持腹式深呼吸和有效咳嗽。

(2)肢体功能锻炼:告知患者恢复期胸部仍有轻微不适或疼痛,应尽早开展循序渐进的患侧肩关节功能锻炼,促进功能恢复。但在气胸痊愈1个月内,不宜参加剧烈的体育活动,如打球、跑步、抬举重物等。

(3)定期复诊:胸部损伤严重者,出院后须定期来院复诊,发现异常及时治疗。伴有肋骨骨折者术后3个月应复查胸部X线,以了解骨折愈合情况。

二、血胸

(一)概述

血胸是指胸膜腔积血。血胸与气胸可同时存在,称为血气胸。

(二)病因及发病机制

胸腔积血主要来源于心脏血管,胸内大血管及其分支,胸壁、肺组织、膈肌和心包血管出血。多由胸部损伤,如肋骨骨折断端或利器损伤胸部血管引起。

(三)临床表现

1.症状

血胸的症状与出血量相关。

(1)小量血胸(成人出血量<0.5L):可无明显症状。

(2)中量血胸(成人出血量0.5～1.0L)和大量血胸(成人出血量>1.0L):患者可出现低血容量性休克,表现为面色苍白、脉搏细速、血压下降、四肢湿冷、末梢血管充盈不良等;同时伴有呼吸急促等胸腔积液的表现。血胸患者多并发感染,表现为高热、寒战、出汗和疲乏等全身表现。

2.体征

患侧胸部叩诊呈浊音,肋间隙饱满,气管向健侧移位,呼吸音减弱或消失等。

（四）辅助检查

1.实验室检查

血常规示血红蛋白和血细胞比容下降。继发感染者,血白细胞计数和中性粒细胞占比增高,积血涂片和细菌培养可发现致病菌。

2.影像学检查

(1)胸部 X 线:小量血胸者,胸部 X 线仅显示肋膈角消失;大量血胸时,显示胸腔有大片阴影,纵隔移向健侧;合并气胸者可见液平面。

(2)胸部超声:可明确胸腔积液的位置和量。

3.胸腔穿刺

抽得血性液体即可确诊。

（五）治疗

1.非进行性血胸

(1)小量积血不必穿刺抽吸,可自行吸收。

(2)中、大量血胸早期行胸腔穿刺抽出积血,必要时行胸腔闭式引流,以促进肺膨胀,改善呼吸。

2.进行性血胸

及时补充血容量,防治低血容量性休克。立即开胸探查、止血。

3.凝固性血胸

为预防感染和血块机化,于出血停止后数日内经手术清除积血和血凝块;对于已机化的血块,待病情稳定后早期行血块和胸膜表面纤维组织剥除术。

4.感染性血胸

改善胸腔引流,排尽积血、积脓。若效果不佳或肺复张不良,尽早手术清除感染性积血,剥离脓性纤维膜。

（六）护理

1.护理措施

(1)急救护理:急救时护理人员要积极与医生配合,进行及时有效的处理。①以抢救生命为首要原则,要给予鼻导管吸氧和立即建立静脉输液通路。②多根多处肋骨骨折:现场急救时先用厚敷料覆盖胸壁软化区,然后用绷带加压包扎固定,以消除或减轻反常呼吸。③开放性气胸:立即用凡士林纱布加厚敷料于呼气末封闭伤口,再用胶布或绷带包扎固定,使开放性气胸变为闭合性气胸,再按闭合性气胸处理。④张力性气胸:用一根粗针头在伤侧锁骨中线第 2 肋间隙处刺入胸腔,能立即排气减压。在患者转运过程中,将一个橡胶手指套附扎在针头的针栓外,指套的顶端剪 1cm 大小的小口,可起活瓣作用,即呼气时张开瓣口排气,吸气时瓣口闭合防止空气进入。

(2)胸腔闭式引流的护理。

1)原理及目的。胸腔闭式引流是根据胸腔生理性负压机制设计的,即依靠水封瓶中的液体使胸腔与外界隔离,主要用于治疗气胸、血胸、脓胸及胸腔手术后引流。其目的是:①排出胸腔积气、积液、积血;②重建胸腔负压,促进肺复张;③平衡胸腔内的压力,保持纵隔于正常位置。

2）留置导管的位置和种类。①排出气体时，一般放置在患侧锁骨中线第 2 肋间,选择质地较软既能引流又可减少局部刺激和疼痛的、管径为 1cm 的塑料管。②引流液体时常放置在患侧腋中线或腋后线的第 6～8 肋间,选择质地较硬、不易折叠和堵塞且利于引流通畅的、管径为 1.5～2cm 的橡皮管。③引流脓液时应放置在脓腔最低位。

3）装置。传统的胸腔闭式引流装置有单瓶、双瓶和三瓶 3 种,目前临床广泛使用的是一次性的硅胶胸腔引流装置。①单瓶水封闭式引流:由容量为 2000～3000mL 的广口无菌引流瓶、安装有长短 2 根玻璃管的橡胶瓶塞及一长约 100cm 的橡胶接管组成。引流瓶中盛有无菌生理盐水约 500mL,长玻璃管的下口插至液面下 3～4cm,短玻璃管下口则远离液面,使瓶内空气与大气相通。使用时将长玻璃管上的橡胶管与患者胸腔引流管相连接,可见长玻璃管内水柱上升,高出液平面 8～10cm,并随呼吸上下移动。若水柱不动,则提示引流管不通畅。若引流液逐渐增加时,应排除水封瓶中部分液体,以利于引流。②双瓶水封闭式引流:在单水封瓶旁再连接一个密封的引流瓶,在引流胸腔的液体时水封下的密闭系统不会受到引流量的影响,也便于观察引流液,计算引流量。③三瓶水封闭式引流:在双瓶的基础上增加一个负压调节瓶。调节瓶橡皮塞上分别插 3 根玻璃管,其中两根短管分别连接水封瓶和负压吸引,长管与大气相通,其下端插入液面 10～20cm,调节插入液面下深度即可调节抽吸的负压。

4）护理要点。①保持管道密闭:a.引流装置应安装正确,衔接紧密;b.水封瓶长玻璃管应插入液面下 3～4cm,并保持直立;c.胸腔引流管周围皮肤用油纱布包盖严密;d.搬动患者或更换引流瓶时,应双重夹闭引流管;e.若引流管从胸腔滑脱,立即用手捏闭伤口处皮肤,消毒处理后用凡士林纱布封闭伤口。②保持引流通畅:a.患者应取半卧位并经常改变体位;b.鼓励患者咳嗽、咳痰和做深呼吸运动;c.定时挤捏引流管,防止引流管折叠、扭曲、受压;d.水封瓶不可倒置或倾斜,不可高于胸部。③严格无菌操作,防止逆行感染:a.引流装置应保持无菌;b.按常规更换引流瓶和引流接管,操作过程中严格遵守无菌原则;c.保持胸壁引流口处敷料清洁、干燥,一旦渗湿应及时更换;d.引流瓶应低于胸腔引流口水平面 60～100cm,防止瓶内液体逆流入胸腔。④妥善固定引流装置:a.引流管长度约为 100cm,应妥善固定于床旁;b.引流瓶放置应低于胸腔引流口水平并妥善安置;c.运送患者时,双钳夹管,将水封瓶放置于床上患者双下肢之间,防止滑脱。⑤观察并记录:密切观察长玻璃管水柱波动情况,观察并准确记录引流液的量、颜色、性质。一般情况下,开胸术后 24 小时内流出的血性液体不超过 500mL,且引流量逐渐减少,颜色逐渐变淡。若有大量气泡或血性液体持续逸出,应立即报告医生及时处理;引流量过少,应查看引流管是否通畅。⑥拔管:a.指征:引流管无气体逸出或引流量明显减少且颜色变淡,即 24 小时引流液<50mL 或脓液<10mL,X 线检查示肺膨胀良好,患者无呼吸困难,即可拔除引流管;b.方法:嘱患者深吸气后屏气,迅速拔除引流管,并立即用凡士林纱布和敷料覆盖引流处伤口并包扎固定,拔管后注意观察患者有无胸闷、呼吸困难,伤口漏气、渗液、出血,皮下气肿等,若发现异常应及时通知医生处理。

（3）心理护理。保持环境安静、整洁,加强与患者及其家属的沟通,解释各种症状和不适的原因、持续时间及预后,说明各种诊疗、护理操作及手术的必要性和安全性,关心、理解、同情患者,帮助患者树立信心,配合治疗。

2.健康教育

(1)向患者说明吸氧、胸腔穿刺、胸腔闭式引流等操作的意义及注意事项,以取得合作。

(2)向患者解释半卧位深呼吸有效咳嗽排痰的意义,指导患者练习腹式呼吸。

(3)胸部损伤后出现肺功能下降或严重的肺纤维化患者,应戒烟或避免刺激物的吸入。

(4)鼓励患者早期活动并说明其意义。

(5)出院指导。①注意安全,防止发生意外事故。②肋骨骨折的患者骨折痊愈后胸部仍有轻微的疼痛,但不影响患侧肩部功能锻炼,告之患者3个月后复查胸部X线片,以了解骨折部位愈合情况。③注意合理休息和加强营养。④心肺损伤严重者定期复诊。

三、肋骨骨折

(一)概述

肋骨骨折是最常见的胸部损伤,指暴力直接或间接作用于肋骨,使肋骨的完整性和连续性中断。第1~3肋骨粗短,且有锁骨、肩胛骨保护,不易发生骨折,一旦骨折说明致伤暴力巨大,常合并锁骨、肩胛骨骨折和颈部、腋部血管及神经损伤。第4~7肋骨长而薄,最易折断。第8~10肋骨前端肋软骨形成肋弓与胸骨相连,而第11~12肋前端游离,弹性较大,均不易发生骨折。若发生骨折,应警惕腹腔内脏器和膈肌损伤。

(二)病因及发病机制

肋骨骨折是最常见的胸部损伤,当暴力或钝器撞击胸部,使受伤部位的肋骨向内弯曲折断;胸部前后挤压的间接暴力使肋骨腋段向外弯曲折断。损伤为单根或多根肋骨骨折,也可为同一肋骨在一处或多处骨折。骨折断端刺破胸膜和肺组织,发生血胸、气胸和皮下气肿。多根、多处肋骨骨折将使局部胸壁失去完整肋骨的支撑而软化,出现反常呼吸运动,即吸气时软化区胸壁向内凹陷,呼气时向外凸出,又称连枷胸,严重影响气体交换。若软化区范围较大,呼吸时两侧胸腔压力不平衡,引起纵隔摆动,进一步影响气体交换和腔静脉血液回流,严重时可发生呼吸和循环功能衰竭。

(三)临床表现

1.症状

肋骨骨折断端可刺激肋间神经产生局部疼痛,当深呼吸、咳嗽或改变体位时疼痛加剧;胸痛使呼吸变浅、咳嗽无力,呼吸道分泌物增多、潴留,易致肺不张和肺部感染。部分患者可因肋骨折断向内刺破肺组织而出现咯血。根据肋骨骨折损伤程度不同,可出现不同程度的呼吸困难、发绀或休克等。

2.体征

受伤胸壁可见肿胀、畸形,局部明显压痛;挤压胸部疼痛加重,甚至产生骨擦音;多根多处肋骨骨折者,伤处可见胸壁反常呼吸运动;部分患者出现皮下气肿。

(四)辅助检查

1.实验室检查

出血量大者,血常规示血红蛋白和血细胞比容下降。

2.影像学检查

胸部 X 线和 CT 检查可显示肋骨骨折的断端错位、断裂线及血气胸等,但不能显示前胸肋软骨折断征象;肋骨三维重建 CT 可以更好地显示肋骨骨折情况。

(五)治疗

肋骨骨折处理原则为有效镇痛、肺部物理治疗和早期活动。

1.闭合性肋骨骨折

(1)固定,控制反常呼吸:直接用弹性胸带固定或采用多带条胸带或宽胶布条叠瓦式固定胸廓,以减少肋骨断端活动,减少疼痛。此方法适用于闭合性单根单处肋骨骨折的患者,也可用于胸背部、胸侧壁多根多处肋骨骨折但胸壁软化范围小、胸壁反常呼吸运动不严重者。多根多处肋骨骨折且胸壁软化范围大、胸壁反常呼吸运动明显的连枷胸患者,可在患侧胸壁放置牵引支架,行牵引固定或用厚棉垫加压包扎,以减轻或消除胸壁的反常呼吸运动,促进患侧肺复张。近年来也有经电视胸腔镜直视下导入钢丝的方法固定连枷胸。

(2)镇痛:有效控制疼痛能增加连枷胸患者的肺活量、潮气量、功能残气量、肺顺应性和血氧分压,降低气道阻力和软化胸壁的反常运动。根据患者情况可口服或肌内注射镇痛药,也可用患者自控镇痛装置和1%普鲁卡因封闭骨折部位或作肋间神经阻滞,甚至可采用硬膜外留置导管镇痛。

(3)建立人工气道:对有多根多处肋骨骨折、咳嗽无力、不能有效排痰或呼吸衰竭患者,应实施气管插管或切开,以利于抽吸痰液、给氧和施行呼吸机辅助呼吸。正压通气还可对软化胸壁起到"内固定"作用。

(4)预防感染:合理应用抗生素。

2.开放性肋骨骨折

除上述相关处理外,还需及时处理伤口。

(1)清创与固定:开放性肋骨骨折胸壁伤口需彻底清创,用不锈钢丝对肋骨断端行内固定术。

(2)胸腔闭式引流:肋骨骨折致胸膜穿破者,需做胸腔闭式引流术。

(六)护理

1.护理措施

(1)非手术治疗的护理/术前护理。

1)维持有效气体交换。①现场急救:对于严重肋骨骨折,尤其是胸壁软化范围大、出现胸壁反常呼吸且危及生命的连枷胸患者,应协助医师采取急救措施。②保持呼吸道通畅:及时清理呼吸道分泌物,鼓励患者咳出分泌物和血性痰;对气管插管或切开、应用呼吸机辅助呼吸者,加强呼吸道护理,主要包括湿化气道、吸痰及保持管道通畅等。

2)减轻疼痛。①妥善固定胸部。②遵医嘱使用镇痛药物。③患者咳嗽、咳痰时,协助或指导其用双手按压患侧胸壁,以减轻疼痛。

3)病情观察。①密切观察生命体征、神志、胸腹部活动度等,若有异常,及时报告医师并协助处理。②观察患者有无皮下气肿,记录皮下气肿范围,若气肿迅速蔓延,应立即报告医师。

4)术前准备:做好血型检测及交叉配血试验、手术区域备皮等术前准备。

(2)术后护理。

1)病情观察。密切观察呼吸、血压、脉搏及神志的变化,观察胸部活动情况。及时发现有无呼吸困难或反常呼吸,发现异常及时通知医师并协助处理。

2)防治感染。①监测体温变化,若体温超过 38.5℃且持续不退,通知医师及时处理。②鼓励并协助患者深呼吸、咳嗽、排痰,以减少呼吸系统并发症。③及时更换创面敷料,保持敷料清洁干燥和引流管通畅。

2.健康教育

(1)合理饮食:进食清淡且富含营养的食物,多食水果、蔬菜,保持大便通畅。忌食辛辣刺激、生冷、油腻食物,以防助湿生痰。多饮水。

(2)休息与活动:保证充足睡眠,骨折已临床愈合者可逐渐练习床边站立、床边活动、室内步行等活动,并系好肋骨固定带。骨折完全愈合后,可逐渐加大活动量。

(3)用药指导:遵医嘱按时服用药物,服药时防止剧烈呛咳及呕吐,以免影响伤处愈合。

(4)复诊指导:定期复查,不适随诊。

(张敏娅)

第四节　腹外疝

一、腹股沟疝

(一)概述

腹股沟疝是指发生在腹股沟区域的腹外疝,男性多见,男女发病比例约为 15∶1,右侧较左侧多见。通常将腹股沟疝分为斜疝和直疝 2 种。疝囊经过腹壁下动脉外侧的腹股沟管深环(内环)突出,向内、向下、向前斜行经过腹股沟管,再穿出腹股沟管浅环(皮下环),并可进入阴囊,称为腹股沟斜疝。疝囊经腹壁下动脉内侧的直疝三角区直接由后向前突出,不经过内环,也不进入阴囊,称为腹股沟直疝。腹股沟斜疝是最常见的腹外疝,发病率占全部腹外疝的 75%～90%,占腹股沟疝的 85%～95%,多见于儿童及成年人。腹股沟直疝多见于老年人。

(二)病因及发病机制

腹股沟区是位于下腹部前外侧壁的三角形区域,其下界为腹股沟韧带,内界为腹直肌外缘,上界为髂前上棘至腹直肌外侧缘的水平线。腹外斜肌在腹股沟区移行为较薄的腱膜;腹内斜肌在腹股沟韧带的外侧 1/2,腹横肌在腹股沟韧带的外侧 1/3,二者不附着于腹股沟韧带而成为游离缘,在腹股沟内侧 1/2 形成一空隙,无肌肉覆盖;精索和子宫圆韧带通过腹股沟管时形成潜在性裂隙,使腹股沟区成为腹前壁的薄弱区域,当腹腔压力增高时,此处易发生腹股沟疝。

腹股沟疝的发生原因包括先天性因素和后天性因素。

1.先天性解剖异常

婴儿出生后,若鞘突不闭锁或闭锁不完全,就成为先天性腹股沟斜疝的疝囊,当啼哭、排便等致腹内压力增加时,肠管、大网膜等即可进入未闭锁或闭锁不全的鞘突形成疝。胚胎发育过程中右侧睾丸下降比左侧略晚,鞘突闭锁也较迟,故右侧腹股沟疝较多见。腹内斜肌弓状下缘发育不全或者位置偏高者,易发生腹股沟直疝。

2.后天性腹壁薄弱或缺损

任何腹外疝都存在腹横筋膜不同程度的薄弱或缺损。此外,腹横肌和腹内斜肌发育不全或萎缩对发病也起重要作用。

(三)临床表现

1.腹股沟斜疝

(1)易复性斜疝:除腹股沟区有肿块和偶有胀痛外,并无其他症状。肿块常在站立、行走、咳嗽或劳动时出现,多呈带蒂柄的梨形,可降至阴囊或大阴唇。用手按住肿块同时嘱患者咳嗽,可有冲击感。若患者平卧休息或用手将肿块向腹腔推送,肿块可向腹腔回纳而消失。回纳后,以手指通过阴囊皮肤伸入浅环,可感觉浅环扩大、腹壁软弱;此时嘱患者咳嗽,指尖有冲击感。用手指紧压腹股沟管深环,让患者起立并咳嗽,疝块并不出现;一旦移去手指,则可见疝块由外上向内下突出。疝内容物若为肠袢,触之柔软、光滑,叩之呈鼓音,回纳疝块时有阻力,一旦回纳,疝块即消失,并常在肠袢回纳入腹腔时发出咕噜声;若疝内容物为大网膜,则肿块坚韧,叩诊呈浊音,回纳缓慢。

(2)难复性斜疝:除胀痛稍重外,主要特点是疝块不能完全回纳。滑动性斜疝除了疝块不能完全回纳外,尚有消化不良和便秘等症状。滑动疝多见于右侧,左、右发病比例约为1:6。

(3)嵌顿性斜疝:多发生在强体力劳动或用力排便等腹内压骤增时。表现为疝块突然增大,并伴有明显疼痛,平卧或用手推送不能使疝块回纳。肿块紧张发硬,且有明显触痛。嵌顿内容物如为大网膜,局部疼痛常较轻微;如为肠袢,不仅局部疼痛明显,还可伴有腹部绞痛、恶心、呕吐、停止排便排气、腹胀等机械性肠梗阻的表现。疝一旦嵌顿,自行回纳的机会较少,多数患者症状逐步加重,如不及时处理,将发展为绞窄性疝。肠管壁疝嵌顿时,由于局部肿块不明显,又不一定有肠梗阻的表现,容易被忽略。

(4)绞窄性斜疝:临床症状多较严重,但在肠袢坏死穿孔时,疼痛可因疝块压力骤降而暂时缓解,故疼痛减轻而肿块仍存在者,不可认为是病情好转。绞窄时间较长者,由于疝内容物发生感染,侵及周围组织,引起疝外被盖组织的急性炎症;严重者可发生急性腹膜炎及脓毒症。

2.腹股沟直疝

常见于年老体弱患者,其临床特点有别于腹股沟斜疝。主要表现为患者站立时,在腹股沟内侧端、耻骨结节上外方出现一半球形肿块,并不伴有疼痛或其他症状。由于直疝疝囊颈宽大,疝内容物又直接由后向前顶出,故平卧后疝块多能自行回纳腹腔而消失,极少发生嵌顿。直疝不会进入阴囊,疝内容物常为小肠或大网膜。

(四)辅助检查

1.透光试验

因疝块不透光,故腹股沟斜疝透光试验呈阴性,而鞘膜积液透光试验呈阳性,可以此鉴别。

但因幼儿的疝块组织菲薄,常能透光,勿与鞘膜积液混淆。

2.实验室检查

疝内容物继发感染时,血常规示白细胞计数增多和中性粒细胞占比升高;大便常规显示隐血试验阳性或可见白细胞。

3.影像学检查

疝嵌顿或绞窄时,腹部 X 线可见肠梗阻征象。

(五)治疗

腹股沟疝早期手术效果好、复发率低。若不及时处理,疝块逐渐增大,终将加重腹壁的损坏而影响劳动力,术后复发率增高。斜疝常可发生嵌顿或绞窄而威胁患者的生命。因此,除少数特殊情况外,腹股沟疝一般应尽早施行手术治疗。

1.非手术治疗

(1)棉线束带法或绷带压深环法:适用于 1 岁以下婴儿。因为婴幼儿腹肌可随躯体生长逐渐强壮,疝有自行消失的可能。可采用棉线束带或绷带压住腹股沟管深环,防止疝块突出。

(2)医用疝带的使用:适用于年老体弱或伴有其他严重疾病而禁忌手术者。白天可在回纳疝内容物后,将医用疝带一端的软压垫顶住疝环,阻止疝块突出。但长期使用疝带可使疝囊颈经常受摩擦而增厚,增加嵌顿疝的发病率,并可促使疝囊与疝内容物粘连,增加难复性疝的发病率。

(3)手法复位:嵌顿性疝在下列情况下可先试行手法复位。①嵌顿时间在 3～4 小时内,局部压痛不明显,也无腹部压痛或腹肌紧张等腹膜刺激征者。②年老体弱或伴有其他较严重疾病而估计肠袢尚未绞窄坏死者。复位方法是将患者取头低足高卧位,注射吗啡或哌替啶以止痛、镇静并松弛腹肌,用右手持续缓慢地将疝块推向腹腔,同时用左手轻轻按摩浅环和深环以协助疝内容物回纳。复位手法应轻柔,切忌粗暴。

2.手术治疗

腹股沟疝最有效的治疗方法是手术修补。嵌顿性疝原则上需紧急手术治疗,以防疝内容物坏死并解除伴发的肠梗阻。绞窄性疝的内容物已坏死,更需紧急手术。手术处理嵌顿或绞窄性疝时,关键在于准确判断肠管活力。若嵌顿的肠袢较多,应警惕有无逆行性嵌顿。

(1)传统的疝修补术:基本原则是高位结扎疝囊、加强或修补腹股沟管管壁。①疝囊高位结扎术:显露疝囊颈,予以高位结扎或贯穿缝合,然后切去疝囊。单纯性疝囊高位结扎适用于婴幼儿或儿童以及绞窄性斜疝因肠坏死而局部严重感染者。②加强或修补腹股沟管管壁:成年腹股沟疝患者都存在不同程度的腹股沟管前壁或后壁的薄弱或缺损,在疝囊高位结扎后,加强或修补薄弱的腹股沟管前壁或后壁,才能彻底治疗,预防复发。

(2)无张力疝修补术:使用修补材料进行无张力疝修补是目前外科治疗的主要方法。传统的疝修补术存在缝合张力大、局部有牵拉感、疼痛及修补的组织愈合差、易复发等缺点。现代疝手术强调在无张力情况下,利用人工高分子材料网片进行修补,具有创伤小、术后疼痛轻、康复快、复发率低等优点。无张力疝修补术不打乱腹股沟区的正常解剖层次,只是在腹股沟管的后壁或腹膜前间隙放置补片,加强了薄弱的腹横筋膜和腹股沟管后壁。但嵌顿性疝行急诊手术者以及腹股沟管未发育完全的儿童不提倡使用人工补片技术。

(3)经腹腔镜疝修补术(LIHR):其基本原理是从腹腔内部用网片加强腹壁缺损或用钉(缝线)使内环缩小。LIHR手术创伤小、恢复快,可同时检查双侧腹股沟疝和股疝,有助于发现亚临床的对侧疝并同时予以修补,尤其是多次复发或隐匿性疝,经腹腔镜疝修补更具优势。但因其对技术设备要求高,需全身麻醉,手术费用高,临床应用受限。

(六)护理

1.护理措施

(1)非手术治疗的护理/术前护理。

1)卧床休息:疝块较大、年老体弱或伴有其他严重疾病暂不能手术者,减少活动,多卧床休息;建议患者离床活动时佩戴医用疝带,避免腹腔内容物脱出而造成疝嵌顿。

2)消除引起腹内压增高的因素:有慢性咳嗽、腹水、便秘、排尿困难、妊娠等可引起腹内压增高的因素而暂不行手术者,积极治疗原发病,控制症状。指导患者注意保暖,预防呼吸道感染;指导患者戒烟;养成良好的排便习惯,多饮水、多吃蔬菜等粗纤维食物,保持排便通畅;妊娠期间在活动时可使用疝带压住疝环口。

3)棉线束带或绷带压深环法的护理:1岁以内婴儿若疝较小或未发生嵌顿或绞窄,一般暂不手术。在使用棉线束带法或绷带压深环法时,应注意局部皮肤的血运情况,睡觉时可不用;避免长时间的哭闹,防止嵌顿疝的形成。

4)嵌顿性/绞窄性疝的护理:观察患者疼痛程度及病情变化,若出现明显腹痛,伴疝块突然增大、发硬且触痛明显,不能回纳腹腔,应高度警惕嵌顿疝发生的可能,立即报告医师,并配合处理。若发生疝的嵌顿、绞窄,引起肠梗阻等情况,应予禁食、胃肠减压,纠正水、电解质及酸碱平衡失调,抗感染,必要时备血。做好急诊手术准备。行手法复位的患者,若疼痛剧烈,可遵医嘱注射吗啡或哌替啶,以止痛、镇静并松弛腹肌。手法复位后24小时内严密观察患者生命体征,尤其是脉搏、血压的变化,注意观察腹部情况,注意有无腹膜炎或肠梗阻的表现。如有这些表现,配合医师做好紧急手术探查的准备。

5)完善术前准备:①对年老体弱、腹壁肌肉薄弱或复发疝的患者,术前应加强腹壁肌肉锻炼,并练习卧床排便和使用便器等;②术前2周戒烟;③服用阿司匹林者术前7日停药,抗凝治疗者术前遵医嘱停药或选用合适的拮抗药;④便秘者,术前晚灌肠,清除肠内积粪,防止术后腹胀及排便困难;⑤术前完成阴囊及会阴部的皮肤准备,若发现有毛囊炎等炎症表现,必要时应暂停手术;⑥患者进手术室前,嘱其排尿,以防术中误伤膀胱;⑦高龄、糖尿病、肥胖、消瘦、多次复发疝、化疗或放疗后和其他免疫功能低下者,遵医嘱预防性使用抗生素。

(2)术后护理。

1)休息与活动:传统疝修补术后当日取平卧位,膝下垫一软枕,使髋关节微屈,以降低腹股沟区切口张力和减少腹腔内压力,有利于切口愈合和减轻切口疼痛。次日改为半卧位。术后卧床期间鼓励床上翻身及活动肢体,术后3~5日患者可离床活动。采用无张力疝修补术者一般术后当日或次日即可下床活动,年老体弱、复发性疝、绞窄性疝、巨大疝等患者可适当推迟下床活动的时间。

2)饮食护理:根据麻醉方式及患者情况给予饮食指导。若无恶心、呕吐,在局部麻醉下行无张力疝修补术者术后即可进软食或普食;经腹腔镜疝修补术者术后6~12小时,少量饮水或进流食,之后逐渐恢复到软食或普食。行肠切除吻合术者术后应禁食,待肠功能恢复后方可进食。

3)防止腹内压增高:注意保暖,防止受凉引起咳嗽;指导患者在咳嗽时用手掌按压,以保护切口和减轻震动引起的切口疼痛。保持排便通畅,便秘者给予通便药物,避免用力排便。因麻醉或手术刺激引起尿潴留者,可肌内注射氨甲酰胆碱或针灸,促进膀胱平滑肌的收缩,必要时导尿。

4)预防阴囊水肿:因阴囊比较松弛、位置低,渗血、渗液易积聚于此。为避免阴囊内积血、积液和促进淋巴回流,术后可用丁字带托起阴囊,并密切观察阴囊肿胀情况。

5)预防切口感染:切口感染是引起疝复发的主要原因之一,一旦发现切口感染征象,应尽早处理。预防切口感染的措施包括:①病情观察,注意体温和脉搏的变化;观察切口有无红、肿、疼痛,阴囊部有无出血、血肿;②切口护理,术后切口一般不需加沙袋压迫,有切口血肿时应予适当加压;保持切口敷料清洁干燥、不被粪便污染;若敷料脱落或被污染,及时更换;③抗生素使用,绞窄性疝行肠切除、肠吻合术后,易发生切口感染,术后须合理应用抗生素。

2.健康教育

(1)疾病知识宣教。向患者解释造成腹外疝的原因和诱发因素、手术治疗的必要性,了解患者的顾虑所在,尽可能地予以解除,使其安心配合治疗。对拟采用无张力疝修补术者,介绍补片材料的优点及费用等。

(2)出院指导。①活动指导:患者出院后应逐渐增加活动量,3个月内应避免重体力劳动或提举重物等。②饮食指导:调整饮食习惯,保持排便通畅。③防止复发:减少和消除引起腹外疝复发的因素,并注意避免增加腹内压的动作如剧烈咳嗽、用力排便等。④定期随访:若疝复发,应及早诊治。

二、股疝

(一)概述

腹腔内器官或组织通过股环,经股管向卵圆窝突出形成的疝,称为股疝。股疝的发病率占腹外疝的3%～5%,多见于40岁以上妇女。

(二)病因及发病机制

女性骨盆较宽大,联合肌腱和腔隙韧带较薄弱,使股管上口宽大松弛而易发病。妊娠是腹内压增高的主要原因。

(三)临床表现

平时无症状,多偶然发现。疝块往往不大,表现为腹股沟韧带下方卵圆窝处有一半球形突起。易复性股疝的症状较轻,常不为患者所注意,尤其在肥胖者更易疏忽。一部分患者可在久站或咳嗽时感到患处胀痛,并有可复性肿块。因疝囊外常有很多脂肪堆积,故平卧回纳内容物后,疝块有时不能完全消失。股疝如发生嵌顿,除引起局部明显疼痛外,也常伴有较明显的急性机械性肠梗阻,严重者甚至可以掩盖股疝的局部症状。

(四)治疗

因股疝极易嵌顿、绞窄,确诊后,应及时进行手术治疗,目的是关闭股环、封闭股管。对于嵌顿性或绞窄性股疝,则应紧急手术。最常用的手术是 McVay 修补法。也可采用无张力疝修补法或经腹腔镜疝修补术。

(五)护理

1.体位与活动

术后宜取平卧位,膝下垫软枕,髋、膝关节略屈曲,使腹肌松弛,减小腹压和手术切口处张力,以利于缓解伤口疼痛,防止疝修补处组织裂开,术后次日适当进行床上四肢的活动。卧床时间长短,依据疝的部位、大小、腹壁缺损程度及手术方法而定,一般在术后 3～6 日可下床活动。但对于年老体弱、复发疝、绞窄性疝、巨大疝的患者延长至术后 10 日方可下床活动,以防止疝复发。

2.饮食管理

卧床期间要加强对患者的日常生活和进食、排便管理,术后 6～12 小时可进流质饮食,次日进软食或普食。

3.预防复发

术后注意保暖,防止受凉咳嗽,影响切口愈合;如有咳嗽时先用手掌按压伤口处,然后再咳嗽,以减少对伤口牵拉等不利影响;保持大小便通畅,及时处理便秘。

4.预防阴囊血肿

术后切口部位常规压沙袋(重 0.5kg)24 小时,以减轻渗血;男性患者使用丁字带或阴囊托托起阴囊,可减少渗血、渗液的积聚,促进渗血、渗液的回流和吸收,要经常观察伤口敷料有无红染、阴囊是否肿大,如有异常应及时和医师联系。

5.伤口护理

无绞窄的疝手术为无菌手术,不应发生伤口污染,而绞窄性疝行肠切除、肠吻合术,易造成切口污染。要注意保持敷料干燥、清洁,避免大小便污染。对婴幼儿尤其要加强观察,发现敷料脱落或污染应及时更换,必要时在敷料上覆盖塑料薄膜,做好伤口的隔离保护。对施行肠切除、肠吻合术的患者,要保持胃肠减压和其他引流的通畅。遵医嘱使用抗菌药物。术后 48 小时,患者如仍有发热、诉切口处疼痛,可能为切口感染,应检查伤口并给予处理。

三、其他腹外疝

(一)切口疝

1.概述

腹腔内器官或组织自腹壁手术切口突出形成的疝,称为切口疝。临床上比较常见,其发生率约占腹外疝的第 3 位。腹部手术后切口一期愈合者,切口疝的发病率通常在 1% 以下;若切口发生感染,切口疝发病率可达 10%;若切口裂开再缝合者,切口疝发病率可高达 30%。

2.病因及发病机制

(1)解剖因素:腹部切口疝多见于腹部纵行切口。除腹直肌外,腹壁各层肌及筋膜、鞘膜等组织的纤维大都是横向走行,纵行切口必然切断上述纤维;缝合时,缝线容易在纤维间滑脱;已缝合的组织又经常受到肌肉的横向牵引力而易发生切口裂开。此外,肋间神经被切断也可导致腹直肌强度降低。

(2)手术因素:手术操作不当是导致切口疝的重要原因。如留置引流物过久,切口过长导致切断肋间神经过多,腹壁切口缝合不严密,缝合时张力过大而致组织撕裂等情况均可导致切口疝的发生。

(3)切口愈合不良:切口愈合不良也是引起切口疝的一个重要因素。其中切口感染所致腹壁组织破坏,由此引起的腹部切口疝占50%左右;切口内血肿形成、肥胖、高龄,合并糖尿病、营养不良或使用皮质激素等,均可导致切口愈合不良。

(4)腹内压增高:手术后腹胀明显或肺部并发症导致剧烈咳嗽而致腹内压骤增,也可致切口内层哆裂。

3.临床表现

(1)症状:多数患者无特殊不适。较大的切口疝有腹部牵拉感,伴食欲减退、恶心、便秘、腹部隐痛等表现。多数切口疝无完整疝囊,疝内容物易与腹膜外腹壁组织粘连而成为难复性疝,有时还伴有不完全性肠梗阻表现。

(2)体征:腹壁切口瘢痕处逐渐膨隆,有肿块出现。肿块通常在站立或用力时更为明显,平卧休息则缩小或消失。肿块小者直径为数厘米,大者可达10~20cm,甚至更大。有时疝内容物可达皮下,若为肠管常可见到肠型和肠蠕动波。疝内容物回纳后,多数能扪及腹肌裂开所形成的疝环边缘。若是腹壁肋间神经损伤后腹肌薄弱所致切口疝,虽有局部膨隆,但无边缘清楚的肿块,也无明显疝环可扪及。切口疝疝环一般比较宽大,很少发生嵌顿。

4.治疗

腹壁切口疝一经发生,不能自愈,需要手术修补。

(1)较小的切口疝:切除疝表面的原手术瘢痕,显露疝环并沿其边缘解剖出腹壁各层组织,回纳疝内容物后在无张力条件下拉拢疝环边缘,逐层缝合健康的腹壁组织,必要时重叠缝合。

(2)较大的切口疝:可用人工高分子修补材料或自体筋膜组织进行修补。

5.护理

不宜手术或暂不宜手术者,推荐采用适当的腹带包扎以限制切口疝的增大和发展;对于巨大切口疝,为防止疝内容物还纳腹腔后发生呼吸窘迫和腹腔间室综合征,术前应进行相应腹腔扩容及腹肌顺应性训练。术后适当延迟下床活动时间,加用腹带包扎3个月或更长时间以确保切口的完全愈合。

(二)脐疝

1.概述

脐疝是指疝囊通过脐环而突出的疝。临床上分为婴儿脐疝和成人脐疝两种类型,前者远较后者多见。

2.病因及发病机制

婴儿脐疝是由于脐环闭锁不全或脐部瘢痕组织不够坚固,在经常啼哭和便秘时发生,多为易复性疝,较少嵌顿和绞窄。成人脐疝多见于中年经产妇,也可见于腹水患者和孕妇,易发生嵌顿和绞窄。

3.临床表现

(1)脐部突出肿块:在婴儿啼哭时或成人站立、咳嗽等腹内压增加时,脐部突出一包块,可还纳入腹腔。如发生绞窄,则有腹痛。

(2)检查:脐部肿块在小儿常突出呈条状,长 3~7cm,成人则多为乒乓球状鼓出。局部柔软,可挤压缩小,并能在柔软处突出基底触及一圆形环。肿块内如为小肠可闻及肠鸣音,如囊内为网膜则有粘连,不易挤压缩小,也听不见肠鸣音。如有腹痛,检查时不宜挤压肿块,防止肠穿孔。如听到气过水声,为嵌顿性小肠梗阻。

4.辅助检查

(1)实验室检查:疝发生绞窄时,血白细胞、中性粒细胞占比增多。

(2)腹部 X 线检查:嵌顿或绞窄性疝可见肠梗阻征象。

5.治疗

(1)保守治疗:适用于婴儿或成人不愿意手术患者。婴儿保守治疗后大多数可以痊愈,成人则只能减轻症状。

(2)手术治疗:适用于成人,多做横梭形切口,现多采用腹膜前或腹腔内无张力修补术,术后患者恢复较快,复发率较低。

6.护理

(1)非手术治疗护理/术前护理。①心理护理:向患者解释造成脐疝的原因和诱发因素,手术治疗的必要性,了解患者的顾虑,尽可能予以消除,使患者安心配合治疗,信任医护人员的治疗措施。②一般护理:避免久站,疝块较大时减少活动,卧床休息;离床活动时使用疝带压住疝环口,避免腹腔内容物突出而造成嵌顿;落实基础护理,并注意保温,防止受凉。③消除引起腹内压升高的因素:防止呼吸道感染;多饮水,多食蔬菜、水果等粗纤维食物,保持大便通畅。④病情观察:密切观察腹部情况,疝块发生嵌顿会引起局部剧烈疼痛,出现明显的肠梗阻症状,腹痛可以十分剧烈,需立即报告医师并配合紧急处理。⑤急症术前护理:脐疝发生嵌顿或绞窄要进行急诊手术。除一般护理外,应予禁食、胃肠减压,静脉输液,纠正水、电解质及酸碱平衡失调,抗感染。

(2)术后护理。①饮食护理:一般患者手术后 6~12 小时无恶心、呕吐可进流食,术后第 2 日可进半流食,如无不适逐步进普食。若行肠切除+肠吻合术后应禁食,待肠功能恢复后方可进流食,再逐渐过渡到普食。②防止复发:术后注意保暖,防止受凉咳嗽而影响切口愈合;如有咳嗽时先用手掌按压伤口处,然后咳嗽,以减少对伤口牵拉等不利影响;保持大小便通畅,及时处理便秘,告知患者排便时勿用力增加腹压;术后的尿潴留也要及时处理。③体位与活动:术后宜取平卧位,膝下垫软枕,髋、膝关节略屈曲,使腹肌松弛,减小腹压和手术切口处张力,以利于缓解伤口疼痛,防止疝修补处组织裂开,术后次日适当进行床上四肢的活动。卧床时间长短依据疝的部位、大小、腹壁缺损程度及手术方法而定,一般在术后 3~6 日方可下床活动。但对于年老体弱、复发疝、绞窄性疝、巨大疝的患者延长至术后 10 日下床活动,以防止术后疝复发。④预防切口感染:无绞窄的疝手术为无菌手术,不应发生伤口污染,而绞窄性疝行肠切除+肠吻合术,易造成切口污染。要注意保持敷料干燥、清洁,避免大小便污染。对婴幼儿尤其要加强观察,发现敷料脱落或污染应及时更换;必要时在敷料上覆盖塑料薄膜,做好伤口的隔离保护。对施行肠切除＋肠吻合术的患者,要保持胃肠减压和其他引流的通畅;遵医嘱使用抗菌药物。术后48小时患者仍有发热,并诉切口处疼痛,可能为切口感染,应检查伤口并给予处理。

(三)白线疝

1.概述

白线疝又称为腹上疝,是指发生在腹壁正中白线上的疝。一般较小,内容物多为大网膜,易成为难复性疝,但不易发生嵌顿。

2.临床表现

(1)在腹壁正中白线上,多在脐上可触及较小的肿块,疝块还纳后,可在白线区扪及孔隙。

(2)早期白线疝的内容是腹膜外脂肪组织,无疝囊。随着白线疝的发展,内脏推动腹膜从间隙中突出,形成一完整的有疝囊的疝。

(3)白线疝一般较小,内容物多为大网膜,和疝囊易发生粘连,成为难复性疝,但很少嵌顿。

(4)白线疝早期一般无症状,也不易被发现。以后因发生粘连,大网膜牵拉,可有上腹部疼痛、消化不良、恶心、呕吐等症状。

3.辅助检查

需行腹部B超或上腹部CT检查确诊。

4.治疗

(1)非手术治疗:疝块较小而又无明显症状者,可不必治疗。

(2)手术治疗:症状明显者可行手术。一般只需切除突出的脂肪,缝合白线的缺损。如果有疝囊存在,则应结扎疝囊颈,切除疝囊,并缝合疝环(即白线上的缺损)。白线疝较大者,可用合成纤维网修补。

5.护理

(1)非手术治疗护理/术前护理。①心理护理:向患者解释造成白线疝的原因和诱发因素,手术治疗的必要性,了解患者的顾虑,尽可能予以消除,使患者安心配合治疗,对医护人员的治疗措施信任。②一般护理:疝块较大减少活动,卧床休息;离床活动时使用疝带压住疝环口,避免腹腔内容物突出而造成嵌顿;落实基础护理,并注意保温,防止受凉。③消除引起腹内压升高的因素:防止呼吸道感染;多饮水,多食蔬菜、水果等粗纤维食物,保持大便通畅。④病情观察:密切观察腹部情况,因发生粘连可有上腹部疼痛、消化不良、恶心呕吐等症状。⑤急症术前护理:白线疝较大者进行纤维网修补治疗。除一般护理外,应予禁食、胃肠减压,静脉输液,纠正水、电解质及酸碱平衡失调。抗感染。

(2)术后护理。①饮食护理:一般患者手术后6～12小时无恶心、呕吐可进流食,术后第2日可进半流食,如无不适逐步进普食。若行肠切除＋肠吻合术后应禁食,待肠功能恢复后方可进流食,再逐渐过渡到普食。②体位与活动:术后宜取平卧位,膝下垫软枕,髋、膝关节略屈曲,使腹肌松弛,减小腹压和手术切口处张力,以利于缓解伤口疼痛,防止疝修补处组织裂开,术后次日适当进行床上四肢的活动。卧床时间长短依据疝的部位、大小、腹壁缺损程度及手术方法而定,一般在术后3～6日方可下床活动。但对于年老体弱、复发疝、绞窄性疝、巨大疝的患者延长至术后 10 日下床活动，以防止术后疝复发。③防止复发：术后注意保暖，防止受凉咳嗽而影响切口愈合；如有咳嗽时先用手掌按压伤口处，然后再咳嗽，以减少对伤口牵拉等不利影响；保持大小便通畅，及时处理便秘，告知患者排便时勿用力增加腹压；术后的尿潴留也要及时处理。④预防阴囊水肿：术后切口部位常规压沙袋(重 0.5kg)24 小时，以减轻渗血；使用丁字带或阴囊托托起阴囊，可减少渗血、渗液的积聚，促进渗血、渗液的回流和吸收。要经常观察伤口敷料有无红染、阴囊是否肿大，如有异常应及时和医师联系。⑤预防切口感染：无绞窄的疝手术为无菌手术，不应发生伤口污染，而绞窄性疝行肠切除＋肠吻合术，易造成切口污染。要注意保持敷料干燥、清洁，避免大小便污染。对婴幼儿尤其要加强观察，发现敷料脱落或污染应及时更换；必要时在敷料上覆盖塑料薄膜，做好伤口的隔离保护。对施行肠切除＋肠吻合术的患者，要保持胃肠减压和其他引流的通畅，遵医嘱使用抗菌药物。术后 48 小时患者仍有发热，并诉切口处疼痛，可能为切口感染，应检查伤口并给予处理。

（张敏娅）

第五节　阑尾疾病

一、急性阑尾炎

(一)概述

急性阑尾炎是外科急腹症中最常见的疾病，在不少病例中，其临床表现并不典型或不明确，容易误诊。早期诊断和早期手术对于降低病死率至关重要。急性阑尾炎可发生于任何年龄，其按病理类型分为单纯性、化脓性和坏疽穿孔性 3 种。

(二)病因及发病机制

1.梗阻

阑尾为一细长的管道，仅一端与盲肠相通，一旦梗阻可使管腔内分泌物积存、内压增高，压迫阑尾壁，阻碍远端血运。在此基础上管腔内细菌侵入受损黏膜，易致感染。梗阻为急性阑尾炎发病的基本因素。

2.感染

主要为阑尾腔内细菌所致的直接感染。阑尾腔因与盲肠相通，因此具有与盲肠腔内相同的以大肠杆菌和厌氧菌为主的菌种和数量。若阑尾黏膜稍有损伤，细菌侵入管壁，则引起不同程度的感染。

3.其他

被认为与发病有关的其他因素有因腹泻、便秘等胃肠道功能障碍引起内脏神经反射，导致阑尾肌肉和血管痉挛，一旦超过正常强度，可以产生阑尾管腔狭窄、血供障碍、黏膜受损，细菌入侵而致急性炎症。此外，急性阑尾炎发病与饮食习惯、便秘和遗传等因素有关。

(三)临床表现

典型的急性阑尾炎开始有脐周疼痛，呈阵发性，然后逐渐加重。数小时后腹痛转移并固定于右下腹。据统计70%～80%的病例有典型的转移性右下腹痛,有些病例可以一开始即表现为右下腹局限性疼痛。恶心、呕吐也是常见症状。一般体温不超过38℃,高热提示阑尾坏疽穿孔。

1.症状

(1)腹痛:典型的腹痛发作始于上腹,逐渐移向脐部,数小时(6～8小时)后转移并局限在右下腹。此过程的时间长短取决于病变发展的程度和阑尾位置。70%～80%的患者具有这种典型的转移性腹痛的特点。部分病例发病开始即出现右下腹痛。

(2)胃肠道症状:发病早期可能有厌食,恶心、呕吐也可发生,但程度较轻。有的病例可能发生腹泻。盆腔位阑尾炎,炎症刺激直肠和膀胱,引起排便、里急后重症状。弥散性腹膜炎时可致麻痹性肠梗阻,表现腹胀、排气排便减少。

(3)全身症状:早期可见乏力。炎症重时出现中毒症状,心率增快,发热,体温达38℃左右,阑尾穿孔时体温会更高,可至39℃或40℃。

2.体征

(1)右下腹压痛:是急性阑尾炎最常见的重要体征。压痛点通常位于麦氏点,可随阑尾位置的变异而改变,但压痛点始终在一个固定的位置上。

(2)腹膜刺激征:腹部压痛、反跳痛,腹肌紧张,肠鸣音减弱或消失等,这是壁层腹膜受炎症刺激出现的防御性反应,提示阑尾炎症加重,出现化脓、坏疽或穿孔等上述体征尤为显著。腹膜炎范围扩大,说明局部腹腔内有渗出或阑尾穿孔。但是,在小儿、老人、孕妇、肥胖者、虚弱者或盲肠后位阑尾炎时,腹膜刺激征象可不明显。

(3)右下腹包块:如查体发现右下腹饱满,扪及一压痛性包块,边界不清,固定,应考虑阑尾周围脓肿的诊断。

(四)辅助检查

白细胞计数和中性粒细胞比例升高是临床诊断的重要依据。对可疑患者可行腹腔镜检查,不但可对诊断起决定作用,而且可同时行腹腔镜下阑尾切除手术。也可进行腹部平片常规检查。B超检查在诊断急性阑尾炎中具有一定的价值,同时对鉴别诊断有意义。CT检查与B超检查的效果相似,有助于阑尾周围脓肿的诊断。

(五)治疗

1.非手术治疗

急性阑尾炎处于早期单纯性炎症阶段时可考虑非手术治疗。

2.手术治疗

绝大多数急性阑尾炎诊断明确后均应采用手术治疗,手术方式按照阑尾的解剖部位选择顺行或逆行切除。术后继续应用抗生素治疗。

(六)护理

1.非手术护理

(1)卧位患者取半卧位。

(2)酌情禁食或进流食并做好输液的护理。

（3）未明确诊断前禁用止痛药,遵医嘱使用抗生素。如经非手术治疗病情不见好转或加重应及时报告医生。

（4）如有发热及呕吐进行物理降温、止吐治疗,禁服泻药及进行灌肠。

2.术前护理

（1）同情安慰患者,认真回答患者的问题,解释手术治疗的原因。

（2）禁食并做好术前准备,对老年患者应做好心、肺、肾功能的检查。

3.术后护理

（1）体位:按麻醉方式安置体位,血压平稳后取半卧位。

（2）用药护理:遵医嘱给予抗感染治疗。

（3）饮食护理:术后1~2日肠功能恢复后可给流食,逐步过渡到软食、普食,但1周内忌牛奶或豆制品,以免腹胀,1周内忌灌肠和使用泻药。

（4）早期活动:鼓励患者早期下床活动,以促进肠蠕动恢复,防止肠粘连。

二、慢性阑尾炎

（一）概述
慢性阑尾炎大多由急性阑尾炎转变而来,少数病变开始即呈慢性过程。

（二）病因及发病机制
慢性阑尾炎多由于急性阑尾炎发作时病灶未能彻底除去,残留感染,病情迁延不愈而致。病史明确,诊断容易。部分慢性阑尾炎没有急性阑尾炎发作史,症状隐蔽,体征不确切,有时出现阑尾点压痛,可能与阑尾慢性梗阻有关。

（三）临床表现
患者既往有急性阑尾炎病史,发作时常有反射性胃部不适、腹胀、便秘等症状,右下腹疼痛和局部压痛固定,但不严重。部分患者只有隐痛或不适,多于剧烈活动或饮食不洁时急性发作。部分患者左侧卧位时右下腹可扪及阑尾条索,质硬有压痛。

（四）辅助检查
1.X线钡剂灌肠检查

可见阑尾狭窄变细、不规则或扭曲,阑尾不充盈或充盈不全,显影的阑尾处可有明显压痛。72小时后透视复查阑尾腔内仍有钡剂残留,有助于明确诊断。X线检查还可排除一些易与阑尾炎相混淆的疾病,如溃疡病、慢性结肠炎、盲肠结核或癌肿等。

2.超声检查

可排除慢性胆囊炎、慢性附件炎及慢性泌尿系统感染等。

（五）治疗
诊断明确后手术切除阑尾,并行病理检查证实诊断。

（六）护理
同急性阑尾炎的护理措施。

三、其他类型阑尾炎

（一）老年急性阑尾炎

1.概述

老年人血管、淋巴管有退行性改变,阑尾黏膜变薄、脂肪浸润和阑尾组织纤维化,加上血管硬化,组织血供相对减少,故阑尾发炎后容易发生坏死穿孔。老年人对痛觉迟钝,一旦发生该疾病,往往病情更为复杂,且很易延误诊治。

2.临床表现

（1）老年人反应低下,发病时症状不典型,腹痛,腹部压痛、肌紧张,体温升高等症状、体征均较轻。

（2）老年人防御能力弱,急性炎症易扩散,病情发展快,以急性炎症表现至阑尾化脓、坏疽、穿孔、阑尾脓肿形成,可在数天内发生。

（3）老年人常伴发动脉硬化、糖尿病、肾功能不全等,使病情更趋复杂、严重。

3.辅助检查

参见急性阑尾炎辅助检查的相关内容。

4.治疗

急性阑尾炎的一般治疗原则也适用于老年患者。必须手术时,年龄本身并非手术治疗的禁忌证。由于老年人阑尾病变的程度常较临床表现为重,故凡症状已较明显者,及时手术切除阑尾更为必要。重要的是注意围术期管理,控制并存疾病所产生的影响,使老年人安全度过围术期。

5.护理

（1）减轻焦虑。①评估焦虑的原因与程度。②向患者讲解手术的必要性、安全性,解除患者顾虑,增强战胜病痛的信心。③提供相关疾病知识及增加舒适感的方法。④帮助患者熟悉住院环境,关心患者,减轻患者的陌生感。

（2）解除疼痛不适。①评估疼痛的部位和性质以及患者的耐受程度,安排舒适的体位。②手术后待生命体征平稳给予半卧位,松弛腹肌,减轻疼痛,同时促进炎症局限。③做好心理护理,减轻患者焦虑感,缓解心理因素引起的疼痛。

（3）切口感染的预防。密切观察患者生命体征和腹部情况,如发生体温升高、腹痛加重,局部红肿、压痛,立即报告医生,及时给予穿刺、引流、换药等处理。

（4）粘连性肠梗阻的预防。术后 6 小时改为半卧位,鼓励患者及早下床活动,并密切观察其腹胀、腹痛情况。

（二）妊娠期急性阑尾炎

1.概述

妊娠期由于消化道位置的改变及妊娠的生理变化,较易发生阑尾炎,一般多发生在妊娠前6个月内。妊娠期间孕妇盆腔器官充血,阑尾炎症发展迅速,因此阑尾穿孔及坏死率较高。

2.临床表现

（1）妊娠早期急性阑尾炎与一般阑尾炎相似。

(2)随着妊娠的发展,子宫逐渐增大,阑尾逐渐向外上移位,此时如发生急性阑尾炎,其腹痛与局部压痛的位置也有所改变,开始时向上偏移,以后逐渐向右侧或外侧偏移。

(3)至妊娠8个月时,阑尾可位于髂嵴上2cm,盲肠和阑尾逐渐被子宫所遮盖,胀大的子宫将腹前壁向前推移而与炎症阑尾分开,故局部可无明显阳性体征。

(4)右腰部疼痛可能重于腹痛,压痛点也由右下腹转移至右腰部或右侧腹部,局部反跳痛和腹肌紧张可能消失。

(5)阑尾炎症严重时可引起子宫收缩增加。

3.辅助检查

参见急性阑尾炎辅助检查的相关内容。

4.治疗

(1)妊娠早期急性阑尾炎:妊娠早期急性阑尾炎是指处于妊娠1～3个月的阑尾炎。与一般阑尾炎一样,症状轻时可采用非手术治疗。症状重时在加强保胎基础上手术治疗,理由是手术可致流产。

(2)妊娠中期急性阑尾炎:妊娠中期急性阑尾炎是指处于妊娠4～7个月的阑尾炎。与一般阑尾炎一样,症状轻时可非手术治疗。症状重应手术治疗,理由是手术牵拉子宫可引起早产。

(3)妊娠晚期急性阑尾炎:妊娠晚期阑尾炎是指处于妊娠8个月以上的阑尾炎。多数人主张一经确诊立即手术。此类阑尾炎主张尽量不用腹腔引流,加强术后护理,运用广谱抗生素,加强保胎以防早产。

5.护理

(1)减轻焦虑。①评估焦虑的原因与程度。②提供相关疾病知识及增加舒适感的方法。③建立信任感,解除患者对胎儿过多的顾虑,增强战胜病痛的信心。④帮助患者熟悉住院环境,关心患者,减轻患者的陌生感。

(2)解除疼痛不适。①评估疼痛的部位和性质以及患者的耐受程度。②协助取舒适体位。③于术后待生命体征平稳给予半卧位,松弛腹肌,减轻疼痛,同时促进炎症局限。④做好心理护理,减轻患者紧张情绪,缓解心理因素引起的疼痛。⑤必要时遵医嘱给予镇痛药,并及时观察疗效。

(3)腹腔感染的预防。密切观察患者生命体征和腹部情况,如发生体温升高、腹痛加重,立即报告医生,及时处理。

(4)流产和早产的预防。炎症和手术刺激子宫收缩易引起孕妇流产和早产,定时监测胎心,注意观察孕妇有无宫缩等体征,配合专科治疗。

(三)小儿急性阑尾炎

1.概述

小儿急性阑尾炎的发病年龄以6～12岁最为常见,占所有小儿急性阑尾炎的90%;3岁以下少见,新生儿罕见。婴幼儿急性阑尾炎发病率虽低,但其诊断困难,穿孔率高,术后并发症多,因而更应早诊断、早治疗。

2.临床表现

(1)腹痛:小儿急性阑尾炎早期的主要临床表现及体征是急性腹痛,并伴有恶心、呕吐。腹痛初期在肚脐周围及上腹部,之后转移至右下腹,查体时,出现右下腹固定压痛。

(2)发热:小儿急性阑尾炎起病初期表现低热,腹痛持续 6～8 小时后体温在 37.5～38℃,此后体温随病情发展,可逐渐升至 38～39℃;如阑尾穿孔并发腹膜炎,则可出现持续高热、精神不振等症状;婴儿急性阑尾炎初期均表现哭闹、烦躁不安、频繁呕吐及高热症状。

(3)其他症状:当出现腹膜炎时,患儿腹部肌肉紧张,有压痛,拒绝他人按压腹部,有时伴有腹泻;患儿喜侧卧位,走路时腰不能伸直,弯向右侧;梗阻性阑尾炎因阑尾痉挛,引起较重的腹痛。

3.辅助检查

参见急性阑尾炎辅助检查的相关内容。

4.治疗

小儿急性阑尾炎病情发展较快,故一般不主张用非手术疗法(包括各种中医疗法)。即使穿孔合并腹膜炎,早期手术的病死率也明显低于延迟手术的病死率,故对小儿急性阑尾炎,治疗的重点在于及时手术,应采取积极的手术治疗,以免延误时机而致阑尾穿孔,引发腹膜炎和休克而危及生命。

5.护理要点

(1)减轻恐惧。①评估恐惧的原因与程度。②详细介绍住院环境与入院须知,为患儿提供一个舒适、具有家庭氛围的环境。③多陪伴患儿,耐心、通俗地解答患儿提出的问题。提供相关疾病知识及增加舒适感的方法。④向患儿介绍病室内的环境及周围小伙伴,介绍同种疾病的小伙伴痊愈后的情形,以建立信任感和亲切感,解除患儿顾虑,增强战胜病痛的信心。⑤在检查、治疗、换药前后告诉患儿有关操作的过程、目的,避免突然的疼痛刺激。

(2)解除疼痛不适。①评估疼痛的部位和性质以及患儿的耐受程度。②安排舒适体位,协助患儿取半卧位,可使腹肌松弛,有助于减轻疼痛。③鼓励年长患儿术后早期活动,减少肠粘连,使炎症局限。④做好心理护理,安慰患儿,减轻患者恐惧感,有效缓解心理因素引起的疼痛。指导年长儿运用放松术,以减轻疼痛。⑤避免用力咳嗽增加腹压,使切口疼痛,如有咳嗽,可用手按压保护切口,以减轻疼痛。⑥在诊断未明确前禁用镇痛药。术后切口疼痛不能忍受、影响休息者,遵医嘱可给予镇痛药,并观察疗效。⑦根据医嘱给予抗生素控制炎症、改善病情。观察切口情况,发现渗血、渗液、局部红肿、膨隆等异常,及时通知医生给予妥善处理。

(3)急性腹膜炎的预防。阑尾炎确诊后,立即手术治疗以防止急性腹膜炎等并发症发生,术后密切观察患者腹部情况,如腹痛突然加重,全腹出现腹膜刺激征,立即报告医生,及时处理。

(4)腹腔出血的预防。术后 6 小时内每 30 分钟测生命体征一次,病情平稳后改为每 4～6 小时测一次,如患者出现烦躁不安、面色苍白,需立即报告医生,做好紧急处理的准备。

(5)切口感染的预防。术后 3～5 天每日测量生命体征 4 次,同时密切观察伤口情况,协助医生定时换药。

(张敏娅)

第六节 肝脏疾病

一、原发性肝癌

(一)概述

原发性肝癌是我国常见的恶性肿瘤。在我国,肝癌年病死率占肿瘤病死率的第 2 位。患者的年龄大多为 40~50 岁,男性比女性多见。东南沿海地区发病率较其他地区高。

(二)病因及发病机制

原发性肝癌的病因迄今尚不完全清楚,可能与下列因素有关。

1.肝硬化

肝癌合并肝硬化的发生率较高,肝癌中以肝细胞癌合并肝硬化的发生率最高,占 64.1%~94%,胆管细胞癌很少合并肝硬化。

肝硬化发展为肝癌的过程大致为:肝细胞变性坏死后,间质结缔组织增生,纤维间隔形成,残留肝细胞结节状再生(假小叶)。在反复肝细胞损害和增生的过程中,增生的肝细胞可能发生间变或癌变(即肝组织破坏→增生→间变→癌变)。损害越重,增生越明显,癌变的机会也越高。

2.病毒性肝炎

肝癌患者常有急性肝炎→慢性肝炎→肝硬化→肝癌的病史。研究发现,与肝癌有关的肝炎病毒有乙型(HBV)、丙型(HCV)和丁型(HDV)3 种。HBsAg 阳性者其肝癌的相对危险性为 HBsAg 阴性者的 10~50 倍。我国 90% 的肝癌患者 HBV 阳性。

3.黄曲霉毒素影响

主要是黄曲霉毒素 B_1。肝癌相对高发地区粮食被黄曲霉菌及其毒素污染程度高于其他地区。

4.饮水污染

各种饮水类型与肝癌发病关系依次为:宅沟水(塘水)>泥沟水(灌溉水)>河水>井水。污水中已发现水藻霉素等很多种致癌或促癌物质。

5.其他

亚硝胺、烟酒、肥胖、寄生虫、遗传等可能与肝癌发生有关。肝癌发病与农作物中硒含量过少有一定关系。

(三)临床表现

肝癌早期缺乏特异性表现,中、晚期可有局部和全身症状。

1.症状

(1)肝区疼痛:多为右上腹或中上腹持续性钝痛、胀痛或刺痛,夜间或劳累后加重。疼痛是因癌肿迅速生长时肝包膜紧张所致。疼痛部位与病变位置有密切关系,如位于肝右叶顶部的癌肿累及膈肌时,疼痛可牵涉至右肩背部;左肝癌常表现为胃区疼痛。当肝癌结节发生坏死、破裂,引起腹腔内出血时,则表现为突发右上腹剧痛,有腹膜刺激征等急腹症表现等。

(2)消化道症状:表现为食欲减退、腹胀、恶心、呕吐或腹泻等,且早期不明显,易被忽视。

(3)全身症状:①消瘦、乏力,早期不明显,随病情发展而逐渐加重,晚期体重进行性下降,可伴有贫血、出血、腹水和水肿等恶液质表现;②发热,多为不明原因的持续性低热或不规则发热,体温37.5~38℃,个别可达39℃。其特点是抗生素治疗无效,而吲哚美辛栓(消炎痛栓)常可退热。

(4)癌旁综合征:由于癌肿本身代谢异常或癌肿产生的一些物质进入血流并作用于远处组织,对机体发生各种影响而引起的一组症候群。表现多种多样,主要有低血糖、红细胞增多症、高钙血症和高胆固醇血症,也可有皮肤卟啉症、女性化、类癌综合征、肥大性骨关节病、高血压和甲状腺功能亢进。其中大多数表现为特征性的生化改变,而且先于肝癌局部症状出现,应予以注意。

2.体征

(1)肝肿大或肿块:为中晚期肝癌最常见的体征。肝进行性不对称肿大,表面有明显结节和肿块,质硬有压痛,可随呼吸上下移动。如肿块位于右肝顶部,肝浊音区升高,膈肌抬高或活动受限,有时出现胸水(胸腔积液)。

(2)黄疸:多见于弥漫型肝癌或胆管细胞癌。因癌肿侵犯肝内主要胆管或肝门外转移淋巴结压迫肝外胆管所致。癌肿破入肝内较大胆管,可引起胆道出血、胆绞痛、黄疸等。癌肿广泛扩散可引起肝细胞性黄疸。

(3)腹水:呈草黄色或血性。由于腹膜受浸润、门静脉受压、门静脉或肝静脉内的癌栓形成以及合并肝硬化等引起。癌肿破裂可引起腹腔积血。

此外,合并肝硬化者常有肝掌、蜘蛛痣、男性乳房增大、脾肿大、腹壁静脉扩张以及食管—胃底静脉曲张等表现。

(四)辅助检查

1.肝癌血清标志物检测

(1)甲胎蛋白(AFP):AFP是诊断原发性肝细胞癌最常用的方法和最有价值的肿瘤标志物,正常值<20μg/L。AFP≥400μg/L,持续升高并能排除妊娠、活动性肝病、生殖腺胚胎源性肿瘤等,即可考虑肝癌的诊断;AFP低度升高者,应做动态观察,并结合肝功能变化及影像学检查综合分析判断。临床约有30%的肝癌患者AFP不升高,应检测AFP异质体,如为阳性,有助于诊断。

(2)血液酶学及其他肿瘤标志物检查:血清碱性磷酸酶、γ-谷氨酰转肽酶、乳酸脱氢酶的某些同工异构酶等可能升高,但缺乏特异性,早期患者阳性率极低。大多数胆管细胞癌患者AFP正常,部分患者癌胚抗原(CEA)或糖链抗原(CA19-9)升高。

2.影像学检查

(1)超声检查:可显示肿瘤的部位、大小、形态以及肝静脉或门静脉内有无癌栓,诊断符合率可达90%左右。具有操作简便、无创和在短期内可重复检查等优点,是目前首选的肝癌诊断方法。超声造影可进一步提高肝癌诊断率,并可发现直径小于1.0cm的微小肝癌。

(2)CT检查:分辨率较高,诊断符合率高达90%以上。CT动态扫描与动脉造影相结合的

CT 血管造影(CTA),可提高微小肝癌的检出率。多层螺旋 CT、三维 CT 成像能提高分辨率和定位的精确性。

(3)MRI 检查:诊断价值与 CT 相仿,对良、恶性肝内占位病变,特别是对血管瘤的鉴别优于 CT,可进行肝静脉、门静脉、下腔静脉和胆道重建成像,显示这些管腔内有无癌栓。

(4)肝动脉造影检查:诊断肝癌准确率达 95% 左右,对血管丰富的癌肿,其分辨率低限约 0.5cm。因是创伤性检查,只在必要时考虑采用。

3.肝穿刺活组织检查

超声引导下肝穿刺活检,有助于获得病理诊断。对诊断困难或不适宜手术者,为指导下一步治疗,可做此项检查。如不能排除肝血管瘤,应禁止采用。

4.腹腔镜检查

对位于肝表面的肿瘤有诊断价值。

(五)治疗

早期诊断,早期采用以手术切除为主的综合治疗,是提高肝癌长期生存率的关键。

1.非手术治疗

(1)放疗:一般情况较好,不伴有严重肝硬化,无黄疸、腹水、脾功能亢进和食管静脉曲张,癌肿较局限,无远处转移又不适用于手术切除或手术后复发者,可采用于放疗为主的综合治疗。

(2)全身药物治疗:包括生物治疗、分子靶向药物以及中医中药治疗。

2.介入治疗

经股动脉插管将抗癌药和(或)栓塞剂(如碘油)注入肝动脉进行区域性化疗,用于治疗不可切除的肝癌或作为肝癌切除术后的辅助治疗。有些不适用于一期手术切除的巨大肝癌,经此方法治疗后肿瘤缩小,部分患者可获得手术切除机会。超声引导下经皮穿刺肿瘤行微波、射频、冷冻或无水酒精注射(PEI)等消融治疗,适用于瘤体较小又不能或不宜手术的肝癌;也可在术中应用,或术后用于治疗转移、复发瘤。操作简便、安全、创伤小,有些患者可获得较好的治疗效果。

3.手术治疗

(1)肝切除:目前仍是治疗肝癌首选和最有效的方法。

1)适应证。①无明显心、肺、肾等重要脏器的器质性病变。②肝功能正常或仅有轻度损害,肝功能 A 级或 B 级,经短期保肝治疗后肝功能恢复到 A 级。③肝外无广泛转移性肿瘤。

2)手术方式选择。下述情况可做根治性肝切除:①单发的微小肝癌和小肝癌;②单发的向肝外生长的大肝癌或巨大肝癌,受肿瘤破坏的肝组织少于 30%,肿瘤包膜完整,周围界限清楚;③多发肿瘤,但肿瘤结节少于 3 个,且局限在肝的一段或一叶内。

下述情况可做姑息性肝切除:①3~5 个多发性肿瘤,局限于相邻 2~3 个肝段或半肝内,影像学显示无瘤肝组织明显代偿性增大,达全肝的 50% 以上;如肿瘤分散,可分别作局限性切除;②左半肝或右半肝的大肝癌或巨大肝癌,边界较清楚,第一、第二肝门未受侵犯,影像学显示无瘤侧肝代偿性增大明显,达全肝组织的 50% 以上;③位于肝中央区(肝中叶或Ⅳ段、Ⅴ段、Ⅵ段、Ⅷ段)的大肝癌,无瘤肝组织代偿性明显增大,达全肝的 50% 以上;④Ⅰ段或Ⅷ段的大肝癌或巨大肝癌;⑤肝门部有淋巴结转移者,如原发肝肿瘤可切除,应作肿瘤切除,同时进行肝门部淋巴结清扫;淋巴结难以清扫者,术后可进行放疗;⑥周围脏器(结肠、胃、膈肌或右肾上腺等)受侵犯,如原发肿瘤可切除,应连同受侵犯脏器一起切除;远处脏器单发转移性肿瘤(如单发肺转移),可同时作原发性肝癌切除和转移瘤切除术。

肝癌合并胆管癌栓、门静脉癌栓和(或)腔静脉癌栓,如癌栓形成时间不长,患者一般情况允许,原发性肿瘤较局限,应积极手术,切除肿瘤,取出癌栓。

伴有脾功能亢进和食管—胃底静脉曲张者,切除肿瘤同时切除脾,重度曲张者需做断流术。

(2)肝移植:下列情况可做肝移植。①肝功能属于 C 级或长期为 B 级,经护肝治疗不能改善。②肿瘤直径≤5cm,数目少于 3 个。③无血管侵犯和远处转移。按照上述标准选择患者,肝移植治疗肝癌可以获得较好的长期治疗效果。但因供肝严重缺乏,价格昂贵,临床应用受到限制。

(六)护理

1.护理措施

(1)术前护理。

1)心理护理。肝癌患者因长期罹患乙肝和肝硬化心理压力较大,而肝癌的诊断,对患者和家庭都是巨大的打击。疏导、安慰患者,鼓励患者及其家属说出感受和关心的问题,耐心解释各种治疗、护理措施。尊重、同情、理解患者的悲痛,提供一种开放式的支持环境,并让家属了解发泄的重要性。与家属共同讨论及制定诊疗措施,鼓励家属与患者多沟通交流。

2)疼痛护理。评估疼痛发生的时间、部位、性质、诱因和程度,遵医嘱按照三级止痛原则给予镇痛药物,并观察药物效果及不良反应,指导患者控制疼痛和分散注意力的方法。

3)改善营养状况。原发性肝癌患者宜采用高蛋白、高热量、高维生素、易消化饮食,少食多餐;合并肝硬化、有肝功能损害者,应限制蛋白质摄入;必要时可给予肠内外营养支持,输血浆或白蛋白等,以改善贫血,纠正低蛋白血症,提高机体抵抗力。

4)保肝治疗。嘱患者保证充分睡眠和休息,禁酒。遵医嘱给予支链氨基酸治疗,避免或减少使用肝毒性药物;使用药物期间,应动态监测肝功能或其他指标。

5)维持体液平衡。对肝功能不良伴腹水者,严格控制水、钠的摄入量;遵医嘱合理补液与利尿,注意纠正低钾血症等水电解质紊乱;准确记录 24 小时出入量;每日观察、记录体重及腹围变化。

6)预防出血,具体措施如下。①多数肝癌合并肝硬化患者,术前 3 日开始给予维生素 K_1,补充血浆和凝血因子,改善凝血功能,预防术中、术后出血。②患者应尽量避免剧烈咳嗽、用力排便等使腹压骤升的动作,以及外伤和进食干硬食物等,以免导致癌肿破裂出血或食管—胃底静脉曲张破裂出血。③应用 H_2 受体阻断药,预防应激性溃疡出血。④密切观察腹部体征,若患者突发腹痛,伴腹膜刺激征,应怀疑肝癌破裂出血,及时通知医师,积极抢救,做好急症手术的各项准备。⑤对不能手术的晚期患者,可采用补液、输血、应用止血剂、支持治疗等综合性方法处理。

7)术前准备。需要手术患者,除以上护理措施和常规腹部手术术前准备外,必须根据手术大小备充足的血和血浆,并做好术中物品准备,如化学治疗药物、皮下埋藏式灌注装置、预防性抗生素、特殊治疗设备等。

(2)术后护理。

1)病情观察。密切观察并记录患者的生命体征、神志、尿量,全身皮肤及黏膜有无出血点,有无发绀及黄疸等;观察切口渗血、渗液情况;观察腹部体征,了解有无腹痛、腹胀及腹膜刺激征等;有引流管者,观察并记录引流液的颜色、性状及量。

2)体位。清醒且血压稳定者,改为半卧位,指导患者有节律地深呼吸,达到放松和减轻疼痛的效果。

3)营养支持。禁食、胃肠减压,静脉输入高渗葡萄糖注射液、适量胰岛素以及维生素 B、维生素 C、维生素 K 等,待肠蠕动恢复后逐步给予流质、半流质饮食以及普食。术后 2 周应补充适量的白蛋白和血浆,以提高机体的抵抗力。广泛肝切除后,可使用要素饮食或静脉营养支持。

4)并发症护理。①出血:是肝切除术后常见的并发症之一。a.原因:多由凝血机制障碍、腹内压力增高及手术缝合不佳引起。b.表现:主要是失血性休克的表现,引流液增多,为鲜红色血性。c.护理:重在预防和控制出血。病情观察:术后 48 小时内应有专人护理,动态观察患者生命体征的变化;严密观察引流液的量、性状和颜色。一般情况下,手术后当日可从肝周引出鲜红色血性液体 100~300mL,若血性液体增多,应警惕腹腔内出血。预防:手术后患者血压平稳,可取半卧位;术后 1~2 日应卧床休息,避免剧烈咳嗽和打喷嚏等,以防止术后肝断面出血;保持引流管引流通畅。处理:若明确为凝血机制障碍性出血,可遵医嘱给予凝血酶原复合物、纤维蛋白原,输新鲜血,纠正低蛋白血症;若短期内或持续引流较大量的血性液体或经输血、输液,患者血压、脉搏仍不稳定,应做好再次手术止血的准备。②膈下积液及脓肿:是肝切除术后的严重并发症,多发生在术后 1 周左右。a.原因:术后引流不畅或引流管拔除过早,使残肝旁积液、积血或肝断面坏死组织及渗漏胆汁积聚造成膈下积液,如继发感染则形成膈下脓肿。b.表现:患者术后体温正常后再度升高或术后体温持续不降;伴有上腹部或右季肋部胀痛、呃逆,脉速,白细胞计数增多,中性粒细胞比值达 90% 以上等。c.护理:保持引流通畅,妥善固定引流管,避免受压、扭曲和折叠,观察引流液颜色、性状及量。若引流量逐日减少,一般在手术后 3~5 日拔除引流管。对经胸手术放置胸腔引流管者,应按胸腔闭式引流的护理要求进行护理。严密观察体温变化,高热者给予物理降温,必要时药物降温,鼓励患者多饮水。若已形成膈下脓肿,协助医师行超声定位引导下穿刺抽脓或留置导管引流,后者应加强冲洗和吸引护理;患者取半坐位,以利于呼吸和引流。加强营养支持和使用抗生素的护理。③胆汁漏。a.原因:因肝断面小胆管渗漏或胆管结扎线脱落、胆管损伤所致。b.表现:患者出现腹痛、发热和腹膜刺激征,切口有胆汁渗出或(和)腹腔引流液有胆汁。c.护理:如怀疑胆汁漏,应通知医生,保持引流通畅,并注意观察引流液的量与性质变化;如发生局部积液,应尽早超声定位穿刺留置导管引流;如发生胆汁性腹膜炎,应尽早手术。④肝性脑病。a.原因:患者因肝解毒功能降低及手术创伤,易致肝性脑病。b.表现:患者出现性格及行为变化,如欣快感、表情淡漠或扑翼样震颤等前驱症状,应警惕发生肝性脑病。c.护理具体如下。病情观察:注意观察患者有无肝性脑病的早期症状,一旦出现及时通知医师。吸氧:作半肝以上切除者,需间歇吸氧3～4日,以提高氧的供给,保护肝功能。避免肝性脑病的诱因,如上消化道出血,高蛋白饮食,感染,便秘,应用麻醉剂、镇静催眠药等。禁用肥皂水灌肠,可用生理盐水或弱酸性溶液(如食醋1～2mL加入生理盐水100mL),使肠道pH保持酸性。口服新霉素或卡那霉素,以抑制肠道细菌繁殖,有效减少氨的产生。使用降血氨药物,如谷氨酸钾或谷氨酸钠静脉滴注。给予富含支链氨基酸的制剂或溶液,以纠正支链/芳香氨基酸的比例失调。限制蛋白质摄入,以减少血氨的来源。便秘者可口服乳果糖,促使肠道内氨的排出。

(3)介入治疗护理。

1)介入治疗前准备。注意各种检查结果,判断有无禁忌证。耐心向患者解释介入治疗(肝动脉插管化疗)的目的、方法及治疗的重要性和优点,帮助患者消除紧张、恐惧心理,争取主动配合。术前6小时禁食,穿刺处皮肤准备,备好所需物品及药品,检查导管质量,防止术中出现断裂、脱落和漏液等。

2)介入治疗后护理。①预防出血:患者术后取平卧位,穿刺处拔管后压迫15分钟,再局部加压包扎,穿刺侧肢体伸直制动6小时,绝对卧床24小时防止穿刺处出血。严密观察穿刺侧肢端皮肤的颜色、温度及足背动脉搏动,注意穿刺点有无出血现象。②导管护理:妥善固定和维护导管;严格遵守无菌原则,每次注药前消毒导管,注药后用无菌纱布包扎,防止逆行感染;注药后用肝素稀释液冲洗导管以防导管堵塞。③栓塞后综合征护理:肝动脉栓塞化疗后多数患者可出现发热、肝区疼痛、恶心、呕吐、心悸、白细胞计数下降等临床表现,护理措施如下。a.控制发热:一般为低热,若体温高于38.5℃,给予物理和(或)药物降温。b.镇痛:肝区疼痛多因栓塞部位缺血坏死、肝体积增大、包膜紧张所致,必要时可适当给予镇痛药。c.恶心、呕吐:为化疗药物的反应,可给予甲氧氯普胺、氯丙嗪等。d.当白细胞计数低于$4 \times 10^9 / L$时,应暂停化疗并应用升白细胞药物。e.介入治疗后嘱患者大量饮水,减轻化疗药物对肾的毒副作用,观察排尿情况。④并发症的护理:密切观察生命体征和腹部体征,因胃、胆、胰、脾动脉栓塞而出现上消化道出血及胆囊坏死等并发症时,及时通知医师并协助处理。肝动脉栓塞化疗可造成肝细胞坏死,加重肝功能损害,应注意观察患者的意识状态、黄疸程度,注意补充高糖、高能量营养素,积极给予保肝治疗,防止肝衰竭。

2.健康教育

(1)疾病指导:注意防治肝炎,不吃霉变食物。有肝炎、肝硬化病史者和肝癌高发地区人群应定期做AFP检测或超声检查,以期早期发现。

(2)心理护理:帮助患者及其家属消除紧张、恐惧心理,积极配合医师主动参与治疗。给予晚期患者精神上的支持和关怀,鼓励患者及其家属共同面对疾病,让患者平静舒适、有尊严地度过生命的最后历程。

(3)饮食指导:多吃高热量、优质蛋白质、富含维生素和纤维素的食物。食物以清淡、易消化为宜。若有腹水、水肿,应控制水和钠盐的摄入量。

(4)复诊指导:定期随访,第1年每1～2个月复查AFP、胸部X线和B超1次,以便早期发现临床复发或转移迹象。若患者出现水肿、体重减轻、出血倾向、黄疸和乏力等症状及时就诊。

二、肝脓肿

(一)概述

肝脏受感染后,因未及时处理或不正确处理而形成脓肿。全身各部化脓性感染,尤其腹腔内感染,可通过胆管、门静脉、肝动脉或直接蔓延等途径进入肝脏引起肝脓肿,其他尚有创伤、异物等所引起者,也有来源不明者。

(二)病因及发病机制

机体抵抗力减弱是本病发生的重要原因。病原体引起者有细菌性和阿米巴性两种。阿米巴肝脓肿的发病与阿米巴结肠炎有密切关系,且脓肿大多数为单发。细菌性肝脓肿的细菌侵入途径除败血症外,可由腹腔内感染直接蔓延所引起,也可因脐部感染经脐血管、门静脉而进入肝脏。胆道蛔虫也可为引起细菌性肝脓肿的诱因。常见的细菌有金黄色葡萄球菌、链球菌等。此外,在开放性肝损伤时,细菌可随致伤异物或从创口直接侵入肝脏引起肝脓肿;细菌也可来自破裂的小胆管。有一些原因不明的肝脓肿,称为隐源性肝脓肿,可能与肝内已存在的隐匿病变有关。这种隐匿病变在机体抵抗力减弱时,病原菌在肝内繁殖,发生肝脓肿。有人指出隐源性肝脓肿中 25% 伴有糖尿病。

(三)临床表现

(1)寒战、高热,体温可高达 39～40℃,多表现为弛张热,伴或无大量出汗,恶心、呕吐,食欲缺乏和全身乏力。

(2)肝肿大和肝区疼痛,肝区持续性钝痛或胀痛,刺激性咳嗽和呼吸时疼痛加重,可伴有右肩牵涉痛。

(3)较重的病例可有黄疸、贫血或水肿。

(4)白细胞计数和中性粒细胞占比增高。

(四)辅助检查

穿刺吸出脓液能明确诊断,也可进行细菌培养及药敏试验。B 超可分辨直径 2cm 的脓肿病灶,并明确其部位和大小,为首选的检查方法,穿刺诊断不明确时可选用。CT 及 MRI 能显示脓肿的部位、大小、数目及范围,必要时可以选用。血常规、肝功能、X 线检查有助于估计病情和进一步确诊。

(五)治疗

早期诊断,积极治疗,处理原发病,防治并发症。治疗方法包括非手术治疗和手术治疗。根据患者病情合理选择治疗方案。

(六)护理

1.常规护理

(1)心理护理:了解患者及其家属的心理活动,做好解释工作,尽量减轻他们的不良心理反应,使其保持最佳心理状态,配合治疗和护理,以保证手术的顺利进行。

(2)饮食护理:给予高热量、高维生素、易消化饮食。

（3）高热护理：患者持续高热时应给予头部置冰袋等物理降温，鼓励患者多饮水，随时测体温、脉搏、呼吸，观察及记录降温效果，必要时用药物退热、镇静并给予吸氧，及时补充水、电解质，维持酸碱平衡。

（4）疼痛护理：与患者交谈以分散其注意力，必要时遵医嘱应用止痛药物。

（5）引流的护理：患者取半卧位，有利于呼吸和引流。保持引流通畅，观察引流液的性质、脓液的黏稠度，有无坏死组织，用生理盐水反复冲洗腹腔，记录每日引流脓液量。少于 10mL 或脓腔容量少于 15mL 即可拔管，改换凡士林纱布条引流。

（6）术前准备：①了解患者的全身情况，协助患者做好各项术前检查及准备工作，如有异常及时通知医生择期手术；②做好卫生处置工作（洗澡、更衣、理发、剪指甲等），根据手术部位的不同做好手术区的皮肤准备，根据医嘱给患者做交叉配血准备；③术前 12 小时禁食，4～6 小时禁水；④于术前晚、术日晨常规用 0.1%～0.2% 肥皂水清肠 1 次，必要时给予甘露醇进行全肠道灌洗；⑤术前晚根据患者情况酌情使用镇静药，保证其充分休息。

2.专科护理

（1）手术日晨护理。①测量体温、脉搏、呼吸、血压，如有异常报告医生，决定是否延期手术。②嘱患者排尿，必要时遵医嘱给予留置尿管，并妥善固定。③检查手术区皮肤准备是否符合要求。④根据医嘱留置胃管，并妥善固定。⑤取下义齿、发夹、贵重物品交于患者家属或护士长保管。⑥准备手术室所需的物品如病历、X 线片、CT 片、药品等，一起带入手术室。⑦患者进入手术室后根据手术麻醉情况准备病床及物品，停止执行术前医嘱。

（2）术后护理。了解患者术中情况，当患者回房后，通过了解患者的手术方式和术中病情变化，做了哪些相应的处理，以便制定相应的术后护理措施。①体位：根据病情及麻醉方式选择体位。②生命体征的监测：根据手术的大小及病情定时监测体温、血压、脉搏、呼吸，做好记录。③疼痛护理：麻醉作用消失后，患者会感到切口疼痛，24 小时内较明显，遵医嘱使用止痛药物，并观察止痛药物应用后的效果。④恶心、呕吐、腹胀的护理：术后恶心、呕吐常为麻醉反应，待麻醉作用消失后症状自行消失。若持续不止或反复发作，应根据患者的情况综合分析、对症处理。防止水、电解质紊乱。⑤饮食和输液：手术后患者的营养和水的摄入非常重要，它直接关系到患者的代谢功能和术后的康复。禁食期间，应经静脉补充水、电解质和营养。⑥基础护理：加强口腔、尿道、压疮护理，防止并发症发生。⑦活动：术后无禁忌，应早期活动，包括深呼吸、咳嗽、翻身和肢体活动。但对休克、极度衰弱或手术后需要限制活动者，则不宜早期活动。⑧换药：间隔换药至脓腔闭合。

（王欢欢）

第七节　胆道疾病

一、胆囊结石

（一）概述

胆囊结石指发生在胆囊内的结石，主要为胆固醇结石、混合性结石或黑色素结石，常与急性胆囊炎并存,为常见病和多发病。主要见于成年人,40 岁以后发病率随年龄增长而增加,女性多于男性。

(二)病因及发病机制

胆囊结石是综合性因素作用的结果,主要与胆汁中胆固醇过饱和、胆固醇成核过程异常以及胆囊功能异常有关。这些因素引起胆汁的成分和理化性质发生变化,使胆汁中的胆固醇呈过饱和状态,沉淀析出、结晶而形成结石。

(三)临床表现

大多数患者可无症状,称为无症状胆囊结石。典型症状为胆绞痛,只有少数患者出现,其他常表现为急性或慢性胆囊炎。

1.症状

(1)胆绞痛:右上腹或上腹部阵发性疼痛或持续性疼痛阵发性加剧,可向右肩胛部或背部放射,可伴有恶心、呕吐。常发生于饱餐、进食油腻食物后或睡眠中体位改变时。

(2)上腹隐痛:多数患者仅在进食油腻食物、工作紧张或疲劳时感觉上腹部或右上腹隐痛或有饱胀不适、嗳气、呃逆等,常被误诊为"胃病"。

(3)胆囊积液:胆囊结石长期嵌顿或阻塞胆囊管但未合并感染时,胆囊黏膜吸收胆汁中的胆色素并分泌黏液性物质导致胆囊积液。积液呈透明无色,称为白胆汁。

(4)Mirizzi 综合征:是一种特殊类型的胆囊结石,由于胆囊管与肝总管伴行过长或胆囊管与肝总管汇合位置过低,持续嵌顿于胆囊颈部的结石或较大的胆囊管结石压迫肝总管,引起肝总管狭窄;炎症反复发作导致胆囊肝总管瘘,胆囊管消失,结石部分或全部堵塞肝总管,引起反复发作的胆囊炎、胆管炎以及明显的梗阻性黄疸。

2.体征

右上腹有时可触及肿大的胆囊。若合并感染,右上腹可有明显压痛、反跳痛或肌紧张。

(四)辅助检查

首选腹部超声检查,诊断胆囊结石的准确率接近 100%。CT、MRI 也可显示胆囊结石,但不作为常规检查。

(五)治疗

1.非手术治疗

包括溶石治疗、体外冲击波碎石治疗、经皮胆囊碎石溶石等方法,但这些方法危险性大,效果不肯定。

2.手术治疗

胆囊切除术是治疗胆囊结石的最佳选择。无症状胆囊结石不需要积极手术治疗,可观察和随访。

(1)适应证:①结石反复发作引起临床症状;②结石嵌顿于胆囊颈部或胆囊管;③慢性胆囊炎;④无症状,但结石已充满整个胆囊。

(2)手术方式:包括腹腔镜胆囊切除术(LC)和开腹胆囊切除术(OC),首选 LC。LC 具有伤口小、恢复快、瘢痕小等优点,已得到迅速普及。行胆囊切除时,如有必要可同时行胆总管探查术。

(六)护理

1.护理措施

(1)术前护理。①控制疼痛:评估疼痛的程度,观察疼痛的部位、性质、程度、发作时间、诱因及缓解的相关因素;评估疼痛与饮食、体位、睡眠的关系,为进一步治疗和护理提供依据。对诊断明确且剧烈疼痛者,遵医嘱予消炎利胆、解痉镇痛药物,以缓解疼痛。②合理饮食:进食低脂饮食,以防诱发急性胆囊炎影响手术治疗。③皮肤准备:腹腔镜手术入路多在脐周,指导患者用肥皂水清洗脐部,脐部污垢可用松节油或石蜡油清洁。④呼吸道准备:LC 术中需将 CO_2 注入腹腔形成气腹,达到术野清晰并保证腹腔镜手术操作所需空间的目的。CO_2 弥散入血可致高碳酸血症及呼吸抑制,故患者术前应进行呼吸功能锻炼;避免感冒,戒烟,以减少呼吸道分泌物,利于术后早日康复。

(2)术后护理。

1)病情观察。观察并记录生命体征;观察腹部体征,了解有无腹痛、腹胀及腹膜刺激征等;有引流管者,观察并记录引流液的颜色、性状和量。

2)体位。清醒且血压稳定者,改为半卧位,指导患者有节律地深呼吸,达到放松和减轻疼痛的效果。

3)饮食护理。腹腔镜术后禁食 6 小时,术后 24 小时内饮食以无脂流食、半流食为主,逐渐过渡至低脂饮食。

4)并发症的护理。①出血:观察生命体征、腹部体征和伤口渗血情况;有腹腔引流管者,观察引流液的颜色、性状及量。如出现面色苍白、冷汗、脉搏细弱、血压下降,腹腔引流管引流出大量血性液体等情况,及时报告医师并做好抢救准备。②胆汁漏。a.原因:术中胆道损伤、胆囊管残端破漏是胆囊切除术后发生胆汁漏的主要原因。b.表现:患者出现发热、腹胀、腹痛、腹膜刺激征等表现或腹腔引流液呈黄绿色胆汁样,常提示发生胆汁漏。c.护理:观察腹部体征及引流液情况,一旦发现异常,及时报告医师并协助处理。包括充分引流胆汁:取半卧位,安置腹腔引流管,保持引流通畅,将漏出的胆汁充分引流至体外是治疗胆瘘最重要的措施。维持水、电解质平衡:长期大量胆汁漏者应补液并维持水、电解质平衡。防止胆汁刺激和损伤皮肤:及时更换引流管周围被胆汁浸湿的敷料,予氧化锌软膏或皮肤保护膜涂敷局部皮肤。

2.健康教育

(1)合理饮食:少量多餐,进食低脂、高维生素、富含膳食纤维的饮食,忌辛辣刺激性食物,多食新鲜蔬菜和水果。

(2)疾病指导:告知患者胆囊切除后出现消化不良、脂肪性腹泻等情况的原因。出院后如出现腹痛、黄疸、陶土样大便等情况应及时就诊。

(3)复查指导:中年以上未行手术治疗的胆囊结石患者应定期复查或尽早进行手术治疗,以防结石及炎症长期刺激诱发胆囊癌。

二、胆管结石

(一)概述

胆管结石为发生在肝内、肝外胆管的结石。左右肝管汇合部以下的肝总管和胆总管结石为肝外胆管结石,汇合部以上的结石为肝内胆管结石。

(二)病因及发病机制

1.肝外胆管结石

肝外胆管结石多为胆固醇类结石或黑色素结石,按照病因分为原发性和继发性结石。原发性结石的成因与胆汁淤滞、胆道感染、胆道异物(包括蛔虫残体、虫卵、华支睾吸虫、缝线线结等)、胆管解剖变异等因素有关。继发性结石主要是胆囊结石排入胆总管内引起,也可因肝内胆管结石排入胆总管引起。

2.肝内胆管结石

绝大多数为胆色素钙结石,病因复杂,主要与胆道感染、胆道寄生虫(蛔虫、华支睾吸虫)、胆汁淤滞、胆道解剖变异、营养不良等有关。肝内胆管结石常呈肝段、肝叶分布,由于胆管解剖位置的原因,左侧结石比右侧多见,左侧结石最常见的部位为肝左外叶,右侧则为肝右后叶。肝内胆管结石可双侧同时存在,也可多肝段、肝叶分布。

(三)临床表现

1.肝外胆管结石

平时无症状或仅有上腹部不适,当结石造成胆管梗阻时可出现腹痛或黄疸,如继发感染,可表现为典型的 Charcot 三联征,即腹痛,寒战、高热及黄疸。

(1)腹痛:发生在剑突下或右上腹,呈阵发性绞痛或持续性疼痛阵发性加剧,疼痛可向右肩背部放射,常伴恶心、呕吐。为结石嵌顿于胆总管下端或壶腹部刺激胆总管平滑肌或 Oddi 括约肌痉挛所致。

(2)寒战、高热:胆管梗阻并继发感染后导致胆管炎,细菌和毒素可逆行经毛细胆管入肝窦至肝静脉,再进入体循环引起全身中毒症状。多发生于剧烈腹痛后,体温可高达 $39\sim40℃$,呈弛张热。

(3)黄疸:胆管梗阻后胆红素逆流入血所致。黄疸的程度取决于梗阻的程度、部位和是否继发感染。部分梗阻时黄疸较轻,完全梗阻时黄疸较重。合并胆管炎时,胆管黏膜与结石的间隙随炎症的发作及控制发生变化,因而黄疸呈间歇性和波动性。出现黄疸时,可有尿色变黄、大便颜色变浅和皮肤瘙痒等症状,胆管完全梗阻时大便呈陶土样。

2.肝内胆管结石

可多年无症状或仅有上腹部和胸背部胀痛不适。多数患者因体检或其他疾病做影像学检查而偶然发现。常见的临床表现为伴发急性胆管炎时引起的寒战、高热和腹痛。梗阻和感染仅发生在某肝段、肝叶胆管时,患者可无黄疸;双侧肝内胆管结石或合并肝外胆管结石时可出现黄疸。体格检查可有肝肿大、肝区压痛和叩击痛等体征。并发胆管炎、肝脓肿、肝硬化、肝胆管癌时则出现相应的症状和体征。

(四)辅助检查

1.实验室检查

合并胆管炎时,白细胞计数及中性粒细胞占比明显升高;血清总胆红素及结合胆红素升高;血清转氨酶、碱性磷酸酶升高;尿胆红素升高,尿胆原降低或消失。糖链抗原(CA19-9)明显升高时需进一步检查排除胆管癌的可能。

2.影像学检查

腹部超声检查可发现结石并明确大小和部位,是首选检查方法。CT、MRI 或 MRCP 等可显示梗阻部位、程度及结石大小、数量等,并能发现胆管癌。ERCP、PTC 为有创性检查,能清楚显示结石及部位,但可诱发胆管炎及急性胰腺炎,并导致出血、胆汁漏等并发症。

(五)治疗

胆管结石以手术治疗为主。原则为尽量取尽结石,解除胆道梗阻,去除感染病灶,通畅引流胆汁,预防结石复发。

1.肝外胆管结石

以手术治疗为主,对单发或少发(2~3 枚)且直径小于 20mm 的肝外胆管结石可采用经十二指肠内镜取石,但需要严格掌握治疗的适应证。合并胆管炎者,可应用抗生素、解痉、利胆、纠正水电解质紊乱、营养支持、保肝及纠正凝血功能障碍等措施,争取在胆道感染控制后再行择期手术治疗。

(1)胆总管切开取石、T 管引流术:该术式可保留正常的 Oddi 括约肌功能,为首选方法。适用于单纯胆总管结石,胆管上、下端通畅,无狭窄或其他病变者。若伴有胆囊结石和胆囊炎,可同时行胆囊切除术。术中可采用胆道造影、超声或纤维胆道镜检查,防止或减少结石遗留。术中应尽量取尽结石,如条件不允许,可在胆总管内留置 T 管,术后行造影或胆道镜检查、取石。安置 T 管的目的如下:①引流胆汁和减压:防止因胆汁排出受阻导致的胆总管内压力增高、胆汁外漏引起腹膜炎。②引流残余结石:使胆道内残余结石,尤其是泥沙样结石通过 T 管排出体外;也可经 T 管行造影或胆道镜检查、取石。③支撑胆道:防止胆总管切开处粘连、瘢痕狭窄等导致管腔变小。

(2)胆肠吻合术:该术式废弃了 Oddi 括约肌的功能,使用逐渐减少。适用于:①胆总管下端炎性狭窄且梗阻无法解除,胆总管扩张;②胆胰汇合部异常,胰液直接流入胆管;③胆管因病变已部分切除无法再吻合者。常用吻合方式为胆管空肠 Roux-en-Y 吻合,胆肠吻合术后,胆囊的功能已消失,故应同时切除胆囊。对于嵌顿在胆总管开口的结石不能取出时可在内镜下或手术行 Oddi 括约肌切开,这是一种低位的胆总管十二指肠吻合术,须严格掌握手术适应证。

2.肝内胆管结石

无症状的肝内胆管结石可不治疗,定期观察、随访即可。临床症状反复发作者应手术治疗。

(1)胆管切开取石术:是最基本的方法,应争取切开狭窄部位,直视下或通过胆道镜取出结石,直至取尽。难以取尽的局限性结石需行肝切除。高位胆管切开后,常需同时行胆肠吻合术。

(2)胆肠吻合术:多采用肝管空肠 Roux-en-Y 吻合。Oddi 括约肌有功能时,尽量避免行胆肠吻合术。

(3)肝切除术:是治疗肝内胆管结石积极的方法,切除病变部分的肝,包括结石和感染的病灶、不能切开的狭窄胆管。肝切除去除了结石的再发源地,且可防止病变肝段、肝叶癌变。

(4)残留结石的处理:肝内胆管结石手术后结石残留较常见,后续治疗包括经引流管窦道胆道镜取石,激光、超声、体外震波碎石以及中西医结合治疗等。

(六)护理

1.护理措施

(1)术前护理。①病情观察:术前患者出现寒战、高热、腹痛、黄疸等情况,应考虑发生急性胆管炎,及时报告医师,积极处理。有黄疸者,观察和记录大便颜色并监测血清胆红素变化。②缓解疼痛:对诊断明确且疼痛剧烈者,给予消炎利胆、解痉镇痛药物。禁用吗啡,以免引起Oddi括约肌痉挛。③降低体温:根据患者的体温情况,采取物理降温和(或)药物降温;遵医嘱应用抗生素控制感染。④营养支持:给予低脂、高蛋白、高碳水化合物、高维生素的普通饮食或半流质饮食。禁食、不能经口进食或进食不足者,给予肠外营养支持。⑤纠正凝血功能障碍:肝功能受损者肌内注射维生素 K_1,纠正凝血功能,预防术后出血。⑥保持皮肤完整性:应指导患者修剪指甲,勿搔抓皮肤,防止破损;穿宽松纯棉质衣裤;保持皮肤清洁,用温水擦浴,勿使用碱性清洁剂,以免加重皮肤瘙痒。瘙痒剧烈者,遵医嘱使用炉甘石洗剂、抗组胺药或镇静药等。

(2)术后护理。

1)病情观察:观察生命体征、腹部体征及引流情况,评估有无出血及胆汁渗漏。术前有黄疸者,观察和记录大便颜色并监测血清胆红素变化。

2)营养支持:禁食期间通过肠外营养途径补充足够的热量、氨基酸、维生素、水、电解质等,维持患者良好的营养状态。胃管拔除后根据患者胃肠功能恢复情况,由无脂流质饮食逐渐过渡至低脂饮食。

3)T管引流的护理。①妥善固定:将 T 管妥善固定于腹壁,防止翻身、活动时牵拉造成管道脱出。②加强观察:观察并记录 T 管引流出胆汁的量、色和性状。正常成人每日分泌胆汁800~1200mL,呈黄绿色,清亮、无沉渣,且有一定黏性。术后 24 小时内引流量为 300~500mL,恢复饮食后可增至每日 600~700mL,以后逐渐减少至每日 200mL 左右。如胆汁过多,提示胆总管下端有梗阻的可能;如胆汁浑浊,应考虑结石残留或胆管炎症未完全控制。③保持通畅:防止 T 管扭曲、折叠、受压。引流液中有血凝块、絮状物、泥沙样结石时要定时挤捏,防止管道阻塞。必要时用生理盐水低压冲洗或用 50mL 注射器负压抽吸,操作时需注意避免诱发胆管出血。④预防感染:长期带管者,定期更换引流袋,更换时严格无菌操作。平卧时引流管的远端不可高于腋中线,坐位、站立或行走时不可高于引流管口平面,以防胆汁逆流引起感染。引流管口周围皮肤覆盖无菌纱布,保持局部干燥,防止胆汁浸润皮肤引起炎症反应。⑤拔管护理:若 T 管引流出的胆汁色泽正常,且引流量逐渐减少,可在术后 10~14 日,试行夹管 1~2 日;夹管期间注意观察病情,若无发热、腹痛、黄疸等症状,可经 T 管做胆道造影,造影后持续引流 24 小时以上;如胆道通畅,无结石或其他病变,再次夹闭 T 管 24~48 小时,患者无不适可予拔管。年老体弱、低蛋白血症、长期使用激素者可适当延长 T 管留置时间,待窦道成熟后再拔除,避免胆汁渗漏至腹腔引起胆汁性腹膜炎。拔管后,残留窦道用凡士林纱布填塞,1~2 日内可自行闭合。若胆道造影发现有结石残留,则需保留 T 管 6 周以上,再做取石或其他处理。

4)并发症的护理。①出血:可能发生在腹腔、胆管内或胆肠吻合口。a.原因:腹腔内出血可能与术中血管结扎线脱落、肝断面渗血及凝血功能障碍有关,胆管内或胆肠吻合口出血多因结石、炎症引起血管壁糜烂、溃疡或术中操作不慎所致。b.表现:腹腔内出血多发生于术后

24~48小时内,可见腹腔引流管引流出的血性液体超过100mL/h,持续3小时以上,伴有心率增快、血压波动;胆管内或胆肠吻合口出血在术后早期或后期均可发生,表现为T管引流出血性胆汁或鲜血,大便呈柏油样,可伴有心率增快、血压下降等。c.护理:严密观察生命体征及腹部体征;一旦发现出血征兆,及时报告医师并采取相应措施,防止发生低血容量性休克。②胆汁漏:因术中胆管损伤、胆总管下端梗阻、T管脱出所致。

2.健康教育

(1)饮食指导:注意饮食卫生,定期驱除肠道蛔虫。

(2)复诊指导:非手术治疗患者定期复查,出现腹痛、黄疸、发热等症状时,及时就诊。

(3)带T管出院患者的指导:穿宽松柔软的衣服,以防管道受压;淋浴时,可用塑料薄膜覆盖引流管口周围皮肤,以防感染;避免提举重物或过度活动,以免牵拉T管导致管道脱出;出现引流异常或管道脱出时,及时就诊。

三、急性胆囊炎

(一)概述

急性胆囊炎是一种常见急腹症,女性多见。根据胆囊内有无结石,将胆囊炎分为结石性胆囊炎和非结石性胆囊炎,后者较少见。

(二)病因及发病机制

1.急性结石性胆囊炎

(1)胆囊管梗阻:结石阻塞或嵌顿于胆囊管或胆囊颈,直接损伤黏膜,以致胆汁排出受阻,胆汁淤滞、浓缩。高浓度胆汁酸盐具有细胞毒性,引起细胞损害,加重黏膜的炎症、水肿甚至坏死。

(2)细菌感染:细菌通过胆道逆行进入胆囊或经血液循环或淋巴途径进入胆囊,在胆汁流出不畅时造成感染。主要致病菌是革兰阴性杆菌,常合并厌氧菌感染。

2.急性非结石性胆囊炎

病因不清楚,胆囊内胆汁淤滞和缺血可能是发病的原因。多见于严重创伤、烧伤、长期胃肠外营养、大手术(如腹主动脉瘤或心肺旁路手术)后的患者。

(三)临床表现

1.症状

(1)腹痛:为右上腹阵发性绞痛或胀痛,常在饱餐、进食油腻食物后或夜间发作,疼痛可放射至右肩、右肩胛、右背部。

(2)消化道症状:腹痛发作时常伴有恶心、呕吐、厌食、便秘等消化道症状。

(3)发热:根据胆囊炎症反应程度不同,可有轻度至中度发热。如出现寒战、高热,提示病变严重,可能出现胆囊化脓、坏疽、穿孔或合并急性胆管炎。

2.体征

右上腹可有不同程度的压痛或叩击痛,炎症波及浆膜时可出现反跳痛和肌紧张。将左手压于右上肋缘下,嘱患者腹式呼吸,如出现突然吸气暂停称为Murphy征阳性,是急性胆囊的典型体征。

(四)辅助检查

1.实验室检查

血常规检查可见白细胞计数及中性粒细胞占比升高,部分患者可有血清胆红素、转氨酶或淀粉酶升高。

2.影像学检查

B超可见胆囊增大,胆囊壁增厚,并可探及胆囊内结石影。CT、MRI均能协助诊断。

(五)治疗

主要为手术治疗。手术时机和手术方式取决于患者的病情。

1.非手术治疗

可作为手术前的准备,方法包括禁食、解痉、输液、抗感染、营养支持、纠正水电解质及酸碱代谢失调等。大多数患者经非手术治疗后病情缓解,再行择期手术;如病情无缓解或已诊断为急性化脓性、坏疽穿孔性胆囊炎,则需尽早手术治疗。

2.手术治疗

急性期手术应力求安全、简单、有效,对年老体弱、合并多个重要脏器疾病者,选择手术方法更应慎重。①胆囊切除术:胆囊炎症较轻者可应用腹腔镜胆囊切除术(LC);急性化脓性、坏疽穿孔性胆囊炎可采用开腹胆囊切除术(OC)或小切口胆囊切除术(MC)。②胆囊造口术:患者情况极差,不能耐受胆囊切除者或手术技术条件有限,不能胜任胆囊切除术的情况下,可先行胆囊造口术减压引流。③超声或CT引导下经皮经肝胆囊穿刺引流术(PTGD):可降低胆囊内压,待急性期后再行择期手术,适用于病情危重且不宜手术的化脓性胆囊炎患者。

(六)护理

1.术前护理

(1)病情观察。严密监测生命体征,观察腹部体征变化。若出现寒战、高热、腹痛加重、腹痛范围扩大等,应考虑病情加重,及时报告医师,积极处理。

(2)缓解疼痛。嘱患者卧床休息,取舒适体位;指导患者进行有节律的深呼吸,达到放松和减轻疼痛的目的。对诊断明确且疼痛剧烈者,给予消炎利胆、解痉镇痛药物,以缓解疼痛。

(3)控制感染。遵医嘱合理运用抗生素,选用对革兰阴性杆菌及厌氧菌有效的抗生素并联合用药。

(4)改善和维持营养状况。对非手术治疗的患者,根据病情决定饮食种类,病情较轻者可给予清淡饮食;病情严重者需禁食和(或)胃肠减压。不能经口进食或进食不足者,可经肠外营养途径补充和改善营养状况。拟行急诊手术的患者应禁食,经静脉补充足够的水、电解质、热量和维生素等,维持水、电解质及酸碱平衡。

2.术后护理

(1)体位护理。协助患者取舒适体位,有节律地深呼吸,达到放松和减轻疼痛的效果。

(2)LC术后的护理。①饮食指导:术后禁食6小时。术后24小时内饮食以无脂流食、半流食为主,逐渐过渡至低脂饮食。②高碳酸血症的护理:表现为呼吸浅慢、$PaCO_2$升高。为避免高碳酸血症的发生,LC术后常规予低流量吸氧,鼓励患者深呼吸,有效咳嗽,促进机体内

CO_2排出。③肩背部酸痛的护理：腹腔中CO_2可聚集在膈下产生碳酸，刺激膈肌及胆囊床创面，引起术后不同程度的腰背部、肩部不适或疼痛等。一般无须特殊处理，可自行缓解。

（3）并发症的观察与护理。观察生命体征、腹部体征及引流液情况。若患者出现发热、腹胀和腹痛等腹膜炎表现或腹腔引流液呈黄绿色胆汁样，常提示发生胆汁漏。一旦发现，及时报告医师并协助处理。

四、慢性胆囊炎

（一）概述

慢性胆囊炎是持续、反复发作的炎症过程，大多数继发于急性胆囊炎，也有一部分患者没有急性发作病史。约90％的慢性胆囊炎患者合并胆囊结石。

胆囊的病理改变可以从轻度的胆囊壁的慢性炎性细胞浸润直至胆囊的组织结构破坏、纤维瘢痕增生、完全丧失其生理功能，甚至合并有胆囊外的并发症。慢性胆囊炎可表现为一些特殊的形态，如胆固醇沉积症、瓷器样胆囊等。

（二）临床表现

1.症状

慢性胆囊炎的症状常表现为上腹部或右季肋部隐痛，胀痛或右腰背部不适，程度不一，类似上消化道症状，常误诊为"胃病"。进食油腻食物时上述症状明显或可诱发。可有或无胆绞痛史。胆绞痛典型表现为右上腹绞痛发作，放射至右肩背部，伴恶心、呕吐，持续数分钟至数小时。临床上具有反复发作的特点。部分患者可无任何症状，仅在B超检查时发现。

2.体征

可无任何体征，部分患者有上腹部或右上腹部压痛。有时可扪及肿大的胆囊。

（三）辅助检查

1.实验室检查

只有在慢性胆囊炎急性发作时，白细胞计数、中性粒细胞分类及肝功能才会明显变化。当胆红素、谷氨酰转肽酶（GGT）或碱性磷酸酶（ALP）升高时，应警惕胆管结石或Mirizzi综合征的可能。

2.B超检查

为首选检查，检查准确率达95％。

3.CT检查

用于明确本病诊断并不比B超检查优越，怀疑胆囊合并其他病变时选用。

4.MRI检查

临床怀疑继发胆总管结石时选用。

（四）治疗

1.非手术治疗

无症状的胆囊结石或并存严重器质性疾病、确实不能耐受手术者，可以暂不行手术治疗，定期随访即可。忌食油腻食物，可服消炎利胆药物和熊去氧胆酸。

2.手术治疗

(1)适应证。有症状的慢性胆囊炎胆囊结石应手术治疗,或虽无症状但合并糖尿病、严重心肺疾病或其他严重系统性疾病,应在合并的系统性疾病病情平稳可控、手术耐受力最佳时手术切除胆囊。胆囊无功能、胆囊钙化、胆囊壁明显增厚不能除外恶变时应采取手术治疗。

(2)手术治疗方法。①腹腔镜胆囊切除术(LC):与经典开腹胆囊切除手术同样有效,而且痛苦小,恢复快,住院时间短,适用于大部分患者。已经成为无严重局部合并症胆囊切除的首选术式。合并急性胆囊炎时中转开腹手术的概率升高。合并胆囊穿孔、胆囊内瘘及怀疑胆囊癌时不宜采用。②开腹胆囊切除术:也是治疗本病的常用方法。预计腹腔镜胆囊切除不能完成手术或术前判断不宜采用腹腔镜进行手术或腹腔镜胆囊切除术中遭遇不可克服的困难时需采用开腹胆囊切除术。③经皮胆镜胆囊切开取石术:顾忌术后可能的结石复发,一度不为主流外科界接受,长期前瞻性的研究正在进行中。术后长期服用利胆药物和改变饮食习惯可能对延缓结石复发有帮助。

(五)护理

参见急性胆囊炎的护理相关内容。

五、急性梗阻性化脓性胆管炎

(一)概述

急性梗阻性化脓性胆管炎(AOSC)是以胆管梗阻和感染为主要病因的一种危重胆道疾病,是胆道感染疾病中的严重类型,又称为急性重症胆管炎。急性胆管炎和 AOSC 是胆管感染发生和发展的不同阶段和程度。

(二)病因及发病机制

1.胆道梗阻

引起胆道梗阻最常见的原因为胆总管结石,此外还有胆道蛔虫、胆管狭窄、胆肠吻合口狭窄、恶性肿瘤、先天性胆道解剖异常等。胆道发生梗阻时,胆盐不能进入肠道,易造成细菌移位致急性化脓性炎症。

2.细菌感染

细菌感染途径为经十二指肠逆行进入胆道或经门静脉系统入肝到达胆道。致病菌大多为肠道细菌,以大肠埃希菌、变形杆菌、克雷伯杆菌、铜绿假单胞菌等革兰阴性杆菌多见,常合并厌氧菌感染。

(三)临床表现

本病发病急,病情进展迅速,除了具有急性胆管炎的 Charcot 三联征外,还有休克及中枢神经系统受抑制的表现,称为 Reynolds 五联征。

1.症状

(1)腹痛:表现为突发剑突下或右上腹持续性疼痛,阵发性加重,并向右肩胛下及腰背部放射。肝内梗阻者疼痛较轻,肝外梗阻时腹痛明显。

(2)寒战、高热:体温持续升高达 39～40℃或更高,呈弛张热。

（3）黄疸：多数患者可出现不同程度的黄疸，肝内梗阻者黄疸较轻，肝外梗阻者黄疸较明显。

（4）神经系统症状：神志淡漠、嗜睡、神志不清，甚至昏迷。合并休克者可表现为烦躁不安、谵妄等。

（5）休克：口唇发绀，呼吸浅快，脉搏细速，脉率达 120～140 次/分，血压在短时间内迅速下降，可出现全身出血点或皮下瘀斑。

（6）胃肠道症状：多数患者伴恶心、呕吐等消化道症状。

2.体征

剑突下或右上腹部不同程度压痛，可出现腹膜刺激征；肝常肿大并有压痛和叩击痛，肝外梗阻者可触及肿大的胆囊。

（四）辅助检查

1.实验室检查

白细胞计数升高，可超过 20×10^9 L，中性粒细胞占比明显升高，细胞质内可出现中毒颗粒。肝功能出现不同程度损害，凝血酶原时间延长。动脉血气分析示 PaO_2 下降、氧饱和度降低。常伴有代谢性酸中毒、低钠血症等。

2.影像学检查

B 超可在床旁进行，以便及时了解胆道梗阻部位、肝内外胆管扩张情况及病变性质，对诊断很有帮助。如病情稳定，可行 CT 或 MRCP 检查。

（五）治疗

立即解除胆道梗阻并引流。当胆管内压降低后，患者情况能暂时改善，利于争取时间行进一步治疗。

1.非手术治疗

既是治疗手段，又是手术前准备。

（1）抗休克治疗：补液扩容，恢复有效循环血量。休克者使用多巴胺维持血压。

（2）抗感染治疗：选用针对革兰阴性杆菌及厌氧菌的抗生素，联合、足量用药。

（3）纠正水、电解质及酸碱平衡紊乱：常见为等渗或低渗性缺水、代谢性酸中毒。

（4）对症治疗：包括降温、解痉镇痛、营养支持等。

（5）其他治疗：禁食、胃肠减压。短时间治疗后病情无好转者，应考虑使用肾上腺皮质激素保护细胞膜和对抗细菌毒素。

2.手术治疗

主要目的是解除梗阻、降低胆道压力，挽救患者生命。手术力求简单、有效，多采用胆总管切开减压、T 管引流术。在病情允许的情况下，也可采用经内镜鼻胆管引流术或 PTBD 治疗。急诊手术常不能完全去除病因，待患者一般情况恢复，1～3 个月后根据病因选择彻底的手术治疗。

（六）护理

1.术前护理

（1）病情观察。观察神志、生命体征、腹部体征及皮肤和黏膜情况，监测血常规、电解质、血气分析等结果的变化。若患者出现神志淡漠、黄疸加深、少尿或无尿、肝功能异常、PaO_2 降低、代谢性酸中毒及凝血酶原时间延长等,提示发生 MODS,及时报告医师,协助处理。

(2)维持体液平衡。①观察指标:严密监测生命体征,特别是体温和血压的变化;准确记录24 小时出入量,必要时监测中心静脉压及每小时尿量,为补液提供可靠依据。②补液扩容:迅速建立静脉通路,使用晶体液和胶体液扩容,尽快恢复有效循环血量;必要时使用肾上腺皮质激素和血管活性药物,改善组织器官的血流灌注及氧供。③纠正水、电解质及酸碱平衡失调:监测电解质、酸碱平衡情况,确定补液的种类和量,合理安排补液的顺序和速度。

(3)维持正常体温。①降温:根据体温升高的程度,采用温水擦浴、冰敷等物理降温方法,必要时使用药物降温。②控制感染:联合应用足量有效的抗生素,有效控制感染,使体温恢复正常。

(4)维持有效气体交换。①呼吸功能监测:密切观察呼吸频率、节律和幅度;动态监测 PaO_2 和血氧饱和度,了解患者的呼吸功能状况,若患者出现呼吸急促、PaO_2 下降、血氧饱和度降低,提示呼吸功能受损。②改善缺氧状况:非休克患者采取半卧位,使腹肌放松、膈肌下降,利于改善呼吸状况;休克患者取仰卧中凹位。根据患者呼吸型态及血气分析结果选择给氧方式和确定氧气流量或浓度,可经鼻导管、面罩、呼吸机辅助等方法给氧,改善缺氧症状。

(5)营养支持。禁食和胃肠减压期间,通过肠外营养途径补充能量、氨基酸、维生素、水及电解质,维持和改善营养状况。凝血功能障碍者,遵医嘱予维生素 K_1 肌内注射。

(6)完善术前检查及准备。积极完善术前相关检查,如心电图、B 超、血常规、凝血时间、肝肾功能等。准备术中用药,更换清洁病员服,按上腹部手术要求进行皮肤准备。待术前准备完善后,送入手术室。

2.术后护理

(1)加强监护:包括神志、生命体征、腹部体征的变化以及观察有无全身中毒症状及心、肺、肝、肾等重要器官的功能状况,发现异常及时报告医师处理。

(2)体位护理:术后去枕平卧,麻醉苏醒后,约术后 6 小时取半坐卧位,使呼吸更顺畅;降低切口张力,利于切口愈合;使引流更彻底;局限炎症。

(3)饮食指导:手术后禁食、禁饮,肠蠕动恢复后改进流质、半流质饮食,逐步过渡到普食。

(4)活动指导:术后第 1 日帮助患者翻身与拍背,促进血液循环,促进肺换气及胃肠蠕动,减少肺部并发症,防止腹部胀气,防止压疮发生。

(5)切口护理:保持伤口敷料干燥、清洁、固定,有渗血、渗液随时更换。

(6)心理护理:患者往往病情复杂、心理负担重,应有针对性地做好患者的心理护理。

(7)引流管的观察和护理:术后往往有多根引流管,有胃肠减压管、T 管、尿管、中心静脉留置导管和腹腔引流管,对这些引流管的正确观察和护理非常重要,做到以下 5 点。①妥善固定各引流管,以防滑脱,定期检查引流管的通畅情况,防止管道堵塞造成引流不畅,要确保有效引流。②准确观察和记录 24 小时各引流管的引流量、色和性质。早期引流液先较浓、后渐淡,如有严重感染颜色依然较浓,手术后 1～2 日引流量在 $200～250mL$,以后渐多至 $400～600mL$,10 日后远端胆总管水肿消退,部分胆汁直接流入十二指肠,致引流量逐渐减少。一旦短期内引流出大量血液,应高度警惕腹腔内出血的可能,及时通知医师处理。③普通引流袋应每日更换,抗反流引流袋则每周更换 1～2 次,更换时务必严格无菌操作,谨防逆行感染。④尽早拔除尿管,减少尿路感染的机会。⑤注意中心静脉留置导管的护理,避免导管相关性感染。

（8）皮肤护理:黄疸患者往往因胆盐刺激使皮肤奇痒,宜用温水擦洗,避免使用碱性强的皂液擦洗,以免加重病情;帮助患者修剪指甲,并嘱患者不要抓挠皮肤,以免皮肤破损;加强皮肤护理,协助翻身,预防压疮。

六、胆道蛔虫病

（一）概述

胆道蛔虫病是蛔虫从小肠逆行进入胆道(胆总管、肝内胆管和胆囊),引起胆管和 Oddi 括约肌痉挛,以患者突然发作的上腹部疼痛为主要临床表现。多见于青少年和儿童,农村的发病率高于城市。近年来,由于卫生条件的改善和防治工作的提高,本病的发病率有所下降。胆道蛔虫病的发病率占胆道疾病的 8%～12%。

（二）临床表现

1.症状

剑突下阵发性的钻顶样剧烈绞痛,可放射至右肩背区,疼痛表现为间歇性发作,发作时间不一,伴有恶心、呕吐。引起胆管炎时可有寒战、发热和黄疸。

2.体征

早期腹软或有右上腹深压痛,晚期可有腹膜刺激征。

（三）辅助检查

（1）B 超:公认为目前诊断蛔虫病的首选。

（2）ERCP 检查。

（四）治疗

1.非手术治疗

是主要治疗手段。

（1）解痉止痛:可遵医嘱给予解痉的药物,如阿托品、山莨菪碱等胆碱能阻滞药物,必要时加用盐酸哌替啶。

（2）利胆驱虫:发作时可服用乌梅汤、食醋、30%硫酸镁等。经胃管注入氧气也有驱虫和镇痛的效果。驱虫一般在疼痛缓解期进行,可选用哌嗪或阿苯达唑等。

（3）抗感染:可选用氨基糖苷类抗生素、氨苄西林、甲硝唑等预防和控制感染。

（4）十二指肠镜下保留乳头括约肌功能取虫:对患者创伤小,术后恢复快,住院时间短。

（5）ERCP 取虫:检查时如发现蛔虫有部分在胆道外,可用取石钳取出虫体。

（6）维持营养、水电解质和酸碱平衡。

2.手术治疗

（1）手术指征:①经积极治疗 3～5 天,症状无缓解或反而有加重者;②进入胆管内的蛔虫较多,非手术治疗难以治愈;③蛔虫钻入胆囊引起胆囊穿孔;④合并严重的并发症,如急性坏死性胰腺炎、重症胆管炎、蛔虫性肝脓肿、胆汁性腹膜炎等。

（2）手术方式:无并发症者可采用胆总管探查取虫及 T 管引流术,也可在腹腔镜下行胆道探查、取虫,根据胆总管直径大小、取净情况、胆管炎症情况,可行一期缝合胆总管。有并发症者根据情况采用合适的手术方式,术中和术后都需要采用驱虫疗法,以预防复发。

(五)护理

1.护理措施

(1)病情观察:密切观察患者的腹部体征变化,若出现腹痛加剧、腹痛范围扩大等要及时通知医生。

(2)缓解疼痛:遵医嘱用药缓解疼痛,并观察效果。

2.健康教育

(1)指导患者选择低脂、高糖、高蛋白、高维生素、易消化的饮食,忌食油腻食物及饱餐。

(2)养成良好的生活规律,避免劳累及精神紧张。

(3)养成良好的卫生习惯,饭前便后洗手。

(4)定期(每年)口服驱虫药进行驱虫。

(5)如有不适及时就诊。

(王欢欢)

第八节　胰腺疾病

一、急性胰腺炎

(一)概述

急性胰腺炎是常见的外科急腹症之一,是胰酶消化胰腺和其周围组织所引起的炎症。分间质水肿型胰腺炎和出血坏死型胰腺炎。病因有很多种,主要与胆管疾病或过量饮酒有关。

(二)病因及发病机制

急性胰腺炎有多种致病危险因素,最常见的是胆道疾病和酗酒。在我国,急性胰腺炎的主要病因是胆道疾病,在西方国家则主要与过量饮酒有关。

(三)临床表现

(1)酗酒或饱餐后出现上腹剧痛,可向左腰背放射。

(2)并发恶心、呕吐、腹胀。

(3)不同程度和范围的腹膜刺激征。

(4)既往有胆管疾病、高脂血症等病史。

(四)辅助检查

1.血、尿淀粉酶升高

血清淀粉酶＞500U/dL 及尿淀粉酶＞300U/dL(Somogyi 法)。

2.B 超和 CT 检查

可协助诊断。

(五)治疗

急性胰腺炎未继发感染者,均首先采取非手术治疗,目的是减少胰腺分泌,防止感染及

MODS的发生。急性出血坏死型胰腺炎继发感染者需手术治疗,手术包括:清除胰腺和周围坏死组织,腹腔灌洗引流,若为胆源型胰腺炎则应同时切除胆道梗阻,畅通引流。术后胃造口可引流胃酸,减少胰腺分泌,空肠造口可提供肠内营养。

(六)护理

1.一般护理

(1)保持病室内空气新鲜,严格无菌操作。

(2)患者绝对卧床休息,禁食水,胃肠减压。

(3)遵医嘱给予止痛药物如阿托品、丙胺太林,禁用吗啡。

(4)患者由于病情重,术后引流管多,恢复时间长,易产生急躁情绪,因此应关心、体贴、鼓励患者,使其做好心理护理。

2.术前护理

(1)禁食水,胃肠减压,引出胃内容物,避免呕吐并减少胃液刺激肠黏膜产生促胰腺分泌激素,使胰腺分泌增多而加重自身消化。

(2)应用抑制胰腺分泌的药物。

(3)抗休克治疗。重症胰腺炎在监测中心静脉压和尿量下,补充血容量,补充钾、钙,纠正酸碱平衡紊乱。

(4)抗感染,遵医嘱应用抗生素。

(5)必要时做好术前准备。

3.术后护理

(1)禁食水,胃肠减压,防止引流管扭曲、折叠、阻塞,保持水电解质平衡。

(2)营养护理。患者需长期禁食,留置胃管,同时又有多根引流管,机体消耗量大,因此要注意补充营养,使机体达到正氮平衡以利于组织修复。营养支持分3个阶段:第一个阶段为完全胃肠外营养(TPN)2～3周,以减少对胰腺分泌的刺激。第二个阶段为肠道营养(TEN),采用经肠道造口注入要素饮食,3～4周。第三阶段为逐步恢复到经口饮食,应做好TPN与TEN护理,防止并发症。

(3)保持各种引流管通畅,彻底引流渗液和坏死组织以减轻病情,减少并发症的发生。

二、慢性胰腺炎

(一)概述

慢性胰腺炎是多种原因引起的胰腺实质节段性或弥散性、渐进性炎症与纤维性病变,常伴有胰管狭窄及扩张以及胰管结石或胰腺钙化,表现为反复发作的上腹部疼痛,伴不同程度的胰腺内、外分泌功能减退或丧失。

(二)病因及发病机制

胆道疾病和慢性酒精中毒是导致慢性胰腺炎的主要病因,其他病因还有吸烟、甲状旁腺功能亢进、高脂血症、营养不良、急性胰腺炎造成的胰管狭窄、先天性胰腺分离畸形及遗传因素等。

(三)临床表现

通常将腹痛、体重下降、糖尿病和脂肪泻称为慢性胰腺炎四联症。

1.腹痛

最常见症状。平时为隐痛,发作时疼痛剧烈,呈持续性。腹痛位于上腹部剑突下或偏左,可向腰背部放射,呈束腰带状。

2.体重下降

早期患者因害怕进食伴随的疼痛而减少进食,造成体重减轻;后期因胰腺功能不足导致吸收不良而引起消瘦。

3.消化不良和脂肪泻

可有食欲缺乏、饱胀感、不耐油腻等。脂肪泻是后期出现的症状,特征是大便不成形、有油光、恶臭且上层可见发光的油滴。

4.糖尿病症状

后期因胰岛大量被破坏,胰岛素分泌减少,可出现明显的糖尿病症状。

5.黄疸

仅少数患者出现,多为胰头纤维增生压迫胆总管下端所致。

(四)辅助检查

1.实验室检查

慢性胰腺炎急性发作时,早期患者血、尿淀粉酶可增高,后期可不增高或增高不明显;大便在显微镜下可见到脂肪球;部分患者尿糖和糖耐量试验阳性。

2.影像学检查

(1)腹部超声:可显示胰腺体积、胰管结石、胰腺囊肿等。

(2)腹部 X 线:可显示胰腺钙化点或胰石影。

(3)CT:更清晰地显示胰腺形态,有无钙化点、胰管扩张或囊肿形成等。

(4)MRCP:能清晰显示梗阻近、远端的胆管、胰管形态等。

(5)ERCP:可清晰显示胰管有无阻塞、狭窄或囊状扩张,最典型的表现是胰管呈不规则的串珠状扩张。

(五)治疗

目的是减轻疼痛,改善消化功能,促进胰液引流,防止胰腺内、外分泌功能进一步减退。

1.非手术治疗

方法包括:①病因治疗;②镇痛;③控制饮食;④补充胰酶;⑤治疗糖尿病;⑥营养支持。

2.手术治疗

目的在于减轻疼痛,延缓疾病进展,但不能逆转病理过程。①胆道手术:适用于有胆管结石或 Oddi 括约肌狭窄者。②胰管空肠吻合术:适用于胰管有多处狭窄者。③胰腺切除术:适用于胰腺纤维化严重但胰管未扩张者。④内脏神经切断术:仅用于其他方法不能缓解的顽固性疼痛或作为其他手术的辅助手术方法。

(六)护理

1.心理护理

关心理解患者,建立规律的生活方式及良好的行为习惯,对延缓疾病进展、提高生活质量有重要意义。

2.饮食护理

少食多餐,规律饮食,进食高蛋白、高维生素、低脂饮食,限制辛辣、刺激性食物,限制糖的摄入。严格戒酒、戒酒。

3.疼痛护理

为防止腹痛发作,应避免过度劳累和精神紧张,遵医嘱合理使用解痉、镇静或镇痛药物。

4.药物护理

口服胰酶制剂可减少胰腺分泌刺激,降低胰管压力,缓解腹痛;胰酶制剂应与食物同进,保证脂肪酶与食物充分混合后一起进入十二指肠。糖尿病患者遵医嘱采用胰岛素替代疗法。

5.营养支持

禁食期间可短期间歇、有计划地采用肠外营养和(或)肠内营养支持。

三、胰腺癌

(一)概述

胰腺癌是消化系统较常见的恶性肿瘤,发生于胰腺导管上皮(少数起源于腺泡)。胰腺癌包括胰头癌、胰体尾部癌和胰腺囊腺瘤等,其中胰头癌约占胰腺癌的 2/3。

(二)病因及发病机制

病因尚未确定。胰腺癌好发于高蛋白、高脂肪摄入及嗜酒、吸烟者。长期接触某些金属、石棉、N-亚硝基甲烷、β-奈酚胺的人群及糖尿病、慢性胰腺炎患者,胰腺癌的发病率明显高于一般人群。胰腺癌患者的亲属患胰腺癌的危险性增高。

(三)临床表现

1.腹痛

持续而进行性加重的上腹部饱满、闷胀和隐痛。

2.黄疸和腹水

梗阻性黄疸是胰头癌最突出的症状,呈进行性加重,可伴茶色尿,色似酱油,陶土色大便,癌细胞腹膜种植或门静脉回流受阻时腹水形成。

3.消化道症状

食欲减退,厌食油腻和动物蛋白食物,消化不良或腹泻。

4.乏力、消瘦及恶液质

为胰腺癌晚期表现。

(四)辅助检查

应首先测定恶性肿瘤的酶标志物。诊断胰腺癌的肿瘤标志物有 CA19-9、POA、PCAA、CEA、CA50、Span-1、DU-PAN-2,其中 CA19-9 是特异性和敏感性较高的一种。B 超检查能发现直径＜2cm 的小胰腺癌,超声内镜可发现直径更小的肿瘤。ERCP 可观察十二指肠乳头改变。PTC 可显示肝内、外胆管改变。磁共振胰胆管成像(MRCP)能反映胰胆管系统的全貌。

（五）治疗

（1）手术治疗：包括胰头十二指肠切除术、扩大切除术、全胰切除术，胰体尾癌可行胰体尾切除术。

（2）对不能切除的胰腺癌，为了解除黄疸可行胆总管或胆囊与空肠或十二指肠吻合，也可行外引流，如 PTCD 引流、胆囊造口。

（3）其他疗法：包括化疗、免疫疗法、放疗和中医中药治疗。

（六）护理

1.术前护理

（1）改善营养状况：体弱、贫血或低蛋白血症的患者，可多次少量输新鲜血液制品，进食高蛋白质、高热量食物。胃肠道反应严重的患者可静脉给予高营养，补充蛋白或留置鼻饲管（经鼻至十二指肠或空肠）给予胃肠内营养。胃肠内营养可给予营养素或回输胰液、胆汁等引流液，并根据患者情况给予适宜的浓度和温度，以利于患者对脂类的吸收。术前改善患者的营养状态，对降低术后并发症有重要的作用。

（2）增强凝血功能：梗阻性黄疸患者，因胰胆管阻塞影响脂类食物的消化、吸收，致维生素 K 及依赖维生素 K 的一些凝血因子缺乏；长期胆管梗阻所致的肝功能损害，也可导致其他不依赖维生素 K 的凝血因子缺乏，容易发生纤维蛋白溶解现象，使手术野广泛出血。故术前应注射维生素 K 及进行保肝治疗，改善肝功能。

（3）经皮肝胆管引流（PTCD）管护理：①检查出凝血时间、血小板、凝血酶原活动度、血红蛋白；②肌内注射维生素 K_1；③碘过敏试验；④检查日需禁食水；⑤检查前半小时可肌内注射地西泮 10mg；⑥监测生命体征。

（4）皮肤护理：黄疸患者往往有皮肤瘙痒，注意勤沐浴、勤更衣，不要搔抓。

（5）心理护理：乐观、松弛的情绪有利于手术的成功。

2.术后护理

（1）体位：早期半卧位有利于患者的呼吸及引流。

（2）密切监测生命体征：监测体温、脉搏、呼吸、血压的变化，观察神志、精神状态。给予吸氧，必要时给予心电、血氧、血压监测，使其在正常范围。监测血糖，以了解胰腺的内分泌功能。

（3）妥善固定并观察引流管：防止胃管、胰肠引流管、胆肠引流管、PTCD 管和胰支架管的滑脱、扭曲、堵塞和污染。嘱患者翻身时保护好引流管，胃管定时冲洗，每 6 小时 1 次。保证胃肠减压的有效性，避免胃酸通过体液因子刺激胰腺分泌。引流管位置要低于引流管皮肤出口处。观察引流液的颜色、性质并记录 24 小时量。如有异常，及时通知医生给予相应处理。

（4）营养：胰腺癌患者由于术前营养状况较差，术后禁食时间较长，各种引流较多，患者体液丢失较多。要保证静脉通路畅通，及时补充营养物质，维持正常的入量，保证水和电解质的平衡。

（5）活动：术后第 1 日，可鼓励患者坐起及在床上活动。术后第 2 日可鼓励患者在床边活动，以促进胃肠功能恢复，尽快排气，预防肠粘连及肺部感染。

（王欢欢）

第九节 泌尿系统损伤

一、肾损伤

(一)概述

肾损伤发病率每年约在 5/10 万。72％见于 16～44 岁的男性青壮年,男女发病比例约为 3∶1。在泌尿系统损伤中仅次于尿道损伤,居第 2 位,占所有外伤的 1％～5％,腹部损伤的 10％。肾损伤以闭合性损伤多见,1/3 常合并有其他脏器损伤。当肾脏存在积水、结石、囊肿、肿瘤等病理改变时,损伤可能性更大。由于损伤的病因和程度不同,肾损伤有多种类型,有时多种类型的肾损伤可同时存在。现根据其损伤的程度将闭合性肾损伤分为以下 4 种病理类型。

1.肾挫伤

损伤局限于部分肾实质,形成肾瘀斑和(或)包膜下血肿,肾包膜及肾盏、肾盂黏膜完整,损伤涉及肾集合系统的可有少量血尿。

2.肾部分裂伤

肾近包膜部位裂伤伴有肾包膜破裂,可致肾周血肿。若肾近集合系统部位裂伤伴有肾盏、肾盂黏膜破裂,则可有明显血尿。

3.肾全层裂伤

肾实质深度裂伤,外及肾包膜,内达肾盏、肾盂黏膜,此时常引起广泛的肾周血肿、血尿和尿液外渗。肾横断或碎裂时,可导致部分肾组织缺血。

4.肾蒂血管损伤

肾蒂血管损伤比较少见。肾蒂或肾段血管的部分或全部撕裂,可引起大出血、休克,常来不及诊治就死亡。由于此类损伤引起肾急剧移位,肾动脉突然被牵拉,致血管内膜断裂,形成血栓,造成肾功能丧失。

(二)病因及发病机制

1.开放性损伤

因弹片、枪弹、刀刃等锐器致伤,损伤复杂而严重,常伴有胸、腹部等其他组织器官损伤。

2.闭合性损伤

因直接暴力(如撞击、跌打、挤压、肋骨或横突骨折等)或间接暴力(如对冲伤、突然暴力扭转等)所致。

3.医源性损伤

经皮肾穿刺活检、肾造瘘、经皮肾镜碎石术、体外冲击波碎石等医疗操作有可能造成不同程度的肾损伤。

此外,肾本身有病变,如肾积水、肾肿瘤、肾结核或肾囊性疾病等更易受损伤,有时极轻微的创伤也可造成严重的“自发性”肾破裂。

（三）临床表现

肾损伤的临床表现与损伤类型和程度有关，常不相同，尤其在合并其他器官损伤时，肾损伤的症状可能不易觉察。其主要症状有休克、血尿、疼痛、腰腹部肿块、发热等。

1.休克

严重肾裂伤、肾蒂血管损伤或合并其他脏器损伤时，因创伤和失血常发生休克，危及生命。

2.血尿

肾损伤患者大多有血尿，肾挫伤涉及肾集合系统时可出现镜下血尿或轻度肉眼血尿。若肾集合系统部位裂伤伴有肾盏、肾盂黏膜破裂，则可有明显的血尿。肾全层裂伤则呈大量全程肉眼血尿。有时血尿与肾损伤程度并不一致，如血块堵塞尿路、肾蒂断裂、肾动脉血栓形成，肾盂、输尿管断裂等情况可能只有轻微血尿或无血尿。

3.疼痛

肾包膜下血肿、肾周围软组织损伤、出血或尿液外渗引起患侧腰、腹部疼痛。血液、尿液渗入腹腔或合并腹内脏器损伤时，出现全腹疼痛和腹膜刺激征。血块通过输尿管时易发生肾绞痛。

4.腰腹部肿块

血液、尿液进入肾周围组织可使局部肿胀，形成肿块，有明显触痛和肌紧张。开放性肾损伤时应注意伤口位置及深度。

5.发热

肾损伤所致肾周血肿、尿液外渗易继发感染，甚至造成肾周脓肿或化脓性腹膜炎，常伴发热等全身中毒症状。

（四）辅助检查

1.实验室检查

实验室检查包括血常规检查、尿常规检查。尿中含多量红细胞，严重休克无尿者，往往要在抗休克、血压恢复正常后方能见到血尿；肾动脉栓塞或输尿管离断时可无血尿。血红蛋白和血细胞比容持续降低提示有活动性出血。严重的胸、腹部损伤时，往往容易忽视肾损伤的临床表现，应尽早做尿常规检查，以免延误诊断。

2.影像学检查

（1）超声：超声能提示肾损伤的部位和程度，有无包膜下和肾周血肿、尿液外渗，以及其他器官损伤及对侧肾等情况。须注意肾蒂血管情况，如肾动静脉的血流等。

（2）CT：CT可清晰显示肾实质裂伤程度、尿液外渗和血肿范围以及肾组织有无活力，并可了解与其他脏器的关系。CT血管成像（CTA）可显示肾动脉和肾实质的损伤情况，也可了解有无肾动静脉瘘或创伤性肾动脉瘤，若伤侧肾动脉完全梗阻，提示外伤性血栓形成。

（3）其他：MRI诊断肾损伤的作用与CT类似，但对血肿的显示比CT更具特征性。除上述检查外，传统的IVU、动脉造影等检查也可发现肾有无损伤、肾损伤的范围和程度，但临床上一般不作为首选。

（五）治疗

肾损伤的处理与损伤程度有直接关系。轻微肾挫伤一般症状轻微，经短期休息可以康复，大多数患者属于此类损伤。多数肾损伤可进行非手术治疗,仅少数需手术治疗。

1.紧急治疗

有大出血、休克的患者需迅速给予抢救措施,进行输血、补液等抗休克治疗,并严密观察生命体征,同时明确有无合并其他器官损伤,做好手术探查的准备。

2.非手术治疗

(1)绝对卧床休息2～4周,病情稳定、血尿消失后才可以允许患者离床活动。通常损伤后4～6周肾部分裂伤才趋于愈合,过早、过多离床活动,有可能再度出血。恢复后3个月内不宜参加体力劳动或竞技运动。

(2)密切观察:定时测量血压、脉搏、呼吸、体温,注意观察腰、腹部肿块范围有无增大。观察尿液颜色深浅的变化。定期检测血红蛋白和血细胞比容。

(3)及时补充血容量和热量,维持水、电解质平衡,保持足够尿量,必要时输血。

(4)早期合理应用抗生素预防感染。

(5)适量使用镇痛、镇静剂和止血药物。

3.手术治疗

(1)开放性肾损伤:几乎所有这类损伤的患者都要实行手术治疗,特别是枪伤或从前面腹壁进入的锐器伤,需经腹部切口进行手术,包括清创、缝合及引流,并探查腹部脏器有无损伤。

(2)闭合性肾损伤:一旦确定为严重的肾部分裂伤、肾全层裂伤及肾蒂血管损伤须尽早经腹进行手术。若肾损伤患者在非手术治疗期间发生以下情况,则需施行手术治疗。①经积极抗休克后生命体征仍未见改善,提示有内出血。②血尿逐渐加重,血红蛋白和血细胞比容继续降低。③腰、腹部肿块明显增大。④怀疑有腹腔脏器损伤。其手术方法包括血管介入治疗、肾修补术和肾部分切除术、肾切除术、肾血管修补术。

4.并发症的处理

由于出血、尿液外渗以及继发性感染等可导致肾损伤并发症。腹膜后尿囊肿或肾周脓肿要切开引流。输尿管狭窄、肾积水需施行成形术或肾切除术。恶性高血压要做血管修复或肾切除术。动静脉瘘和假性肾动脉瘤如在肾实质内则可行部分肾切除术。持久性血尿可施行选择性肾动脉栓塞术。

(六)护理

1.护理措施

(1)非手术治疗的护理/术前护理。

1)休息。绝对卧床休息2～4周,待病情稳定、血尿消失后患者可离床活动。肾损伤后需经4～6周才趋于愈合,过早过多离床活动有可能致再度出血。

2)病情观察。密切观察血压、脉搏、呼吸、体温情况,观察有无休克征象;每30分钟至2小时留取尿液于编号的试管内,观察尿色深浅变化,若颜色加深,说明有活动性出血;观察腰、腹部肿块范围的大小变化;动态监测血红蛋白和血细胞比容变化,以判断出血情况;观察疼痛的部位及程度。

3)维持体液平衡。建立静脉通道,遵医嘱及时输液,必要时输血,以维持有效循环血量,保证组织有效灌流量。合理安排输液种类,及时输入液体和电解质,以维持水、电解质及酸碱平衡。

4)感染的护理。①伤口护理:保持伤口的清洁、干燥,敷料渗湿时及时更换。②及早发现感染征象:若患者体温升高、伤口疼痛并伴有白细胞计数和中性粒细胞占比升高,尿常规显示白细胞计数增多时,提示有感染。③用药护理:遵医嘱应用抗生素,并鼓励患者多饮水。

5)心理护理。主动关心、安慰患者及其家属,稳定情绪,减轻焦虑与恐惧。加强交流,解释肾损伤的病情发展情况、主要的治疗护理措施,鼓励患者及其家属积极配合各项治疗和护理工作。

6)术前准备。有手术指征者,在抗休克的同时,紧急做好各项术前准备。①协助患者做好术前常规检查,特别注意患者的凝血功能是否正常。②尽快做好备皮、配血等,条件允许时行肠道准备。

(2)术后护理。①休息:肾部分切除术后患者绝对卧床休息1～2周,以防继发性出血。②病情观察:观察患者生命体征,引流液的颜色、性状及量;准确记录24小时尿量。③输液管理:合理调节输液速度,避免加重健侧肾脏负担。④引流管护理:肾脏手术后常留置肾周引流管,以引流渗血和渗液。应妥善固定,标识清楚,严格无菌,保持引流管通畅,观察、记录引流液颜色、性状与量,一般于术后2～3日、引流量减少时拔除。

2.健康教育

(1)预防出血:出院后3个月内不宜从事体力劳动或竞技运动,防止继发性损伤。

(2)用药指导:行肾切除术者,须注意保护健侧肾脏,慎用对肾功能有损害的药物,如氨基糖苷类抗生素等。

二、膀胱损伤

(一)概述

膀胱空虚时位于骨盆深处,受到周围筋膜、肌肉,骨盆及其他软组织的保护,因此除贯通伤或骨盆骨折外,一般不易发生膀胱损伤。膀胱充盈时其壁紧张而薄,高出耻骨联合伸展至下腹部,易遭受损伤。

(二)病因及发病机制

1.开放性损伤

由弹片或锐器贯通所致,常合并其他脏器损伤,如直肠、阴道损伤,形成腹壁尿瘘、膀胱直肠瘘或膀胱阴道瘘。

2.闭合性损伤

当膀胱充盈时,若下腹部遭撞击、挤压,极易发生膀胱损伤。可见于酒后膀胱过度充盈,受力后膀胱破裂。有时骨盆骨折骨片会直接刺破膀胱壁。产程过长,膀胱壁被压,在胎头与耻骨联合之间也易引起缺血性坏死,可致膀胱阴道瘘。

3.医源性损伤

见于膀胱镜检查或治疗中,如膀胱颈部肿瘤、前列腺癌、膀胱癌等电切术以及盆腔手术、腹股沟疝修补术、阴道手术等有时可能伤及膀胱。压力性尿失禁行经阴道无张力尿道中段悬吊

（TVT）手术时，也有发生膀胱损伤的可能。

4.自发性破裂

有病变的膀胱（如膀胱结核、长期接受放疗的膀胱）过度膨胀，发生破裂，称为自发性破裂。

（三）临床表现

膀胱壁轻度挫伤仅有下腹部疼痛和少量终末血尿，短期内可自行消失。膀胱全层破裂时症状明显，依腹膜外型或腹膜内型的破裂部位不同而有其各自的特殊表现。

1.休克

常见于骨盆骨折导致的膀胱损伤，常因骨盆骨折剧痛、大出血所致。

2.腹痛

腹膜外破裂时，尿液外渗及血肿可引起下腹部疼痛、压痛及肌紧张，直肠指检可触及直肠前壁饱满并有触痛。腹膜内破裂时，尿液和血液流入腹腔常引起急性腹膜炎症状；如果腹腔内尿液较多，可有移动性浊音。

3.排尿困难和血尿

膀胱破裂后，尿液流入腹腔和膀胱周围组织间隙时，患者有尿意，但不能排出尿液或仅能排出少量血尿。

4.尿瘘

开放性损伤可有体表伤口漏尿；如与直肠、阴道相通，则经肛门、阴道漏尿。闭合性损伤在尿液外渗感染后破溃，可形成尿瘘。

5.局部皮肤症状

闭合性损伤时，常有体表皮肤肿胀、血肿和瘀斑。

（四）辅助检查

1.膀胱造影

自导尿管向膀胱内注入15％泛影葡胺300mL，摄前后位X线片，抽出造影剂后再摄片，如膀胱破裂，可发现造影剂漏至膀胱外，排液后的照片更能显示遗留于膀胱外的造影剂。腹膜内膀胱破裂时，则显示造影剂衬托的肠袢。

2.膀胱镜检查

膀胱镜检查是诊断术中发生膀胱损伤的首选方法。

3.导尿试验

导尿管插入膀胱后，如引流出300mL以上的清亮尿液，基本上可排除膀胱破裂；如无尿液导出或仅导出少量血尿，则膀胱破裂的可能性大。此时可经导尿管向膀胱内注入灭菌生理盐水200～300mL，片刻后再吸出。液体外漏时吸出量会减少，腹腔液体回流时吸出量会增多。若液体出入量差异大，提示膀胱破裂。

（五）治疗

处理原则：闭合膀胱壁缺损；保持通畅的尿液引流，或完全地尿流改道；充分引流膀胱周围及其他部位的尿液外渗。应根据损伤的类型和程度进行相应的处理。

1.紧急处理

对于骨盆骨折的患者需要依据出血的严重程度进行抗休克治疗，如输液、输血、镇痛及镇静等,尽早合理使用抗生素预防感染。

2.非手术治疗

膀胱挫伤或膀胱造影显示仅有少量尿液外渗且症状较轻者,可从尿道插入导尿管持续引流尿液10天左右,并保持通畅,同时使用抗生素预防感染,破裂多可自愈。

3.手术治疗

膀胱破裂伴有出血和尿液外渗,病情严重者,须尽早施行手术。如为腹膜外破裂,做下腹部正中切口,腹膜外显露并切开膀胱,清除外渗尿液,修补膀胱裂口。如为腹膜内破裂,应行剖腹探查,了解其他脏器有无损伤,并做相应处理。吸尽腹腔内液体,分层修补腹膜与膀胱壁。也可行腹腔镜膀胱修补术,由于腹腔镜具有创伤小等特点,利用孔道即可观察上腹部其他脏器有无损伤。若发生膀胱颈撕裂,须用可吸收缝线准确修复,以免术后发生尿失禁。膀胱修补术后应留置导尿管或行耻骨上膀胱造瘘,持续引流尿液2周。对于骨盆骨折的患者,手术以骨科处理为主,泌尿科以引流尿液为主要目的。

4.并发症的处理

早期正确的手术治疗以及抗生素的应用可减少并发症的发生。盆腔血肿宜尽量避免切开,以免发生大出血并导致感染。若出血不止,可用纱布填塞止血,24小时后再取出。

(六)护理

1.护理措施

(1)非手术治疗的护理/术前护理。①心理护理:主动关心、安慰患者及其家属,稳定情绪,减轻焦虑与恐惧。解释膀胱损伤的病情发展、主要治疗措施,鼓励患者及其家属积极配合各项治疗和护理工作。②维持体液平衡、保证组织有效灌流量。a.密切观察患者的生命体征,尿液颜色及尿量。b.遵医嘱输血、输液,保持输液管路通畅,观察有无输液反应。③感染的护理。a.做好伤口护理和导尿管护理。b.遵医嘱应用抗生素。c.及早发现感染征象,通知医师并协助处理。④术前准备:有手术指征者,在抗休克的同时,紧急做好各项术前准备。

(2)术后护理。①病情观察:及早发现出血、感染等并发症。②膀胱造瘘管护理:保持引流管通畅,防止逆行感染;观察记录引流液的颜色、性状、量及气味;保持造瘘口周围皮肤清洁、干燥,定期换药。膀胱造瘘管一般留置10日左右拔除;拔管前需先夹管,待患者的排尿情况好转后再行拔管,拔管后用纱布堵塞并覆盖造瘘口。

2.健康教育

(1)膀胱造瘘管的自我护理:部分患者需带膀胱造瘘管出院,做好患者的自我护理指导。①引流管和引流袋的位置切勿高于膀胱区。②间断轻柔挤压引流管以促进沉淀物的排出。③发现阻塞时不可自行冲洗,应随时就诊。④如出现膀胱刺激征、尿中有血块、发热等,也应及时就诊。

(2)用药指导:遵医嘱服药,详细告知患者药物的不良反应及注意事项。

三、尿道损伤

(一)概述

尿道损伤是泌尿系统常见的损伤,分为开放性、闭合性和医源性损伤。开放性损伤多因弹片、锐器等所致,常伴有阴囊、阴茎或会阴部贯通伤;闭合性损伤多为钝性挫伤、撕裂伤,如尿道骑跨伤或骨盆骨折致尿道损伤;医源性损伤是在行尿道内操作时由器械直接损伤所致。在解剖上男性尿道以尿生殖隔为界,分为前、后两段,前尿道包括球部和阴茎部;后尿道包括前列腺部和膜部。尿道损伤多见于男性,以球部和膜部的损伤较为多见。男性尿道损伤是泌尿外科常见的急症,早期处理不当,可产生尿道狭窄、尿液外渗等并发症。

(二)病因及发病机制

1.前尿道损伤

(1)钝性损伤:绝大多数的前尿道损伤是由跌落、撞击或交通意外引起,其中以骑跨伤较为常见。致伤原因是会阴部遭到撞击,将球部尿道挤压在耻骨联合的下缘所致。

(2)医源性损伤:各种经尿道的内镜使用均有可能导致不同程度的尿道损伤,留置气囊尿管甚至也可导致尿道损伤。

(3)开放性损伤:主要见于枪伤,其次是刺伤和截断伤。阴茎部尿道和球部尿道的发生率相近。

(4)性交时损伤:主要见于性交时造成阴茎海绵体折断伤的患者。

(5)缺血性损伤。

2.后尿道损伤

(1)钝性损伤:主要为与骨盆骨折有关的尿道损伤,最常见。发生原因包括交通事故、高空坠落、工业事故等。在此类损伤中尿道的单独损伤很少,多合并骨盆骨折和其他脏器损伤,因此骨盆骨折有尿道损伤时要注意有无其他脏器损伤。

(2)医源性损伤:发生于尿道内器械操作或手术时。

(3)穿通性损伤:枪伤或刀刺伤。

(三)临床表现

1.尿道出血

75%前尿道损伤的患者会有尿道外口出血,而后尿道损伤则为37%～93%。尿道出血的程度和尿道损伤的严重程度并不一致,如尿道黏膜挫伤或尿道壁小部分撕裂可伴发大量出血;而尿道完全断裂则可能仅有少量出血。

2.疼痛

受伤局部可有疼痛及压痛。前尿道损伤者,排尿时疼痛加重并向龟头及会阴部放射;后尿道损伤疼痛可放射至肛门周围、耻骨后及下腹部。

3.局部血肿

尿道骑跨伤可引起会阴部、阴囊处肿胀、瘀斑及蝶形血肿。

4.排尿困难或尿潴留

排尿困难程度与尿道损伤程度有关。尿道轻度挫伤的患者可无排尿困难,仅仅表现为尿痛;尿道严重挫伤或破裂的患者由于局部水肿、疼痛,尿道括约肌痉挛及尿液外渗等则可表现为排尿困难或尿潴留;尿道完全断裂的患者由于尿道的连续性被破坏,而膀胱颈部又保持完整可表现为尿潴留。

5.尿液外渗

尿道裂伤或断裂后,尿液可从裂口处渗入周围组织间隙,如不及时处理或处理不当,可发生皮肤及皮下组织广泛的坏死、感染及脓毒症。开放性损伤者,尿液可从皮肤、肠道或阴道创伤口流出,最终形成尿瘘。

6.休克

严重尿道损伤,特别是骨盆骨折后尿道断裂或合并其他内脏损伤者,常发生体克,其中后尿道损伤合并休克约为 40%。

(四)辅助检查

1.直肠指诊

对确定尿道损伤的部位、程度及是否合并直肠损伤等方面可提供重要线索,是一项重要的检查。后尿道断裂时前列腺向上移位,有浮动感;如前列腺位置仍较固定,多提示尿道未完全断裂。直肠指诊是直肠损伤重要的筛查手段,检查时手指应沿直肠壁环形触诊一周以发现损伤部位;如指套染血或有血性尿液溢出时,说明直肠有损伤或有尿道、直肠贯通的可能。

2.诊断性导尿

可了解尿道的完整性和连续性。如一次导尿成功,提示尿道损伤不严重。保留导尿管引流尿液并支撑尿道,应注意固定导尿管。如果导尿管滑脱,第二次再插有失败的可能。如一次插入困难,说明可能有尿道裂伤或断裂伤,不应反复试插,以免加重损伤。

3.尿道逆行造影

此检查被认为是评估尿道损伤较好的方法。如有骨盆骨折,应先摄腹部 X 线平片,了解骨盆骨折情况及是否存在结石等异常。如尿道显影而无造影剂外溢,提示尿道挫伤或轻微裂伤;如尿道显影,造影剂能进入膀胱,并有造影剂外溢,提示尿道部分裂伤;如造影剂未进入近端,则提示尿道断裂。

4.实验室检查

后尿道损伤常因骨盆骨折引起,易伴有盆腔静脉破裂而引起大出血,导致出血性休克,应行全血细胞计数、血红蛋白等检查,如连续检查发现其指标呈进行性下降,常提示有持续性出血,须及时手术。

(五)治疗

1.全身治疗

(1)防治休克:受伤早期的休克主要是由严重创伤性出血和其他内脏损伤引起。应及时建立静脉通路,补充血液和其他血液代用品,纠正低血容量。

(2)防治感染:全身应用抗生素,最好根据尿培养结果选用敏感的抗生素。

(3)预防创伤后并发症:注意预防肺部感染、肺不张;保持大便通畅,避免腹压升高引起继发性出血;骨盆骨折卧床较久的患者,注意变换体位,避免发生压疮和泌尿系结石。

2.前尿道损伤的治疗

(1)钝性不完全性前尿道损伤:可采用膀胱镜下留置导尿管,部分患者留置导尿管后尿道内腔得到了自行修复,而无须进一步处理。

（2）钝性完全性前尿道断裂：进行耻骨上膀胱造瘘术较为适宜。此外，尿液外渗可能会形成感染，甚至脓肿，早期的尿液分流和合理的抗生素应用可以降低感染的发生率。

（3）开放性不完全性前尿道损伤：由于刀刺伤、枪伤和狗咬伤导致的前尿道损伤，需进行紧急手术清创和探查。

（4）开放性完全性前尿道断裂：应先对损伤的近、远端尿道稍做游离，然后将尿道腔剪成斜面，进行端—端吻合。

3.后尿道损伤的治疗

（1）处理原则：积极防治休克，引流尿液，预防感染和其他并发症，争取早期恢复尿道的连续性。

（2）治疗方法：①监测患者的生命体征，防治休克、感染及处理其他脏器的损伤是首要任务；②留置导尿管，尿道损伤不严重者，可试行插导尿管；如成功，则留置导尿管并持续引流尿液；③耻骨上膀胱造瘘是一种简单的减少创伤部位尿液渗出的方法，可以避免因尿道内操作而进一步损伤尿道；④早期行尿道会师术。如果患者损伤不是特别严重，可以在开放性手术的同时进行尿道会师术。其优点是有希望早期恢复尿道的连续性或缩短损伤尿道分离的长度，有利于后期的尿道重建。

4.并发症的处理

（1）尿道狭窄：是尿道损伤后最常见的并发症，其修复重建于尿道损伤后 3～6 个月时进行为宜，手术方法的选择应根据患者自身的条件、意愿和医疗技术条件而决定。

1）前尿道狭窄的处理。①阴茎段尿道狭窄：尿道狭窄段较短者（<0.5cm），可行尿道端—端吻合术；如阴茎皮肤不富裕，可采用口腔颊黏膜或舌黏膜。②阴囊段、球部尿道狭窄：阴囊段尿道狭窄段较短（<0.5cm），累及尿道海绵体较浅的，可行经尿道内切开或尿道扩张治疗；累及尿道海绵体较深或者已经过尿道内切开或尿道扩张治疗无效的患者，应采用开放性尿道成形手术治疗。球部尿道狭窄短于 2cm 者，切除狭窄段尿道后行端—端吻合是较为合适的术式，该治疗方式的成功率可高达 95％；而对于较长的球部尿道狭窄（>2cm）者，建议采用颊黏膜或舌黏膜替代尿道成形术。③次全尿道狭窄：对病变从阴茎段到球部尿道狭窄者，如是单纯性狭窄，可应用阴茎带蒂皮瓣和（或）口腔内黏膜拼接修复狭窄的尿道。

2）后尿道狭窄的处理。①尿道内切开术：此术式适用于狭窄段较短（<0.5cm）、瘢痕不严重的患者。②尿道端—端吻合术：此术式适用于狭窄段<（3～4）cm 的球膜部尿道狭窄。③尿道拖入术：适用于对切除狭窄端尿道后，无法进行尿道端—端吻合的患者。④带蒂阴囊、会阴皮瓣和阴茎转位尿道成形术：对球膜部段尿道缺损较长者，常用阴囊或会阴部皮肤重建尿道。⑤尿道狭窄合并尿道直肠瘘：复杂性后尿道狭窄合并尿道直肠瘘的病例，临床较少见。由于此类患者具有病情复杂、手术修复难度大、失败率高的特点，是泌尿外科最棘手和最具有挑战性的手术，目前尚无公认的治疗方案。

（2）尿失禁：尿道外伤后尿失禁常见于某些严重的后尿道损伤病例，如多发性骨盆骨折时，骨折片直接损伤膀胱颈部，行尿道会师术时拉力过度，均可直接或者间接损害控尿结构，导致尿道关闭功能受损，在尿道重建成功后出现尿失禁症状。此外，医源性尿道损伤或尿道括约肌损伤导致的尿失禁也较常见。尿道外伤后尿失禁发生的机制是外伤破坏了控尿机制,长期尿失禁易使膀胱容量缩小。因此,尿失禁的治疗以增加尿道阻力为主,扩大膀胱容量为辅。①保守治疗:对尿失禁较轻者以内科治疗、功能训练及理疗为主。②手术治疗:包括球部尿道悬吊术、人工尿道括约肌植入术及尿流改道等。

(3)尿液外渗:使用抗生素防止感染;保持引流通畅,穿刺或手术留置导管引流。

(六)护理

1.护理措施

(1)非手术治疗的护理/术前护理。

1)心理护理。尿道损伤以青壮年男性多见,常合并骨盆骨折、大出血,甚至休克,伤情重,故患者及其家属的精神负担大,极易产生恐惧、焦虑心理。护士应主动关心、安慰患者及其家属,稳定情绪,减轻焦虑与恐惧,告诉患者及其家属尿道损伤的病情发展、主要的治疗护理措施,鼓励患者及其家属积极配合。

2)维持体液平衡。①急救护理:有效止血,及时进行骨折复位固定,减少骨折断端的活动,以免损伤血管导致休克;骨盆骨折者须卧硬板床,勿随意搬动,以免加重损伤。②输液护理:迅速建立 2 条静脉通路,遵医嘱合理输液、输血,并确保输液通路通畅。

3)病情观察。监测患者的神志、脉搏、呼吸、血压、体温、尿量、腹肌紧张度、腹痛、腹胀等的变化,并详细记录。

4)感染的护理。①做好伤口护理和导尿管护理。②嘱患者勿用力排尿,避免引起尿液外渗而致周围组织继发感染。③遵医嘱应用抗生素,嘱患者多饮水。④及早发现感染征象,通知医师并协助处理。

5)术前准备。有手术指征者,在抗休克的同时,紧急做好各项术前准备。

(2)术后护理。

1)引流管护理。①尿管:尿道吻合术与尿道会师术后均留置尿管,引流尿液。a.妥善固定:尿管一旦滑脱均无法直接插入,须再行手术放置,直接影响损伤尿道的愈合。应妥善固定尿管于大腿内侧,减缓翻身动作,防止尿管脱落。b.有效牵引:尿道会师术后行尿管牵引,有利于促进分离的尿道断面愈合。为避免阴茎阴囊交界处尿道发生压迫性坏死,需掌握牵引的角度和力度。牵引角度为尿管与体轴成 45°,牵引力度约 0.5kg,维持 1~2 周。c.保持通畅:血块堵塞是导致尿管堵塞的常见原因,需及时清除。可在无菌操作下,用注射器吸取无菌生理盐水冲洗、抽吸血块。d.预防感染:严格无菌操作,定期更换引流袋。留置尿管期间,每日清洁尿道口 2 次。e.拔管:尿道会师术后尿管留置时间一般为 1~2 周,创伤严重者可酌情延长留置时间。②膀胱造瘘管:同引流管护理常规,膀胱造瘘管留置 10 日左右拔除。

2)尿液外渗区切开引流的护理。保持引流通畅;定时更换切口浸湿敷料;抬高阴囊,以利外渗尿液吸收,促进肿胀消退。

2.健康教育

(1)定期行尿道扩张术:经手术修复后,尿道损伤患者尿道狭窄的发生率较高,需要定期进行尿道扩张以避免尿道狭窄。尿道扩张术较为痛苦,应向患者说明该治疗的意义,鼓励患者定期返院行尿道扩张术。

（2）自我观察：若发现有排尿不畅，尿线变细，尿液滴沥、浑浊等现象，可能为尿道狭窄，应及时去医院诊治。

（王欢欢）

第十节　泌尿系结石

一、肾结石

（一）概述

肾结石，是泌尿系结石的一种，通常指位于肾脏的结石，是现代社会最常见的疾病之一。肾结石男性发病率是女性的 3 倍，发病高峰年龄为 20～30 岁。手术虽可以去除结石，但结石形成的趋势往往是终身的。

（二）病因及发病机制

肾结石形成原因非常复杂，人们对其发病机制的认识仍不完全明了，可能包括的危险因素有外界环境、个体因素和泌尿系统因素等。

1.外界环境

外界环境包括自然环境和社会环境、气候和地理位置等，而社会环境包括社会经济水平和饮食文化等。相关研究表明结石病的季节性变化很可能与温度有关，通过出汗导致体液丧失，进而促进结石形成。

2.个体因素

包括种族遗传因素、饮食习惯、职业因素、代谢性疾病等。其中职业环境中暴露于热源和脱水是结石病的危险因素。水分摄入不足可导致尿液浓缩，结石形成的概率增加。大量饮水导致尿量增多，可显著降低易患结石患者的结石发病率。

3.泌尿系统因素

泌尿系统因素包括肾损伤、感染、泌尿系统梗阻、异物等。梗阻可以导致感染和结石形成，而结石本身也是尿中异物，会加重梗阻与感染程度，所以两者会相互影响。

（三）临床表现

1.症状

（1）疼痛：肾结石最常见的症状是肾绞痛，经常突然起病，是结石阻塞输尿管引起的。最常见的是从腰部开始，可辐射到腹股沟。肾盂内大结石和肾盏结石可无明显临床症状，患者活动后会出现上腹或腰部钝痛。40%～50%的肾结石患者有腰痛的症状，发生的原因是结石造成肾盂梗阻。通常表现为腰部酸胀、钝痛。

（2）血尿：绝大多数尿路结石患者存在血尿，通常为镜下血尿，少数可见肉眼血尿。常常在腰痛之后发生。有时患者活动后出现镜下血尿是上尿路结石的唯一临床表现，但当结石完全阻塞尿路时也可以没有血尿。血尿产生的原因是结石移动或结石对肾集合系统的损伤。血尿的多少取决于结石对尿路黏膜损伤程度的大小。

(3)发热：由于结石、梗阻和感染可互相促进，所以肾结石造成梗阻可继发或加重感染，出现腰痛伴高热、寒战。出现脓尿的患者很少见，若出现需要行尿培养，检测是否存在尿路感染。结石继发急性肾盂肾炎或肾积脓时可有畏寒、发热、寒战等全身症状出现。

(4)无尿和急性肾功能不全：双侧肾结石、功能性或解剖孤立肾结石阻塞导致尿路急性梗阻，可以出现无尿和急性肾后性肾功能不全的症状。

2.体征

肾结石典型体征是患侧肾区叩击痛。患者脊肋角和腹部压痛也可不明显，一般不伴有腹部肌紧张。肾结石慢性梗阻时引起巨大肾积水，这时可出现腹部包块。

(四)辅助检查

1.实验室检查

(1)血常规：肾绞痛时可伴血白细胞短时轻度增高。结石合并感染或发热时，血中白细胞可明显增高。结石导致肾功能不全时，可有贫血表现。

(2)尿液检查：常能见到肉眼或镜下血尿；脓尿很少见，伴感染时有脓尿，感染性尿路结石患者应行尿液细菌培养；尿液分析也可测定尿液 pH、钙、磷、尿酸、草酸等。

2.影像学检查

(1)超声检查：肾钙化和尿路结石都可通过超声诊断，可显示结石梗阻引起的肾积水及肾实质萎缩等。可发现尿路 X 线平片不能显示的小结石和 X 线透光结石，当肾脏显示良好时，超声还可检测到直径 5mm 的小结石。超声作为无创检查应作为首选影像学检查，适合于所有患者包括肾功能不全患者、孕妇、儿童以及对造影剂过敏者。

(2)X 线检查：由于大约90％尿路结石不透 X 线，所以腹部 X 线片对于怀疑尿路结石的患者是一种非常有用的检查。

(3)尿路系统(KUB)平片检查：KUB 平片可初步判断肾结石是否存在以及肾结石的位置、数目、形态和大小，并且可以初步提示结石的化学性质。

(4)CT 检查：螺旋 CT 平扫对肾结石的诊断准确、迅速，有助于鉴别不透光的结石、肿瘤、凝血块等，以及了解有无肾畸形。

(5)内镜检查：内镜检查包括经皮肾镜、软镜、输尿管和膀胱镜检查。通常在尿路 X 线平片未显示结石，静脉尿路造影有充盈缺损而不能确诊时，借助于内镜可以明确诊断和进行治疗。

(6)肾盂造影：既可以确定透 X 线结石的存在，又可以明确患者结石形成的解剖部位。

(五)治疗

肾结石治疗的总体原则是：解除疼痛和梗阻，保护肾功能，有效祛石，治疗病因，预防复发。由于约80％的尿路结石可自发排出，因此可能没必要进行干预，有时多饮水就能自行排出结石。另外20％的结石由于性质、形态、大小和部位不同，患者个体差异等因素，治疗方法的选择和疗效也大不相同。因此，对尿石症的治疗应该实施患者个体化原则，通常需要各种方法综合治疗，来保证治疗效果。

1.病因治疗

少数患者能找到结石成因如甲状旁腺功能亢进症（主要是甲状旁腺瘤），只有积极治疗原发病，才能防止尿路结石复发；尿路梗阻的患者，需要解除梗阻，才可以避免结石复发，上述患者积极治疗病因即可。

2.非手术治疗

（1）药物治疗：结石直径小于0.6cm且表面光滑、结石以下尿路无梗阻时可采用药物排石治疗。多选择口服α受体拮抗剂（如坦索罗辛）或钙离子通道阻滞剂。尿酸结石选用枸橼酸氢钾钠、碳酸氢钠碱化尿液。口服别嘌醇及饮食调节等方法治疗也可取得良好的效果。

（2）增加液体摄入量：机械性多尿可以预防有症状结石的形成和滞留，每日饮水2000～3000mL，尽量保持昼夜均匀。限制蛋白、钠摄入，避免草酸饮食摄入和控制肥胖都可降低结石的发病概率。

3.微创碎石

（1）体外冲击波碎石（ESWL）：通过X线或超声对结石进行定位，利用高能冲击波聚焦后作用于结石，将结石粉碎成细沙，然后通过尿液排出体外。实践证明ESWL是一种创伤小、并发症少、安全有效的非侵入性治疗，大多数上尿路结石可采用此方法治疗。ESWL碎石术后可能形成"石街"，引起患者的腰痛不适，也可能合并继发感染，病程相应延长。

（2）经皮肾镜碎石取石术（PCNL）：经皮肾镜碎石取石术是通过建立经皮肾操作通道，击碎结石并同时通过工作通道冲出结石及取出肾结石。PCNL通常在超声或X线定位下操作，在肾镜下取石或碎石。较小的结石通过肾镜用抓石钳取出，较大的结石将其粉碎后用水冲出。

（3）输尿管肾镜取石术（URL）：输尿管肾镜取石术适用于中、下段输尿管结石，泌尿系平片不显影结石，因结石硬、停留时间长、患者自身因素（肥胖）而使用ESWL困难者，也可用于ESWL治疗所致的"石街"。下尿路梗阻、输尿管狭窄或严重扭曲等不宜采用此方法。

4.开放手术

由于ESWL及内镜技术的普遍开展，现在上尿路结石大多数已不再行开放手术。

（六）护理

1.护理措施

（1）术前护理。①肾绞痛、感染患者遵医嘱对症处理。②鼓励患者多饮水。③手术体位的训练：术中患者取截石位或俯卧位。术前护士指导患者进行手术体位的训练，尤其是俯卧位，一般患者难以耐受，且复杂的结石手术时间长，体位的改变对患者呼吸及循环系统的影响较大，因此应指导患者从俯卧位30分钟开始练习，逐渐延长至45分钟、1小时、2小时等。通过训练使患者能忍受体位的改变，同时使呼吸及循环系统得到一定的适应，减少术中、术后心血管意外发生的概率。④手术前需行KUB做术前定位，以明确结石位置，便于手术顺利进行。嘱患者手术当日晨起禁食、禁饮，以避免胀气影响检查结果，定位检查后要求尽量减少活动，防止结石位置发生变化。

（2）术后护理。

1）病情观察。①严密监测生命体征变化：出血是PCNL最常见、最严重的并发症，如果患者出现血压下降、心率增快、呼吸加快，应高度怀疑有出血的可能。若不及时处理，患者很快会出现休克。②注意观察患者体温变化:术中冲洗易导致尿路细菌或致热原通过肾血管吸收入血引起菌血症,患者术后出现体温升高,甚至可达 39.5℃ 以上,警惕患者有无感染性休克或 DIC 的表现。若出现上述症状,应及时对症处理。③注意观察腹部症状和体征:定期询问患者有无腹胀、腹痛等症状,腹部查体有无腹部压痛、反跳痛等体征,警惕肾周血肿、尿液外渗、腹水或腹膜炎等并发症发生。

2)管路护理。①固定:术后留置肾造瘘管及尿管(开放手术还留置有伤口引流管),实行肾造瘘引流管的"双固定"。将肾造瘘管用透明贴膜固定于患者身上,将引流袋、尿袋分别固定于床单上,做好管路及引流袋的标识。②严密观察:观察肾造瘘管及导尿管引流尿液的颜色、性状和量,准确做好记录。若引流尿液颜色鲜红,量较大,则考虑出血可能,立即通知医生,可采取夹闭肾造瘘管,使血液在肾、输尿管内压力升高,形成压力性止血。③保持管路通畅:让患者自己伸手摸到引流管的走向及固定位置,以利于患者自我管理,避免牵拉、打折。如出现造瘘管周围有渗尿,应考虑是否堵塞,可挤压造瘘管,或用注射器抽吸;尿管被血块堵塞时,以无菌生理盐水少量、多次、反复冲洗。

3)术后 1～2 天拔除肾造瘘管,患者可能出现造瘘口漏尿情况,告知患者若敷料被尿液浸湿,通知医生及时更换。

4)饮食。可以进食后,应以高蛋白、易消化食物为主,注意多饮水,保证尿量 2000～3000mL/d 可以预防泌尿系感染,同时,一些细小的结石碎屑也会随尿液排出。

5)活动。腰麻术后 6 小时可以侧卧位休息,双下肢做主动的屈伸活动。全身麻醉术后患者,返回病房后可取半坐卧位。术后第 1 天,可以下床活动,循序渐进。

6)术后第 1 天晨,患者需要复查 KUB,了解结石清除情况、肾造瘘管及双 J 管的位置。要求患者禁食、禁饮。

7)肾造瘘管拔除后,嘱患者向健侧侧卧休息 3～4 小时,以减轻造瘘口的压力,减少漏尿。肾造瘘管拔除 1 天后,拔除尿管。患者可能出现尿频、尿急、尿痛、血尿等症状,一般会自行缓解。患者第 1 次排尿后需告知医护人员。若 2 小时内未自行排尿,应通知医生检查膀胱充盈情况,给予处理。

2.出院指导

(1)坚持饮水,保证尿液 2000～3000mL/d,防止尿石结晶形成,减少晶体沉积,延缓结石增长速度。若患者结石合并感染,大量的尿液可促进引流,利于含有细菌的尿液及时排出体外,有利于控制感染。

(2)根据结石成分,调理饮食。①尿酸结石患者应吃低嘌呤饮食,如鸡蛋、牛奶,应多吃水果和蔬菜,碱化尿液;忌食动物内脏,肉类、蟹、菠菜、豆类、菜花、芦笋、香菇等也要尽量少吃。②胱氨酸结石患者应限制含蛋氨酸较多的食物,如肉类、蛋类及乳类食物。③草酸钙结石患者应食低草酸、低钙的食物,如尽量少食菠菜、海带、香菇、虾米皮等食物。④磷酸钙和磷酸镁铵结石患者应吃低钙、低磷饮食,少食豆类、奶类、蛋黄等食物。

(3)休息 2～4 周可以正常工作,体力劳动者可根据自己的身体情况来决定。出院 1～3 个月拔除双 J 管,拔管不影响正常的工作及生活。

二、输尿管结石

(一)概述

中国泌尿系统结石的发生率为 $1\% \sim 5\%$，而输尿管由于解剖结构上相对狭窄，是泌尿系统结石常见的阻塞部位，其中最常见的部位包括肾盂输尿管接合处、输尿管跨过髂血管处及输尿管膀胱连接部。然而，90% 以上的输尿管结石源自肾脏，原发的输尿管结石较少见。

(二)病因及发病机制

1.遗传因素

遗传因素引起的肾小管疾病可能会导致某些结石，而某些基因可能与钙或磷的代谢异常有关，容易造成结石。

2.代谢障碍

结石形成常与机体对钙、草酸、尿酸等代谢障碍有关。

3.饮食因素

由于饮食可影响尿液成分，因此会影响结石的形成。

(1)水：由于尿量主要受水分摄取影响，水分摄入量不足是结石的主要成因，足够的水分可以避免尿液过度饱和。

(2)钙：有研究发现，低钙乳制品的摄取提示有可能更容易形成结石，这可能是由于低钙乳制品会令草酸的吸收及尿液排出增加，或与牛奶中含某些结石保护因子有关，但这可能只限于奶类制品中的钙，因为钙片的摄取反而可能增加结石的风险，但仍需进一步研究。

(3)草酸盐：草酸盐摄取过量可能与结石形成有关，其中某些物质代谢后会增加尿草酸的排泄(如维生素 C)，因此摄取过量会提高结石发生的风险。

(4)钠：钠摄入增加会使钙结石形成的风险上升，钠可能会妨碍尿钙的重吸收，增加尿钙排泄。

(5)嘌呤：尿酸是嘌呤代谢的最终产物，高尿酸尿症是尿酸结石的危险因素，同时也可促进草酸钙结石的形成。

(6)药物：某些药物自身结晶化或改变尿液成分而容易形成结石。

4.排尿

当尿量少于 $1L/d$，结石形成的风险明显升高，水分摄取不足与流汗过多会令尿液浓缩，较易形成结晶，因此某些长时间流汗的职业或干旱地区的结石比例可能会较高。另外，由于泌尿道狭窄等引起长时间的尿潴留会阻碍结晶排出，容易引发结石。

5.活动下降

如长期卧床使钙从骨骼游离至血中而造成高血钙，可能会引发结石。

6.尿路梗阻、感染和异物

是诱发结石的主要局部因素，梗阻、感染和结石等因素可以相互促进。

(三)临床表现

1.症状

(1)疼痛：上中段结石引起的输尿管疼痛为一侧腰痛，疼痛性质为绞痛，输尿管结石可引起肾绞痛或输尿管绞痛,典型表现为阵发性腰部疼痛并向下腹部、睾丸或阴唇放射。

(2)血尿:90%的患者可出现镜下血尿,也可有肉眼血尿,前者多见。血尿多发生在疼痛之后,有时是唯一的临床表现。输尿管结石急性绞痛发作时,可出现肉眼血尿。血尿的多少与结石对尿路黏膜的损伤程度有关。输尿管完全梗阻时也可无血尿。

(3)恶心、呕吐:输尿管结石引起尿路梗阻时,使输尿管管腔内压力增高、管壁局部扩张痉挛或缺血,由于输尿管与肠有共同的神经支配而导致恶心、呕吐等胃肠道症状。

2.体征

结石可表现为肾区和胁腹部压痛和叩击痛,输尿管走行区可有深压痛;若伴有尿液外渗时,可有腹膜刺激征。输尿管结石梗阻引起不同程度的肾积水,可触及腹部包块。

(四)辅助检查

1.实验室检查

(1)尿液检查:尿常规检查可见尿中红细胞,伴感染时有脓细胞。感染性尿路结石患者应行尿液细菌培养。肾绞痛有时可发现晶体尿,通过观察结晶的形态可以推测结石成分。

(2)血液检查:输尿管绞痛可导致交感神经高度兴奋,机体出现血白细胞升高;当其升高到 $13×10^9/L$ 以上则提示存在尿路感染。血电解质、尿素和肌酐水平是评价总肾功能的重要指标。

(3)24 小时尿分析:主要用于评估结石复发危险性较高的患者,是目前常用的一种代谢评估技术。

(4)结石分析:结石成分分析可以确定结石的性质,是诊断结石的核心技术,也是选择溶石和预防疗法的重要依据。

2.影像学检查

(1)超声:是一种简便无创的检查方法,是目前最常用的输尿管结石的筛查手段。能同时观察膀胱和前列腺,寻找结石形成诱因及并发症。

(2)螺旋 CT:螺旋 CT 对结石的诊断能力最高,能分辨出直径 0.5mm 以上任何成分的结石,准确测定结石大小。

(3)尿路系统平片(KUB平片):尿路系统平片可以发现 90%非 X 线透光结石,能够大致判断结石的位置、形态、大小和数目,并且通过结石影的明暗初步提示结石的化学性质,因此常用作结石检查的常规方法。

(4)静脉尿路造影(IVU):IVU 应该在 KUB 平片的基础上进行,有助于确认结石在尿路上的位置,了解尿路解剖,发现有无尿路异常等。可以显示 KUB 平片上不能显示的 X 线阴性结石,同时可以显示尿路的解剖结构,对发现尿路异常有重要作用。

(5)逆行尿路造影:逆行尿路造影很少用于上尿路结石的初始诊断,属于有创性的检查方法,不作为常规检查手段。

(6)放射性核素肾显效像:放射性核素检查不能直接显示泌尿系结石,主要用于确定分侧肾功能。了解肾血流灌注、肾功能及尿路梗阻情况等,对手术方案的选择以及手术疗效的评价具有一定价值。

（五）治疗

目前治疗输尿管结石的主要方法有保守治疗（药物治疗和溶石治疗），体外冲击波碎石（ESWL），输尿管镜（URSL）、经皮肾镜碎石术（PCNL），开放手术及腹腔镜手术。

1.保守治疗

（1）药物治疗：临床上多数尿路结石需要通过微创的治疗方法将结石粉碎并排出体外，少数比较小的尿路结石，可以选择药物排石。使用的排石药物为 α_1 受体拮抗剂如坦索罗辛等，排石治疗期间应保证有足够的尿量，每日需饮水 2000～3000mL。双氯芬酸钠可以缓解症状并减轻输尿管水肿，有利于排石治疗。钙离子通道拮抗剂及一些中医中药对排石也有一定的效果。

（2）溶石治疗：我国在溶石治疗方面处于领先地位。如胱氨酸结石：口服枸橼酸氢钾钠或碳酸氢钠片，以碱化尿液，维持尿液 pH 在 7.0 以上，利于结石溶解及排出。

（3）微创手术：主要有体外冲击波碎石、经皮肾镜碎石取石术、输尿管肾镜取石术等。

2.开放手术治疗

随着 ESWL 及腔内治疗技术的发展，目前上尿路结石行开放手术治疗的比例已显著减少，逐渐被腹腔镜手术取代。

（六）护理

1.护理措施

（1）术前护理。

1）疼痛的护理。①疼痛时，安慰患者，使其情绪稳定，卧床休息，尽可能减少大幅度的运动，指导患者深呼吸以减轻疼痛。②疼痛时使用局部热敷、分散注意力、肌肉放松、音乐疗法等减轻疼痛的技巧。③疼痛缓解或排石时适当做一些跳跃或其他有利于排石的运动，以促进结石排出。④观察尿液内有无结石排出，将滤出的碎渣、小结石保留，进行结石成分分析。对于有尿路感染者给予抗感染治疗，观察体温变化，血、尿常规检查结果，尿路刺激症状有无缓解等。⑤应用解痉药物的患者应观察用药后效果。

2）鼓励患者多饮水。

3）手术前需行 KUB 平片检查做术前定位，明确结石位置，便于手术顺利进行。嘱患者手术当日晨起禁食、禁饮，避免胀气影响检查结果，定位后尽量减少活动，防止结石位置发生变化。

（2）术后护理。①管路护理：术后留置尿管及输尿管支架管各 1 根，将引流袋固定于床单上，做好管路及引流袋的标识。让患者自己伸手摸到引流管的走向及固定位置，以利于患者自我管理，避免牵拉、打折。严密观察导尿管引流尿液的颜色、性状和量，准确做好记录。若引流尿液颜色鲜红，量较大，则考虑出血可能，应立即通知医生给予处理。尿管被血块堵塞时，以无菌生理盐水少量、多次反复冲洗。②饮食护理：可以进食后，应以高蛋白、易消化食物为主，注意多饮水，保证尿量 2000～3000mL/d 可以预防泌尿系感染，同时，一些细小的结石碎屑也会随尿液排出。③活动护理：腰麻术后 6 小时可以侧卧位休息，双下肢做主动的屈伸活动。全身麻醉术后患者，返回病房后可取半坐卧位。术后第 1 天，可以下床活动，活动量应循序渐进。

④术后第1天晨起,患者需要复查KUB平片,了解结石清除情况及双J管的位置。要求患者禁食、禁饮。

2.出院指导

同肾结石患者的出院指导。

三、膀胱结石

(一)概述

膀胱结石是较常见的泌尿系统结石,好发于男性,男女发病比例约为10∶1。膀胱结石的发病率有明显的地区和年龄差异,总的来说,在经济不发达地区,膀胱结石以婴幼儿为常见,主要由营养不良所致。

(二)病因及发病机制

膀胱结石分为原发性和继发性两种。原发性膀胱结石多发于男性,与营养不良有关。继发性膀胱结石主要继发于下尿路梗阻、膀胱异物等。

1.营养不良

婴幼儿原发性膀胱结石主要发生于贫困饥荒年代,营养缺乏,尤其是动物蛋白摄入不足是其主要原因。

2.下尿路梗阻

下尿路梗阻,如良性前列腺增生、膀胱颈部梗阻,尿道狭窄,先天畸形,膀胱膨出、憩室、肿瘤等,均可使小结石和尿盐结晶沉积于膀胱而形成结石。

3.膀胱异物

医源性的膀胱异物主要有长期留置的导尿管、被遗忘取出的输尿管支架管、不被机体吸收的残留缝线、膀胱悬吊物等,非医源性异物如子弹头、发卡、电线、圆珠笔芯等。均可作为结石的核心而使尿盐晶体物质沉积于其周围而形成结石。

4.尿路感染

继发于尿液潴留及膀胱异物的感染,尤其是分泌尿素酶的细菌感染,由于能分解尿素产生氨,使尿pH升高,使尿磷酸钙、铵和镁盐沉淀而形成膀胱结石。

5.其他

临床手术也可能导致膀胱结石发生,如肠道膀胱扩大术等。

(三)临床表现

1.症状

(1)疼痛:疼痛可为下腹部和会阴部钝痛,也可为明显或剧烈疼痛,常因活动和剧烈运动而诱发或加剧。膀胱结石的典型症状为排尿突然中断,疼痛放射至远端尿道及阴茎头部,伴排尿困难和膀胱刺激症状。由结石刺激膀胱底部黏膜而引起,常伴有尿频和尿急,排尿终末时疼痛加剧。

(2)血尿:膀胱壁由于结石的机械性刺激,可出现血尿,并往往表现为终末血尿。尿流中断后再继续排尿也常伴血尿。

（3）其他：因排尿费劲，腹压增加，可并发脱肛。若结石位于膀胱憩室内，可仅有尿路感染的表现。少数患者病情严重时发生急性尿潴留。

2.体征

体检时下腹部有压痛。结石较大和腹壁较薄弱时，在膀胱区可触及结石。较大结石也可经直肠腹壁双合诊被触及。

（四）辅助检查

1.实验室检查

实验室检查可发现尿中有红细胞或脓细胞，伴有肾功能损害时可见血肌酐、尿素氮升高。如并发感染可见白细胞，尿培养可有细菌生长。

2.影像学检查

（1）B超：B超检查能发现膀胱及后尿道强光团及声影，还可同时发现膀胱憩室、良性前列腺增生等。

（2）X线检查：X线平片是诊断膀胱结石的重要手段，结合B超检查可了解结石大小、位置、形态和数目，怀疑有尿路结石可能还需做泌尿系统X线平片及排泄性尿路平片及排泄性尿路造影。

（3）CT检查：所有膀胱结石在CT都为高密度影，CT还可鉴别肿瘤、钙化和结石。

（4）膀胱镜检查：膀胱镜检查是最确切的诊断方法，可直接观察膀胱结石的大小、数目和形状，同时还可了解有无前列腺增生、膀胱颈纤维化、尿道狭窄等病变。但膀胱镜检查属于有创操作，一般不作常规使用。

（五）治疗

膀胱结石应根据结石体积大小选择合适的治疗方法。膀胱结石的治疗应遵循两个原则，一是取出结石，二是去除结石形成的病因。一般来说，直径小于0.6cm，表面光滑的膀胱结石可自行排出体外。绝大多数膀胱结石需行外科治疗，方法包括体外冲击波碎石术、内腔镜手术和开放性手术。

1.体外冲击波碎石术

小儿膀胱结石多为原发性结石，可首选体外冲击波碎石术；成人原发性膀胱结石直径≤3cm者也可以采用体外冲击波碎石术。

2.内腔镜手术

几乎所有类型的膀胱结石都可以采用经尿道手术治疗。在内腔镜直视下经尿道碎石是目前治疗膀胱结石的主要方法，可以同时处理下尿路梗阻病变。目前常用的经尿道碎石方法包括机械碎石、液电碎石、气压弹道碎石、超声碎石、激光碎石等。

3.开放性手术

随着腔内技术的发展，目前采用开放手术取石已逐渐减少，开放手术取石不应作为膀胱结石的常规治疗方法，仅适用于需要同时处理膀胱内其他病变或结石体积>4cm者。膀胱结石采用手术治疗，并应同时治疗病因。膀胱感染严重时，应用抗生素治疗；若有排尿，则应先留置导尿，以利于引流尿液及控制感染。

（六）护理

1.护理措施

（1）术前护理。①心理护理。②疼痛的护理:疼痛发作时应注意做好患者的防护。遵医嘱给予镇痛解痉剂,密切观察疼痛缓解情况。

（2）术后护理。

1）病情观察:同肾结石。

2）管路护理:术后留置尿管,将引流袋固定于床单上,做好管路及引流袋的标识。让患者自己伸手摸到引流管的走向及固定位置,以利于患者自我管理,避免牵拉、打折。严密观察导尿管引流尿液的颜色、性状和量,准确做好记录。若患者血尿比较严重,应遵医嘱行持续膀胱冲洗,速度以 60 滴/分为宜。尿管被血块堵塞时,以无菌生理盐水少量、多次、低压反复冲洗。

3）膀胱痉挛护理:①冲洗液的温度不宜过低,保持在 20～30℃;②遵医嘱给予镇痛药或解痉药物;③调整气囊尿管的位置及牵拉的强度和气囊内的液体量,在无活动性出血的情况下,早日解除牵拉和拔除尿管;④有血块堵塞时及时快速反复冲洗,将血块清除,保持尿路的通畅。

4）饮食护理:可以进食后,应以高蛋白、易消化食物为主,注意多饮水,保证尿量 2000～3000mL/d 可以预防泌尿系感染,同时,一些细小的结石碎屑也会随尿液排出。

5）活动:腰麻术后 6 小时可以侧卧位休息,双下肢做主动的屈伸活动。全身麻醉术后患者,返回病房后可取半坐卧位。术后第 1 天,可以下床活动,活动量应循序渐进。

2.出院指导

（1）加强饮水,保证尿液 2000～3000mL/d 以防止尿石结晶形成,减少晶体沉积,延缓结石增长速度。若患者结石合并感染,大量的尿液还可促进引流,利于含有细菌的尿液及时排出体外,也有利于控制感染。

（2）若尿路梗阻、排尿困难引发膀胱结石的患者,应解除病因,防止结石再生。

（3）根据结石成分,调理饮食。①少食含胆固醇高的动物内脏如肝脏、肾脏、脑,以及海虾等。②少食含草酸、钙高的食品,如菠菜、油菜、海带、核桃、甜菜、巧克力、芝麻酱等。

（4）长期卧床患者,应帮助其多活动,勤翻身,及时排尿,防止尿液浓缩。

（5）按要求定期复查。

（付路丽）

第十一节　泌尿系梗阻

一、肾积水

（一）概述

尿液从肾盂排出受阻,蓄积后使肾内压力升高、肾盏肾盂扩张、肾实质萎缩,造成尿液积聚在肾内称为肾积水。成人肾积水超过 1000mL、小儿超过 24 小时的正常尿量,称为巨大肾积水。

（二）病因及发病机制

肾积水多由上尿路梗阻性疾病所致,常见原因为肾盂输尿管连接部狭窄、结石等,长期的下尿路梗阻性疾病也可导致肾积水,如前列腺增生、神经源性膀胱功能障碍等。

（三）临床表现

肾积水因梗阻原因、部位、程度及时间长短不同而出现不同症状。

1.症状

（1）腰部疼痛:轻度肾积水多无症状。一些先天性病变,如先天性肾盂输尿管连接部狭窄、肾下极异位血管或纤维束压迫输尿管等引起的肾积水,发展常较缓慢,症状不明显或仅有腰部隐痛不适。疼痛可呈间歇性发作,发作时患侧腰腹部剧烈绞痛,伴恶心、呕吐,尿量减少,排出大量尿液后疼痛可缓解。

（2）原发病症状:泌尿系统结石、肿瘤、炎症或结核引起的继发性肾积水,多表现为原发病变的症状。上尿路结石致急性梗阻时,可出现肾绞痛、恶心、呕吐、血尿等;下尿路梗阻时,主要表现为排尿困难和膀胱不能排空,甚至出现尿潴留。

（3）感染:肾积水如并发感染,表现为急性肾盂肾炎症状,如寒战、高热、腰痛及膀胱刺激征等。如梗阻不解除,感染的肾积水很难治愈,可发展为脓肾,常有低热及消瘦等。

（4）肾功能衰竭:尿路梗阻引起肾积水,如梗阻长时间得不到解决,最终导致肾功能减退甚至肾功能衰竭。双侧肾或孤立肾完全梗阻时,可出现无尿、急性肾功能衰竭表现。

2.体征

上尿路结石致急性梗阻时,可出现肾区压痛。当肾积水达到严重程度时,腹部可出现包块。梗阻缓解、排出大量尿液后,腰部肿块明显缩小或消失。

（四）辅助检查

1.影像学检查

（1）B超检查:可明确判断增大的肾是实性肿块还是肾积水,并可确定肾积水的程度和肾皮质萎缩情况。简便易行,是首选的检查方法。

（2）X线检查:泌尿系统X线平片可见到积水增大的肾轮廓及尿路结石影;静脉尿路造影可见肾盂、肾盏扩张、积水,肾盏杯口消失;肾功能减退时,肾实质显影时间延长。必要时行逆行肾盂造影或B超引导下经皮肾穿刺造影。

（3）CT和MRI检查:CT能清楚地显示肾积水程度和肾实质萎缩情况;MRI水成像可了解肾积水的形态学改变,可替代逆行肾盂造影或肾穿刺造影。

2.内镜检查

输尿管肾镜及膀胱镜对腔内病变引起的梗阻如结石、肿瘤、狭窄等可明确诊断,还可同时进行治疗。

3.肾功能检查

除检查血肌酐、尿素氮、内生肌酐清除率等了解肾功能外,还可行放射性核素肾显像了解肾实质损害程度。

（五）治疗

去除病因、恢复患肾功能是最主要的治疗方法。

1.非手术治疗

双侧上尿路梗阻导致氮质血症或尿毒症,如患者无生命危险,应优先选择解除梗阻、引流尿液;若引流尿液后肌酐不下降或有明显高钾血症,则行血液透析。

2.手术治疗

(1)病因治疗:根据病因的性质不同采取相应的治疗方法。先天性肾盂输尿管连接部狭窄者行离断成形术,尿路结石者行碎石或取石术。

(2)肾造瘘术:若肾积水合并感染,肾功能损害较严重,不允许做大手术者,可在 B 超引导下作经皮肾穿刺造瘘术,将尿液直接引流出来,以利于感染的控制和肾功能的恢复。待感染控制、肾功能改善后,再针对病因治疗。

(3)放置双 J 管:对于输尿管难以修复的炎性狭窄、晚期肿瘤压迫等梗阻引起的肾积水,如能经膀胱镜放置双 J 管可长期内引流肾盂尿液,保护肾功能,改善患者的生活质量。

(4)肾切除术:严重肾积水、肾功能丧失或肾积脓时,若对侧肾功能良好,可切除病肾。

(六)护理

1.护理措施

(1)术前护理。①心理护理:充分了解患者的心理及身体情况,针对产生焦虑、恐惧及情绪不稳等心理反应的原因,给予正确的引导,向患者及其家属详细讲解手术的必要性,消除其恐惧情绪,并积极配合治疗。②用药指导:向患者说明药物的用法、用量及用药注意事项。③观察患者排尿情况:观察患者尿液颜色、性状及排尿量,并及时通知医生。

(2)术前常规准备。①协助完善相关术前检查:如心电图、X 线片、B 超、CT、MRI、出凝血时间等。②预防尿潴留:忌辛辣刺激性饮食,如烟酒及咖啡,预防感冒和便秘。③抗生素的选择:术前行抗生素皮试,术晨遵医嘱带入术中用药。④饮食指导:术前进食易消化、高营养的食物,维持体液平衡和内环境稳定,有效改善患者的营养状况,提高对手术的耐受力。术前禁食 8 小时,禁饮 4 小时。⑤术前健康教育:指导患者提前练习床上排尿排便,自行调整卧位和床上翻身的方法。督促患者活动与休息相结合,减少明显的体力消耗,术前睡眠不佳者可遵医嘱适当给予助眠药物,术晨需取下活动义齿、金属饰品及其他贵重物品。⑥术前协助患者沐浴或清洁会阴部,做好手术区域皮肤准备,术晨更换清洁患者服。⑦术晨与手术室人员进行患者相关信息的核对后,做好交接将患者送入手术室。

(3)术后护理。

1)外科术后护理常规。①全身麻醉术后护理常规:了解手术和麻醉方式、术中情况,了解切口部位及敷料包扎情况,了解皮肤及末梢循环情况,了解感知觉的恢复情况和四肢活动度,判断手术创伤对机体的影响,持续低流量吸氧,严密监测生命体征,床挡保护防坠床。②管道观察及护理:留置针妥善固定且输液通畅,注意观察穿刺部位皮肤情况,常规留置尿管护理,如拔管应注意关注患者排尿情况。③基础护理:做好口腔护理、会阴护理、皮肤护理,定时翻身,协助患者清洁,取舒适卧位。

2)饮食护理。术后 6 小时内禁食水。6 小时排气后可开始饮水,饮水后无恶心、呕吐等不适症状,则可进食。

3)体位与活动。①全身麻醉清醒前:去枕平卧位,头偏向一侧。②全身麻醉清醒后手术当日:低半卧位,可在床上轻微活动。③术后第 1 日:床上自由体位,半卧位为主。活动能力应当根据患者个体化情况,循序渐进,对于年老体弱患者应减慢活动进度。术后适度活动对于预防肺不张、肺感染、静脉血栓、促进疾病康复等有重要意义,但不能活动过度,否则容易造成创面出血的增加。

4)缓解疼痛。了解患者疼痛的部位、程度、诱因等,遵医嘱给予止痛药物。

5)并发症的观察、预防和护理。①观察和预防感染:注意患者的排尿情况、腹部肿块大小和体温变化。肾盂成形术后保持各引流管通畅及切口清洁,若无漏尿,肾周引流管可于术后 3~4 日拔除。若切口处或肾周引流管内流出较多的淡黄色液体,常提示有吻合口漏的发生,应及时与医生联系,予以相应处理。体温过高的患者应给予物理降温,注意末梢保暖,必要时遵医嘱用药,对并发感染者合理使用抗生素。②观察和预防肾衰竭:给予低盐、低蛋白质、高热量饮食,严格限制入量,记录 24 小时出入量。如发生肾功能衰竭,应及时通知医生并协助处理,尽早恢复肾功能。

2.健康教育

(1)多饮水以冲洗尿路,防止尿路感染。

(2)保持造瘘口周围皮肤清洁、干燥,防止感染。

(3)放置双 J 管的患者,告知术后 1~3 个月经膀胱镜拔除。

(4)长期留置尿管者应定期更换尿管,更换时注意避免污染。教会患者观察尿液的颜色及性质,如发现尿液浑浊、有异味或有发热等全身症状时应及时就诊。

(5)恢复期患者均衡饮食,合理摄入营养,注意休息,劳逸结合,活动量从小到大。

(6)定期复诊,了解肾积水程度是否减轻及肾功能恢复情况。

二、良性前列腺增生

(一)概述

良性前列腺增生(BPH)简称前列腺增生,俗称前列腺肥大,是老年男性的常见病,其发病率随年龄的增长而增加。组织学上的前列腺增生通常发生在 40 岁以后,到 60 岁时发病率大于 50%,80 岁时高达 83%。随着年龄的增长,排尿困难等症状也随之增多。大约有 50%的 BPH 男性有中度到重度下尿路症状。有研究表明亚洲人较美洲人更易于产生中重度 BPH 相关症状。

(二)病因及发病机制

迄今尚未完全明确。目前公认的发病基础是有功能的睾丸和老龄。

(三)临床表现

1.尿频

是最常见的早期症状,夜间更为明显。早期因前列腺充血刺激引起,随梗阻加重残余尿量增多,膀胱有效容量减少,尿频更加明显。

2.排尿困难

进行性排尿困难是前列腺增生最主要的症状,但发展缓慢。轻度增生时排尿迟缓、断续,尿后滴沥。严重增生时排尿费力、射程缩短、尿线细而无力,终成滴沥状。

3.尿潴留

在前列腺增生的任何阶段,患者可因受凉、劳累、饮酒等使前列腺突然充血、水肿,发生急性尿潴留;或可因严重梗阻,膀胱残余尿逐渐增多,时间长了后导致膀胱无力,发生慢性尿潴留或充溢性尿失禁。尿潴留严重者可出现双侧上尿路积水,损害肾功能。

4.其他

前列腺增生时因局部充血可发生无痛性血尿。若并发感染或结石,有尿急、尿痛等膀胱刺激征。长期排尿困难者可并发疝、痔或脱肛。

(四)辅助检查

1.直肠指诊

是简单而有价值的诊断方法。触及增大的前列腺表面光滑、质韧、中央沟消失,即可做出初步诊断。如摸到质硬结节,需要与前列腺癌进行鉴别。

2.B超检查

B超可以经腹壁或经直肠途径进行。经腹途径最为常用、方便,检查时膀胱需要充盈,可显示前列腺体积的大小,增生腺体是否突入膀胱。另外,腹部B超还可发现膀胱内有无结石形成,测量并观察上尿路有无积水。经直肠B超常在前列腺穿刺时采用,必要时需要进行肠道准备。用这种方法扫描能更加清楚地显示前列腺的各部结构。

3.尿流率检查

尿流率有两项主要指标,分别为最大尿流率和平均尿流率,其中最大尿流率更为重要。但是尿流率检查是客观评估排尿困难症状严重程度的检查,并不能区分排尿困难的病因(梗阻性或动力性)。如需明确病因,尚需进行尿动力学等检查。检查时要求尿量在 $150\sim200mL$ 以上较为准确。

4.血清 PSA 检查

它作为特异性较高的分子标志物,主要用于 BPH 与前列腺癌相鉴别。PSA 越高,前列腺癌的可能性越大,当然有些体积较大的前列腺增生患者 PSA 也可能很高。但对于 PSA > 10ng/mL 的患者应格外警惕前列腺癌的风险,必要时进行前列腺磁共振或前列腺穿刺检查,以除外前列腺癌。口服非那雄胺或 BPH 手术后的患者仍应定期监测 PSA,警惕前列腺癌的发生。

5.膀胱镜检查

在膀胱镜下可以看到后尿道延长、前列腺增大、膀胱颈抬高、膀胱壁有小梁小室改变或憩室形成。如患者有血尿,还可以在膀胱镜下明确血尿来源。

(五)治疗

BPH 的治疗包括随访观察、药物治疗、非手术介入治疗和手术治疗。

1.非手术治疗

(1)病情观察:无明显前列腺增生症状和无残余尿者需门诊随访,定期复查,每年至少1次。

(2)药物治疗:适用于临床症状较轻、残余尿<50mL 的患者。包括 α 受体阻滞剂、激素、

降低胆固醇药物以及植物药等。其中以 α_1 受体阻滞剂特拉唑嗪、5α 还原酶抑制剂(例如非那雄胺)为常用,前者可降低平滑肌的张力,减少尿道阻力,改善排尿功能,主要不良反应是直立性低血压;后者通过降低前列腺内双氢睾酮的含量,使前列腺缩小,改善排尿功能,减少急性尿潴留的风险。服用 5α 还原酶抑制剂可使 PSA 出现假性下降,应提醒患者关注 PSA 变化。

(3)其他治疗:对部分不能手术或手术存在一定潜在危险者,可以选择微波、射频、激光、支架、气囊扩张、高能聚焦超声等治疗方法。

2.手术治疗

症状重、药物治疗无效的患者,手术治疗仍是最佳选择。最常见的手术方式是经尿道前列腺电切术(TUR-P),这是 BPH 治疗的"金标准"。开放性手术多采用耻骨上前列腺摘除手术或耻骨后前列腺摘除手术。随着腔内泌尿外科的发展,开放手术近年来已较少采用。此外,还包括其他经尿道外科治疗方法,如激光、微波消融、气化电切、前列腺尿道支架等。

(六)护理

1.护理措施

(1)术前护理。①心理护理:患者因长期排尿异常,容易产生自卑、压抑等负面情绪,对手术治疗及预后期待值高。应主动关心患者,以亲切耐心的态度向患者及其家属讲解与疾病相关的知识和治疗手段,取得信任,并鼓励患者说出自己的思想顾虑,减轻患者及其家属的心理负担,帮助患者树立战胜疾病的信心。②加强术前健康宣教:评估患者对手术的耐受力,解释手术的必要性、手术方式、术后注意事项及手术后可能出现的不适与并发症。③预防泌尿系感染:鼓励患者多饮水,并观察排尿情况,出现异常及时处理。④用药指导:告知患者使用盐酸坦索罗辛、非那雄胺等药物治疗时的注意事项。⑤术前常规准备:协助完善相关术前检查,包括实验室检查及影像学检查,做好术中用血准备;术前行抗生素过敏试验,做好个人卫生;指导有效咳嗽、排痰的方法,进行床上排便训练。术前遵医嘱禁食 12 小时,禁饮 6～8 小时。

(2)术后护理。

1)了解患者的麻醉及手术方式,观察病情变化,持续心电监护,密切观察患者意识、体温、脉搏、呼吸、血压等变化情况。

2)膀胱痉挛痛护理。由于膀胱冲洗及尿管气囊压迫刺激膀胱,引起膀胱痉挛。应密切观察膀胱痉挛的出现,若患者诉下腹部坠胀、有便意,给予心理疏导,转移注意力。合理调整尿管的气囊,保持尿管引流通畅,如疼痛不缓解,遵医嘱应用解痉镇痛药物,如吲哚美辛、山莨菪碱等,并注意观察用药后反应及疗效。

3)膀胱冲洗的护理。①观察冲洗液的颜色及量,准确记录出入量。②根据冲洗液颜色调节冲洗速度,色深则快,色浅则慢。③观察腹部体征,如有无腹痛、腹胀等,尽可能减少膀胱痉挛发生的频次。④妥善固定膀胱冲洗管路,保持通畅。若有细小血块阻塞,可用力挤压尿管促使排出;若有较大血块阻塞时,可用注射器抽取 0.9% 生理盐水反复抽吸冲洗尿管至通畅,同时安慰患者,操作轻柔,遵循无菌原则。

4)留置导尿管的护理。保持尿管通畅,妥善固定,防滑脱,定时挤压,避免折叠、受压而引流不畅。尿道口护理每日 2 次,每日更换引流袋。术后 3～5 天尿液清澈即可拔除导尿管。拔管前 2 天嘱患者练习提肛运动,拔管后注意患者排尿情况。

5)基础护理。做好口腔护理、尿管护理,定时翻身并协助患者完成生活护理。

6)输液护理。输液管保持通畅,留置针妥善固定,注意穿刺部位皮肤情况。

7)体位与活动。术后平卧位6小时,头偏向一侧,保持呼吸道通畅。麻醉清醒后可取半卧位,指导患者适当床上活动,停止膀胱冲洗后尽早下床活动。

8)饮食护理。术后6小时内禁食、禁饮,6小时后可少量饮水,无不适症状可进食。以少量多餐为原则,避免牛奶等产气食物。注意进食营养丰富、易消化的粗纤维食物,保持大便通畅,避免便秘。

9)合理使用抗生素,避免感染。

10)常见并发症的预防及护理。①出血:保持排便通畅,预防大便干结及用力排便时腹内压增高,引起出血。密切观察引流液颜色、量的变化,发现异常及时处理。引流液颜色由浅变深或为鲜红色伴大量血凝块时,应加快冲洗速度,固定或牵拉尿管于患者的大腿内侧,防止坐起或肢体活动,应用止血药物,必要时用冰盐水冲洗或冲洗液中加入去甲肾上腺素。保守治疗无效时,应及时再次手术治疗。②感染:密切监测生命体征,出现体温升高、白细胞计数增高、血压降低等情况时,及时通知医生;合理使用抗生素;多饮水,达到冲洗的目的;加强尿管护理。③TURP综合征:是经尿道前列腺电切术(TURP)术后的早期并发症之一,是因手术中冲洗液经手术创面大量、快速吸收所引起的以稀释性低钠血症及血容量过多为主要特征的临床综合征。其主要表现为循环系统和神经系统的功能异常,出现烦躁、恶心、呕吐、呼吸困难、低血压、少尿、惊厥和昏迷。应严密监测生命体征,控制输液速度,输入高渗氯化钠溶液,应用利尿药,监测血电解质。④尿失禁:拔管后,多数患者会出现暂时性尿失禁,应在术前教会患者做提肛运动,拔管前2天督促患者做提肛运动并落实疗效。⑤尿道狭窄:表现为尿线变细、射程变短、尿流中断,严重时发生尿潴留。应嘱患者观察排尿情况,定时行尿道扩张,必要时再次手术。

2.健康教育

(1)饮食:多饮水,每日饮水量>2500mL;多食高蛋白、高热量、富含维生素、高纤维、易消化的食物,忌辛辣刺激性饮食,保持大便通畅。

(2)活动:术后1个月勿提重物,避免久坐、骑自行车、性生活等,根据个体情况适当运动,劳逸结合。有尿失禁患者坚持做提肛运动。

(3)复查:定期复查尿常规、肾功能、尿流率、B超等,如有出血、感染、尿流逐渐变细或排尿困难,及时就诊。

(付路丽)

第三章 妇科护理

第一节 盆腔炎性疾病

一、概述

盆腔炎性疾病(PID)是指女性上生殖道及其周围组织的一组感染性疾病,主要包括子宫内膜炎、输卵管炎、输卵管卵巢脓肿(TOA)、盆腔腹膜炎。炎症可局限于一个部位,也可同时累及几个部位,最常见的是输卵管炎。PID大多发生在性活跃期、有月经的妇女,初潮前、绝经后或未婚者很少发生PID,若发生PID也往往是邻近器官炎症的扩散。

二、病因及发病机制

(一)急性盆腔炎性疾病

产后或流产后感染、宫腔内手术操作后感染、性生活不洁或过频、经期卫生不良、邻近器官炎症蔓延等。

(二)慢性盆腔炎性疾病

常为急性盆腔炎性疾病未经彻底治疗或患者体质较差病程迁延所致,也可无急性盆腔炎性疾病病史。

三、临床表现

(一)急性盆腔炎性疾病

1.症状

下腹痛伴发热,严重者可出现高热、寒战。

2.体征

患者体温升高,心率加快,下腹有压痛、反跳痛,宫颈充血有举痛,双侧附件压痛明显,呈急性病容。

(二)慢性盆腔炎性疾病

1.症状

全身症状多不明显,有时出现低热、乏力。有些患者可有神经衰弱症状,如精神不振、周身不适、失眠等。局部组织主要是下腹部坠痛、腰骶部酸痛,且在月经前后加重;月经量增多,可伴有不孕。

2.体征

子宫及双侧附件有轻度压痛,子宫一侧或双侧有增厚。

四、治疗

于 PID 发作 48 小时内开始联合应用广谱抗生素,一次性彻底治愈。

(一)门诊治疗

若患者一般状况好,症状轻,能耐受口服抗生素,并有随访条件,可在门诊给予口服或肌内注射抗生素治疗。

(二)住院治疗

若患者一般情况差,病情严重,伴有发热、恶心、呕吐;或伴有盆腔腹膜炎、输卵管卵巢囊肿;或经门诊治疗无效;或不能耐受口服抗生素;或诊断不清者均应住院给予以抗生素治疗为主的综合治疗。

(三)中医中药治疗

主要为活血化瘀、清热解毒药物,例如银翘解毒汤、安宫牛黄丸或紫血丹等。

(四)其他治疗

合并盆腔脓性包块,且抗生素治疗无效者,可行超声引导下包块穿刺引流术。

五、护理

(一)护理措施

(1)做好经期、妊娠期和产褥期卫生宣教。

(2)急性期半卧位休息。

(3)注意腹痛部位和性质,观察患者有无恶心、呕吐、腹泻等症状,对症处理。

(4)遵医嘱给药,并注意观察用药后反应。

(5)注意阴道分泌物的量及性状,保持会阴清洁。

(6)给予高热量、富含维生素和易消化的食物,鼓励患者多饮水。

(7)中药保留灌肠,嘱患者排空大便,以 60～70 滴/分的滴速缓慢滴入药液,并抬高臀部20cm,保留 2 小时以上。

(8)为手术患者做好围手术期各项护理。

(9)加强心理护理,耐心倾听患者诉说,了解患者真实感受,协助减轻心理压力。

(二)健康教育

(1)向患者讲解盆腔炎性疾病的病因、诱发因素、预防措施。

(2)教会患者正确清洁会阴的方法,保持会阴部清洁。

(3)注意性生活卫生,预防性传播疾病。

(4)及时治疗下生殖道感染,及时彻底治疗急性盆腔炎性疾病。

(5)盆腔炎性疾病若未能得到及时、彻底治疗,可导致不孕、输卵管妊娠、慢性盆腔痛以及炎症反复发作;应注意对患者进行心理疏导;指导患者家属理解盆腔炎性疾病后遗症治疗的复杂性和患者情绪变化,细微体贴患者。

(6)增加营养,增强体质,做好经期、妊娠期、产褥期的卫生宣教。

(付路丽)

第二节 宫颈癌

一、概述

宫颈癌是女性生殖器官最常见的恶性肿瘤,也是最容易预防和早期发现的肿瘤。我国每年新增宫颈癌病例约 13.5 万,占全球发病数量的 1/3。宫颈原位癌的高发年龄为 30～35 岁,浸润癌为 50～55 岁。美国国家综合癌症网络(NCCN)指出,宫颈癌是世界范围内女性最常见的肿瘤之一。在全球范围内,每年有超过 27 万人死于宫颈癌,其中高达 85％的死亡病例发生在发展中国家,这些地区宫颈癌是女性肿瘤致死的首要原因。近 40 年宫颈细胞学筛查的普遍应用,使宫颈癌和癌前病变得以早期发现和治疗,宫颈癌的发病率和病死率已有明显下降,但宫颈癌发病有年轻化的趋势,严重威胁妇女的生命健康。

二、病因及发病机制

目前认为人乳头瘤病毒感染,特别是高危型乳头瘤病毒的持续性感染,是引起宫颈癌癌前病变和宫颈癌的基本原因,其他相关因素如下。

(1)性行为及婚育史,如性行为过早、早孕、早产、性行为不洁、多个性伴侣、多产等。

(2)不注意个人卫生,特别是月经期、分娩期及产褥期卫生不良。

(3)吸烟。

(4)口服避孕药。

(5)免疫异常,如移植术后。

(6)生殖道肿瘤史。

(7)社会经济状况低下及工作环境不良。

三、临床表现

早期宫颈癌常无症状和明显体征,随着病情发展后期可出现相应表现。

(一)症状

1.阴道流血

出血量多少根据病灶大小、侵及间质内血管情况不同而不同。早期多为接触性出血,后期则为不规则阴道流血,晚期如侵蚀大血管可引起大出血导致出血性休克。年轻患者也可表现为经期延长,经量增多;老年患者常主诉绝经后不规则阴道流血。

2.阴道排液

多发生在阴道流血之后,患者可出现白色或血性、稀薄如水样或米泔样阴道排液,可伴有腥臭味。晚期继发感染时可出现大量脓性或米汤样恶臭白带。

3.疼痛

一般出现在晚期患者,多表现为严重持续性腰骶部痛或坐骨神经痛,提示宫颈旁已有明显浸润。

4.晚期症状

根据癌灶累及的不同范围出现不同的继发性症状,如尿频、尿急、便秘、下肢肿痛等。癌肿压迫或累及输尿管时,可引起输尿管梗阻、肾盂积水及尿毒症;晚期可有贫血、恶病质等全身衰竭症状。

(二)体征

微小浸润癌可无明显病灶,宫颈光滑或呈糜烂样改变。随病情发展,可出现不同体征。外生型宫颈癌可见息肉状、菜花状赘生物,常伴感染,质脆易出血;内生型表现为宫颈肥大、质硬、宫颈管肥大;宫颈组织受累时,双合诊、三合诊检查可扪及宫颈旁组织增厚、结节状、质硬或形成冰冻样骨盆。

(三)临床分期

采用国际妇产科联盟(FIGO)的分期标准(表 3-1)。

表 3-1　宫颈癌临床分期(FIGO)

Ⅰ期	肿瘤局限于宫颈
Ⅰ A	肉眼未见癌灶,仅在显微镜下可见浸润癌
Ⅰ A1	间质浸润深度≤3mm,宽度≤7mm
Ⅰ A2	间质浸润深度 3～5mm;宽度≤7mm
Ⅰ B	肉眼可见癌灶局限于宫颈或镜下病变超过Ⅰ A2 期
Ⅰ B1	肉眼可见癌灶,最大直径≤4cm
Ⅰ B2	肉眼可见癌灶,最大直径＞4cm
Ⅱ期	癌灶超出宫颈,但未达盆壁。癌肿累及阴道,但未达阴道下 1/3
Ⅱ A	无宫旁浸润
Ⅱ A1	肉眼可见病灶最大直径≤4cm
Ⅱ A2	肉眼可见病灶最大直径＞4cm
Ⅱ B	有宫旁浸润
Ⅲ期	癌肿扩展至盆壁和(或)累及阴道下 1/3,导致肾积水或无功能肾
Ⅲ A	癌肿累及阴道下 1/3,未达盆壁
Ⅲ B	癌肿已达盆壁或有肾积水或无功能肾
Ⅳ期	
Ⅳ A	癌肿超出真骨盆或浸润膀胱黏膜或直肠黏膜
Ⅳ B	远处脏器转移

四、辅助检查

（一）HPV 分型检查及 TCT 检查

HPV 主要检查患者是否存在人乳头状瘤病毒感染，高危型 HPV 与宫颈癌发病有关，低危型 HPV 与生殖道良性病变有关。TCT 是用于宫颈癌筛查的主要方法，是目前国际领先的一种宫颈细胞学检查技术，同时能发现部分癌前病变，微生物感染如真菌、滴虫、病毒、衣原体感染等。

（二）阴道镜检查

凡宫颈刮片细胞学检查Ⅲ级或以上者，应在阴道镜检查下，选择有病变部位进行宫颈活组织检查，以提高诊断正确率。

（三）宫颈和宫颈管活体组织检查

是确诊宫颈癌前病变和宫颈癌最可靠且不可缺少的方法。选择宫颈鳞柱状细胞交界部 3、6、9 和 12 点处 4 点活体组织送检。

五、治 疗

宫颈癌的治疗应根据患者年龄、全身情况、临床分期等，综合考虑制订适合的治疗方案。主要治疗方法为手术、放疗及化疗，也可根据实际情况配合应用。

（一）手术治疗

主要用于ⅠA～ⅡA 的早期患者，主要优点是年轻患者可保留卵巢及阴道功能。可根据病情不同选择不同的手术方式，如全子宫切除术、广泛子宫切除术及盆腔淋巴结清扫术等，对要求保留生育功能的年轻患者，ⅠA1 期可行宫颈锥形切除术。

（二）放疗

适用于ⅠB2 期和ⅡA2 期和ⅡB 期以上的患者。对于局部病灶较大者，可先行放疗，癌灶缩小后再手术。手术治疗后如有盆腔淋巴结转移、宫旁转移或阴道有残留癌灶者，可术后放疗消灭残存癌灶减少复发。包括腔内照射及体外照射，腔内照射用以控制局部原发病灶，体外照射则用以治疗宫颈旁及盆腔淋巴结转移灶。放疗期间给予铂类化疗进行增敏治疗。

（三）化疗

适用于晚期或复发转移的患者。近年来，术前或放疗前的新辅助化疗逐渐受到重视。新辅助化疗是指对宫颈癌患者先行数个疗程化疗后再行手术治疗或放疗，以期提高疗效。手术前化疗可使肿瘤缩小，便于抓紧时机进行手术，以达到清除病灶、减少复发、保留功能的目的。采用静脉或动脉介入治疗均可。有研究表明，动脉介入化疗能使化疗药物聚集于靶器官，可长时间、高浓度作用于癌组织，且不良反应小。

六、护 理

（一）护理措施

1.预防知识宣教

宣传宫颈癌的高危因素，普及宫颈刮片细胞学检查，一般妇女每 1～2 年检查一次，已婚女性,尤其是出现异常阴道流血、接触性出血者应及时就诊。

2.一般护理

(1)加强营养:鼓励摄入高能量、高维生素、易消化饮食,提高体质。

(2)指导个人卫生:鼓励并指导患者勤擦身、更衣,保持床单的清洁,注意室内空气流通,督促指导患者保持外阴清洁,每日冲洗外阴2次,便后及时冲洗并更换会阴垫。

3.治疗配合护理

(1)协助患者接受诊治方案:向患者介绍诊治过程中可能出现的各种不适及有效的应对措施。术前3天消毒宫颈和阴道。菜花状癌有活动性出血可能者,应用消毒纱条填塞止血,要认真交班,按时、如数取出或更换。术前3天每日冲洗阴道2次,手术前日晚行清洁灌肠。

(2)宫颈癌术后护理:要求术后每0.5～1小时观察一次生命体征及液体出入量,情况平稳后改为每4小时观察1次。保持引流管和阴道引流畅通,注意引流量及其性质。如有异常,应及时报告医生。一般术后48～72小时拔除引流管。由于宫颈癌手术涉及范围广,使膀胱功能恢复缓慢,导尿管一般保留7～14天,甚至21天,拔除导尿管前3天开始夹管,每2小时开放一次,以训练膀胱功能。

(3)放疗、化疗护理:指导卧床患者进行肢体活动,以预防卧床并发症的发生。术后需接受放疗、化疗者按有关内容进行护理。

4.心理护理

按腹部及阴道手术护理内容进行术前准备,并让患者了解各项操作的目的、时间、可能的感受等,以争取其配合,使患者以最佳心态接受手术。术后定期随访。护士与患者要共同讨论问题,解惑释疑,缓解患者不安,使其以积极的态度接受诊治过程。

(二)健康教育

护士协同患者及其家属制订确实可行的院外康复计划,说明出院随访的重要性。治疗后2年内应每3个月复查1次;3～5年内每6个月复查1次;第6年开始每年复查1次。随访内容包括盆腔检查、宫颈刮片细胞学检查、X线胸片检查及血常规检查等。出现症状及时随诊,根据患者具体情况提供相应的术后生活方式指导。另外,对出院时未拔除导尿管的少数患者,应教会患者导尿管的护理,如多饮水、保持外阴清洁、继续进行盆底和膀胱功能锻炼,遵医嘱到医院拔导尿管。鼓励患者适当参加社会活动,逐步恢复正常工作等。

(付路丽)

第三节 子宫肌瘤

一、概述

子宫肌瘤是指发生于子宫肌层的平滑肌瘤,是女性生殖器官中最常见的良性肿瘤。根据肌瘤与子宫壁的关系,通常可分为浆膜下肌瘤、肌壁间肌瘤、黏膜下肌瘤。多见于30～50岁的妇女,其中 20%～50% 有症状,对生活有直接影响。据尸检统计,30 岁以上妇女约 20% 有子宫肌瘤。

二、病因及发病机制

截至目前,子宫肌瘤确切的发病因素尚不清楚,一般认为其发生和生长可能与女性性激素的长期刺激有关。分子生物学研究结果提示,子宫肌瘤由单克隆平滑肌细胞增生而成,多发性子宫肌瘤由不同克隆细胞形成。

三、临床表现

同为子宫肌瘤这一疾病,每个人可能出现不同的临床表现,大多数患者无明显症状,常见表现如下。

(一)月经改变

多见于大的肌壁间肌瘤及黏膜下肌瘤,肌瘤使宫腔增大,子宫内膜面积增加,并影响子宫收缩,导致经量增多、经期延长。肌瘤可挤压附近的静脉,导致子宫内膜静脉丛充血、扩张,也引起月经过多。黏膜下肌瘤伴坏死感染时,患者可出现不规则阴道出血或排血样脓液。长期阴道出血可导致不同程度的贫血,患者可出现头晕、乏力等症状。

(二)下腹部包块

初起时腹部不可触及肿块,当肌瘤逐渐增大,致使子宫超过 3 个月妊娠大小时,可从腹部扪及包块。当黏膜下肌瘤增长过大脱出阴道外时,患者可因外阴脱出肿物来就诊。

(三)白带增多

子宫黏膜下肌瘤出现感染可有大量脓样白带,如有溃烂、坏死、出血时可有脓血性、有恶臭的液体从阴道流出;肌壁间肌瘤可使宫腔面积增大,内膜腺体分泌增多,并伴有盆腔充血致使白带增多。

(四)压迫症状

不同位置的肌瘤可能压迫邻近器官,出现尿频、尿急、排尿困难、尿潴留、便秘等症状。

(五)其他

患者可出现不同程度的下腹坠胀、腰酸背痛、经期加重等症状。肌瘤可能影响精子进入宫腔,引起患者不孕或流产。浆膜下肌瘤蒂扭转患者可出现急性腹痛。

四、辅助检查

(一)B 超检查

可发现子宫、附件及盆腔脏器的病变。

(二)MRI 检查

可用于检查盆腔肿块数目、部位、性质(良、恶性)。

（三）微生态检查

可检查患者阴道菌群是否平衡,是否存在阴道炎症。

（四）HPV 检查

可检查患者是否存在人乳头状瘤病毒感染。

五、治疗

子宫肌瘤的治疗应根据患者症状、年龄、生育要求及肌瘤的部位、大小、数目等因素全面考虑,选择适当的治疗方法,包括手术治疗和保守治疗。

（一）保守治疗

1.病情观察

子宫肌瘤小、无明显症状者,一般不需治疗,特别是近绝经期妇女,可定期(每 3～6 个月)随访复查 1 次,若子宫肌瘤明显增大或出现症状时可考虑进一步治疗。

2.药物治疗

子宫肌瘤小于 2 个月妊娠子宫大小,症状轻或全身情况不适宜手术者,在排除子宫内膜癌的情况下,可给予药物对症治疗。如雄激素,可对抗雌激素,使子宫内膜萎缩,作用于子宫平滑肌,增强收缩,减少出血;促性腺激素释放激素类似物通过抑制 FSH 和 LH 的分泌作用,降低雌激素水平,达到治疗目的;也可用抗雌激素制剂他莫昔芬治疗月经明显增多者。

（二）手术治疗

1.适应证

(1)月经过多致继发性贫血,经药物治疗无效。

(2)严重腹痛、性交痛或慢性腹痛、有蒂肌瘤扭转引起的急性腹痛。

(3)有膀胱、直肠压迫症状。

(4)能确定肌瘤是不孕或反复流产的唯一原因。

(5)肌瘤生长较快,怀疑有恶变者。

(6)特殊部位肌瘤,如宫颈肌瘤、阔韧带肌瘤。

2.手术途径

可经腹、经阴道或于宫腔镜及腹腔镜下手术。

3.手术方式

(1)肌瘤切除术:适用于年纪轻、希望保留生育功能的患者。多开腹或于腹腔镜下切除,黏膜下肌瘤部分可经阴道或于宫腔镜下摘除。

(2)子宫切除术:肌瘤大,个数多,症状明显,不要求保留生育功能或怀疑有恶变者,可行全子宫切除术。必要时可于术中行冷冻切片组织学检查。术前应行宫颈细胞学检查,排除宫颈恶性病变;术中依具体情况决定是否保留双侧附件。

(3)其他:目前新兴的微创治疗手段如子宫动脉栓塞术、射频消融技术、高强度聚焦超声等,各有其优缺点,疗效还有待进一步证实。

六、护理

(一)护理措施

1.术前护理

(1)心理护理。重视患者对疾病的认识和尊重患者的意愿,说明手术不会对患者自身形象和夫妻生活带来大的影响,解除患者的顾虑,愉快接受手术治疗。

(2)纠正贫血。当血红蛋白(Hb)<60g/L 时,遵医嘱输入浓缩红细胞。

(3)评估患者血糖变化,控制血糖<8mmol/L。

(4)评估患者血压和心脏功能,遵医嘱使用降压药,监测血压和心功能。

(5)阴道出血的护理。保持外阴清洁,评估出血量,对出血量、出血性状准确记录。及时通知医师,遵医嘱使用止血剂。

(6)巨大肌瘤患者出现局部压迫致排尿、排便不畅时,应予导尿或遵医嘱给缓泻剂软化大便,以缓解尿潴留、便秘症状。

(7)肌瘤脱出阴道内者,应保持局部清洁,防止感染。

合并妊娠者应定期进行产前检查,多能自然分娩,不需急于干预,但需预防产后出血;若肌瘤阻碍胎先露下降或致产程异常发生难产时,应遵医嘱做好剖宫产术前准备及术后护理。

2.术后护理

(1)饮食。术后当日禁饮食,后进食免奶、免糖流质饮食,肠蠕动恢复后进半流质饮食,逐渐过渡到普通饮食。

(2)卧位与活动。术后平卧 6 小时,根据麻醉情况和病情及时改为半卧位;鼓励患者活动肢体,一般术后 24 小时可下地活动;早期活动应扶持,运动量适当,可促进肠蠕动的恢复,预防血栓性疾病和坠积性肺炎的发生。

(3)生命体征、血氧饱和度监测。注意体温、血压、心律、心率的变化,SpO_2<92％时给予氧气吸入。

(4)术后不适如腹痛、发热、腹泻、尿潴留、恶心、呕吐、腹胀等,遵医嘱给予相应处理。

(5)保持导尿管通畅,观察尿液的颜色、性状、量,准确记录,有异常及时通知医师。

(6)观察阴道出血情况。子宫肌瘤剥除(剔除)术后,应用缩宫素,以减少子宫出血;术后 1 周左右肠线吸收后阴道残端可有粉红色分泌物自阴道流出,不需处理;偶有阴道出血较多者,应及时复诊。

(7)并发症观察及护理。①观察有无血栓性疾病:下肢出现血栓性静脉炎时表现为皮肤发紧、肿胀、疼痛,肺栓塞时表现为突然胸痛、咯血、血氧饱和度急剧下降。嘱患者卧床休息,给予氧气吸入并及时通知医师,遵医嘱应用溶栓药物,并注意观察药物疗效及反应。②腹胀:告知患者勿急躁,鼓励患者适时活动,及时取半卧位,可减轻腹胀。必要时遵医嘱肛管排气,口服四磨汤等。③观察腹部切口有无出血、感染、裂开,如发现异常及时告知医师。

(二)健康教育

(1)子宫肌瘤直径<5cm,无明显症状或近绝经期者应遵医嘱定期复查。

（2）向接受药物治疗的患者讲明药物名称、使用目的、剂量、方法，可能的不良反应及应对措施。

（3）指导贫血患者进食高蛋白、高铁、高维生素饮食。

（4）告知患者术后1个月返院复查内容、具体时间、地点及联系人等。

（5）日常活动的恢复需复查后遵医嘱进行。

（付路丽）

第四节　子宫内膜癌

一、概述

子宫内膜癌是指子宫体内膜发生的癌变，以腺癌为主，又称为宫体癌。子宫内膜癌是女性生殖器官常见的三大恶性肿瘤之一，多见于老年妇女，在欧盟国家每年有81 500例妇女患病，内膜癌中位发病年龄是63岁，其中90%以上的患者都超过50岁。近年来发病率有上升的趋势，发病年龄也趋于年轻化。

二、病因及发病机制

子宫内膜癌的确切病因尚不清楚，未婚、未育、少育、肥胖、高血压、糖尿病、绝经延迟及其他心血管疾病患者发生子宫内膜癌的比例增加。目前认为子宫内膜癌与遗传因素有关。子宫内膜癌可能有两种发病机制：一种是雌激素依赖型，可能与持续的雌激素刺激且无孕激素拮抗下发生子宫内膜增生症，甚至癌变有关；另一种是雌激素非依赖型肿瘤，其发病不是因为雌激素对子宫内膜的刺激，而与其他因素有关，可发生于萎缩的子宫内膜，这类子宫内膜癌的病理形态属少见类型，多见于老年体瘦妇女，肿瘤恶性程度高、分化差，雌孕激素受体多呈阴性，预后不良。

三、临床表现

（一）症状

1.阴道流血

主要表现为绝经后的不规则阴道流血。绝经后出血是最典型的症状，出血量一般不多；未绝经的患者常表现为经量增多、经期延长或月经紊乱。

2.阴道排液

部分患者阴道可出现浆液性或血性分泌物，晚期合并感染时可出现恶臭脓性白带。

3.疼痛

晚期因癌组织扩散侵犯周围组织压迫神经，出现下腹及腰骶疼痛，并向下肢及足部放射。

（二）体征

早期患者妇科检查可无异常发现。晚期可有子宫明显增大，合并宫腔积脓时可有明显压痛,宫颈管内偶有癌组织脱出,触之易出血。癌灶浸润周围组织时,子宫固定或在宫旁扪及不规则结节状物。

(三)临床分期

子宫内膜癌的分期现采用国际妇产科联盟制订的手术—病理分期(表 3-2)。

表 3-2 子宫内膜癌手术—病理分期

Ⅰ期	肿瘤局限于子宫体
ⅠA	肿瘤局限于子宫内膜或肿瘤浸润<1/2肌层
ⅠB	肿瘤浸润≥1/2肌层
Ⅱ期	肿瘤累及宫颈间质,无宫体外蔓延
Ⅲ期	肿瘤局部和(或)区域播散
ⅢA	肿瘤累及子宫浆膜和(或)附件
ⅢB	阴道和(或)宫旁受累
ⅢC	盆腔和(或)腹主动脉旁淋巴结转移
ⅢC1	盆腔淋巴结阳性
ⅢC2	腹主动脉旁淋巴结阳性
Ⅳ期	肿瘤侵及膀胱和(或)直肠黏膜,和(或)远处转移
ⅣA	肿瘤侵及膀胱和(或)直肠黏膜
ⅣB	远处转移,包括腹腔内转移和(或)腹股沟淋巴结转移

四、辅助检查

(一)影像学检查

经阴道B超检查可了解子宫大小、宫腔形状、宫腔内有无赘生物、子宫内膜厚度、肌层有无浸润及深度等,为临床诊断及处理提供参考。还可行盆腔磁共振,以了解癌灶侵犯的深度,指导手术范围。

(二)分段诊刮术

为早期诊断最常用、最有价值的方法。分段诊刮的优点是能获得子宫内膜的组织标本进行病理诊断,病理检查结果是确诊子宫内膜癌的依据,同时能鉴别子宫内膜癌和宫颈管腺癌,还能明确子宫内膜癌是否累及宫颈管,为制订治疗方案提供依据。

(三)细胞学涂片检查

包括阴道脱落细胞学检查(阳性率低)、宫腔细胞学涂片(阳性率增高)。常用于子宫内膜癌的筛查,但不能作为诊断依据。

(四)宫腔镜检查

可直接观察宫腔内有无病灶存在,了解病灶的生长情况,也可借此取病灶活组织进行病理学检查。

五、治疗

根据患者病情、年龄以及全身情况综合考虑,选择手术、放疗或药物治疗。治疗原则以手术为主,按需选择放疗、化疗和激素等综合治疗。

(一)手术治疗

手术治疗是子宫内膜癌患者首选的治疗方法,其目的是切除病灶,并进行手术—病理分期。可根据病情选择不同的手术方式,如Ⅰ期子宫内膜癌的基本术式是筋膜外子宫全切除术及双侧附件切除术;Ⅱ期子宫内膜癌可选择广泛性子宫切除及双侧附件切除、盆腔淋巴结切除和选择性腹主动脉旁淋巴结切除;Ⅰ、Ⅱ期子宫内膜癌的手术可采用传统的开腹手术方式,也可根据条件采用腹腔镜手术;对Ⅲ、Ⅳ期子宫内膜癌应进行个体化治疗,以综合治疗为主,可行肿瘤细胞减灭术,尽可能切除大块肿瘤,术后再根据病理结果,必要时加用辅助治疗。

(二)放疗

放疗是子宫内膜癌治疗的主要手段之一,适用于已有转移或可疑淋巴结转移及复发的内膜癌患者。其临床应用包括单纯放疗、术前放疗和术后放疗。单纯放疗适用于高龄、有严重内科合并症或期别过晚等原因无法手术者,对这些患者可采用单纯放疗;术前放疗可缩小癌灶,为手术创造条件。但术前放疗可能影响手术病理分期,现已很少用;术后放疗是内膜癌术后最常用的辅助治疗,可降低复发危险,提高生存率。手术后辅助放疗的指征包括深肌层侵犯、盆腔及阴道残留病灶、淋巴结转移等。

(三)药物治疗

1.化疗

为辅助治疗方法之一,适用于晚期不能手术或子宫内膜癌治疗后复发的患者。常用的化疗药物有顺铂、阿霉素、紫杉醇等,可单独使用、联合应用,也可与孕激素合用。

2.激素治疗

(1)孕激素:多用于晚期、复发患者及少数年轻未生育患者的保守治疗。

(2)抗雌激素制剂:他莫昔芬为非甾体类抗雌激素药物,也有弱雌激素作用。他莫昔芬与雌激素竞争受体,抑制雌激素对内膜的增生作用,可提高孕激素受体水平;与孕激素配合使用可增加疗效。

六、护理

(一)护理措施

1.心理护理

鼓励患者及其家属说出疑虑,提供针对性指导,增强治疗信心。

2.手术护理

执行《妇科腹部手术护理常规》,参照《宫颈癌护理常规》提供护理活动,同时执行以下护理常规:术后6~7日阴道残端缝合线吸收或感染可致残端出血,须密切观察并记录出血情况,嘱患者卧床休息,减少活动。

3.药物护理

(1)孕激素治疗:①对晚期或复发癌患者,不能手术切除、年轻、癌变早期、要求保留生育功能的患者,可采用孕激素(醋酸甲羟孕酮、己酸孕酮、甲羟孕酮)治疗;②因孕激素用药剂量大,至少用10~12周才能评价疗效,需告知患者耐心配合治疗;③应告知患者药物名称、口服用药的时间、剂量及不良反应;④注意观察药物不良反应,主要表现为水钠潴留、水肿、药物性肝炎等,停药后逐渐好转。

(2)抗雌激素制剂治疗:①抗雌激素制剂(他莫昔芬,TMX)治疗子宫内膜癌,其适应证与孕激素相同;②应告知患者药物名称、口服用药的时间、剂量及不良反应;③注意观察药物不良反应,表现为潮热、胃寒、急躁等类似围绝经期综合征的症状;骨髓抑制表现为白细胞、血小板计数下降;其他不良反应可有头晕、恶心、呕吐、不规则阴道少量出血、闭经等。

4.化疗护理

晚期不能手术或治疗后复发者可考虑使用化疗,参照《妊娠滋养细胞肿瘤患者化疗护理常规》提供护理活动。

5.盆腔放疗护理

(1)放疗前应灌肠并留置导尿管,以保证肠道、膀胱空虚状态,避免放射性损伤。

(2)在腔内放置放射源期间,需保证患者绝对卧床,应教会患者在床上运动肢体的方法,以避免发生长期卧床并发症。

(3)在取出放射源后,鼓励患者渐进性下床活动及逐渐恢复生活自理。

(二)健康教育

(1)普及防癌教育,增强自我保健知识,定期进行防癌检查。

(2)对高危人群进行随诊、检查。

(3)严格掌握雌激素的用药指征,加强对用药人群的监护和随访,定期监测子宫内膜。

(4)围绝经期及绝经后的妇女有阴道不规则出血应及时就诊,警惕子宫内膜癌可能。

(5)做好出院指导,告知定期随访,及时确定有无复发。①随访时间:术后2年内,每3~6个月随访1次,术后3~5年,每6~12个月随访1次。②随访内容:盆腔检查、阴道细胞学涂片检查、胸部X线片。期别晚者,可进行CA125检查,根据不同情况选用CT、MRI等。③患者出院随访时,确定恢复性生活的时间及体力活动的程度。

(付路丽)

第五节　卵巢肿瘤

一、概述

卵巢肿瘤是女性生殖器官常见的肿瘤,在各个年龄段均可发病。卵巢上皮性肿瘤好发于50~60岁的妇女。良性肿瘤者早期通常无明显症状,多在查体时偶然发现。近些年卵巢恶性肿瘤的发病率呈上升趋势,且由于早期缺乏特异性症状,病变不易发现,一旦出现症状多属于晚期,所以首诊时晚期患者占 70%。卵巢恶性肿瘤疗效不佳,5 年生存率为 30%～40%,其病死率居妇科恶性肿瘤之首,严重威胁妇女生命和健康。

二、病因及发病机制

卵巢上皮性肿瘤病因尚不明确,有学者提出持续排卵假说。目前研究认为 5%～10% 的卵巢上皮癌有家族史或遗传史。

三、临床表现

(一)卵巢良性肿瘤

早期肿瘤较小,患者多无明显症状,常在妇科检查时偶然被发现,多为囊性,表面光滑,与子宫无粘连。当肿瘤增至中等大小时,常感腹胀,腹部可扪及肿块,边界清楚。若肿瘤长大充满盆腔时,可出现压迫症状,如尿频、便秘、气急、心悸等。

(二)卵巢恶性肿瘤

早期多无明显症状,晚期主要症状为腹胀、腹部肿块及腹腔积液。症状的轻重取决于肿瘤的大小、位置、侵犯邻近器官的程度、肿瘤的组织学类型、有无并发症等。肿瘤若向周围组织浸润或压迫神经,可引起腹痛、腰痛或下肢疼痛;若压迫盆腔静脉,可出现下肢水肿;若为功能性肿瘤,可产生相应的雌激素或雄激素过度症状。晚期可表现消瘦、严重贫血等恶病质征象。

(三)并发症

1.肿瘤蒂扭转

卵巢肿瘤蒂扭转是常见的妇科急腹症。好发于瘤蒂长、中等大小、活动度良好、重心偏于一侧的肿瘤(如畸胎瘤)。约 10% 卵巢肿瘤并发蒂扭转。常发生于患者突然改变体位时,或者妊娠期、产褥期由于子宫大小、位置改变也易发生蒂扭转。患者典型症状是突然发生一侧下腹剧痛,常伴恶心、呕吐甚至休克,系腹膜牵引绞窄引起。妇科检查可扪及张力较大的肿物,常伴有压痛,以瘤蒂部最明显。有时不全扭转可自然复位,腹痛随之缓解。蒂扭转一经确诊,应尽快手术治疗。

2.肿瘤破裂

约 3% 的卵巢肿瘤发生破裂,破裂有自发性和外伤性两种。自发性破裂常因肿瘤生长过速、穿破囊壁所致;外伤性破裂常因腹部受重击、分娩、性交、妇科检查及穿刺等引起。其症状轻重由破裂口大小、流入腹腔囊液的性质和量决定。小囊肿或单纯浆液性囊腺瘤破裂时,患者仅感轻度腹痛;大囊肿或成熟畸胎瘤破裂后,常导致剧烈腹痛,伴恶心、呕吐,有时可导致腹腔内出血、腹膜炎及休克。妇科检查可发现腹部压痛、腹肌紧张,可有腹腔积液征,原有肿块摸不到或仅扪及小而张力低的肿块。疑有肿瘤破裂应立即进行剖腹探查。

3.肿瘤感染

较少见,可表现为发热、腹痛、肿块,腹部压痛、反跳痛,腹肌紧张及白细胞计数升高等。治疗应先应用抗生素抗感染,后行手术切除肿瘤。若短期内感染不能控制,宜即刻手术。

4.良性肿瘤恶变

卵巢良性肿瘤可发生恶变,恶变早期无症状,不易被发现。若发现肿瘤生长迅速,尤其为双侧性,应怀疑恶变。故确诊为卵巢肿瘤者应尽早手术。

(四)卵巢恶性肿瘤临床分期

现多采用 FIGO 手术—病理分期(表 3-3),用以估计预后和比较疗效。

表 3-3 卵巢癌手术—病理分期(FIGO)

Ⅰ期	肿瘤局限于卵巢
ⅠA	肿瘤局限于一侧卵巢(未累及包膜),卵巢表面没有肿瘤;腹腔积液或腹腔冲洗液中没有恶性细胞
ⅠB	肿瘤局限于双侧卵巢(未累及包膜),卵巢表面没有肿瘤;腹腔积液或腹腔冲洗液中没有恶性细胞
ⅠC	肿瘤局限于一侧或双侧卵巢,有下列情况之一
ⅠC1	(1)术中手术导致肿瘤破裂
ⅠC2	(2)术前肿瘤包膜破裂或者卵巢表面出现肿瘤
ⅠC3	(3)腹腔积液或腹腔冲洗液中出现恶性细胞
Ⅱ期	肿瘤累及一侧或双侧卵巢,伴盆腔蔓延(在骨盆缘以下)
ⅡA	肿瘤蔓延至和(或)种植于子宫和(或)输卵管
ⅡB	肿瘤蔓延至盆腔的其他腹膜内组织
Ⅲ期	肿瘤累及一侧或双侧卵巢,伴有细胞学或组织学确认的盆腔外腹膜播散和(或)转移至腹膜后淋巴结
ⅢA	转移至腹膜后淋巴结,伴有或不伴有骨盆外腹膜的微小转移
ⅢA1	仅有腹膜后淋巴结阳性(细胞学或组织学确认)
ⅢA1(ⅰ)	转移灶最大直径≤10mm(注意是肿瘤直径而非淋巴结直径)
ⅢA1(ⅱ)	转移灶最大直径>10mm
ⅢA2	骨盆外(骨盆缘之上)累及腹膜的微小转移,伴有或不伴有腹膜后淋巴结阳性
ⅢB	骨盆缘外累及腹膜的大块转移,最大直径≤2cm,伴有或不伴有腹膜后淋巴结阳性
ⅢC	骨盆缘外累及腹膜的大块转移,最大直径>2cm,伴有或不伴有腹膜后淋巴结阳性[注1]
Ⅳ期	腹腔之外的远处转移
ⅣA	胸腔积液细胞学阳性
ⅣB	转移至腹腔外器官,包括腹股沟淋巴结和腹腔外淋巴结[注2]

注1:包括肿瘤蔓延至肝脏和脾脏包膜,但不包括脏器实质的受累。

注2:脏器实质转移属于ⅣB期。

(五)卵巢良性肿瘤与恶性肿瘤的鉴别

见表 3-4。

表 3-4　卵巢良性肿瘤与恶性肿瘤的鉴别

鉴别内容	良性肿瘤	恶性肿瘤
病史	病程长,生长缓慢	病程短,迅速增大
包块部位及性质	单侧居多,囊性,光滑,活动	双侧居多,实性或囊实性,不规则,固定,阴道后穹隆实性结节或包块
腹腔积液		常有,可能查到恶性细胞
一般情况	良好	可有消瘦、恶病质
B超	为液性暗区,边界清晰,可有间隔光带	液性暗区内有杂乱光团、光点,界限不清
CA125(>50岁)	<35U/mL	>35U/mL

四、辅助检查

(一)盆腔彩超检查

可了解肿瘤的部位、大小、形态,提示肿瘤为囊性或实性,鉴别卵巢肿瘤、腹腔积液和结核性包裹性积液。

(二)肿瘤标志物检查

(1)血清 CA125:是目前被认为对卵巢上皮性肿瘤较为敏感的肿瘤标志物,阳性率达80%～90%,但特异性不高,其他妇科疾病或恶性肿瘤也可以引起升高,所以 CA125 水平升高还必须结合临床综合分析。

(2)血清 AFP:对卵黄囊瘤有特异性诊断价值。

(3)血清 HCG:对非妊娠性卵巢绒癌有特异性。

(4)性激素。

(5)血清 HE4:目前推荐与 CA125 联合应用来判断盆腔肿块的良、恶性。

(三)腹腔镜检查

可直接观察肿块外观和盆腔、腹腔及横膈等部位。

(四)细胞学检查

抽取腹腔积液或腹腔冲洗液和胸腔积液,进行细胞学检查。

五、治疗

(一)良性肿瘤

密切随访或手术治疗。

(二)恶性肿瘤

以手术为主,辅以化疗、放疗。医生应根据患者年龄、生育要求、肿瘤分期及全身状况综合分析。

(三)手术目的

(1)明确诊断。

（2）切除肿瘤。

（3）对恶性肿瘤进行手术—病理分期。术中不能明确诊断者，应将切下的卵巢肿瘤送快速冷冻组织病理学检查，进行确诊。手术可通过腹腔镜和（或）剖腹方式，卵巢良性肿瘤常采用腹腔镜手术，恶性肿瘤多使用剖腹手术。术后根据卵巢肿瘤的性质、组织学类型、手术—病理分期等因素来决定是否进行辅助治疗。

六、护理

（一）护理措施

1.一般护理

鼓励患者进食营养全面、丰富的饮食，避免高胆固醇饮食，以保证化疗顺利进行。如患者口服不能补充，应经静脉补充。卵巢实性肿瘤或肿瘤直径大于 5cm 者，应及时行手术切除，诊断不清或治疗无效者，宜及早行腹腔镜检查或剖腹探查。

2.治疗配合护理

（1）手术患者：按腹部手术护理常规进行护理。

（2）需放腹腔积液者：准备好腹腔穿刺物，并协助医生完成操作，要密切观察、记录患者在放腹腔积液过程中的生命体征变化、腹腔积液性质和出现的不良反应；一次放腹腔积液 3000mL 左右，不宜过多，速度宜缓慢，以免腹压骤降造成虚脱；放腹腔积液后应用腹带包扎腹部，发现不良反应，及时报告医生进行处理。

（3）化疗患者：恶性肿瘤术后往往需要进行腹腔化疗，化疗前一般先抽腹腔积液，然后将化疗药物稀释后注入腹腔。药物注入后，协助患者更换体位，让药物接触腹腔全部。化疗结束后，留置化疗药管者注意保持药管的固定及局部敷料的干燥，单穿者保持穿刺点处敷料的干燥。同时，观察并记录患者有何反应，如有异常，及时报告医生进行处理。

3.心理护理

需为患者提供表达情感的机会和环境，经常巡视，用一定时间（10 分钟以上）陪伴患者，详细了解患者的疑虑和需求，评估患者的身心状况，鼓励患者以适当的方式表达自身压力，传授患者应对压力的技巧，鼓励患者多参与护理活动，以维持其独立性和生活自控的能力，鼓励患者家属参与照顾患者。

（二）健康教育

1.卵巢非赘生性肿瘤

卵巢非赘生性肿瘤直径小于 5cm 者，应督促其定期（3～6 个月）接受复查，并详细记录。良性肿瘤患者术后 1 个月进行常规检查，恶性肿瘤患者术后常需辅以化疗，但尚无统一化疗方案，应督促并协助患者克服困难，努力完成化疗计划，以提高疗效。

2.良性肿瘤

术后 1 个月复查，如未切除子宫者，1 个月后可恢复性生活；卵巢肿瘤术后 3 个月阴道残端愈合后，可恢复性生活。

（张敏娅）

第六节　子宫内膜异位症

一、概述

子宫内膜异位症是指具有生长功能的子宫内膜组织(腺体和间质)出现在子宫腔被覆内膜及宫体肌层以外的其他部位。该病临床表现多种多样,组织学上虽然属于良性,但却有增生、浸润、转移及复发等恶性行为,是育龄妇女最常见的疾病之一。异位子宫内膜可以侵犯全身任何部位,但大多数位于盆腔内。多见于25～45岁的育龄妇女,发病率为10%～15%。近年来,其发病率有明显上升趋势。子宫内膜异位症患者不孕率高达50%,其受孕者约40%发生自然流产。

二、病因及发病机制

异位子宫内膜来源至今尚未完全阐明。目前比较一致的意见是用多因子的发病理论来解释其发病机制。

(一)种植学说

经血液逆流、医源性种植、淋巴及静脉播散。

(二)诱导学说

子宫内膜发生异位后,能否形成内膜异位症可能还与遗传因素、免疫因素、炎症和在位内膜的特性有关。

三、临床表现

子宫内膜异位症可因病变部位不同,而有多种多样的临床表现,但多与月经周期密切相关。约25%的内膜异位症患者无任何症状。

(一)症状

1.痛经和慢性盆腔痛

继发性痛经是子宫内膜异位症的典型症状。典型痛经常于月经来潮前1～2日开始,经期第1日最剧,以后逐渐减轻,至月经干净时消失。偶有下腹痛出现在月经将尽或已尽者。疼痛多位于下腹部及腰骶部,可放射至阴道、会阴、肛门或大腿。部分患者伴有直肠刺激症状,表现为里急后重感、稀便。疼痛剧烈者可伴有恶心呕吐、面色苍白、出冷汗等。疼痛程度与病灶大小并不一定成正比,如较大的卵巢子宫内膜异位囊肿可能疼痛较轻,而散在的盆腔腹膜小结节病灶却可导致剧烈痛经。多数患者疼痛程度随局部病变加重而逐年加剧,少数患者逐渐发展为慢性盆腔痛,经期加剧。

2.不孕

正常妇女不孕发生率约为15%,内膜异位症患者中可高达50%。引起不孕的原因复杂,主要相关因素如下。①盆腔解剖结构异常:重度内膜异位症病灶可引起卵巢、输卵管周围广泛粘连,输卵管伞端僵硬、封闭,直肠子宫陷凹封闭,导致输卵管拾卵和受精卵的运输障碍。②盆腔内微环境改变:内膜异位症患者盆腔微环境表现为巨噬细胞主导的局部免疫激活引起一系列级联效应,从而导致多种炎性因子、炎症细胞异常,干扰排卵、受精等过程。③卵巢功能异常:受腹腔内 IL-1、IL-6 等炎症因子的影响,内膜异位症患者常合并卵泡发育异常,导致受精率下降、胚胎质量欠佳、种植率降低。黄素化未破裂卵泡综合征(LUFS),是一种排卵功能障碍,存在于 18%～79% 的子宫内膜异位症患者中。此病症为卵泡发育成熟且卵泡出现黄素化,患者基础体温呈双相,子宫内膜呈分泌期改变,但成熟的卵子不能排出,因此无受孕可能。另外,25%～45% 的内膜异位症患者存在黄体功能不全,可能与卵泡发育不良、血泌乳素升高等相关。④宫腔内环境异常:内膜异位症患者存在明显的子宫内膜结构异常、宫腔内免疫环境异常以及容受相关分子表达异常,从而影响胚胎的着床和植入,也与高自然流产率相关。

3.性交痛

约 30% 患者可出现性交痛。多见于直肠子宫陷凹、宫骶韧带或阴道直肠隔有异位病灶或因病变导致子宫后倾固定的患者。性交时由于碰撞、挤压病灶而引起疼痛。一般表现为深部性交痛,月经来潮前性交痛更明显。

4.月经失调

15%～30% 的患者有经量增多、经期延长或经前点滴出血。月经失调可能与盆腔内环境紊乱或卵巢内膜异位症囊肿破坏卵巢组织,导致卵巢排卵异常、黄体功能不全等有关,部分患者可能与同时合并子宫腺肌病有关。

5.腹痛

卵巢内膜异位症囊肿常多次出现小的破裂。由于破口可立即被周围组织粘连包裹,故仅造成一过性下腹部或盆腔深部疼痛。如破口较大,大量囊液流入盆腹腔可引起突发性剧烈腹痛,伴恶心、呕吐和肛门坠胀。破裂多发生在经期及其前后,与经期囊内出血、压力增高有关。部分也可发生在排卵期,破裂前多有性生活或其他腹压增加的情况。其症状类似输卵管妊娠破裂,但穿刺见咖啡色囊液,而非不凝血。

6.其他特殊症状

盆腔外内膜异位症多表现为结节样肿块,伴周期性疼痛、出血。肿块在经期明显增大,月经后又缩小,可产生压迫症状。肠道内膜异位症患者可出现周期性腹痛、腹泻或便秘,甚至便血。严重者可因病变压迫肠管而出现肠梗阻症状。膀胱内膜异位症可在经期出现血尿,尿痛、尿频症状,多因严重的痛经症状而被掩盖。异位内膜累及输尿管,可出现血尿,一侧腰痛,甚至形成肾积水、无功能肾。呼吸道内膜异位症可出现经期咯血及气胸。瘢痕内膜异位症可见瘢痕处结节于经期增大,疼痛加重。

(二)体征

腹部体检多无阳性体征。巨大的卵巢内膜异位症囊肿偶可在腹部扪及。囊肿破裂时可出现腹膜刺激征。盆腔检查时,典型的盆腔子宫内膜异位症可表现为子宫后倾固定,直肠子宫陷凹、宫骶韧带或子宫后壁下段等部位扪及触痛性结节。在一侧或双侧附件区扪及囊块,活动度差,往往有轻压痛。若病变累及直肠阴道隔,可在阴道后穹隆部扪及触痛性结节,甚至可看到隆起的紫蓝色斑点、结节。腹壁或会阴瘢痕处内膜异位症病灶可在切口附近触及结节状肿块,边界不清,较固定,可有压痛。

四、辅助检查

凡育龄期女性出现继发性痛经进行性加重、慢性盆腔痛、不孕、性交痛等,同时盆腔检查时扣及盆腔内有触痛性结节或子宫旁有不活动的囊性包块,即应高度怀疑子宫内膜异位症。确诊需手术结合病理综合判断。对于临床表现及术中所见高度怀疑内膜异位症,而病理未见异位内膜证据的,也可诊断。

(一)影像学检查

经阴道或腹部 B 超是卵巢内膜异位症囊肿的重要检查手段。它有助于判断囊肿的位置、大小、形状、囊内容物以及囊肿与周围脏器特别是子宫的关系。内膜异位症囊肿的超声声像图一般表现为单房或多房的圆形或椭圆形囊肿,壁较厚,粗糙不平,活动度差,囊内可见细密光点。盆腔 CT 和 MRI 对盆腔内膜异位症尤其是阴道直肠隔病灶有诊断价值,但费用较昂贵。

(二)血清 CA125 测定

血清 CA125 水平可在中重度内膜异位症患者中升高,但大多不高于 100U/mL。由于 CA125 敏感度及特异度均不高,故诊断价值有限。对于 CA125 升高患者,这一指标可用来监测病情活动。

(三)抗子宫内膜抗体检查

此抗体为内膜异位症的标志抗体。靶抗原是内膜腺体细胞中的一种孕激素依赖性糖蛋白。其诊断内膜异位症的特异性为 90%～100%,但敏感性只有 60%左右。

(四)腹腔镜检查

为目前诊断内膜异位症的最佳方法。在腹腔镜下见到典型病灶或对可疑病灶进行活检即可确诊。术中所见也是临床分期的重要依据。腹腔镜下可以同时进行诊断和治疗。对于临床高度怀疑内膜异位症引起不孕、慢性盆腔痛而 B 超无阳性发现的患者可首选腹腔镜检查作为确诊手段。

(五)其他

如膀胱镜、结肠镜等有助于特殊部位内膜异位症的诊断。

五、治疗

迄今为止,除了根治性手术,尚无一种治疗方法能够治愈子宫内膜异位症。药物和保守性手术均有较高的复发率,因此,内膜异位症应被视为一种慢性疾病,需要终身的管理方案,以及药物治疗,尽量避免反复的手术。内膜异位症治疗的根本目的在于:缩减和去除病灶,减轻和控制疼痛,治疗和促进生育,预防和减少复发。治疗策略应根据患者年龄、症状、病变部位和范围以及对生育要求等不同情况加以全面考虑。原则上症状轻微且无生育要求者采用期待疗法;有生育要求的轻症患者先给予药物治疗,病变较重者行保守手术;年轻无继续生育要求的重度患者可采用保留卵巢功能手术,辅以药物治疗;症状和病变均严重的无生育要求患者可考虑根治性手术治疗。手术治疗内膜异位症后应辅以药物治疗,以提供更长时间的症状缓解。

（一）对症治疗

非甾体类抗炎药、针灸等能够缓解痛经或腹痛，但无法阻止病变的进展，因此仅适用于症状轻微、病变较轻且无生育要求者。接受期待疗法的患者应密切随访。有生育要求者不推荐期待疗法。

（二）药物治疗

由于妊娠和闭经能够避免经血逆流，导致异位内膜萎缩退化，故采用性激素治疗造成患者较长时间闭经已成为临床上治疗内膜异位症的常用药物疗法。目前临床上采用的性激素疗法如下。

1.口服避孕药

目前常用的口服避孕药为低剂量高效孕激素和炔雌醇的复合片，能够通过抑制促性腺激素分泌并直接作用于在位和异位内膜，引起异位内膜萎缩。长期连续服用能够造成类似妊娠的长期闭经，因此称为"假孕疗法"。服用期间不但可抑制排卵起到避孕作用，且可起到缓解痛经和减少经量的作用。服法可为一般短效口服避孕药的周期用药，也可连续用药。连续用药的疗效较肯定。与 GnRH-a 相比，口服避孕药对慢性盆腔痛和性交痛的效果与 GnRH-a 相当，但对痛经的效果略差。常见的不良反应包括恶心、乳房胀痛、体重增加、情绪改变和阴道点滴出血，通常程度较轻。

2.促性腺激素释放激素激动剂（GnRH-a）

为人工合成的十肽类化合物，其作用与天然的 GnRH 相似，但其稳定性好、半衰期长，效价是天然 GnRH 的 100 倍。长期足量的 GnRH-a 通过与垂体 GnRH 受体结合引起受体减少、促性腺激素减量调节以及垂体脱敏，最终达到"药物垂体切除"的效果，使卵泡停止发育，卵巢甾体激素降到绝经水平，从而引起异位内膜组织萎缩。目前我国常用的 GnRH-a 类药物有亮丙瑞林（抑那通）、戈舍瑞林（诺雷得）、曲普瑞林（达菲林）等。用法均为月经第 1 天注射 1 支后，每 28 天注射一次，共 3～6 次。一般用药 3～6 周后体内雌激素到达绝经水平，可使痛经缓解。不良反应主要有潮热、阴道干燥、性欲减退、情绪改变等绝经症状，停药后可消失。但骨量丢失需一年甚至更长时间才能逐渐恢复。雌激素对不同组织有不同的作用阈值。体内雌激素水平在 20～50pg/mL 时，能够抑制子宫内膜生长的同时不影响骨代谢，因此 GnRH-a 治疗同时或 3 个月时应使用雌激素反向添加疗法，以维持体内雌激素水平在合适的治疗窗口内。

3.高效孕激素

其作用机制是抑制垂体促性腺激素分泌，同时直接作用于在位和异位子宫内膜诱导其蜕膜化，继而萎缩退化、闭经。常用药物有醋酸甲羟孕酮每天口服 30mg 或甲地孕酮每天口服 40mg 或炔诺酮每天口服 5mg，连用 6 个月。在缓解症状方面，其疗效与 GnRH-a 相当。通常不良反应轻微，主要有阴道不规则流血、恶心、乳房胀痛、液体潴留、体重增加等。停药后月经恢复正常。

4.达那唑

为合成的 17a-乙炔睾酮衍生物，能阻断垂体促性腺激素的合成和释放，直接抑制卵巢甾体激素的合成以及直接与子宫内膜的雄激素和孕激素受体结合，抑制内膜增生，导致内膜萎缩和闭经。用法为每次 200mg，每日 2～3 次，从月经第 1 日开始，持续用药 6 个月。药物不良反应与卵巢功能抑制和雄激素样作用有关,主要有体重增加、乳房缩小、痤疮、皮脂增加、多毛、声音改变、头痛、潮热、肌痛性痉挛、肝损害等。长期应用可影响脂质代谢,增加心血管病风险。男性化改变在停药后可能不消失。目前有阴道给药制剂,可减少不良反应的发生。

5.孕三烯酮

为 19-去甲睾酮甾类药物,有抗孕激素和抗雌激素作用,能降低体内雌激素水平,增加游离睾酮含量,使异位内膜萎缩吸收。用法为月经第 1 天起,每次 2.5mg 口服,每周两次,连续 6 个月。该药疗效与达那唑相近,但不良反应较少,对肝功能影响较小且可逆。

6.米非司酮

是人工合成的孕激素拮抗剂,与孕激素受体高度结合后对人子宫内膜细胞有直接抑制作用。长期连续用药能够有效地抑制排卵和干扰子宫内膜的完整性,诱发闭经导致子宫内膜和异位内膜的萎缩。但用药期间血清雌二醇保持在早、中期卵泡期水平,故不会引起骨质疏松和低雌激素综合征。用法为 10～50mg/d 口服,连续 3～6 个月。不良反应轻,主要为不典型的潮热,偶有一过性转氨酶增高。由于其抗糖皮质激素作用,长期使用者应考虑肾上腺功能减退的可能。

7.其他

芳香化酶抑制剂能够抑制异位内膜的雌激素合成,从而导致异位病灶萎缩。但其应用仍处于探索阶段。

(三)手术治疗

除通过诊断性腹腔镜检查术以确诊内膜异位症和进行手术分期外,内膜异位症的手术治疗适用于:①药物治疗后症状不缓解,局部病变加剧或生育功能仍未恢复者;②卵巢内膜异位囊肿直径＞5cm;③可疑内膜异位症引起不孕者。根据手术范围的不同,可分为保留生育功能手术、保留卵巢功能手术和根治性手术 3 类。

1.保留生育功能手术

适用于年轻有生育要求的患者,特别是采用药物治疗无效者。手术范围为尽量切净或灼除内膜异位灶,分解粘连,恢复正常解剖结构,保留子宫和一侧或双侧附件。术后复发率约为 40%。术后应尽早妊娠或加用药物治疗以降低复发率。

2.保留卵巢功能手术

指尽可能清除盆腔内病灶,切除子宫,保留至少一侧卵巢或部分卵巢,又称为半根治性手术。此手术适用于年龄在 45 岁以下,且无生育要求的重症患者。但术后仍有约 5% 的复发率。

3.根治性手术

即将子宫、双侧附件及盆腔内所有内膜异位病灶予以切除。适用于 45 岁以上近绝经期的重症患者。对于近绝经期、子宫和宫颈正常的患者,可保留子宫。因为当卵巢切除后,即使体内残留部分异位内膜灶,也将逐渐自行萎缩退化以至消失。

4.缓解疼痛的手术

主要包括两种术式:①腹腔镜子宫神经切断术(LUNA),指切除或破坏宫骶韧带与宫颈相连处,适用于盆腔中央痛严重者,但对于缓解内膜异位症相关的盆腔痛无效。②骶前神经切除术(PSN),指从下腹神经丛水平切断子宫的交感神经支配,用于治疗月经相关的疼痛肯定有效,但技术上有一定要求,有损伤附近静脉丛导致出血的风险,患者术后也有便秘和(或)尿失禁的问题。两种术式的近期疼痛缓解率较好,但复发率达 50%。

六、护 理

(一)护理措施

1.一般护理

注意经期卫生,每日用温开水清洗会阴部 1～2 次,为患者提供安静舒适的环境。经血过多的患者注意补充蛋白质和铁剂,焦虑患者禁饮浓茶、咖啡等刺激性饮食。

2.心理护理

护士应耐心向患者介绍子宫内膜异位症的相关知识,引导患者讲出真实感受,对患者提出的问题给予明确、有效、积极的答复,消除其顾虑。鼓励家属陪护,协助生活护理,增加患者康复的信心。

3.治疗护理

(1)减轻疼痛。教会患者反复交替使用放松术。对于疼痛十分敏感的患者可行腰部按摩或在下腹部热敷以增加舒适感,为减轻疼痛,及时遵医嘱给予患者解痉、止痛、镇静等处理。

(2)保守治疗。①期待疗法:适用于症状轻微、无症状患者,一般可数月随访一次。希望生育的患者尽可能在一年内受孕生育。期待疗法中,若患者体征加重,应采用其他治疗方法。②假孕疗法:采用甲羟孕酮 20～50mg/d,连续用 6 个月并每日加服己烯雌酚 0.5mg,以防突破性出血。③假绝经疗法:采用达那唑 400～800mg/d,于月经第 2 天开始,分 2～4 次口服,连用 6 个月,出现闭经后降至 200mg/d,也可用内美通每次 2.5mg,每周 2 次,于月经第 1 天开始,连服 6 个月。④药物性卵巢切除:使用促性腺激素释放激素激动剂(GnRH-a)类药物,醋酸亮丙瑞林 3.75mg 和(或)戈舍瑞林 3.6mg 常于月经第 1 天皮下注射,每隔 28 天注射一次,共 3～6 次。用药后第 2 个月出现闭经,可使痛经缓解,停药后可恢复排卵。

(3)手术护理。一旦确定手术治疗,护士应对患者进行全面评估。①做好手术前准备:向患者及其家属介绍麻醉、手术过程及术前、术后注意事项。可讲解腹腔镜手术的优点,如创伤小、恢复快和腹部不留瘢痕等。②协助医生保护切口:手术室护士应用生理盐水纱布保护好切口,以防再度发生内膜种植。③术后观察:手术后密切观察患者生命体征,注意是否有腹胀、腹痛及伤口感染,防止术后并发症的发生。置患者于舒适体位,早期下床活动,防止静脉血栓形成。

(二)健康教育

加强宣传,注意经期卫生,避免月经期及月经干净 3 天内同房,做好产褥期保健康复操,防止子宫后倾。积极诊治生殖道畸形、狭窄和粘连。告诉患者宫颈局部治疗和输卵管通畅术均应于月经 3～7 天内进行,以防将子宫内膜推入腹腔。有痛经症状的妇女应适龄结婚、孕育,已有子女者,可长期服用避孕药抑制卵巢排卵,促使子宫内膜萎缩,减少经量,从而使子宫内膜异位症发病率减少。

(张敏娅)

第七节 功能失调性子宫出血

一、概述

功能失调性子宫出血(DUB)简称功血,是由于生殖内分泌轴功能紊乱引起的异常子宫出血,可表现为经期出血量过多及持续时间过长,间隔时间时长时短、不可预计或出血量不多但淋漓不尽。其基本的病理生理改变为中枢神经系统下丘脑—垂体—卵巢轴神经内分泌调控异常或卵巢、子宫内膜或肌层局部调控功能的异常。

按发病机制可分无排卵性功血和有排卵性功血两大类,前者占 70%～80%,多见于青春期和绝经过渡期妇女;后者占 20%～30%,多见于育龄妇女。

二、病因及发病机制

从内分泌角度分析,异常子宫出血可由以下情况引起。

(一)雌激素撤退性出血

雌激素撤退性出血是对切除卵巢的妇女给予适当剂量及疗程的雌激素后停药或将雌激素量减少一半以上,即会发生子宫出血。

(二)雌激素突破性出血

雌激素突破性出血是相当浓度的雌激素长期作用,无孕激素的对抗影响,可造成子宫内膜过度增生。

(三)孕激素突破性出血

孕激素突破性出血是体内孕激素与雌激素浓度比值过高,不能维持分泌期子宫内膜的完整性而引起出血。

(四)其他

子宫内膜局部的出血原因还可以见于局部血管的异常,如动静脉瘘,全身止血、凝血功能异常等。

三、临床表现

(一)症状

主要症状是月经完全不规则。

1.无排卵性功血症状

常见的症状是子宫不规则出血,表现为月经周期紊乱,出血量多少与持续时间及间隔时间均不定,经量不足或增多甚至大量出血。大量出血或出血时间长时,可造成继发性贫血甚至休克。

2.排卵性功血症状

(1)黄体功能不足者表现为月经周期缩短,月经频发。

（2）子宫内膜不规则脱落表现为月经周期正常，但经期延长，多达 9～10 日，且出血量多，后几日常表现为少量淋漓不尽的出血。

3.其他常见症状

（1）不规则子宫出血：多发生于青春期和更年期妇女，其出血特点是月经周期紊乱，经期延长，血量增多。

（2）月经过频：出血时间和出血量可能正常，但月经频发，月经周期缩短，一般少于 21 天，发生于各年龄段的妇女。

（3）月经过多：①经血量多，>80mL，月经周期正常；②经期延长，>7 天。

（4）月经间期出血：两次月经期中间出现子宫出血，出血量少，常不被注意，多发生于月经周期的 12～16 天，持续 1～2 小时至 1～2 天，很少达到月经量。常被认为是月经过频，月经周期缩短<21 天。

（5）绝经期后子宫出血：闭经 1 年以后，又发生子宫出血，出血量少，但由于绝经期后子宫恶性肿瘤发病率高，故应到医院检查以排除恶性肿瘤的可能性。

（二）临床分型

1.无排卵性功血

分为青春期功血、绝经过渡期功血、生育期无排卵功血。

2.排卵性功血

（1）黄体功能不足：卵泡发育不良、LH 排卵高峰分泌不足、LH 排卵峰后低脉冲缺陷。

（2）子宫内膜不规则脱落。

四、辅助检查

（1）诊断性刮宫：用于止血及明确子宫内膜病理诊断。

（2）排卵和黄体功能监测。

五、治疗

（一）无排卵性功血

止血、手术治疗或控制月经周期。

（二）有排卵性功血

药物治疗及手术治疗。

六、护理

（一）护理措施

1.一般护理

嘱患者卧床休息，保证充足睡眠，避免劳累；加强营养，摄入高蛋白、高维生素、含铁高的食物，如猪肝、蛋黄、红枣、胡萝卜、绿叶蔬菜等；保持外阴清洁，禁止盆浴和性生活。

2.病情观察

观察并记录患者的生命体征、液体出入量。出血多时,严密观察血压、脉搏,做好配血、输血及输液的抢救准备和配合工作。有发热、子宫体压痛等感染征象者,遵医嘱给予抗生素治疗。

3.治疗配合护理

(1)无排卵性功血。

1)止血。大出血时,采用性激素止血要求8小时内见效,24~48小时后出血基本停止。96小时以上仍不止者,应考虑器质性病变。①孕激素:适用于体内有一定雌激素水平的患者,尤其是淋漓不尽的绝经过渡期功血患者。孕激素使持续受雌激素刺激的增生期子宫内膜转为分泌期,达到止血效果,停药后子宫内膜脱落,起到药物性刮宫的作用。常用醋酸甲羟孕酮、甲地孕酮和炔诺酮(妇康片)。②雌激素:大剂量使用雌激素可促进子宫内膜生长,有修复创面止血的作用。常用妊马雌酮、己烯雌酚或苯甲酸雌二醇。③雄激素:主要用于绝经过渡期功血患者。④其他止血药物:如肾上腺色腙(安络血)、酚磺乙胺(止血敏)。

2)调整月经周期。①雌激素、孕激素序贯疗法:模拟自然月经周期中性激素的变化,补充雌激素、孕激素,促使子宫内膜发育和周期性脱落,形成人工周期,适用于青春期功血。于撤药性出血第5天开始,每日口服结合雌激素或戊酸雌二醇,连服21天,于服雌激素11天起加用黄体酮或醋酸甲羟孕酮,连用10天,停药后7天内可再出现撤药性出血。在下一次出血第5天重复用药,连续使用3个周期。②雌激素、孕激素联合疗法:适用于内源性雌激素水平较高的育龄妇女和绝经过渡期功血患者。从撤药性出血第5天起口服避孕药,每日1片,连服21天,连续3个周期为一疗程。③后半周期疗法:适用于青春期或活检为增殖期内膜功血患者。自撤药性出血第16天起口服甲羟孕酮,每日10mg,共10天。

3)促排卵。该法用于育龄妇女功血有生育要求者。促排卵药物有克罗米芬(CC)、尿促性腺激素(HMG)等。

(2)排卵性功血。①黄体功能不全:自排卵后开始每日肌内注射黄体酮,共10天,进行黄体功能替代治疗。可使用克罗米芬促进卵泡发育,绒毛膜促性腺激素(HCG)可延长黄体期。②子宫内膜不规则脱落:自预期下次月经前第10~14天开始,每日口服甲羟孕酮10mg,连续10天。绒毛膜促性腺激素也可促进黄体功能。

4.心理护理

主动热情与患者沟通、交谈,鼓励其说出内心的不良感受,及时提供必要的信息,帮助患者克服心理障碍,解除思想负担,摆脱焦虑。

(二)健康教育

讲解用药的治疗原理和注意事项,强调性激素治疗时,必须严格按照医嘱,准时按量给药,不得随意停服、减量或漏服。采用雄激素治疗时每月总量不能超过300mg,以防女性男性化。服用促排卵药物者,可测量其基础体温,以便监测排卵情况。治疗期间如发生不规则阴道出血,应及时就诊处理。

(张敏娅)

第四章 产科护理

第一节 异常妊娠

一、流产

(一)概述

胚胎或胎儿尚未具有生存能力而妊娠终止者,称为流产。不同国家和地区对流产妊娠周数有不同的定义。我国仍将妊娠未达到 28 周、胎儿体重不足 1000g 而终止者,称为流产。发生在妊娠 12 周前者,称为早期流产,而发生在妊娠 12 周或之后者,称为晚期流产。流产分为自然流产和人工流产。胚胎着床后 31％发生自然流产,其中 80％为早期流产。在早期流产中,约 2/3 为隐性流产,即发生在月经期前的流产,也称生化妊娠。

(二)病因及发病机制

病因包括胚胎因素、母体因素、父亲因素和环境因素。

1.胚胎因素

胚胎或胎儿染色体异常是早期流产最常见的原因,占 50％～60％,中期妊娠流产约占 1/3,晚期妊娠胎儿丢失仅占 5％。染色体异常包括数目异常和结构异常,前者以三体最多见,常见的有 13-三体、16-三体、18-三体、21-三体和 22-三体,其次为 X 单体,三倍体及四倍体少见;后者引起流产并不常见,主要有平衡易位,倒置、缺失和重叠及嵌合体等。

2.母体因素

(1)全身性疾病:孕妇患全身性疾病,如严重感染、高热疾病、严重贫血或心力衰竭、血栓性疾病、慢性消耗性疾病、慢性肝肾疾病或高血压等,均可能导致流产。TORCH 感染虽对孕妇影响不大,但可感染胎儿导致流产。

(2)生殖器异常:子宫畸形(如子宫发育不良、双子宫、双角子宫、单角子宫、纵隔子宫等)、子宫肌瘤(如黏膜下肌瘤及某些肌壁间肌瘤)、子宫腺肌病、宫腔粘连等,均可影响胚胎着床发育而导致流产。宫颈重度裂伤、宫颈部分或全部切除术后、宫颈内口松弛等所致的宫颈功能不全,可导致胎膜早破而发生晚期流产。

(3)内分泌异常:女性内分泌功能异常(如黄体功能不全、高催乳素血症、多囊卵巢综合征等),甲状腺功能减退,糖尿病血糖控制不良等,均可导致流产。

(4)强烈应激与不良习惯:妊娠期无论严重的躯体(如手术、直接撞击腹部、性交过频)或心理(过度紧张、焦虑、恐惧、忧伤等精神创伤)的不良刺激均可导致流产。孕妇过量吸烟、酗酒、过量饮咖啡、使用二醋吗啡(海洛因)等毒品,均可能导致流产。

(5)免疫功能异常:包括自身免疫功能异常和同种免疫功能异常。前者主要发生在抗磷脂抗体、抗 β_2 糖蛋白抗体、狼疮抗凝血因子阳性的患者,临床上可仅表现为自然流产甚至复发性流产,也可同时存在风湿免疫性疾病(如系统性红斑狼疮等);少数发生在抗核抗体阳性、抗甲状腺抗体阳性的孕妇。后者是基于妊娠属于同种异体移植的理论,母胎的免疫耐受是胎儿在母体内得以生存的基础。母胎免疫耐受有赖于孕妇在妊娠期间能够产生足够的针对父系人白细胞抗原(HLA)的封闭性因子。如夫妇的 HLA 相容性过大,可以造成封闭性因子缺乏或自然杀伤细胞的数量或活性异常升高,有可能导致不明原因复发性流产。

3.父亲因素

有研究证实精子的染色体异常可导致自然流产。但临床上精子畸形率异常增高是否与自然流产有关,尚无明确的证据。

4.环境因素

过多接触放射线和砷、铅、甲醛、苯、氯丁二烯、氧化乙烯等化学物质,均可能引起流产。

(三)临床表现

主要为停经后阴道流血和腹痛。

1.早期流产

妊娠物排出前胚胎多已死亡。开始时绒毛与蜕膜剥离,血窦开放,出现阴道流血,剥离的胚胎和血液刺激子宫收缩,排出胚胎及其他妊娠物,产生阵发性下腹部疼痛。胚胎及其附属物完全排出后,子宫收缩,血窦闭合,出血停止。

2.晚期流产

胎儿排出前后还有生机,其原因多为子宫解剖异常,其临床过程与早产相似,胎儿娩出后胎盘娩出,出血不多;也有少数流产前胎儿已死亡,多为非解剖因素所致,如严重胎儿发育异常、自身免疫异常、血栓前状态、宫内感染或妊娠附属物异常等。

(四)辅助检查

1.超声检查

可明确妊娠囊的位置、形态及有无胎心搏动,确定妊娠部位和胚胎是否存活,以指导正确的治疗方法。若妊娠囊形态异常或位置下移,预后不良。不全流产及稽留流产均可借助超声检查协助确诊。妊娠 8 周前经阴道超声检查更准确。

2.尿、血 HCG 测定

采用胶体金法 HCG 检测试纸条检测尿液,可快速明确是否妊娠。为进一步判断妊娠转归,多采用敏感性更高的血 HCG 水平动态测定,正常妊娠 6~8 周时,其值每日应以 66% 的速度增长,若 48 小时增长速度<66%,提示妊娠预后不良。

3.孕酮测定

因体内孕酮呈脉冲式分泌,血孕酮的测定值波动程度很大,对临床的指导意义不大。

(五)治疗

应根据自然流产的不同类型进行相应处理。

1.先兆流产

适当休息,禁止性生活。黄体功能不全者可肌内注射黄体酮 20mg,每日 1 次或口服孕激素制剂;甲状腺功能减退者可口服小剂量甲状腺片。经治疗,若阴道流血停止,超声检查提示胚胎存活,可继续妊娠。若临床症状加重,超声检查发现胚胎发育不良,血 HCG 持续不升或下降,表明流产不可避免,应终止妊娠。

2.难免流产

一旦确诊,应尽早使胚胎及胎盘组织完全排出。早期流产应及时行清宫术,对妊娠物应仔细检查,并送病理检查;如有条件可行绒毛染色体核型分析,对明确流产的原因有帮助。晚期流产时,子宫较大,出血较多,可用缩宫素 10~20U 加于 5％ 葡萄糖注射液 500mL 中静脉滴注,促进子宫收缩。当胎儿及胎盘排出后检查是否完全,必要时刮宫以清除宫腔内残留的妊娠物。应给予抗生素预防感染。

3.不全流产

一经确诊,应尽快行刮宫术或钳刮术,清除宫腔内残留组织。阴道大量流血伴休克者,应同时输血输液,并给予抗生素预防感染。

4.完全流产

流产症状消失,超声检查证实宫腔内无残留妊娠物,若无感染征象,无须特殊处理。

5.稽留流产

处理较困难。胎盘组织机化,与子宫壁紧密粘连,致使刮宫困难。晚期流产稽留时间过长可能发生凝血功能障碍,导致弥散性血管内凝血(DIC),造成严重出血。处理前应检查血常规、血小板计数及凝血功能,并做好输血准备。若凝血功能正常,可先口服 3~5 日雌激素类药物,提高子宫肌对缩宫素的敏感性。子宫<12 孕周者,可行刮宫术,术中肌内注射缩宫素,手术应特别小心,避免子宫穿孔,一次不能刮净,于 5~7 日后再次刮宫;子宫≥12 孕周者,可使用米非司酮(RU486)加米索前列醇或静脉滴注缩宫素,促使胎儿、胎盘排出。若出现凝血功能障碍,应尽早输注新鲜血、血浆、纤维蛋白原等,待凝血功能好转后,再行刮宫。

6.习惯性流产

(1)染色体异常夫妇,应于妊娠前进行遗传咨询,确定是否可以妊娠。夫妇一方或双方有染色体结构异常,仍有可能分娩健康婴儿,其胎儿有可能遗传异常的染色体,必须在妊娠中期进行产前诊断。

(2)黏膜下肌瘤应在宫腔镜下行摘除术,影响妊娠的肌壁间肌瘤可考虑行剔除术。

(3)纵隔子宫、宫腔粘连应在宫腔镜下行纵隔切除、粘连松解术。

(4)宫颈功能不全应在妊娠12~14 周行预防性宫颈环扎术,术后定期随诊,妊娠达到 37 周或以后拆除环扎的缝线。若环扎术后有阴道流血、宫缩,经积极治疗无效,应及时拆除缝线,以免造成宫颈撕裂。

(5)抗磷脂抗体阳性患者可在确定妊娠以后使用低分子肝素皮下注射或加小剂量阿司匹林口服。继发于自身免疫性疾病(如 SLE 等)的抗磷脂抗体阳性患者,除了抗凝治疗之外,还需要使用免疫抑制剂。

(6)黄体功能不全者,应肌内注射黄体酮 20~40mg/d,也可考虑口服黄体酮或使用黄体酮阴道制剂,用药至妊娠 12 周时可停药。

(7)甲状腺功能低下者应在孕前及整个孕期补充甲状腺素。

(8)原因不明的习惯性流产妇女,尤其是怀疑同种免疫性流产者,可行淋巴细胞主动免疫或静脉免疫球蛋白治疗,但仍有争议。

7.流产合并感染

治疗原则为控制感染的同时尽快清除宫内残留物。若阴道流血不多,先选用广谱抗生素 2~3 日,待感染控制后再行刮宫。若阴道流血量多,静脉滴注抗生素及输血的同时,先用卵圆钳将宫腔内残留大块组织夹出,使出血减少,切不可用刮匙全面搔刮宫腔,以免造成感染扩散。术后应继续用广谱抗生素,待感染控制后再行彻底刮宫。若已合并感染性休克者,应积极进行抗休克治疗,病情稳定后再行彻底刮宫。若感染严重或盆腔脓肿形成,应行手术引流,必要时切除子宫。

(六)护理

1.护理措施

(1)一般护理。①卧床休息,禁止性生活。②饮食以高热量、高蛋白、高维生素的清淡饮食为宜。多吃新鲜蔬菜、水果,保持大便通畅。③先兆流产者,禁用肥皂水灌肠;行阴道检查操作时动作应轻柔,以减少刺激。④做好各种生活护理。

(2)病情观察。①观察阴道排出物情况:观察阴道出血量及性质,观察有无不凝血现象,观察腹痛和子宫收缩情况,检查阴道有无流液或胚胎组织流出,如有胚胎组织,要仔细查看胎囊是否完整,必要时送病理检查。②预防休克:测量体温、脉搏、呼吸、血压。观察意识和尿量,如有休克征象应立即建立静脉通道,做好输液、输血准备。③预防感染:应监测患者的体温、血常规,观察阴道流血及阴道分泌物的性质、颜色、气味等,严格执行无菌操作规程。保持会阴清洁,有阴道出血者,行会阴冲洗每日 2 次。必要时遵医嘱使用抗生素。

(3)用药护理。①用药目的:黄体酮为维持妊娠所必需的孕激素,能够抑制宫缩。②用药方法:对于黄体功能不足的产妇遵医嘱给予黄体酮,10~20mg 每日或隔日肌内注射。③用药注意事项:可有头晕、头痛、恶心、抑郁、乳房胀痛等。

(4)心理护理。为患者提供精神上的支持和心理疏导是非常重要的措施。产妇由于失去胎儿,会出现伤心、悲哀等情绪反应。护士应给予同情和理解,帮助产妇及其家属接受现实,顺利度过悲伤期,以良好的心态面对下一次妊娠,并建议患者做相关的检查,尽可能查明流产的原因,以便在下次妊娠前或妊娠时及时采取处理措施。

2.健康教育

(1)活动指导:早期流产后需休息 2 周,可做一些轻微活动,避免重体力劳动。

(2)病情观察指导:如出现腹痛剧烈,阴道出血多、时间长或阴道出血带有异味应及时就诊。

(3)饮食卫生指导:嘱产妇进食软、热、易消化、高蛋白质食品,注意补充维生素 B、维生素 E、维生素 C 等;保持外阴清洁,1 个月内禁止盆浴及性生活。

(4)心理支持:护士在给予患者同情和理解的同时,还应做好疾病知识的健康教育,与产妇及其家属共同讨论此次流产可能的原因,并向他们讲解流产的相关知识,为再次妊娠做好准备。

(5)出院指导:①做好出院手续办理;②复诊指导,嘱产妇流产 1 个月后来院复查,如有异常情况,随时复诊;③有习惯性流产史的产妇,在下一次妊娠确诊后应卧床休息,加强营养,补充维生素,定期门诊检查孕激素水平。

二、异位妊娠

(一)概述

受精卵在子宫体腔以外着床称为异位妊娠,习惯称宫外孕。根据受精卵种植的部位不同,异位妊娠分为输卵管妊娠、宫颈妊娠、卵巢妊娠、腹腔妊娠、阔韧带妊娠等,其中以输卵管妊娠最常见(占90%～95%)。输卵管妊娠多发生在壶腹部(占75%～80%),其次为峡部,伞部及间质部妊娠少见。

异位妊娠是妇产科常见的急腹症之一,发病率约为1%,并有逐年增加的趋势。由于其发病率高,并有导致孕产妇死亡的危险,一直被视为具有高度危险的妊娠早期并发症。

(二)病因及发病机制

输卵管妊娠原因:输卵管炎症是主要原因,输卵管发育不良或功能异常、精神因素可引起输卵管痉挛和蠕动异常,干扰受精卵的运送,引起异位妊娠。放置宫内节育器与异位妊娠发生也有相关性。

(三)临床表现

1.症状

(1)停经:输卵管壶腹部及峡部妊娠一般停经6～8周,间质部妊娠停经时间较长。当月经延迟几日后出现阴道不规则流血时,常被误认为月经来潮。

(2)阴道流血:常表现为短暂停经后不规则阴道流血,量少,点滴状,色黯红或深褐。部分患者阴道流血量较多,似月经量,约5%表现为大量阴道流血。阴道流血表明胚胎受损或已死亡,导致β-HCG水平下降,卵巢黄体分泌的激素难以维持蜕膜生长而发生剥离出血,并伴有蜕膜碎片或管型排出。当病灶去除后,阴道流血才逐渐停止。

(3)腹痛:95%以上输卵管妊娠患者以腹痛为主诉就诊。输卵管妊娠未破裂时,增大的胚囊使输卵管膨胀,导致输卵管痉挛及逆蠕动,患侧出现下腹隐痛或胀痛。输卵管妊娠破裂时,突感患侧下腹部撕裂样剧痛,疼痛为持续性或阵发性;血液积聚在直肠子宫陷凹而出现肛门坠胀感(里急后重);出血多时可引起全腹疼痛、恶心呕吐;血液刺激横膈,出现肩胛部放射痛(称为Danforth征)。腹痛可出现于阴道流血之前或之后,也可与阴道流血同时发生。

(4)晕厥和休克:部分患者由于腹腔内急性出血及剧烈腹痛,入院时即处于休克状态,面色苍白、四肢厥冷、脉搏快而细弱、血压下降。休克程度取决于内出血速度及出血量,往往与阴道流血量不成比例。体温一般正常,休克时略低,腹腔内积血被吸收时略高,但通常不超过38℃。间质部妊娠一旦破裂,常因出血量多而发生严重休克。

2.体征

(1)腹部体征:出血量不多时,患侧下腹明显压痛、反跳痛,轻度肌紧张;出血量较多时可见腹膨隆,全腹压痛及反跳痛,但压痛仍以输卵管妊娠处为甚,移动性浊音阳性。当输卵管妊娠流产或破裂形成较大血肿或与子宫、附件、大网膜、肠管等粘连包裹形成大包块时,可在下腹部扪及有触痛、质实的块物。

(2)盆腔体征:妇科检查阴道可见少量血液,后穹隆饱满、触痛。宫颈举痛明显,有血液自宫腔流出,子宫略增大、变软,内出血多时子宫有漂浮感。子宫后方或患侧附件可扪及压痛性包块,边界多不清楚,其大小、质地、形状随病变差异而不同。包块过大时可将子宫推向对侧,如包块形成过久,机化变硬,边界可逐渐清楚。

(四)辅助检查

1.B超检查

B超检查已成为诊断输卵管妊娠的主要方法之一。文献报道超声检查的准确率为77%～92%,随着彩色超声、三维超声及经阴道超声的应用,诊断准确率不断提高。

2.妊娠试验

β-HCG为早期诊断异位妊娠的常用手段。β-HCG阴性,不能完全排除异位妊娠。妊娠β-HCG阳性时不能确定妊娠在宫内或宫外。疑难病例可用比较敏感的放射免疫法连续测定。

3.腹腔穿刺

包括经阴道后穹隆穿刺和经腹壁穿刺,是一种简单、可靠的诊断方法。内出血时,血液积聚于直肠子宫陷凹,后穹隆穿刺可抽出陈旧性不凝血。若抽出血液颜色较红,放置10分钟内凝固,表明误入血管。当有血肿形成或粘连时,抽不出血液也不能否定异位妊娠的存在。当出血量较多,移动性浊音阳性时,可直接经下腹壁一侧穿刺。

4.腹腔镜检查

腹腔镜有创伤小、可在直视下检查并同时手术、术后恢复快的特点,适用于输卵管妊娠未流产或未破裂时的早期确诊及治疗。但出血量多或严重休克时不做腹腔镜检查。

(五)治疗

根据病情缓急,采取相应的处理。

1.手术治疗

异位妊娠以手术治疗为主。应在积极纠正休克的同时,进行手术抢救。近年来,腹腔镜技术的发展,也为异位妊娠的诊断和治疗开创了新的手段。

2.药物治疗

用于治疗异位妊娠的药物主要是甲氨蝶呤(MTX)。MTX是叶酸拮抗剂,可抑制四氢叶酸生成,从而干扰DNA合成,使滋养细胞分裂受阻,胚胎发育停止而死亡。MTX杀胚迅速,疗效确切,不良反应小,也不增加此后妊娠的流产率和畸胎率,是治疗早期输卵管妊娠安全可靠的方法。

局部用药可采用在B超引导下穿刺,将MTX直接注入输卵管妊娠囊内。也可以在腹腔镜直视下穿刺输卵管妊娠囊,吸出部分囊液后,将药液注入其中。此外,中医采用活血化瘀、消癥杀胚药物,有一定疗效。

(六)护理

1.护理措施

(1)术前护理。①立即使患者取平卧位或休克卧位,氧气吸入,并同时通知医师。②保持周围环境安静,严密监测患者生命征及反应,并详细记录,注意保暖。③快速开放两条有效静脉通路,配血、采集血标本,协助医师进行阴道后穹隆穿刺。④禁食禁水,保留会阴垫,遵医嘱迅速做好术前准备。⑤配合医师积极纠正休克,补充血容量。⑥关心、安慰患者,进行心理疏导。

(2)术后护理。执行《妇科腹部手术护理常规》。

(3)陈旧性异位妊娠或保守治疗患者的护理。①给予患者及其家属安慰和必要的解释、宣教。②密切观察血压、脉搏、呼吸、面色、腹痛及阴道出血等情况,重视患者主诉。③告知患者病情发展的指征,如阴道出血增多、腹痛加剧、肛门坠胀感明显增加等。④保持会阴清洁,必要时保留会阴垫;如有阴道排出物,及时送检。⑤在病情观察过程中禁用镇痛剂及肥皂水灌肠。⑥卧床休息,尽量减少突然改变体位或增加腹压的动作。⑦指导患者摄取足够营养物质。⑧药物治疗护理。a.遵医嘱正确途径、准确给药。b.严密观察病情变化,出现急性腹痛或输卵管破裂症状,立即通知医师,做好手术准备。c.正确留取血标本,监测治疗效果。d.注意药物不良反应。

2.健康教育

(1)指导患者保持性伴侣稳定、性生活卫生,注意会阴清洁。

(2)告知患者避免多次刮宫及宫腔操作。

(3)积极治疗盆腔炎症。

(4)告知患者及其家属,异位妊娠复发率约为 10%,不孕率为 50%~60%,下次妊娠出现腹痛、阴道出血等情况应随时就医。

三、早产

(一)概述

早产是以妊娠满 28 周至不足 37 周期间中断妊娠为主要表现的疾病。此时娩出的新生儿称为早产儿,出生体重在 2500g 以下,各器官发育尚不成熟,出生孕龄越小,体重越轻,其预后越差。早产儿中约 15%在新生儿期死亡,故防止早产是降低围生儿病死率的重要措施。

(二)病因及发病机制

1.母体因素

胎膜早破、绒毛膜羊膜炎最常见;妊娠合并症与并发症,如妊娠期高血压疾病,妊娠合并心脏病、慢性肾炎、严重贫血等;子宫病变,如子宫畸形、子宫肌瘤、宫颈内口松弛等。

2.胎儿、胎盘因素

羊水过多、胎儿畸形、多胎妊娠、前置胎盘、胎盘早剥、胎膜早破、胎盘功能不全等。

3.其他因素

吸烟、酗酒、精神受刺激、创伤、性生活等。

(三)临床表现

早产的临床表现主要是子宫收缩,最初为不规则宫缩,并伴有少量阴道流血或血性分泌物,以后可发展为规则宫缩,与足月临产过程相似。妊娠满 28 周至不足 37 周出现至少 10 分钟一次的规律宫缩,阴道流血或血性分泌物排出,伴宫颈管缩短即提示先兆早产;若规律宫缩逐渐加强,并伴宫颈管缩短不少于75%及进行性子宫口扩张2cm以上,即为早产临产。

(四)辅助检查

1.B超检查

确定胎儿大小、胎心率、胎盘成熟度及羊水量。

2.胎心监护

监测宫缩、胎心率情况。

(五)治疗

治疗原则:若胎膜完整,在母胎情况允许时尽量保胎至34周,监护母胎情况,适时停止早产的治疗。

1.适当休息

宫缩较频繁,但宫颈无改变,不必卧床和住院,只需适当减少活动的强度和避免长时间站立即可;宫颈已有改变的先兆早产,可住院并注意休息;已早产临产,需住院治疗,应卧床休息。

2.促胎肺成熟治疗

妊娠<35周,一周内有可能分娩的孕妇,应使用糖皮质激素促胎儿肺成熟。方法:地塞米松注射液6mg肌内注射,每12小时一次,共4次;或倍他米松注射液12mg肌内注射,24小时后再重复一次。如果用药后超过2周,仍存在<34周早产可能者,可重复一个疗程。

3.抑制宫缩治疗

先兆早产患者,通过适当控制宫缩,能延长妊娠时间;早产临产患者,宫缩抑制剂虽不能阻止早产分娩,但可能延长妊娠3~7日,为促胎肺成熟治疗和宫内转运赢得时机。常用的宫缩抑制剂如下。

(1)钙拮抗剂:可选择性减少慢通道Ca^{2+}内流,干扰细胞内Ca^{2+}浓度,抑制子宫收缩。常用药物为硝苯地平,其抗早产的作用安全、更有效。用法:口服。建议使用方案:起始剂量为20mg,然后每次10~20mg,每日3~4次,根据宫缩情况调整。应密切注意孕妇心率及血压变化。已用硫酸镁者慎用,以防血压急剧下降。

(2)前列腺素合成酶抑制剂:能抑制前列腺素合成酶,减少前列腺素合成或抑制前列腺素释放,从而抑制宫缩。因其可通过胎盘,大剂量长期使用可使胎儿动脉导管提前关闭,导致肺动脉高压;且有使肾血管收缩,抑制胎尿形成,使肾功能受损,羊水减少的严重不良反应,故此类药物仅在妊娠32周前短期选用。常用药物为吲哚美辛,初始剂量50~100mg,经阴道或直肠给药,也可口服。然后,每6小时给予25mg维持48小时。用药过程中需密切监测羊水量及胎儿动脉导管血流。

(3)β肾上腺素能受体激动剂:为子宫平滑肌细胞膜上的β_2受体兴奋剂,可激活细胞内腺苷酸环化酶,促使三磷腺苷合成环磷腺苷(cAMP),降低细胞内钙离子浓度,阻止子宫肌收缩蛋白活性,抑制子宫平滑肌收缩。此类药物抑制宫缩的效果肯定,但在兴奋β_2受体的同时也兴奋β_1受体,其不良反应较明显,主要有母胎心率增快、心肌耗氧量增加、血糖升高、水钠潴留、血钾降低等,严重时可出现肺水肿、心衰,危及母亲生命。故对合并心脏病、高血压、未控制的糖尿病,和并发重度子痫前期、明显产前出血等孕妇慎用或禁用。用药期间需密切监测生命体征和血糖情况。常用药物有利托君。用药期间需密切观察孕妇主诉及心率、血压、宫缩变化，并限制静脉输液量（每日不超过 2000mL），以防止肺水肿。如患者心率＞120 次/分，应减少滴速；如心率＞140 次/分，应停药；如出现胸痛，应立即停药并进行心电监护。长期用药者应监测血钾、血糖、肝功能和超声心动图。

（4）阿托西班：是一种缩宫素的类似物，通过竞争子宫平滑肌细胞膜上的缩宫素受体，抑制由缩宫素诱发的子宫收缩，其抗早产的效果与利托君相似。但其不良反应轻微，无明确禁忌证。用法：起始剂量为 6.75mg 静脉滴注射 1 分钟；继之 18mg/h 滴注，维持 3 小时；接着 6mg/h 缓慢滴注，持续 45 小时。

（5）硫酸镁：高浓度的镁离子直接作用于子宫平滑肌细胞，拮抗钙离子对子宫收缩活性，有较好的抑制子宫收缩作用。长时间大剂量使用硫酸镁可引起胎儿骨骼脱钙，因此硫酸镁用于早产治疗尚有争议。但硫酸镁可以降低妊娠 32 周前早产儿的脑瘫风险和严重程度，推荐妊娠 32 周前早产者常规应用硫酸镁作为胎儿中枢神经系统保护剂。用法：硫酸镁 4～5g 静脉注射或快速滴注，随后 1～2g/h 缓慢滴注 12 小时，一般用药不超过 48 小时。

4.控制感染

感染是早产的重要原因之一，应对未足月胎膜早破、先兆早产和早产临产孕妇做阴道分泌物细菌学检查（包括 B 族链球菌）。有条件时，可做羊水感染指标相关检查。阳性者选用对胎儿安全的抗生素，对胎膜早破早产者，必须预防性使用抗生素。

5.适时停止早产的治疗

下列情况，需终止早产治疗：①宫缩进行性增强，经过治疗无法控制者；②有宫内感染者；③衡量利弊，继续妊娠对母胎的危害大于胎肺成熟对胎儿的好处时；④妊娠≥34 周，如无母胎并发症，应停用宫缩抑制剂，顺其自然，不必干预，继续监测母胎情况。

6.产时处理与分娩方式

（1）早产儿尤其是＜32 孕周的早产儿需要良好的新生儿救治条件，有条件时应提早将产妇转运到有早产儿救治能力的医院分娩。

（2）大部分早产儿可经阴道分娩，分娩镇痛以硬脊膜外阻滞麻醉镇痛相对安全；慎用吗啡、哌替啶等抑制新生儿呼吸中枢的药物；产程中密切监护胎儿状况；不提倡常规会阴切开，也不支持使用没有指征的产钳助产术；对臀位特别是足先露者应根据当地早产儿救治条件，权衡剖宫产利弊，因地制宜选择分娩方式。

（3）早产儿应延长至分娩 60 秒后断脐，可减少新生儿输血的需要和脑室内出血的发生率。

（六）护理

1.护理措施

（1）一般护理。

1）休息与卧位。孕妇宫颈有改变时，需卧床休息；胎膜早破时应抬高臀部。

2）饮食护理。根据医嘱进食高蛋白、高维生素、易消化食物。鼓励进食粗纤维食物，防止便秘，从而防止过度用力排便造成早产。指导孕妇减少脂肪和盐的摄入，增加富含蛋白、维生素的食物摄入。

3）皮肤护理。保持皮肤清洁，穿宽松柔软衣物并保持床单位清洁，保持口腔、会阴及肛周清洁。绝对卧床患者,护士每班次均应进行皮肤交接,必要时可在局部使用减压贴进行皮肤保护。

4)会阴护理。①住院期间用0.5%的碘伏溶液行会阴擦洗,每天2次,促进孕妇的舒适,防止生殖系统、泌尿系统的逆行感染。②出院后,每天用温开水冲洗会阴1次,大小便后要保持会阴清洁,1个月内禁止盆浴、性交。

5)如早产已不可避免,做好分娩时药品、物品准备及新生儿复苏准备。第二产程行会阴切开术。新生儿娩出后肌内注射维生素K,预防颅内出血。

(2)病情观察。①认真观察临产征兆,如有无阴道出血、腹痛症状。②对于胎膜早破者,观察羊水性状,记录羊水量。③对于早产临产者,密切观察产程进展,当宫缩达到每5～6分钟1次,持续20～30秒时需要做阴道检查。④密切监测宫缩、胎心、胎动等情况。⑤观察体温、脉搏、血压及呼吸变化,如有异常及时通知医生,观察有无感染征象。⑥密切观察早产儿的生理状况,进行Apgar评分和身体外观评估。有需要者遵医嘱转儿科观察治疗。

(3)用药护理。①静脉注射硫酸镁常引起潮热、出汗、口干等症状,给予冲击量时,可引起恶心、呕吐、心慌、头晕,应减慢速度,同时保证用药过程中患者的膝腱反射必须存在,呼吸不少于16次/分,尿量每小时不少于17mL或24小时不少于400mL。一旦出现毒性反应,立即静脉注射10%葡萄糖酸钙10mL。②给予硝苯地平并同时应用硫酸镁时,由于血压可能过低而影响母亲和胎儿,故应密切监测血压。

(4)专科指导。早产产妇由于母婴分离,产后乳房未得到及时、有效的吸吮,乳房肿胀发生率较高且泌乳时间后延。因此,在产妇住院期间应及时指导并协助产妇做好乳房护理,教会产妇正确的挤奶手法。产后每天坚持3小时挤奶1次,6小时乳房护理1次,每次挤奶时间为20～30分钟。泌乳后,可将挤出的乳汁收集在已消毒的储奶袋内,并标注好产妇姓名和时间存放在冰箱中,适时送入新生儿监护病房交予护士喂养新生儿,以提高新生儿的免疫力,同时也可减轻产妇因乳汁淤积引起的乳胀,为出院后的母乳喂养打下良好的基础。

(5)心理护理。①向孕妇讲解预防早产的知识,介绍保胎成功的案例。帮助孕妇树立保胎成功的信心,缓解孕妇紧张及焦虑情绪。②如果早产不可避免,护士应积极给予安慰,用健康、乐观的语言和心态去影响和开导孕妇,耐心解答孕妇疑问,尽量满足合理要求,同时争取丈夫、家人的配合,减轻孕妇的负疚感,以积极的心态接受治疗。也要避免为减轻孕妇的负疚感而给予过于乐观的保证。帮助孕妇及其家属以良好的心态承担早产儿母亲的角色。③营造良好的护理环境,避免外界因素刺激。产后合理安排床位,减少不良刺激。安排床位时尽可能避免和母婴同室产妇同处一室,有条件的情况下,可安排住单人房间,以免同室有婴儿哭声和产妇哺乳,引起产妇对自己孩子的担心和思念。可留一位家属陪伴,给予产妇家庭情感的支持,减轻产妇的焦虑程度。

2.健康教育

(1)饮食指导:根据医嘱进食高蛋白、高维生素、易消化食物。鼓励进食粗纤维食物,摄入新鲜的水果蔬菜,增加膳食纤维,防止便秘。补充足够的钙、镁、锌,牛奶及奶制品含丰富而易吸收的钙质,是补钙的良好食物。

(2)休息与活动:作息规律,保证充足睡眠。出院后适当运动,避免压疮及下肢深静脉血栓形成。

（3）自我监测：教会孕妇自数胎动的方法，嘱其于每日三餐后，自数胎动 1 小时（正常情况每小时 3 次以上）。告知孕妇如出现腹痛、阴道出血、阴道流液等不适，应及时就诊。

（4）疾病相关知识宣教：为产妇讲解早产发生的原因，介绍早产儿常规治疗方法，讲解早产儿在喂养、护理、保暖等方面的方法和注意事项，使产妇正确认识和对待早产儿，有助于调整焦虑心态。

（5）早产儿护理指导：教会产妇喂养和护理早产儿的方法。如果母婴分离，教会产妇乳房护理及保持泌乳的方法。

（张敏娅）

第二节 胎儿及其附属物异常

一、前置胎盘

（一）概述

前置胎盘为胎盘附着部位异常的病变。妊娠时，胎盘正常附着于子宫体部的前壁、后壁或侧壁。孕 28 周后胎盘附着于子宫下段，甚至胎盘下缘达到或覆盖宫颈内口处，其位置低于胎儿先露部，称为前置胎盘。前置胎盘可致妊娠晚期大量出血而危及母儿生命，是妊娠期的严重并发症之一。

（二）病因及发病机制

1.子宫内膜损伤或病变

多次刮宫、多次分娩、产褥感染、子宫瘢痕等可损伤子宫内膜或引起子宫内膜炎症、子宫萎缩性病变，造成再次受孕时子宫蜕膜血管形成不良、供血不足。为摄取足够营养，胎盘面积增大，伸展到子宫下段。前置胎盘产妇中 85%～90% 为经产妇。前次剖宫产手术瘢痕可妨碍胎盘于妊娠晚期时向上迁移，从而增加前置胎盘的发生。瘢痕子宫妊娠前置胎盘的发生率较无瘢痕子宫妊娠高 5 倍。

2.胎盘异常

多胎妊娠时，胎盘面积较大而延伸至子宫下段，其前置胎盘的发生率较单胎妊娠高一倍。副胎盘也可到达子宫下段或覆盖宫颈内口；膜状胎盘大而薄，可扩展至子宫下段，均可发生前置胎盘。

3.受精卵滋养层发育迟缓

受精卵到达宫腔时，滋养层尚未发育到能着床的阶段，继续下移，着床于子宫下段而形成前置胎盘。

（三）临床表现

前置胎盘临床表现的特点为妊娠晚期无痛性阴道流血，可伴有因出血多所致的症状。

1.无痛性阴道流血

妊娠晚期或临产时，突发性、无诱因、无痛性阴道流血是前置胎盘的典型症状。妊娠晚期子宫峡部逐渐拉长形成子宫下段,而临产后的宫缩又使宫颈管消失成为软产道的一部分,但附着于子宫下段及宫颈内口的胎盘不能相应伸展,与其附着处错位而发生剥离,致血窦破裂而出血。初次出血量一般不多,偶有初次即发生致命性大出血。随着子宫下段的逐渐拉长,可反复出血。前置胎盘出血时间、出血频率、出血量多少与前置胎盘类型有关。完全性前置胎盘初次出血时间较早,多发生在妊娠28周左右,出血频繁,出血量较多;边缘性前置胎盘初次出血时间较晚,往往发生在妊娠末期或临产后,出血量较少;部分性前置胎盘的初次出血时间及出血量介于以上两者之间。部分性及边缘性前置胎盘产妇胎膜破裂后,若胎先露部很快下降,压迫胎盘可使出血减少或停止。

2.贫血

反复出血可致孕妇贫血,其程度与阴道流血量及流血持续时间成正比。有时,一次大量出血可致孕妇休克、胎儿窘迫甚至死亡,有时少量、持续的阴道流血也可导致严重后果。

3.胎位异常

常见胎头高浮,约1/3产妇出现胎位异常,其中以臀先露多见。

(四)辅助检查

1.B超检查

可清楚显示子宫壁、宫颈及胎盘的关系,为目前诊断前置胎盘最有效的方法,准确率在95%以上。超声诊断前置胎盘还要考虑孕龄。中期妊娠时胎盘约占据宫壁一半面积,邻近或覆盖宫颈内口的机会较多,故有半数胎盘位置较低。晚期妊娠后,子宫下段形成并向上扩展成宫腔的一部分,大部分原附着在子宫下段的胎盘可随之上移而成为正常位置胎盘。附着于子宫后壁的前置胎盘容易漏诊,可能由于胎先露遮挡或腹部超声探测深度不够。经阴道彩色多普勒检查可以减少漏诊,而且安全、准确。

2.磁共振检查(MRI)

可用于确诊前置胎盘,国内已逐渐开展应用。

3.产后检查胎盘和胎膜

产后应仔细检查胎盘胎儿面边缘有无血管断裂,有无副胎盘。胎盘边缘见陈旧性紫黑色血块附着处即为胎盘前置部分;胎膜破口距胎盘边缘在7cm以内则为边缘性或部分性前置胎盘。

(五)治疗

1.期待疗法

适用于胎龄<34周,胎儿体重<2000g,胎儿存活、阴道流血量不多无须紧急分娩者。

(1)一般处理:孕妇取侧卧位,绝对卧床休息。密切观察阴道流血量;胎儿电子监护仪监测胎儿宫内情况;每日间断吸氧。

(2)药物治疗:必要时给予镇静剂,补充铁剂、广谱抗生素。若胎龄<34周,注意应用促肺成熟药物。

2.终止妊娠

对于入院时出血性休克者或期待疗法中发生大出血或出血量虽少,但妊娠已近足月或已临产者,应采取积极措施选择最佳方式终止妊娠。其中剖宫产术能迅速结束分娩,既能提高胎儿存活率又能迅速减少或制止出血,是处理前置胎盘的主要手段。阴道分娩适用于边缘性前置胎盘、胎先露为头位、临产后产程进展顺利并估计能在短时间内结束分娩者。

(六)护理

1.护理措施

(1)增进孕妇与胎儿的健康。

1)期待疗法。①嘱孕妇绝对卧床休息,左侧卧位。②定时间断吸氧,每日 3 次,每次 1 小时。③严密观察阴道出血情况,常规配血备用。④注意观察有无宫缩,如阴道出血增多或出现宫缩应立即通知医师。⑤指导正确计数胎动,必要时进行胎心监护。⑥指导孕妇进食高蛋白、高维生素、富含铁及粗纤维食物。⑦禁止直肠指检,慎做阴道检查。⑧妊娠不能继续时遵医嘱给予地塞米松促胎肺成熟。

2)休克患者。①立即开放静脉,遵医嘱输液或输血,给予止血剂。②持续吸氧。

3)严密监测血压、脉搏、呼吸及阴道出血量,记录 24 小时出入量。

4)严密监测胎儿宫内情况,必要时进行连续胎心监护,做好新生儿抢救准备。

5)术前准备。

(2)预防感染。①严密观察与感染有关的体征,发现异常及时通知医师。②会阴护理,使用消毒卫生巾,勤换内衣裤。③遵医嘱使用抗生素,并观察药物疗效。④鼓励患者进食,注意摄入高蛋白食物。⑤产后鼓励产妇勤翻身、早下床活动。

(3)加强生活护理。①加强巡视,将呼叫器及生活用品置于患者伸手可及之处。②协助进食,提供吸管。③大小便后会阴护理。

2.健康教育

(1)做好计划生育知识宣传教育,指导避孕,防止多产,避免多次刮宫或宫内操作,减少子宫内膜损伤和子宫内膜炎的发生。

(2)加强产前检查及教育,对妊娠期出血及时就医。

(3)向孕妇及其家属解释前置胎盘发生的原因、相关知识及诊疗护理措施,取得孕妇及其家属的理解与支持。

(4)指导孕妇绝对卧床休息,进食高营养、富含维生素、铁及高纤维素的食物,避免便秘和增加腹压的动作。

(5)指导孕妇自数胎动,按时吸氧。

(6)保持会阴清洁,预防感染。

(7)指导孕妇保持平静心态、精神愉快。

二、胎盘早剥

(一)概述

妊娠 20 周后或分娩期,正常位置的胎盘在胎儿娩出前,部分或全部从子宫壁剥离,称为胎盘早期剥离,简称胎盘早剥。胎盘早剥是妊娠晚期的严重并发症,具有起病急、进展快的特点,如处理不及时,可危及母儿生命。

（二）病因及发病机制

确切的病因及发病机制尚不清楚，可能与以下因素有关。

1.孕妇血管病变

妊娠期高血压疾病、慢性高血压和肾炎患者易并发胎盘早剥。其原因是底蜕膜螺旋小动脉痉挛或硬化，引起远端毛细血管缺血坏死导致破裂出血，血液流至底蜕膜与胎盘之间，并形成血肿，导致胎盘从子宫壁剥离。

2.机械性因素

腹部外伤或直接被撞击或挤压、性交、外倒转术、脐带过短等都可诱发胎盘早剥。

3.子宫腔内压力骤减

羊水过多时突然破膜或羊膜腔穿刺放水过速或双胎妊娠分娩时第一胎娩出太快，使子宫内压骤减，子宫骤然收缩，胎盘与子宫壁发生错位，导致胎盘早剥。

4.子宫静脉压升高

仰卧位低血压综合征时，子宫压迫下腔静脉，回心血量减少，子宫静脉瘀血使静脉压升高，导致蜕膜静脉床瘀血或破裂而发生胎盘早剥。

5.其他

近年发现一些高危因素，如高龄孕妇、吸烟、可卡因滥用、孕妇代谢异常、子宫肌瘤等与胎盘早剥发生有关。

（三）临床表现

胎盘早剥的病理为胎盘后出血，进而出现临床症状，随着剥离面增大，病情逐级加重，危及胎儿及孕妇生命。临床上推荐胎盘早剥分级标准（表 4-1）用作病情的判断与评估。

表 4-1　胎盘早剥分级标准

分级	临床特征
0级	胎盘后有小凝血块，但无临床症状
Ⅰ级	阴道出血，可有子宫压痛和子宫强直性收缩；产妇无休克发生，无胎儿窘迫发生
Ⅱ级	可能有阴道出血；产妇无休克；有胎儿窘迫发生
Ⅲ级	可能有外出血；子宫强直性收缩明显，触诊呈板状；持续性腹痛，产妇发生失血性休克，胎儿死亡；30％的产妇有凝血功能指标异常

（四）辅助检查

1.B超检查

可协助了解胎盘附着部位及胎盘早剥的程度，并可明确胎儿大小及存活情况。超声声像图显示，胎盘与子宫壁间有边缘不清楚的液性暗区即为胎盘后血肿；血块机化时，暗区内可见光点反射；胎盘局部突向羊膜腔，表明血肿较大。有学者认为超声诊断胎盘早剥的敏感性仅为15％左右，即使阴性也不能排除胎盘早剥，但可排除前置胎盘。

2.实验室检查

可以了解贫血程度及凝血功能。可行血常规、尿常规及肝、肾功能等检查。重症产妇应做以下试验。①DIC 筛选试验：包括血小板计数、血浆凝血酶原时间、血浆纤维蛋白原定量。

②纤溶确诊试验：包括凝血酶时间、副凝试验和优球蛋白溶解时间。③情况紧急时，可行血小板计数，并用全血凝块试验监测凝血功能，可粗略估计血纤维蛋白原含量。

(五)治疗

1.纠正休克

迅速开放两条静脉通路，补充血容量，改善血液循环。

2.及时终止妊娠

胎儿娩出前，胎盘剥离有可能继续加重，一旦确诊重型胎盘早剥应及时终止妊娠。

(1)阴道分娩：适用于尚未出血、估计短时间内能结束分娩者。

(2)剖宫产：适用于重度胎盘早剥，特别是初产妇，不能短时间内结束分娩者。剖宫产取出胎儿与胎盘后，立即静脉注射缩宫素，并按摩子宫，多数可以止血。如子宫不收缩或有严重子宫胎盘卒中而无法控制出血时，应快速输入新鲜血、冰冻血浆及血小板。

(六)护理

1.护理措施

(1)妊娠期。

1)病情观察。①纠正休克：a.入院后立即吸氧，卧床休息，左侧卧位；b.开放两条静脉通路，输液、输血；c.留置尿管，密切观察并记录尿量，出现少尿时及时通知医生；d.严密观察血压、脉搏、呼吸，做好重病记录。②观察阴道出血量、腹痛情况及伴随症状，重点注意宫底高度、子宫压痛、子宫壁的紧张度及在宫缩间歇期松弛与否。③监测胎儿宫内情况：持续胎心监护以判断胎儿宫内情况。对于有外伤史的产妇，疑有胎盘早剥时，应至少行4小时的胎心监护，以早期发现胎盘早剥。

2)专科指导。加强产前检查，积极预防与治疗妊娠期高血压疾病。对合并高血压、慢性肾炎等高危妊娠者应加强管理，加强围生期健康知识宣教，使孕妇认识到高危妊娠的危害性。妊娠晚期避免仰卧及腹部外伤。积极配合医护人员进行治疗和护理是预防胎盘早剥的关键。

3)并发症的护理与观察。①胎儿宫内死亡：如胎盘早剥面积大、出血多，胎儿可因缺血、缺氧而死亡。应严密监测胎心率、胎动变化。②弥散性血管内凝血（DIC）：胎盘早剥是妊娠期发生凝血功能障碍最常见的原因。凝血功能障碍表现为皮下、黏膜或注射部位出血，阴道出血不凝或凝血块较软，有时有尿血、咯血及呕血等现象。一旦发生DIC，病死率较高，应积极预防。

4)心理护理。胎盘早剥患者多数起病急、发展快，对母婴危害大，产妇往往精神紧张，担心胎儿状况。首先要耐心解释病情，设法缓解产妇紧张焦虑的情绪，让其安心配合治疗和护理；其次一旦确诊胎盘早剥，医务人员抢救时须沉着镇定，与患者家属做好沟通，增强其战胜疾病的信心。

(2)分娩期。

1)一般护理。一经确诊为胎盘早剥，应及时终止妊娠。根据宫口开大情况，配合医生做好阴道分娩或立刻手术的准备。

2)病情观察。①监测记录生命体征、胎心、胎动情况。②观察产程进展、宫缩、阴道出血量及伴随症状。③重点观察宫底高度的变化情况、子宫压痛程度、子宫壁的紧张度及在宫缩间歇期是否松弛等。④积极准备新生儿抢救器材，密切观察凝血功能，以防DIC发生。及时足量输入新鲜血,纠正血容量和补充凝血因子。⑤发现异常情况及时通知医生,行剖宫产术。

3)并发症护理与观察。①产后出血:由于凝血功能障碍及子宫收缩乏力,胎盘早剥患者常发生产后出血。临床表现为胎盘娩出后阴道大量出血,血液常不凝固,检查时发现宫底不清,子宫轮廓不明显,产妇出现脸色苍白、表情淡漠、出冷汗、脉率增加、血压下降等出血性休克症状。分娩后应及时给予缩宫素,并配合按摩子宫,必要时遵医嘱做切除子宫的准备。②羊水栓塞:胎盘早期剥离时,剥离面的子宫血窦开放,若胎盘后的出血穿破羊膜,血液进入羊水,则羊水也可反流入开放的子宫血管进入母体循环,形成栓子,造成肺栓塞,从而引起肺动脉高压、呼吸循环衰竭、DIC、多脏器损伤等一系列羊水栓塞症状,多在胎儿娩出前发生。如果抢救不及时,可能危及患者的生命。③急性肾衰竭:大量出血使肾脏灌注严重受损,导致肾皮质或肾小管严重坏死,出现急性肾衰竭。胎盘早剥多伴发妊娠期高血压疾病、慢性高血压、慢性肾脏疾病等,其肾血管痉挛也影响肾血流量。临床表现为:a.少尿(<400mL/24h)或无尿(<100mL/24h),多数产妇少尿期每天尿量为50~100mL;b.高血钾(>7mmol/L),高血钾是少尿期引起产妇死亡原因之一;c.氮质血症,由于少尿,肾脏不能将尿素氮及肌酐排出,致使血中尿素氮及肌酐等升高;d.代谢性酸中毒,由于酸性代谢产物在体内蓄积并消耗碱储备,血 pH 下降,导致细胞内酶活性抑制和改变,中间代谢产物增多而出现代谢性酸中毒。

4)心理护理。提供心理支持,维护自尊。产时护士一定要在心理上给予产妇安慰,在生活上给予照顾,指导产妇积极配合医生。

(3)产褥期。

1)病情观察。①产后子宫收缩乏力及凝血功能障碍均可发生产后出血。严密观察产妇生命体征及阴道出血情况。产后未发生出血者,仍应加强生命体征观察,预防晚期产后出血。②注意伤口有无感染征象,遵医嘱使用抗生素。③正确记录出入量,发现少尿、无尿等,及时通知医生。

2)用药护理。根据医嘱给予纤维蛋白原、肝素或抗纤溶等药物治疗,严密观察尿量。

3)并发症护理与观察。若患者尿量<30mL/h,提示血容量不足,应及时补充血容量。若血容量已补足而尿量<17mL/h,可给予呋塞米 20~40mg 静脉推注,必要时可重复用药。若短期内尿量不增,且血清尿素氮、肌酐、血钾进行性升高,并且二氧化碳结合力下降,提示发生急性肾衰竭。

4)心理护理。如胎盘早剥终止妊娠时产妇孕周不足月,早产不可避免,要及时向产妇及其家属解释病情,帮助产妇以良好的心态承担起早产儿母亲的角色。对于重度胎盘早剥,做子宫次全切除手术的产妇,要稳定产妇情绪,帮助产妇正确对待,接受现实,尽快解决产妇的心理障碍,使其顺利度过悲伤期。

2.健康教育

(1)饮食指导:产妇应进食富含蛋白质、维生素、微量元素的食物及新鲜蔬菜和水果,特别是含铁丰富的食物,如瘦肉、猪肝、大枣等,有利于纠正贫血,避免生冷、辛辣食物。

(2)卫生指导:勤换会阴垫,保持外阴清洁,防止感染。42 天内禁止盆浴及性生活。

(3)用药指导:根据医嘱,定期定量服药,纠正贫血,增强抵抗力。

(4)乳房护理指导:根据胎儿及产妇身体状况指导母乳喂养,保持乳汁通畅。如为死产者及时给予退乳措施。

(5)出院指导：①做好出院手续办理、新生儿免疫接种、出生证明办理及产后复查随访相关事项的告知；②嘱产妇42天后来医院复查，如有阴道出血增多、腹部切口红肿等异常情况，随时复诊；③对有再次妊娠计划者做好预防教育，妊娠期高血压疾病孕妇或合并慢性高血压、肾病的孕妇，应增加产前检查次数，积极配合医生进行治疗。

三、羊水过多

(一)概述

妊娠期间羊水量超过2000mL称羊水过多。发生率为0.5%～1%。如羊水量增加缓慢，称为慢性羊水过多；若羊水在数日内迅速增加，称为急性羊水过多。

(二)病因及发病机制

1.胎儿畸形

羊水过多的孕妇中，约25%合并胎儿畸形，以神经管缺陷性疾病和上消化道畸形最常见。无脑儿及显性脊柱裂胎儿，脑脊膜暴露，脉络膜组织增生，使其渗出增加，加上胎儿中枢性吞咽障碍、抗利尿激素缺乏，使羊水形成过多；胎儿食管、十二指肠闭锁可使胎儿出现吞咽羊水障碍，导致羊水过多；18-三体、21-三体、13-三体胎儿也可出现吞咽羊水障碍，引起羊水过多。

2.多胎妊娠

多胎妊娠并发羊水过多者是单胎妊娠者的10倍，以单绒毛膜双胎居多。单卵单绒毛膜双羊膜囊双胎时，两个胎盘动静脉吻合，易并发双胎输血综合征，受血儿循环血量多，胎儿尿量增加，引起羊水过多。

3.妊娠合并症

妊娠期糖尿病或糖尿病合并妊娠，母体高血糖致胎儿血糖增高，产生渗透性利尿使胎儿尿液增多排入羊水中。母儿血型不合、胎儿免疫性水肿、胎盘绒毛水肿影响液体交换以及妊娠期高血压疾病、重度贫血，均可引起羊水过多。

4.胎盘、脐带病变

巨大胎盘、脐带帆状附着可导致羊水过多。当胎盘绒毛血管瘤直径＞1cm时，15%～30%可合并有羊水过多。

5.特发性羊水过多

原因不明，约有30%羊水过多者无胎儿及胎盘异常，无妊娠合并症。

(三)临床表现

1.急性羊水过多

较少见，多在妊娠20～24周发病。

(1)症状：羊水骤然增多，数日内子宫明显增大，产生一系列压迫症状。产妇感腹部胀痛、腰酸、行动不便、表情痛苦，因横膈抬高引起呼吸困难，不能平卧，甚至发绀。

(2)体征：检查可见腹部高度膨隆，皮肤张力大、变薄，腹壁静脉扩张，可伴外阴部静脉曲张及水肿；子宫明显大于妊娠月份，胎位检查不清，胎心音遥远或听不清。

2.慢性羊水过多

较多见,常发生在妊娠晚期。

(1)症状:羊水在数周内缓慢增多,症状较缓和,孕妇多能适应,仅感腹部增大较快,常在产前检查时才被发现。

(2)体征:检查见子宫张力大、子宫大小超过停经月份,液体震颤感明显,胎位尚可查清或不清,胎心音较遥远或听不清。

(四)辅助检查

1.B超检查

为羊水过多的主要辅助检查方法。目前,临床广泛应用的有两种标准:一种是测量羊水最大暗区垂直深度(AFV),>7cm 即可考虑为羊水过多,有学者认为>8cm 才能诊断为羊水过多;另一种是计算羊水指数(AFI),以脐横线与腹白线为标志线,将腹部分为 4 个象限,各象限羊水最大暗区垂直深度之和为羊水指数。国内资料>18cm 为羊水过多。

2.其他检查

(1)羊水甲胎蛋白测定(AFP):开放性神经管缺损时,羊水中 AFP 明显增高,超过同期正常妊娠平均值加 3 个标准差。

(2)孕妇血糖检查:尤其是慢性羊水过多者,应排除糖尿病。必要时行葡萄糖耐量试验,排除妊娠期糖尿病。

(3)孕妇血型检查:如胎儿水肿者应检查孕妇 Rh、ABO 血型,排除母儿血型不合性溶血引起的胎儿水肿。

(4)胎儿染色体检查:羊水细胞培养或采集胎儿血培养做染色体核型分析或应用染色体探针对羊水或胎儿血间期细胞核进行直接原位杂交,了解染色体数目、结构异常。

(五)治疗

主要根据胎儿有无畸形及孕周、孕妇压迫症状的严重程度而定。

1.羊水过多合并胎儿畸形

一旦确诊胎儿畸形、染色体异常,应及时终止妊娠,通常采用人工破膜引产。

2.羊水过多合并正常胎儿

对孕周不足 37 周,胎肺不成熟者,应尽可能延长孕周。

(六)护理

1.护理措施

(1)定期产前检查,孕前治疗内科疾病,指导低钠饮食。

(2)病情观察。①观察孕妇生命体征,定期测量宫高、腹围和体重。②观察胎心、胎动及宫缩。

(3)治疗配合护理。

1)羊水过多合并胎儿畸形:①做好经腹羊膜腔穿刺放羊水及注射依沙吖啶引产的准备,术前做好抢救准备;②做好高位破膜准备,术中监测血压、脉搏,放羊水后腹部放置沙袋或腹带包扎,观察宫缩、宫底高度、胎心变化及阴道出血情况。

2)羊水过多合并正常胎儿:①放羊水时,高位破膜,羊水流出速度应缓慢,每次放出羊水量

500～1000mL/24h,腹带包扎;②密切注意血压、脉搏、呼吸、腹痛、宫底变化、阴道出血情况,监测胎心。

(4)产后腹部放置沙袋,及时注射子宫收缩剂。

(5)给予产妇及其家属心理支持。

2.健康教育

(1)告知孕妇及其家属羊水过多的相关知识及诊疗护理措施,让孕妇及其家属有充分的心理准备。

(2)未分娩的孕妇应注意卧床休息,采取低盐饮食。做好妊娠期保健,严密观察羊水量的变化。注意避免诱发宫缩的活动及各种刺激。寻找引起羊水过多的原因,及时治疗。

(3)如阴道流液应立即采取卧位,避免脐带脱垂。出现呼吸困难者,取半卧位,并及时就诊。

(4)产后注意个人卫生,预防感染。

(5)为新生儿不健康或死亡的产妇及其家庭提供心理支持。

(6)合并胎儿畸形者,应建议查明原因,指导再次妊娠前进行孕前咨询。

四、羊水过少

(一)概述

妊娠晚期羊水量少于300mL称为羊水过少,发生率为0.4%～4%。羊水过少对围生儿预后有明显的不良影响,羊水量少于50mL时,胎儿窘迫的发生率达50%以上,围生儿病死率高达88%,应引起高度重视。

(二)病因及发病机制

主要与羊水产生减少或吸收、外渗增加有关。部分羊水过少原因不明。

1.胎儿畸形

以胎儿泌尿系统畸形为主,先天性肾缺如或尿路梗阻,因胎儿无尿液生成或生成的尿液不能排入羊膜腔致妊娠中期后出现严重羊水过少。染色体异常、法洛四联症、甲状腺功能减退症、小头畸形等也可引起羊水过少。

2.胎盘功能不良

如过期妊娠、胎儿宫内生长受限、妊娠期高血压疾病等。由于胎盘功能不良,胎儿宫内慢性缺氧,血液重新分布,导致肾血管收缩,胎儿尿生成减少,致羊水过少。

3.胎膜早破

羊水外漏速度大于产生速度,常出现继发性羊水过少。

4.母体因素

如孕妇脱水、血容量不足,血浆渗透压增高,可使胎儿血浆渗透压相应增高,胎盘吸收羊水增加,同时胎儿肾小管重吸收水分增加,尿生成减少。此外孕妇应用某些药物(如吲哚美辛、利尿剂等)也可引起羊水过少。

5.其他

某些不明原因的羊水过少与羊膜通透性改变以及炎症、宫内感染有关。

(三)临床表现

羊水过少的临床表现多不典型。孕妇于胎动时感觉腹痛,胎盘功能不良者常有胎动减少。宫高、腹围较小,尤以胎儿宫内生长受限者明显,有子宫紧裹胎儿感。子宫敏感,轻微刺激易引发宫缩。临产后阵痛明显,且宫缩多不协调。阴道检查时发现前羊水囊不明显,胎膜与胎儿先露部紧贴。人工破水时发现羊水极少。

(四)辅助检查

1.B超检查

该检查是羊水过少的主要辅助诊断方法。妊娠晚期最大羊水暗区垂直深度≤2cm,≤1cm为严重羊水过少;羊水指数≤5cm,可诊断为羊水过少;羊水指数<8cm为可疑羊水过少。B超还可以判断胎儿有无畸形,羊水与胎儿交界情况等。

2.羊水直接测量

破膜后,直接测量羊水,总羊水量<300mL,可诊断为羊水过少。本方法的缺点是不能早期发现。

3.胎心电子监护仪检查

羊水过少的主要威胁是脐带及胎盘受压,使胎儿储备力减低,NST呈无反应型,一旦子宫收缩脐带受压加重,则出现胎心变异减速和晚期减速。

4.胎儿染色体检查

需排除胎儿染色体异常时可做羊水细胞培养或采集胎儿脐带血细胞培养,做染色体核型分析,用荧光定量PCR法快速诊断。

(五)治疗

1.终止妊娠

对确诊胎儿畸形或胎儿已成熟、胎盘功能严重不良者,应立即终止妊娠。而妊娠足月合并严重胎盘功能不良或胎儿窘迫估计短时间内不能经阴道分娩者,应行剖宫产术。对胎儿储备力尚好、宫颈成熟者,可在密切监护下破膜后行缩宫素引产。产程中应连续监测胎心变化,观察羊水性状。

2.期待治疗

若胎肺不成熟,无明显胎儿畸形者,可行羊膜腔输液补充羊水,尽量延长孕周。

(六)护理

1.护理措施

(1)一般护理。指导孕妇自计胎动的方法,及时发现胎儿窘迫征象;加强妊娠期保健,注意营养,合理用药。

(2)病情观察。观察生命体征,定期测量宫高、腹围及体重;观察胎心率变化、胎动及宫缩。破水后,及时测量羊水量,观察羊水性状,连续监测胎心率变化及产程进展。

(3)治疗配合护理。①羊水过少伴胎儿窘迫或胎儿畸形:羊水过少伴胎儿窘迫或胎儿畸形应及时终止妊娠,做好剖宫产术术前准备或阴道手术助产的护理配合,尤其是新生儿抢救及复苏的准备工作。②妊娠未足月且无胎儿畸形:可行增加羊水量期待治疗,经羊膜腔灌注液体解除脐带受压,提高围生儿成活率。具体方法:常规腹部消毒,在 B 超引导下行羊膜腔穿刺,以每分钟10～15mL的速度输入 37℃生理盐水 200～300mL,直至胎心率变异减速消失或羊水指数达到 8cm。同时应选用宫缩抑制剂预防早产发生,应注意严格无菌操作。

(4)心理护理:羊水过少伴有胎儿畸形或导致胎儿窘迫,孕妇及其家属常会表现出紧张、焦虑的心理,护士应关注其心理变化,解答相关疑问,以缓解其紧张情绪,使孕妇积极配合治疗,对于胎儿不良后果能平静对待,顺利度过分娩期。

2.健康教育

羊水过少是胎儿危险的重要信号,可致围生儿发病率和病死率明显增高。应加强产前检查,应早发现、早诊断、早处理。

(张敏娅)

第三节 妊娠期常见合并症

一、妊娠合并心脏病

(一)概述

妊娠合并心脏病是严重的妊娠合并症,是导致孕产妇死亡的重要原因之一,在我国孕产妇死因顺位中高居第二位,发病率为 1%～4%。以风湿性心脏病最常见,此外还包括妊娠高血压性心脏病、围生期心肌病和心肌炎等。

心脏病不影响受孕,心脏病变较轻、心功能Ⅰ～Ⅱ级者,大部分能顺利度过妊娠期,安全地分娩。但若不宜妊娠者一旦受孕或妊娠后有心功能不全者,则可因缺氧导致流产、早产、死胎、胎儿发育迟缓和胎儿宫内窘迫的发生率大为增加。妊娠32～34 周、分娩期及产褥期的最初 3天内,因心脏负担加重,是有心脏病的孕妇最危险的时期,极易发生心力衰竭,应倍加注意。

(二)妊娠期心脏及血管方面的变化

1.妊娠期

随着妊娠进展,胎盘循环建立,母体代谢增高,内分泌系统发生许多变化,母体对氧和循环血液的需求大大增加,在血容量、血流动力学等方面均发生一系列变化。

孕妇的血容量较非妊娠期增加,血容量一般自妊娠第 6 周开始增加,32～34 周达高峰,较妊娠前增加 30%～45%,此后维持在较高水平,产后 2～6 周逐渐恢复正常。血容量增加引起心排血量增加和心率加快。妊娠早期主要引起心排血量增加,妊娠 4～6 个月时增加最多,平均较妊娠前增加 30%～50%。心排血量受孕妇体位影响极大,约 5%孕妇可因体位改变使心排血量减少出现不适,如"仰卧位低血压综合征"。妊娠中晚期需增加心率以适应血容量增多,分娩前 1～2 个月心率每分钟平均约增加 10 次,血流限制性损害的心脏病,如二尖瓣狭窄及肥厚型心肌病患者,可能会出现明显症状甚至发生心力衰竭。

妊娠晚期子宫增大、膈肌上升使心脏向左向上移位,心尖搏动向左移位 2.5～3cm。由于心排血量增加和心率加快,心脏工作量加大,导致心肌轻度肥大。心尖第一心音和肺动脉瓣第二心音增强,并可有轻度收缩期杂音。这种妊娠期心脏生理性改变有时与器质性心脏病难以区别,增加了妊娠期心脏病诊断的难度。

2.分娩期

分娩期为心脏负担最重的时期。子宫收缩使孕妇动脉压与子宫内压之间的压力差减小,且每次宫缩时有250～500mL液体被挤入体循环,因此,全身血容量增加;每次宫缩时心排血量约增加24%,同时有血压增高、脉压增宽及中心静脉压升高。第二产程时由于孕妇屏气,先天性心脏病孕妇有时可因肺循环压力增加,使原来左向右分流转为右向左分流而出现发绀。胎儿胎盘娩出后,子宫突然缩小,胎盘循环停止,回心血量增加。另外,腹腔内压骤减,大量血液向内脏灌注,造成血流动力学急剧变化,此时,患心脏病孕妇极易发生心力衰竭。

3.产褥期

产后三日内仍是心脏负担较重的时期。除子宫收缩使一部分血液进入体循环外,妊娠期组织间潴留的液体也开始回到体循环。妊娠期出现的一系列心血管变化,在产褥期尚不能立即恢复到妊娠前状态。心脏病孕妇此时仍应警惕心力衰竭的发生。

从妊娠、分娩及产褥期对心脏的影响看,妊娠32～34周后、分娩期(第一产程末、第二产程)、产后三日内心脏负担最重,是心脏病孕妇的危险时期,极易发生心力衰竭。

(三)临床表现

1.风湿性心脏病

以二尖瓣膜病变,尤以单纯二尖瓣狭窄多见,主动脉瓣病变少见。

(1)二尖瓣狭窄:早期可无症状或有轻微心慌、胸闷,随妊娠月份增加、心血管系统的改变,逐渐出现心慌加重、呼吸困难、咳嗽,甚至发生急性肺水肿和充血性心力衰竭。

(2)二尖瓣关闭不全:单纯二尖瓣关闭不全者大多能较好耐受妊娠、分娩及产褥期,妊娠晚期可有心悸、乏力,较少发生肺水肿及心力衰竭。

(3)主动脉瓣狭窄:单纯主动脉瓣狭窄较少见,轻症孕妇能安全度过妊娠、分娩和产褥期,重者症状有疲劳感、活动后呼吸困难、眩晕或晕厥、左侧心力衰竭,甚至死亡。

(4)主动脉瓣关闭不全:早期无症状或有心悸及心前区不适,重者可出现呼吸困难,甚至心衰。

(5)联合瓣膜病变:虽然风湿性心脏病以二尖瓣膜病变多见,但有时可遇到多瓣膜病变,如二尖瓣狭窄伴主动脉瓣关闭不全。临床可出现各瓣膜病变的表现,但判断病情和预后以病变重的为主。

2.妊娠期高血压病性心脏病

孕妇既往无心脏病史,孕20周后出现高血压、水肿、蛋白尿,严重时出现头痛、眼花、胸闷、呕吐,甚至抽搐,继而发生以左心衰竭为主的全心衰竭称为妊娠高血压病性心脏病。诊断标准:既往无心脏病史和高血压病史;在妊娠期高血压疾病情况下出现呼吸困难、心慌、咳粉红色泡沫痰,咳嗽或夜间不能平卧,心脏不同程度扩大,心律失常,肺底湿啰音等症状和体征;心电图和胸部X线片出现相应改变,如心电图示心动过速、ST段及T波改变、传导阻滞,胸部X线片示心脏扩大、肺纹理增粗。

3.围产期心肌病

既往无心脏病及其他心血管疾病史,发生在妊娠最后 3 个月至产后 6 个月内的扩张型心肌病。其病因不明,多数人认为与病毒感染有关,也有人认为与妊娠高血压疾病、营养缺乏、遗传因素和免疫因素有关。临床表现以充血性心力衰竭为主,咳嗽、呼吸困难、端坐呼吸、咳粉红色泡沫样痰。由于心脏扩大、心排血量减少,出现四肢发凉、发绀、脉细弱、颈静脉怒张、两肺底湿啰音、心浊音界扩大、心率加快、奔马律及各种心律失常、肝肿大、水肿等。胸部 X 片示心脏普遍增大、肺瘀血,心电图提示左室肥大、广泛性 ST 段下降及 T 波异常改变。超声心动图见心脏扩大,以左心室为主,心肌收缩无力,搏动减弱,射血分数降低,有的左心房内可见附壁血栓。本病发病年龄较轻,与妊娠有关,无特殊治疗方法,在一般治疗、增加营养的同时,针对心力衰竭可用强心、利尿和血管扩张剂,如有栓塞征象可应用肝素。其转归各异,一部分产妇可因心力衰竭、肺梗死、心律失常等病情恶化而死亡,另一部分经适当治疗得以恢复。长期预后取决于发病后恢复的程度,如心脏恢复快,时间短,预后较好;心脏恢复慢,时间长,预后较差。但是不论恢复快慢,再次妊娠都可以复发,故要注意避孕。

(四)辅助检查

1.血常规检查

妊娠早、晚期及住院时应随访血常规变化。

2.胸部 X 线检查

妊娠期必要时可给予摄片。

3.心电图检查

为常规检查。

4.动态心电检测

根据心电图结果决定,有助于诊断。

5.超声心动图检查

有条件的医院可作为常规检查项目,可以发现各类型心脏病的特征性表现。

6.心肌酶检查

酌情检测。

(五)治疗

妊娠合并心血管疾患孕产妇的主要死亡原因是心力衰竭和严重感染。因此,心血管疾患的妇女一经受孕或妊娠合并心血管病者,应根据妊娠、分娩和产褥期不同阶段时的病情做出恰当的处理。凡允许继续妊娠者,必须加强孕期保健,定期进行产科、内科检查与监测。定期产前检查可降低孕妇心力衰竭的发生率和孕产妇的病死率。

1.孕期保健

要严密观察心功能及各种症状,防止病情加重,以预防心力衰竭的发生。

(1)休息:安排好工作与生活,保证充分恰当的休息,每日至少 10 小时睡眠,避免从事体力劳动和情绪波动。

(2)饮食:合理补充蛋白质、维生素及铁剂,适当限制食盐,避免体重增长过多,防止贫血。以体重每周增长不超过 0.5kg,整个妊娠期不超过 12kg 为宜。

(3)积极预防各种影响心功能的疾病:如感染、妊娠期高血压疾病等,有合并症应及时治疗。

(4)定期产前检查:发现心功能Ⅲ级或Ⅲ级以上,应及时住院治疗;心功能良好者也应于预产期前2周住院待产,以保证孕妇休息,便于观察。

(5)应用洋地黄:一般认为无心力衰竭症状和体征时,不主张预防性应用洋地黄。对有早期心力衰竭表现的孕妇,可用地高辛0.25mg,每日2次,口服。2~3天后若脉率<80次/分可改为每日1次,不要求达到饱和量,万一病情加重有加大剂量的余地,也不要长期使用维持剂量,病情好转后即可停药。应用洋地黄类药物期间,应注意监测血药浓度。

(6)选择降压药物:高血压合并妊娠使用降压药物仍有争论。虽然降压对母亲有利,但是血压下降可减少子宫胎盘的灌注,胎儿会遭受到更大的损害。如果舒张压持续在110mmHg以上时,则应给予适当的治疗。如果血压迅速升高,达到200/100mmHg或以上,卧床休息不能缓解或视网膜动脉进一步硬化、肾功能下降、以前妊娠有过颅内出血或者先兆子痫、心脏增大及心电图明显改变则应考虑终止妊娠。常用的降压药物如下。①甲基多巴:为兴奋血管运动中枢的α受体,抑制外周交感神经,使血压下降。常规给予250mg口服,每日3次或4次,直至血压达到满意水平。②拉贝洛尔:为α受体和β受体拮抗剂,对胎儿无致畸作用,常规给予100mg口服,每日2次或3次。③硝苯地平:钙拮抗剂,常规给予10mg口服,每日3次。④肼屈嗪:直接松弛小动脉平滑肌,常规给予50mg,每日3次。⑤产程中血压升高可给予肼屈嗪、硝酸甘油、酚妥拉明或硝普钠。

2.分娩期

心功能Ⅰ、Ⅱ级的孕妇,无产科手术指征多数能经阴道分娩,但必须仔细观察产程进展和产妇心功能情况,适当放宽剖宫产指征。

(1)第一产程:①吸氧,严密监测生命体征,心率超过120次/分,无其他原因解释时,应考虑为心力衰竭征象,及时给予处理;②若出现心力衰竭,取半坐卧位,高浓度面罩吸氧,给予乙酰毛花苷0.4mg加于25%葡萄糖注射液20mL缓慢静脉推注,必要时每隔4~6小时重复给药1次,每次0.2mg;③加强胎儿的监护;④适当给予镇痛或镇静剂,如哌替啶100mg肌内注射或地西泮10mg肌内注射,连续硬膜外麻醉有良好的镇痛效果;⑤预防性使用抗生素,临产后即开始给予抗生素以预防感染,直到产后1周,首选青霉素类,可同时加用甲硝唑预防厌氧菌感染,注意控制输液速度及输液量;⑥产程进展不顺利时及早手术终止产程,预后更好。

(2)第二产程:①继续监测心率、呼吸,取半卧位,给氧,减轻孕妇和胎儿缺氧;②尽量缩短第二产程,避免产妇用力屏气,宫口开全后可行侧切或用低位产钳助产;③胎儿娩出后,立即在产妇腹部放置沙袋,防止腹压骤然下降,血液流向内脏,造成回心血量暂时减少而诱发心力衰竭。

(3)第三产程:①及时娩出胎盘胎膜,注意子宫收缩,可肌内或静脉注射缩宫素10~20U,禁用麦角新碱,以防血管阻力增加,引起心力衰竭;②保持产妇安静,可给予地西泮10mg或苯巴比妥钠0.3g肌内注射;③若有产后出血应及时输血、输液,但要注意输血、输液的速度。

3.产褥期

(1)产后3天,特别是产后24小时内是重点时期,应防止心力衰竭的发生,必要时可行心电监护。

（2）充分卧床休息，严密观察心率、呼吸、血压等变化。视病情指导产妇早期行床上活动，避免发生下肢深静脉血栓。产后无心力衰竭表现，1 周后逐渐下床活动，至少观察 2 周，病情稳定后方可出院。

（3）继续应用抗生素预防感染至产后 1 周左右，若无感染可停药。

（4）心功能Ⅰ～Ⅱ级者，可哺乳，心功能Ⅲ级或Ⅲ级以上者不宜哺乳。

（5）指导避孕，不宜再妊娠者，可在产后 1 周行绝育术。

4.心脏手术治疗

孕期尽量不做心脏手术。若孕妇心功能Ⅲ～Ⅳ级，妊娠早期发生肺水肿等情况，孕妇又不愿意终止妊娠，内科治疗效果不佳，心脏矫治手术操作不复杂，可考虑手术治疗，手术宜在妊娠 12 周以前进行。

5.心血管疾病产妇的剖宫产

因手术创伤和麻醉时血流动力学的改变，可加重心脏负担，故过去多主张无剖宫产指征者，以阴道分娩为宜。随着手术和麻醉技术的提高以及先进的监护措施，加之剖宫产能减少产妇长时间宫缩引起的血流动力学改变，可减轻心脏负担，故近年来对有心血管疾患产妇分娩方式的选择主张放宽剖宫产指征。胎儿偏大，产道条件差及心功能Ⅱ级以上或心功能Ⅰ～Ⅱ级但有产科合并症者，以剖宫产分娩为宜。如有心力衰竭，应先控制心力衰竭后再手术。手术以硬膜外持续阻滞麻醉为好，手术时手术者应动作轻巧熟练以缩短手术时间，且应采取严密监护措施。

（六）护理

1.护理措施

（1）非妊娠期：对心脏病变较重、心功能Ⅲ级或Ⅲ级以上者，不宜妊娠，严格避孕。

（2）妊娠期：①妊娠 20 周前每两周 1 次，20 周后每周 1 次接受心血管内科和产科高危门诊共同监护；心功能Ⅲ级以上有心力衰竭表现者，住院治疗；②孕妇每日保证 8～10 小时睡眠，左侧卧位，避免过劳和增大精神压力；③合理营养，妊娠期体重增加<10kg；妊娠 4 个月限盐，每日量<5g；④防止并纠正贫血、心律失常、妊娠期高血压、各种感染性疾病；⑤指导孕妇及其家属了解妊娠合并心脏病有关知识，掌握自我监护方法。

（3）产前住院期间护理：执行产前一般护理常规，并做好以下护理。①卧床休息，必要时半卧位吸氧。②低盐饮食，防止便秘，多食水果及新鲜蔬菜。③做好生活护理，防止孕妇情绪激动。④每日测量体温、脉搏、呼吸 4 次，脉搏需测量 1 分钟。⑤严密观察病情变化，特别注意心力衰竭及肺水肿的发生。⑥服用洋地黄者，应严格遵守给药时间及剂量，观察洋地黄中毒反应（恶心、呕吐、黄视、绿视、心率减慢、心律失常）。脉搏低于 60 次/分时，应及时报告医师。⑦定时听取胎心音，必要时行胎儿电子监护，有产兆者送产房分娩。⑧心力衰竭者应严格控制输液量，以 1000mL/24h 为宜，输液速度以 20～30 滴/分为宜。⑨适度安抚，倾听诉说，提供心理支持。

（4）分娩期护理。

1）评估产妇心功能状态。

2)协助左侧卧位,上半身抬高 30°,持续吸氧。

3)给予产妇安慰、鼓励,遵医嘱使用镇静剂。

4)第一产程护理。①每 15～30 分钟测血压、脉搏、呼吸、心率及心律各 1 次。②临产后遵医嘱使用抗生素至产后 1 周左右。③使用胎儿电子监护仪评估胎心率变化。④鼓励产妇多休息,在两次宫缩间歇尽量放松。⑤运用呼吸及腹部按摩缓解宫缩痛。⑥严格控制液体滴速。⑦助产士应始终陪伴在产妇身旁,随时解答问题。

5)第二产程护理。①避免过早屏气用力。②宫口开全后及时行会阴侧切术,经阴道助产缩短第二产程。③做好抢救新生儿准备。④分娩时指导孕妇于宫缩时张口哈气,间歇时完全放松。

6)第三产程护理。①胎儿娩出后,立即在腹部放置 1kg 重沙袋持续 24 小时。②遵医嘱肌内注射哌替啶,严密观察血压、脉搏、子宫收缩情况。③静脉或肌内注射缩宫素 10～20U,禁用麦角新碱。④产后出血多时,遵医嘱及时输血、输液,并严格控制速度。⑤在产房观察 3 小时,病情稳定后送母婴同室。

(5)产褥期护理。①产后 24 小时内必需静卧,尽量住小房间、保暖、备氧气,遵医嘱给予镇静剂。②遵医嘱继续使用抗生素。③产后 72 小时严格监测心率、心律、呼吸、血压、体温变化,详细记录出入量。注意识别早期心力衰竭症状。④补液量每日不超过 1500mL,滴数控制在 30 滴/分。⑤注意观察子宫收缩及阴道出血情况。注意观察会阴及腹部切口情况。每日擦洗会阴 2 次。⑥进食低盐、易消化食物,少食多餐,保持大便通畅。⑦注意洋地黄中毒反应,服药前监测心率,如心率在 60 次/分以下应立即报告医师。⑧对心功能Ⅰ级、Ⅱ级者,鼓励母乳喂养;心功能Ⅲ、Ⅳ级者宜退奶,指导人工喂养。⑨出院指导,不适随时复诊。

2.健康教育

(1)心脏病妇女,妊娠前应征求内科医师意见,评估心脏功能、病变程度及性质,决定能否承受妊娠及分娩。

(2)心功能Ⅲ级或Ⅲ级以上者,不建议妊娠,严格避孕。

(3)加强妊娠期保健,妊娠 20 周前每两周 1 次、20 周后每周 1 次接受心血管内科和产科高危门诊共同监护。保证每日至少 10 小时睡眠,2 小时午休,宜取左侧卧位或半卧位。减少体力劳动,保持情绪稳定、心情愉快。

(4)低盐饮食,多食水果及新鲜蔬菜,避免便秘。妊娠期体重增加<10kg。

(5)应避免到公共场所及与传染病患者接触,预防上呼吸道感染;妊娠 5 个月起服用维生素 C 及铁剂预防贫血;20 周起补钙,防止妊娠期高血压疾病发生。

(6)指导孕妇及其家属了解妊娠合并心脏病的相关知识,掌握自我监护方法,告知心力衰竭的诱因及预防方法;学习识别早期心力衰竭的表现,若出现咳嗽、咳粉红色泡沫痰等,应及时住院治疗。

(7)指导产妇在第二产程避免过早屏气用力,于宫缩时张口哈气,间歇时完全放松。

(8)产后 24 小时内必须静卧。指导心功能Ⅰ级、Ⅱ级者进行母乳喂养,心功能Ⅲ级、Ⅳ级者退奶,并指导产妇家属学习人工喂养的技能及注意事项。

(9)制订出院计划,告知按时复诊。

二、妊娠合并糖尿病

（一）概述

妊娠合并糖尿病有两种情况：一种为原有糖尿病（DM）的基础上合并妊娠；另一种为妊娠前糖代谢正常，妊娠期才出现的糖尿病，称为妊娠期糖尿病（GDM）。大量研究表明 20％～50％的孕妇可能发生糖尿病，我国发生率高达 17.5％～19.2％，GDM 对母体和胎儿产生近期和远期的不良影响，因此应引起足够的重视与关注。

（二）病因及发病机制

1.孕妇因素

年龄≥35 岁、孕前超重或肥胖、有糖耐量异常史、多囊卵巢综合征。

2.遗传因素

有糖尿病家族史。

3.妊娠分娩史

有不明原因的死胎、死产、流产史，有巨大儿分娩史、胎儿畸形和羊水过多史、GDM 史。

4.本次妊娠因素

妊娠期发现胎儿大于孕周、羊水过多；反复外阴阴道假丝酵母菌者（VVC）。

（三）临床表现

大多数妊娠期糖尿病患者一般无明显的临床表现。妊娠期有三多症状（多饮、多食、多尿）或外阴阴道假丝酵母菌感染反复发作，孕妇体重＞90kg，本次妊娠并发羊水过多或巨大胎儿者，应警惕合并糖尿病的可能。

（四）辅助检查

1.尿常规检查

尿糖、尿酮体可为阳性，尿糖阳性者应进一步进行空腹血糖检查及糖筛试验以排除生理性糖尿。

2.75g 口服葡萄糖耐量试验（OGTT）

OGTT 试验前连续 3 天正常体力活动、正常饮食，即每日进食碳水化合物不少于 150g，OGTT 前一天禁食 8～14 小时至次日晨（最迟不超过上午 9 时），检查期间静坐、禁烟。检查时，5 分钟内口服含 75g 葡萄糖的液体 300mL，分别抽取服糖前，服糖后 1 小时、2 小时的静脉血（从开始饮用葡萄糖水时计算时间），放入含有氟化钠的试管中，采用葡萄糖氧化酶法测定血浆葡萄糖水平。

3.其他检查

肝、肾功能，24 小时尿蛋白定量，眼底、B 超、胎儿成熟度等相关检查。

（五）治疗

治疗原则为通过健康教育、饮食控制、运动疗法及药物治疗，在严密监测下维持血糖在正常范围，以减少母儿并发症，降低围生儿病死率。

1.医学营养治疗

医学营养治疗是诊断 GDM 之后采取的第一步治疗，大多数 GDM 产妇经过饮食治疗和适当运动后血糖能够达标。理想的饮食控制目标是既能保证和提供妊娠期间热量和营养需要,又能避免餐后高血糖或饥饿性酮症出现,保证胎儿正常生长发育。每日摄入能量根据妊娠前体质指数、孕周而定,妊娠早期应保证不低于 1500kcal/d(1kcal=4.184kJ),妊娠晚期不低于1800kcal/d。不同种类食物摄入的热量也应有所差异,其中糖类占 50%～60%,蛋白质占15%～20%,脂肪占 25%～30%。

2.药物治疗

根据空腹及餐后血糖值可将 GDM 分为两型。①A1 型:经饮食控制后空腹血糖及餐后2 小时血糖分别低于 5.8mmol/L、6.7mmol/L。②A2 型:饮食控制后未达到 A1 型水平。对A2 型 GDM 产妇首先推荐应用胰岛素控制血糖,并根据产妇的血糖值、孕周、体重制订个体化的用药治疗方案。随着妊娠进展,抗胰岛素激素分泌逐渐增多,妊娠中晚期胰岛素需要量常有不同程度的增加。妊娠 32～36 周胰岛素用量达最高峰,妊娠 36 周后胰岛素用量逐渐下降,特别是在夜间,应根据血糖及时进行胰岛素用量的调整。手术前后、产程中及产后非正常进食期间应停止皮下注射胰岛素,改为静脉滴注,根据血糖值进行胰岛素用量调整,以防止高血糖或低血糖的发生。口服降糖药治疗 GDM 尚存争议,妊娠期一般不推荐使用口服降糖药。

3.运动疗法

运动疗法是配合药物、饮食疗法治疗妊娠期糖尿病的一项重要措施。运动增强心肌和骨骼肌的力量,可降低妊娠期基础胰岛素抵抗,促进机体各部位的血液循环等。中等强度的运动对母儿无不良影响,而且有利于 GDM 的控制和正常分娩,减少与 GDM 相关不良结局的发生。GDM 孕妇可根据病情及有无并发症等不同条件在医生的指导下选择合适的运动方式,《妊娠合并糖尿病诊治指南(2014)》中推荐的有氧运动为步行。美国运动医学会(ACSM)推荐:糖尿病产妇应以有氧运动为主,每个星期至少运动 3～5 天,达到 40%～85% 的最大氧耗量或是 60%～90% 的最大心率,每天运动持续时间为 20～60 分钟。因此对于没有运动禁忌证的 GDM 产妇而言,在妊娠中晚期可以坚持中等强度的运动。

(六)护理

1.护理措施

(1)一般护理。

1)饮食治疗:饮食控制是治疗糖尿病的基础,每日能量以 150kJ/kg(36kcal/kg)为宜。妊娠中期以后,每周热量增加 3%～8%,其中糖类占 40%～50%,蛋白质占 20%～30%,脂肪占30%～40%。糖尿病孕妇饮食治疗的目标是既要有足够的热量供胎儿生长发育,同时以控制空腹血糖 3.3～5.3mmol/L,餐前 30 分钟血糖 3.3～5.3mmol/L,餐后 2 小时血糖 4.4～6.7mmol/L,夜间血糖 4.4～6.7mmol/L 而孕妇又无饥饿感为理想。此外,每日还需要适当补充维生素、叶酸、铁剂和钙剂等。

2)控制血糖:妊娠期的血糖控制,除了饮食控制外,还有正确使用胰岛素等降糖药物。应指导孕产妇了解胰岛素注射的部位、种类及其药物作用的高峰期,并指导孕产妇自行测试尿糖,并根据血糖水平调节胰岛素剂量,以维持血糖的稳定,减少糖尿病对妊娠的影响。不能使用磺脲类及双胍类降糖药,因该类药物能通过胎盘,引起胎儿胰岛素分泌过多,导致胎儿低血糖死亡或畸形。

（2）病情观察。整个妊娠过程中,应密切监测血糖变化,及时调整胰岛素的用量。在妊娠早期,由于血糖控制困难,容易发生低血糖,而到了妊娠中晚期,胰岛素需要量开始增加,因此,应根据不同妊娠周数机体对胰岛素的需求量不同,及时调整用量。加强产前检查,妊娠10周前及妊娠32周以后应每周检查血糖1次,妊娠中期应每2周检查1次,以便及时进行调整。此外,需严格监测胎儿子宫内情况,可通过B超检查、测量子宫底高度和腹围,了解胎儿生长速度。

（3）治疗配合护理。

1）分娩期:根据病情轻重、胎儿大小、宫颈条件、胎方位等选择合适的分娩方式。①剖宫产:妊娠合并糖尿病本身不是剖宫产指征,但若有巨大儿、胎盘功能不良、糖尿病病情严重、胎方位异常或其他产科指征者,应行剖宫产术结束分娩。糖尿病合并血管病变者,多需提前终止妊娠,并常选择剖宫产。②阴道分娩:选择阴道分娩者应监测血糖、尿糖和尿酮体。尽可能维持血糖在5.6mmol/L以上,以免发生低血糖。产程中鼓励孕妇正常进食,保证热量供应;严密监测宫缩、胎心率变化,有条件者给予连续胎心监护;避免产程延长,应在12小时内结束分娩;预防肩难产;胎儿前肩娩出后立即给予20U缩宫素肌内注射,以减少产后出血。若有胎儿窘迫或产程进展缓慢,应行剖宫产术结束分娩。③胰岛素的使用:剖宫产或引产当日早晨的胰岛素用量一般仅为平时的一半,临产及手术当日应每2小时测血糖或尿糖,以便随时调整胰岛素用量。分娩24小时内胰岛素减量,至原来用量的1/2,48小时后减少至原来用量的1/3,并需重新评估胰岛素用量。

2）产褥期。①产妇的护理:由于妊娠期糖尿病常出现羊水过多、胎儿过大等现象,导致宫缩乏力,易引起产后出血,因此,需密切观察子宫收缩、阴道流血、恶露量等情况。监测血糖和尿糖的变化,观察有无心悸、出汗、脉搏加快等低血糖表现。要保持腹部、会阴创口清洁和全身皮肤清洁,防止感染。应鼓励母乳喂养。加强母婴联系,建立亲子关系。②新生儿护理:新生儿出生时应留脐血,进行血糖、胰岛素、胆红素、血细胞比容等测定,以此对新生儿进行评估。由于此时新生儿抵抗力弱,无论其体重大小,均应按早产儿护理,给予保温、吸氧、早开奶。新生儿开奶同时,定期滴服25%葡萄糖注射液。

（4）心理护理:妊娠期,耐心向孕妇及其家属解释糖尿病与妊娠、分娩的相互影响,鼓励和安慰孕产妇,及时解答孕产妇提出的问题,缓解其紧张情绪,解除思想顾虑。同时密切与孕妇家属联系,减轻家庭主要成员的焦虑。

2.健康教育

保持会阴清洁干净,预防产褥感染及泌尿系统感染,定期进行产科及内分泌科复查,对孕妇糖尿病病情重新进行评估。产后应长期避孕,不宜采用药物避孕及子宫内节育器。

（张敏娅）

第五章　儿科护理

第一节　新生儿胃穿孔

一、概述

新生儿胃穿孔在临床上较少见,但病情极为严重,发现时往往已有严重的腹膜炎、感染性休克,病死率为 30%～50%,占新生儿胃肠道穿孔的 10%～15%。

二、病因及发病机制

新生儿胃穿孔病因尚不明确,关于其发病的学说有胚胎发育异常导致胃壁肌层先天性缺损、胃壁局部缺血和胃内压增高等。

(一)胚胎发育异常

在胚胎发育过程中,来自中胚叶的胃壁环肌发生最早,始于食管下端,逐渐向胃底和大弯部延伸,至胚胎第 9 周出现斜肌,最后形成纵肌。如果在此过程中出现发育障碍或血管异常,则可形成胃壁肌层的缺损。

(二)胃局部缺血

出生前或分娩过程中,新生儿如发生呼吸障碍、低体温和低氧血症时,为保证生命重要器官大脑、心脏的供血供氧,体内可出现代偿性血液的重新分布,致使胃肠道血液供应明显减少。胃缺血后发生坏死,病理检查发现局部无胃壁肌肉结构。

(三)胃内压增高

也有人认为胃内压升高可促使贲门部和胃大弯部异常扩张,导致胃肌层断裂而穿孔。这种情况往往发生于分娩后窒息或呼吸障碍时,采用面罩加压呼吸或鼻管供氧时,胃内压力迅速增高,致使胃壁变薄而发生破裂。

(四)医源性损伤

新生儿特别是早产儿胃壁组织薄弱,在进行胃肠减压或鼻饲插管时,如所用管子放置不当或过于坚硬,也会造成胃壁损伤以致穿孔。

三、临床表现

在胃穿孔发生前无明显的临床症状,部分病例早期表现为拒奶、呕吐、精神萎靡、哭声无力及嗜睡,有正常的胎便排出。胃穿孔往往发生于出生后开始进奶的 3～5 天,由于大量气体进入腹腔,横膈抬高,影响肺部气体交换,患儿突然出现呼吸急促、紫绀;同时胃液和奶液进入腹腔,毒素吸收,患儿一般情况迅速恶化,出现面色苍白、体温不升、腹胀、脉搏快而弱、四肢花纹等中毒性休克的征象,未成熟儿多见。

体格检查见腹部高度膨隆,呈球形,腹壁静脉怒张,腹壁、阴囊或阴唇处均有水肿,新生儿脐周腹壁最薄,故常表现为脐周红肿;腹肌紧张,伴有压痛;肝浊音界和肠鸣音消失,腹腔积液时有移动性浊音。

四、辅助检查

(1)血酸碱失衡和电解质紊乱,表现为严重的代谢性酸中毒、低钾血症。

(2)腹腔穿刺可吸出大量的气体、液体甚至含奶的腹腔渗液,晚期为脓液,涂片可见革兰阴性杆菌。

(3)X 线检查可见膈肌升高,膈下有大量游离气体,内脏局限于腹中部,整个腹腔可呈一个大的气液平面,见不到胃泡影,插入胃管减压时,有时可进入腹腔,抽出大量气体,并见腹内气体减少。

五、治疗

本病较少见,常在发生胃穿孔后才就诊。穿孔后,患儿迅速出现严重的腹膜炎、败血症和呼吸衰竭,病死率很高。

(一)术前准备

原则为积极改善呼吸、纠正酸中毒及控制中毒性休克。

(1)入院后一旦确定穿孔,立即胃管减压。

(2)输液量为 20～30mL/(kg·h),术前共补充液体 75mL/kg,其中胶体 10～20mL/kg,如出现血压波动或有休克的临床征象,给予多巴胺或多巴酚丁胺以维持血压并保护肾功能,同时留置导尿管以观察尿量。

(3)应用抗生素、给氧、纠正酸中毒及置暖箱保温等。供氧时不宜用正压,以防更多的气体进入腹腔,腹胀明显并影响呼吸时腹腔穿刺减压。

(4)对于有呼吸困难、青紫、经皮氧分压低于 85% 的患儿,应考虑进行气管插管、呼吸机辅助呼吸。近年来的资料显示,对于此类患儿术前术后进行早期、正确的呼吸管理,可大大降低病死率。

(5)经术前准备 3～4 小时,血 pH＞7.3,尿量＞1mL/(kg·h),即可考虑进行手术治疗。如患儿一般情况尚好,无明显休克征象,也需要进行 1～2 小时的术前准备,以保证术中循环的稳定。

(二)手术治疗

手术方法为修补穿孔。采用气管插管全身麻醉,脐上腹横切口逐层进腹,探查胃穿孔的部位和范围,并了解有无其他肠道畸形存在。因胃壁肌层缺损的范围较广泛,穿孔边缘往往仅有黏膜和浆膜层,所以要将坏死、薄弱和不正常的胃壁全部切除,切除边缘应有新鲜血液流出,然后全层缝合,再行浆肌层内翻缝合,并用周围大网膜覆盖。绝大部分病例经此方法修补均可成功,小部分病例因胃壁肌层缺损范围过大,需行胃部分切除或全胃切除。手术后用大量温盐水冲洗腹腔,并放置腹腔引流。

(三)术后处理

手术后的主要矛盾是感染及中毒性休克,多数死亡病例术后因腹膜炎而迅速发展为败血症,继而出现肾衰竭、呼吸衰竭和DIC,故术后的抗休克治疗和持续呼吸机辅助呼吸极为重要。同时持续胃肠减压,待肠蠕动恢复后去除胃管。开始喂少量糖水,若无呕吐及腹胀加重,即可开始少量喂奶,逐渐增加到正常量。广谱抗生素须继续应用到伤口愈合,给予支持疗法,注意保暖,按新生儿常规精心护理。

六、护理

(一)护理措施

1.术前护理

(1)病情观察及护理。①持续心电监护,监测患儿血氧饱和度、心率、呼吸变化。②保持患儿呼吸道通畅,低流量鼻导管吸氧0.5~1L/min,必要时采用头罩给氧,对有呼吸困难甚至呼吸衰竭者,应及时行气管插管,呼吸机辅助呼吸。③测量患儿体温,观察有无硬肿症及高热,入培养箱保暖。④遵医嘱持续胃肠减压,抽吸胃内容物,以便将胃液及时引流到体外,防止胃内容物漏向腹腔,减轻腹胀,改善呼吸,减少毒素吸收。密切观察患儿胃液的颜色、性质、量。⑤遵医嘱留置保留尿管,维持尿量在1mL/(kg·h)以上。⑥观察患儿有无循环衰竭的表现,如反应差、哭声小、肢体冰凉等。⑦观察患儿腹部体征及排便情况,观察有无呕吐、腹胀、腹肌紧张、便血等消化道症状和体征,腹胀患儿禁忌灌肠。观察并记录呕吐物及大便的量、色、性状。⑧记出入量。观察患儿脱水程度,注意有无腹胀、呼吸深快等表现,遵医嘱急查生化、血气分析,合理安排补液速度及顺序,有休克征象的患儿应加快补液速度,20mL/(kg·h),予静脉输入5%碳酸氢钠,纠正酸中毒。⑨遵医嘱运用抗生素控制感染,合血,做好急诊手术准备。

(2)饮食与营养。入院后患儿应立即禁食、禁饮,静脉补充营养物质。

(3)体位与活动。取低斜坡侧卧位休息。

2.术后护理

(1)病情观察及护理。①术后常规应用机械通气辅助呼吸至患儿生命体征平稳,血气指标基本正常为止,脱机后血氧饱和度维持在95%以上,患儿可以脱机自主呼吸,鼻导管吸氧0.5~1L/min或培养箱内开放吸氧5~6L/min。②持续心电监护,监测血氧饱和度、心率、呼吸变化,注意观察患儿意识情况,皮肤黏膜颜色及温度,四肢末梢循环等情况。③保持患儿呼吸道通畅,及时清理患儿呼吸道分泌物,保持室内或培养箱湿度在65%左右,痰液黏稠者应遵医嘱雾化吸入。④注意患儿的保暖,高热患儿应做好物理降温。⑤禁食期间严格记录24小时出入量,遵医嘱复查生化、血气分析,合理补液,预防及纠正水电解质紊乱。⑥观察患儿腹部体征。观察腹肌张力程度,观察患儿有无呕吐、腹胀,腹胀者必要时可遵医嘱肛管排气或予开塞露肛门注入帮助排便。⑦关注患儿肠蠕动恢复情况,术后由于炎性反应刺激、肠道菌群失调,肛门恢复排便后患儿可能出现腹泻,可在恢复饮食后口服双歧杆菌、乳酸杆菌、嗜热链球菌三联活菌片,注意观察患儿大便的颜色、性质、量,有腹泻者应及时补液,口服蒙脱石散剂止泻。⑧肠造瘘患儿做好造瘘口护理。⑨通常伤口内置引流条,需每日或隔日换药1次,观察伤口渗出情况,及时通知医生换药,避免渗出液浸湿周围皮肤。腹带加压包扎伤口,红外线灯照射伤口每天2次,每次20分钟,以促进伤口的血液循环和保持伤口干燥。⑩遵医嘱合理运用抗生素。

(2)饮食护理。肠蠕动恢复,炎性反应控制后遵医嘱开始进食。

(3)体位与活动。①患儿麻醉清醒后,采用半卧位或高斜坡侧卧位休息,以利腹腔炎性反应局限。②加强患儿翻身,促进患儿肠蠕动。③管道拔出、病情平稳后可将患儿抱离培养箱活动。

(4)管道护理。①胃管:术后当天至1天可引出咖啡色液,以后引流液逐渐清亮,多为淡黄色、白色泡沫样液,通常术后5天左右遵医嘱拔除胃管,期间遵医嘱输入止血药、制酸剂及胃黏膜保护剂。②保留尿管:观察记录每小时尿量,待循环稳定,脱水、电解质紊乱得到纠正后应尽早拔出尿管。③血浆引流管:术后引流液多为淡红色血性液,逐渐变为淡黄色液,血浆引流管留置时间应根据引流情况决定,留置期间应勤更换患儿体位,利于充分引流。

(二)健康教育

(1)加强患儿营养,合理喂养,保持良好的饮食习惯,少量多餐。

(2)注意饮食卫生,观察患儿的大便性状,如患儿出现腹泻、大便恶臭应及时就诊。

(3)定时复诊,如进食后患儿出现恶心、呕吐、腹胀、腹痛、哭闹不安应随时就诊。

(4)肠造瘘患儿应加强造口护理,保持患儿造口及周围皮肤清洁。

(三)并发症的观察及护理

新生儿胃穿孔并发症的观察及处理见表5-1。

表5-1　新生儿胃穿孔并发症的观察及护理

并发症	发生原因	临床表现	预防及处理
消化道出血	病程长,炎性反应重	便血,胃管引流出深咖啡色、黯红色血液	遵医嘱使用止血药、制酸剂、胃黏膜保护剂积极控制感染
伤口裂开	手术伤口长,术后患儿营养状况差	到拆线时间后伤口未愈合突然伤口大量活动性出血换药时伤口可见黄色渗液	加强营养支持,一旦出现伤口裂开,急诊手术
麻痹性肠梗阻	炎性反应重,长时间肠蠕动未恢复	术后患儿腹胀,肛门不排气、不排便	加强患儿翻身腹胀明显者遵医嘱开塞露肛门注入或肛管排气积极控制炎性反应和感染

(张敏娅)

第二节　肠套叠

一、概述

肠套叠是指近端肠段及其肠系膜套入远端肠腔,导致肠梗阻的一种婴幼儿常见急腹症。

二、病因及发病机制

顾名思义,肠套叠即一段肠管套入另一段肠管中,其命名原则是将近端套入部肠段的名字放在前面,随之以远端套鞘部肠段的名字,例如回结型即回肠套入结肠内。80％以上的肠套叠为回结型,其他依次为回回型、盲结型、结结型及空空型。由于近端肠管的肠系膜也套入远端肠腔,系膜血管受压致静脉回流受阻、肠壁水肿,如不马上复位,可因随之发生的动脉血供不足致肠坏死。若不及时诊治,患儿最终将死于脓毒血症。

肠套叠分为原发性和继发性两种。

(一)原发性肠套叠

90％的肠套叠属于原发性,套入肠段及周围组织无显著器质性病变。肠套叠可有一个起始点,随着肠蠕动,其近端的肠管套入远端的肠腔中。几乎每个患者术中均可发现位于套入肠段头部的肠壁淋巴结肿大。肠套叠一般好发于上呼吸道感染或胃肠炎后,50％以上与腺病毒和轮状病毒感染有关,这也解释了 Peyer 集合淋巴结肿大的原因,而肿大的 Peyer 集合淋巴结凸入肠腔可能正是激发肠套叠的诱因。

(二)继发性肠套叠

肠套叠起始点有明确病理异常的占 2％～12％,包括 Meckel 憩室、息肉、肿瘤、过敏性紫癜导致的黏液下出血、非霍奇金淋巴瘤、异物、异位胰腺或肠重复畸形等,其中 Meckel 憩室最为常见。患儿发病年龄越大,存在继发性肠套叠的可能性越大。

囊性纤维化患者易发生肠套叠,且可能反复发作,故需多次复位。其可能原因为肠道分泌液浓缩以及粪石形成,多见于 9～12 岁儿童。

三、临床表现

肠套叠可致腹部绞痛,表现为原先安静的患儿突然出现明显烦躁不适,可有全身强直,双腿向腹部屈曲,表情痛苦,症状突发突止;无法表达的小婴儿则出现阵发性哭吵,发作间隙表现正常或安静入睡。随着病情进展,腹痛间歇可出现淡漠、嗜睡。常见呕吐,开始为不消化食物,继而吐出胆汁样物,呕吐后可有全身扭动、屏气表现。肠套叠初期,结肠蠕动增加,肠腔内压升高,患儿排出少量正常大便;后期大便中出现血迹,随之因肠缺血坏死而排黯红色血块或果酱样大便。

体格检查:早期生命体征平稳,腹痛发作时,可听到亢进的肠鸣音。发作间歇期触诊可有右下腹平坦空虚感,这是由于盲肠和回盲部套入横结肠至右上腹所致。此外还可触及部位不固定的包块。因一侧肠系膜及血管牵拉,肿块通常呈弧形。肛指检查可能发现血迹或带血的黏液。症状持续时间越长,出血量越大。

梗阻时间过长的患儿可能出现脱水及菌血症,导致心动过速和发热,偶见低血容量性或感染性休克。如果肠套叠套入部从肛门脱出,尤其是外观呈蓝黑色,提示病情十分危重。若回肠套至直肠,意味着套入程度深,肠管血运障碍严重,发生缺血坏死的可能性大,此时常伴有全身症状。需要警惕的是误将脱出的肠套叠当成普通脱肛进行复位,这是相当危险的,其中结结型最易误诊。为避免误诊,可在复位前,将一涂满润滑油的压舌板沿着凸出肿物边缘插入肛门,若插入深度达到 1～2cm,即可确诊肠套叠。此外,直肠脱垂患者一般无呕吐及败血症表现。

四、辅助检查

半数以上肠套叠病例,腹部 X 线平片有可疑表现,如腹部包块影、气体及粪块分布异常、结肠充气减少以及出现肠梗阻时的液气平面。但以上均为非特异性表现。

怀疑患儿肠套叠,可行 B 超检查协助诊断。有学者曾报道肠套叠的超声特征,其后又有许多文章做了描述,主要有"靶环征"与"伪肾影"。"靶环征"表现为 B 超的横断面上两个低回声区中间有一高回声区;"伪肾影"表现为纵切面上低回声区和高回声区重叠,提示存在肠壁水肿。肠套叠复位后,B 超图像可见较小的"面包圈"样环状回声,这是由于回肠末端和回盲瓣水肿所致。超声检查没有电离辐射,诊断较精确,但主要用于那些临床表现不甚典型的肠套叠患儿。若患儿有典型的疼痛发作,排果酱样大便,应直接采用空气或液体灌肠复位。

五、治疗

肠套叠治疗分非手术治疗和手术治疗。小儿肠套叠多为原发性,以非手术治疗为主。

(一)非手术治疗

1.适应证

(1)病程不超过 48 小时,便血不超过 24 小时。

(2)全身状况好,无明显脱水、酸中毒及休克表现,无高热及呼吸困难。

(3)腹不胀,无压痛及肌紧张等腹膜刺激征象。

2.禁忌证

(1)病程超过 48 小时,便血超过 24 小时。

(2)全身情况不良,有高热、脱水、精神萎靡及休克等中毒症状。

(3)腹胀明显,腹部有明显压痛、肌紧张,疑有腹膜炎或肠坏死。

(4)立位 X 线平片显示完全性肠梗阻。

(5)试用空气灌肠时逐渐加压至 8kPa、10.6kPa、13.3kPa,而肠套叠阴影仍不移动,形态不变。

3.治疗方法

(1)气体灌肠复位法:采用空气或氧气均可,观察方法有透视下及非透视下进行两种,将气囊肛管置入直肠内,采用自动控制压力仪,肛门注气后即见套叠影逆行推进,直至完全消失,大量气体进入回肠,提示复位成功。

1)气体灌肠前准备。①解痉镇静,肌注阿托品、苯巴比妥钠,必要时在麻醉状态下进行。②脱水明显者,应予以输液纠正,改善全身情况。③麻醉下灌肠复位,保证禁食6小时、禁水4小时,必要时插胃管吸出胃内容物。④X线透视室内应备有吸引器、氧气、注射器等抢救设施。

2)气体灌肠压力。①诊断性气体灌肠压力为50~60mmHg(6.6~8kPa)。②复位治疗压力为90~100mmHg(12~13.3kPa),不超过120mmHg(16kPa)。

3)气体灌肠复位征象。①X线透视下见肿块逐渐变小消失,气体突然进入回肠,继之中腹部小肠迅速充气。②拔出气囊肛管,大量气体和黯红色黏液及血便排出。③患儿安然入睡,不再哭闹,腹胀减轻,肿块消失。④碳剂试验,口服1g活性碳,约6小时后由肛门排出黑色炭末。

4)气体灌肠终止指征。①注气后见肿物巨大,套入部呈分叶状,提示肠套叠存在,复位可能性较小。②注气过程中见鞘部扩张而套入部退缩不明显或见套入部退而复进,表示套叠颈部过紧,复位困难。③注气后肿物渐次后退,通过回盲瓣后,肿物消失,但小肠迟迟不进气,提示仍存在小肠套叠,复位困难。④复位过程中,肿物消失,但荧光屏上突然有闪光改变,旋即见膈下游离气体,表明发生肠穿孔,即刻停止注气。

(2)钡剂灌肠复位法:钡剂浓度为20%~25%,钡柱高度不超过患儿水平体位90cm,维持液体静压在5分钟之内,套叠影逆行推进,变小,渐至消失,钡剂进入回肠,提示复位成功。

(3)B超监视下水压灌肠复位法:采用生理盐水或水溶性造影剂为介质灌肠。复位压力为50~90mmHg(6.65~12kPa),注水量在300~700mL。在B超荧光屏上可见"同心圆"或"靶环"状块影响回盲部收缩,逐渐变小,最后通过回盲瓣突然消失,液体急速进入回肠。满意的复位是见套入部消失,液体逆流进入小肠。

(二)手术治疗

1.手术指征

(1)有灌肠禁忌证者。

(2)灌肠复位失败者。

(3)肠套叠复发达3次以上,怀疑有器质性病变者。

(4)疑为小肠套叠者。

2.手术方式

(1)手法复位术:术时取右下腹或右上腹横切口,在套叠远端肠段用挤压手法使其整复,切忌强行牵拉套叠近端肠段。复位成功后务必详细检查是否存在病理性肠套叠起点,必要时一并处理。对原发复发性肠套叠手术的患儿,手法复位后如未发现病理起点,存在游动盲肠可行盲肠右下腹膜外埋藏固定法,以减少复发。如阑尾有损伤,呈现水肿和瘀血时,可将其切除。

(2)肠切除+肠吻合术:术中见鞘部已有白色斑块状动脉性坏死或套入部静脉性坏死,争取做肠切除+肠一期吻合术。必要时也可延迟24~48小时再吻合。

(3)肠外置或肠造口术:适用于患儿存在休克且病情危重时或肠套叠手法复位后局部血液供给情况判断有困难时。可将肠祥两断端或可疑肠祥外置于腹壁外,切口全层贯穿缝合,表面覆盖油纱保护,24~48小时后,待休克纠正,病情平稳,再行二期肠吻合术。观察可疑肠祥循环恢复情况决定还纳入腹,抑或肠切除+肠吻合。如肠切除后患儿全身或局部循环不满意,无法行肠吻合时,可行肠造口术。

六、护理

(一)护理措施

1.术前护理

(1)病情观察及护理。①空气灌肠复位者应遵医嘱给予苯巴比妥镇静,阿托品缓解患儿肠痉挛。②观察患儿腹痛的情况,查体注意患儿腹部有无腊肠样包块,注意有无肠穿孔的表现。③观察患儿便血的性质、颜色及量。④观察患儿呕吐的情况,观察患儿有无脱水及电解质紊乱,应及时补充水分及营养。⑤监测患儿生命体征变化。

(2)饮食与营养。禁食禁水,必要时安置胃肠减压。及时纠正患儿脱水、电解质紊乱。

2.术后护理

(1)病情观察及护理。

1)空气(或钡剂)灌肠复位治疗后,X线表现判定已复位。患儿被送入病房,还应仔细观察。患儿套叠整复后的表现如下。①安静入睡,不再哭闹,停止呕吐;②腹部肿块消失;③立即口服活性炭0.5g于6~8小时后可见大便内炭末排出,肛门排气,排出黄色大便或患儿先有少许血便,继而大便颜色变为黄色。如患儿仍然烦躁不安,阵发性哭闹,可扪及腹部包块,则应怀疑患儿是否重新发生套叠,应立即通知医师作进一步处理。

2)观察伤口敷料有无渗血、渗液,保持伤口敷料干燥。

3)观察腹部体征及肠功能恢复情况。

4)禁食期间记24小时出入量。

(2)饮食与营养。①患儿禁食期间应遵医嘱正确给予静脉补充水电解质,应准确记录出入量,保证进出的平衡。②肠功能恢复,拔出胃管后患儿可进流食,逐步过渡到半流食、普食。③营养不良患儿输血或给予人血白蛋白,以促进伤口愈合。

(3)体位和活动。鼓励患儿早期活动,以防止肠粘连,手术后当天轻症患儿即可活动,重症患儿要在床上多做翻身运动,待病情稳定后,应及早下床活动。

(二)健康教育

(1)告知空气复位的目的。

(2)告知胃肠减压的目的。

(3)告知口服活性炭的目的及大便的观察。

(4)告知早期活动的意义。

(5)注意饮食卫生,不食不洁净的食物,不暴饮暴食,进食后不做剧烈运动。

(6)保持大便通畅,有便秘现象者应及时给予缓泻剂,必要时应进行灌肠,促进其排便。避免腹泻、肠炎、高热等诱发肠套叠的因素。

(7)观察患儿有无呕吐、腹痛、便血等肠套叠再次发生的症状。

(三)并发症的观察及处理

肠套叠术后常见并发症的观察及处理见表5-2。

表 5-2　肠套叠术后常见并发症的观察及处理

常见并发症	临床表现	处理
肠穿孔	患儿剧烈腹痛、腹胀、呕吐 X 线片检查有膈下游离气体	禁食，胃肠减压 积极完善术前准备 手术治疗
肠坏死	剧烈腹痛、腹胀 消化道出血倾向 患儿一般情况差 B 超检查显示腹腔积液或腹腔穿刺抽出血性液	禁食，胃肠减压 积极完善术前准备，对症治疗 手术治疗

（张敏娅）

第三节　肠梗阻

一、概述

肠梗阻指肠内容物的正常运行受阻，通过肠道发生障碍，为小儿外科常见的急腹症。由于肠梗阻病情变化快，需要早期作出诊断、处理。延误诊治可使病情加重，甚至出现肠坏死、腹膜炎，乃至中毒性休克、死亡等严重情况。

二、病因及发病机制

（一）机械性肠梗阻

机械性肠梗阻是肠管内或肠管外器质性病变引起的肠管堵塞，梗阻原因包括先天性畸形及后天性因素。梗阻类型分为肠腔内梗阻及肠腔外梗阻。

1.肠腔内梗阻

多由先天性肠闭锁及肠狭窄、先天性肛门闭锁等先天性疾病引起，也可由肠套叠、蛔虫性肠梗阻、肠管内异物及粪石、肠壁肿瘤等后天性疾病造成。

2.肠腔外梗阻

引起肠梗阻的先天性疾病包括先天性肠旋转不良、嵌顿性腹股沟斜疝、腹内疝、先天性纤维索条、Meckel 憩室索条、胎粪性腹膜炎后遗粘连等，后天性疾病包括手术后粘连、腹膜炎后粘连、结核性粘连、胃肠道外肿瘤压迫、肠扭转等。

（二）动力性肠梗阻

为胃肠道蠕动功能不良致使肠内容传递运转作用低下或丧失，多因中毒、休克、缺氧及肠壁神经病变造成，常见于重症肺炎、肠道感染、腹膜炎及败血症。梗阻类型分为麻痹性肠梗阻及痉挛性肠梗阻，前者多发生在腹腔手术后、腹部创伤或急性腹膜炎，后者可见于先天性巨结肠患儿。

三、临床表现

各种类型的肠梗阻虽有不同的病因，但共同的特点是肠管的通畅性受阻，肠内容物不能正常通过，因此，有程度不同的临床表现。

（一）症状

1.腹痛

机械性肠梗阻呈阵发性剧烈绞痛，腹痛部位多在脐周，发作时年长儿自觉有肠蠕动感，且有肠鸣，有时见到隆起的肠形。婴儿表现为哭闹不安、手足舞动、表情痛苦。绞窄性肠梗阻由于有肠管缺血和肠系膜箝闭，腹痛往往是持续性，阵发性加重，疼痛较剧烈。绞窄性肠梗阻也常伴有休克及腹膜炎症状。麻痹性肠梗阻的腹胀明显，腹痛不明显，阵发性绞痛尤为少见。

2.腹胀

腹胀发生于腹痛之后。高位小肠梗阻常表现上腹部饱满；低位梗阻的腹胀较高位梗阻为明显，表现为全腹膨胀；闭袢式肠梗阻出现局限性腹胀；麻痹性肠梗阻呈全腹膨胀。

3.呕吐

高位梗阻的呕吐出现较早且频繁，呕吐物为食物或胃液，其后为十二指肠液和胆汁；低位梗阻呕吐出现迟，初为胃内容物，静止期较长，后期的呕吐物为积蓄在肠内并经发酵、腐败呈粪样带臭味的肠内容物；绞窄性肠梗阻呕吐物呈血性或咖啡样；麻痹性肠梗阻呕吐次数少，呈溢出性。低位小肠梗阻的呕吐出现较晚。

4.排便、排气停止

排便、排气停止是完全性肠梗阻的表现，梗阻早期，梗阻部位以下肠内积存的气体或粪便可以排出。绞窄性肠梗阻可排出血性黏液样便。

（二）体征

1.全身体征

单纯梗阻的早期，患者除阵发性腹痛发作时出现痛苦表情外，生命体征等无明显变化。待发作时间较长，呕吐频繁，腹胀明显后，可出现脱水现象，患者虚弱甚至休克。当有绞窄性梗阻时可较早地出现休克。

2.腹部体征

可观察到腹部有不同程度的膨胀，在腹壁较薄的患者，还可见到肠型及肠蠕动波。单纯性肠梗阻的腹部虽胀气，但腹壁柔软，按之有如充气的球囊，有时在梗阻的部位可有轻度压痛，特别是腹壁切口部粘连引起的梗阻，压痛点较为明显。当梗阻上部肠管内积存的气体与液体较多时，稍加振动可听到振水声。腹部叩诊多呈鼓音。肠鸣音亢进，且可有气过水声及高声调的金属声。

绞窄性肠梗阻或单纯性肠梗阻的晚期，肠壁有坏死、穿孔，腹腔内已有感染、炎症时，则表现为腹膜炎的体征，腹部膨胀，腹部压痛、反跳痛及肌紧张，有时可叩出移动性浊音，腹壁有压痛，肠鸣音减弱或消失。

直肠指检可见直肠空虚无粪便，且有裹手感，提示完全性肠梗阻；指套上染有血迹，提示肠管有血运障碍。

四、辅助检查

(一)X 线检查

1.X 线平片检查

典型的完全性肠梗阻 X 线表现是肠祥胀气,腹立位 X 线片出现多个肠祥内有呈阶梯状的气液面,出现排列成阶梯状的液平面,气液面是因肠腔内既有胀气又有液体积留形成,只有在患者直立位或侧卧位时才能显示,平卧位时不显示这一现象。如腹腔内已有较多渗液,直立位时尚能显示下腹、盆腔部的密度增高。空肠黏膜的环状皱襞在肠腔充气时呈"鱼骨刺"样,而结肠、直肠内无气。

不完全性肠梗阻 X 线征象为不连续的轻中度肠曲充气,结肠、直肠内有气。绞窄性肠梗阻 X 线可见单独胀大的肠祥不随时间改变位置或有假肿瘤征、咖啡豆状阴影。麻痹性肠梗阻 X 线征象是小肠和结肠全部充气扩张。

2.消化道造影检查

钡灌肠检查用于鉴别肠梗阻的程度。结肠扩张为麻痹性肠梗阻或不全性肠梗阻,结肠干瘪细小可确定为完全性肠梗阻,但在临床上较少应用。钡灌肠还可用于疑有结肠梗阻的患者,它可显示结肠梗阻的部位与性质。

钡餐造影检查,即口服钡剂或水溶性造影剂,观察造影剂下行过程,可明确梗阻部位、性质、程度。若钡剂下行受阻或显示肠腔狭窄则明确肠梗阻的诊断。但因造影剂可加重梗阻故宜慎用,梗阻明显时禁用。

(二)实验室检查

肠梗阻早期实验室指标变化不明显。晚期由于失水和血液浓缩,白细胞计数、血红蛋白、血细胞比容都可增高,血电解质与酸碱平衡发生紊乱。高位梗阻可出现低钾、低氯、代谢性碱中毒。低位梗阻,则可有电解质普遍降低与代谢性酸中毒。绞窄性梗阻或腹膜炎时,血象、血液生化检测指标改变明显。

(三)腹腔穿刺

可了解有无腹膜炎及肠壁血供障碍。腹腔液浑浊脓性表明有腹膜炎,血性腹腔液说明已有绞窄性肠梗阻。当肠管有明显胀气或肠管与腹膜粘连时,不宜进行腹腔穿刺。

五、治疗

急性肠梗阻的治疗包括非手术治疗和手术治疗,治疗方法的选择根据梗阻的原因、性质、部位以及全身情况和病情严重程度而定。不论采用何种治疗均首先纠正梗阻带来的水、电解质与酸碱平衡紊乱,改善患者的全身情况。

(一)非手术治疗

1.胃肠减压

是治疗肠梗阻的主要措施之一,胃肠减压的目的是减轻胃肠道积留的气体、液体,减轻肠腔膨胀,有利于肠壁血液循环的恢复,减少肠壁水肿,使某些原有部分梗阻的肠袢因肠壁肿胀而致的完全性梗阻得以缓解,也可使某些扭曲的肠袢得以复位。胃肠减压还可减轻腹内压,改善因膈肌抬高而导致的呼吸与循环障碍。

2.纠正水、电解质与酸碱失衡

血液生化检查结果尚未获得前,可先给予平衡盐液(乳酸钠林格液)。待有测定结果后,再添加电解质与纠正酸碱紊乱,在无心、肺、肾功能障碍的情况下,最初输入液体的速度可稍快一些,但需作尿量监测,必要时作中心静脉压(CVP)监测,以防液体过多或不足。在单纯性肠梗阻的晚期或是绞窄性肠梗阻,常有大量血浆和血液渗出至肠腔或腹腔,需要补充血浆和全血。

3.抗感染

肠梗阻后,肠壁循环有障碍,肠黏膜屏障功能受损而有肠道细菌易位或是肠腔内细菌直接穿透肠壁至腹腔内发生感染。肠腔内细菌也可迅速繁殖。同时,膈肌抬高引起肺部气体交换与分泌物的排出受限,易发生肺部感染。因而,肠梗阻患者应给予抗菌药物以预防或治疗腹部或肺部感染,常用的有杀灭肠道细菌与肺部细菌的广谱头孢菌素或氨基糖苷类抗生素以及抗厌氧菌的甲硝唑等。

4.其他治疗

腹胀后影响肺的功能,患者宜吸氧。回盲部肠套叠可试用钡剂灌肠或充气灌肠复位。

采用非手术方法治疗肠梗阻时,应严密观察病情变化,绞窄性肠梗阻或已出现腹膜炎症状的肠梗阻,经过短暂的非手术治疗,实际上是术前准备,纠正患者的生理失衡状况后即进行手术治疗。单纯性肠梗阻经过非手术治疗24～48小时,梗阻的症状未能缓解或在观察治疗过程中症状加重或出现腹膜炎症状时,应及时改为手术治疗。但是在手术后发生的炎症性肠梗阻除有绞窄发生,应继续治疗等待炎症消退。

(二)手术治疗

手术治疗的目的是解除梗阻、去除病因,手术的方式可根据患者的情况与梗阻的部位、病因加以选择。

1.单纯解除梗阻的手术

这类手术包括粘连性肠梗阻的粘连分解,去除肠扭转,切断粘连束带;发生肠内堵塞的切开肠腔,去除粪石、蛔虫团等;有肠扭转、肠套叠的进行肠袢复位等。

2.肠切除＋肠吻合术

肠梗阻是由于肠肿瘤所致,切除肿瘤是解除梗阻的首选方法。在其他非肿瘤性病变,因肠梗阻时间较长或有绞窄引起肠坏死或是分离肠粘连时造成较大范围的肠损伤,则需考虑将有病变的肠段切除吻合。在绞窄性肠梗阻,绞窄解除后,血运有所恢复,判断肠袢活力的方法如下。①肠管的颜色转为正常,肠壁保持弹性并且蠕动活跃,肠系膜边缘动脉搏动可见说明肠管有生机。②应用超声多普勒沿肠管对肠系膜缘探查是否有动脉波动。③从周围静脉注入荧光素,然后以紫外线照射疑有循环障碍的肠管部,如有荧光出现,表示肠管有生机。④肠管已明显坏死,切除缘必须有活跃的动脉出血。

肠管的生机不易判断且是较长的一段,可在纠正血容量不足与供氧的同时,在肠系膜血管根部注射1%普鲁卡因或苄胺唑啉以缓解血管痉挛,将肠管标志后放回腹腔,观察15～30分钟,如无生机可重复一次,当确认无生机后方可考虑切除。经处理后肠管的血运恢复,显示有生机,则可保留,必要时在 24 小时后应再次剖腹观察,如发现有局灶性坏死应再行切除。为此,第一次手术关腹时,可采用全层简单缝合的方法。

3.肠短路吻合术

当梗阻的部位切除有困难,如肿瘤向周围组织广泛侵犯或是粘连广泛难以剥离,但肠管无坏死现象,为解除梗阻,可分离梗阻部远近端肠管作短路吻合,旷置梗阻部,但应注意旷置的肠管尤其是梗阻部的近端肠管不宜过长,以免引起盲袢综合征。

4.肠造口术或肠外置术

肠梗阻部位的病变复杂或患者的情况差,不允许进行复杂的手术,可在膨胀的肠管上,即在梗阻部的近端肠管作肠造口术以减压,解除因肠管高度膨胀而带来的生理紊乱。小肠可采用插管造口的方法,即先在膨胀的肠管上切一小口,放入吸引管进行减压,但应注意避免肠内容物污染腹腔及腹壁切口。有时当有梗阻病变的肠袢已游离或是肠袢已有坏死,但患者的情况差不能耐受切除吻合术,可将该段肠袢外置,关腹。待患者情况复苏后再在腹腔外切除坏死或病变的肠袢,远、近两切除端固定在腹壁上,近端插管减压、引流,以后再行二期手术,重建肠管的连续性。

六、护 理

(一)护理措施

1.术前护理

(1)病情观察及护理。①观察患儿腹部体征的变化,明确肠梗阻的原因。②观察患儿生命体征、神志、尿量及四肢末梢循环情况以及有无脱水表现,应合理补液,以纠正水电解质紊乱和酸碱失衡。保证输液通畅,记录 24 小时出入量。③解痉、止痛。单纯性肠梗阻可应用阿托品类解痉药缓解疼痛,禁用止痛药,以免掩盖患儿病情而延误诊断。④积极控制感染,遵医嘱应用抗生素,以减少毒素吸收。⑤观察呕吐物性质、颜色及量,以判断梗阻部位。⑥安置胃肠减压,注意观察引流物的颜色、性状及量。⑦指导患儿床上活动,以促进肠功能恢复。

(2)饮食与营养。①肠梗阻应禁食,待梗阻缓解后 12 小时方可进少量流质饮食,但忌甜食和牛奶,以免引起肠胀气,48 小时后可试进半流质饮食。②长期不能进食的患儿需静脉补充营养。

(3)体位与活动。患儿应半卧位休息,以有利于呼吸。鼓励保守治疗患儿多活动。

(4)术前特殊准备。应根据患儿病情及腹胀程度遵医嘱进行灌肠治疗。

2.术后护理

(1)病情观察及护理。①持续心电监护,监测患儿血氧饱和度、心率、呼吸变化,1～2 小时巡视记录 1 次至病情平稳。②严密观察患儿伤口有无出血、渗液,保持伤口敷料清洁干燥。③观察患儿腹部体征,观察有无腹痛腹胀及肠蠕动恢复情况,排便排气情况等。④观察电解质、酸碱平衡指标变化,尿量及四肢末梢循环情况,记录 24 小时出入量。合理补液。⑤小儿腹腔容量相对较小,且腹壁薄弱,术后应常规行腹带包扎,以防伤口裂开,应注意腹带的松紧度,以免影响小儿呼吸。

(2)饮食与营养。术后禁食,待患儿肛门排气、肠蠕动恢复后,应拔出胃管进流质饮食,逐步过渡到半流质饮食、普食。饮食量应由少到多,忌暴饮暴食。忌食生冷、油炸及刺激性食物。

(3)体位和活动。①患儿麻醉清醒、生命体征平稳后取半卧位,以利于患儿呼吸。②病情许可的情况下患儿可早期下床活动,以促进肠功能恢复,防止肠粘连。重症患儿也要在床上多做翻身运动,待病情稳定后,及早下床活动。

(二)健康教育

(1)说明禁食、胃肠减压的目的及意义。

(2)术后早期下床活动。

(3)合理饮食,忌暴饮暴食,进食后 0.5 小时内不做剧烈运动。

(4)患儿如有腹痛、腹胀等不适,及时去医院就诊。

(三)并发症的观察及护理

肠梗阻术后常见并发症的观察及处理见表 5-3。

表 5-3 肠梗阻术后常见并发症的观察及处理

常见并发症	临床表现	处理
肠坏死	起病急,病情变化快	积极完善术前准备
	患儿剧烈腹痛、腹胀,呕吐,面色苍白,脉搏及心率增快等	及时补充患儿血容量,纠正酸碱失衡
		监测患儿生命体征
	消化道出血	手术探查
消化道出血	胃管可见咖啡色、黯红色液体流出	保持胃管引流通畅
	呕血或便血	使用止血药物
		积极查明出血原因,对症处理,密切观察患儿生命体征的变化
伤口感染	发热	保持患儿伤口及皮肤清洁
	白细胞计数增高	合理使用抗生素
	伤口有脓性分泌物排出	及时更换敷料,保持引流通畅

(张敏娅)

第四节 急性阑尾炎

一、概述

急性阑尾炎是小儿最常见的急腹症,约占新生儿肠穿孔的 40%。各年龄均可发病,但以学龄儿及年长儿多见,2 岁以下婴儿则少见。年龄越小临床表现越不典型,误诊率越高。因此,急性阑尾炎在小儿期无论发病、诊断、病理过程和治疗都有其特殊性。由于小儿机体防御能力弱,大网膜发育不全,所以其急性阑尾炎的病变发展较快,容易发生穿孔和酿成腹膜炎,且常出现全身中毒现象,若诊断及治疗不及时,会带来严重的并发症,甚至危及生命。根据病理发展过程的不同,小儿急性阑尾炎可分为卡他性、化脓性、坏疽性及梗阻性。卡他性阑尾炎病变仅限于黏膜,经保守治疗可痊愈,但也可因阑尾腔引流不畅继发感染转化为化脓性阑尾炎。凡确诊为化脓性、坏疽性阑尾炎,均应早期手术治疗。本病诱发因素很多,目前尚无预防的有效措施。

二、病因及发病机制

小儿急性阑尾炎的病因为综合性,常见如下。①阑尾腔梗阻:儿童阑尾腔为一细长的盲管,管腔狭窄,加之阑尾系膜较短,容易发生粪石梗阻及阑尾扭转,导致阑尾腔压力升高,继发阑尾壁血液循环障碍,局部组织坏死,细菌快速繁殖,黏膜破溃导致阑尾炎。②细菌感染:病原菌常见为厌氧菌、大肠埃希菌、变形杆菌、链球菌及铜绿假单胞菌等,细菌一旦侵入阑尾黏膜,由于阑尾腔引流不畅,迅速使炎症扩散而发生急性阑尾炎。

三、临床表现

(一)腹痛

为小儿急性阑尾炎的主要症状,开始是脐周和上腹部痛,数小时后转移至右下腹。疼痛为持续性,如为梗阻性阑尾炎,则伴有阵发性绞痛。阑尾穿孔引起弥散性腹膜炎,则全腹有持续性痛,为减轻腹痛小儿喜屈膝倦卧于右侧。

(二)胃肠道症状

患儿可有食欲不振,于发病初期有恶心、呕吐,呕吐次数不多。患儿常有便秘,如并发腹膜炎或盆腔脓肿时,可有多次稀便。

(三)体温与脉搏变化

一般患儿早期体温略上升,随病情发展,体温可很快上升到 38～39℃,年龄越小变化越快,脉搏加快与体温成正比。

(四)右下腹固定压痛

小儿急性阑尾炎早期没有腹肌紧张,待炎症波及腹膜后出现局限性腹肌紧张,中毒症状多较严重,可有精神不好、高热、脱水、腹胀,全腹压痛及肌紧张,但一般以右下腹为重。

四、辅助检查

(1)可疑有腹膜炎时,可在局部麻醉下行腹腔穿刺,抽出渗液为脓性或冲洗液中白细胞满视野时即可诊断。

(2)血白细胞计数可显著增高,早期多为$(15\sim20)\times10^9/L$。中性多形核粒细胞可高达 $80\%\sim90\%$,少数有严重休克或中毒症状的患儿白细胞计数可正常或偏低,提示免疫能力低下。

(3)腹部 B 超提示阑尾肿大。

(4)腹部 X 线平片在排除其他急腹症,如肠梗阻、消化道穿孔时有意义。

五、治疗

(1)小儿急性阑尾炎的基本治疗是早期手术,切除阑尾。

(2)根据年龄、病变类型、程度及全身情况决定治疗方案。对单纯性阑尾炎保守治疗1～2天无恶化或腹膜炎已趋好转,局限性及化脓性阑尾炎穿孔后形成阑尾周围脓肿者不宜手术。先采用中西药保守综合疗法,观察病情的发展,如体温上升,压痛范围扩大或已形成的脓肿加大时需手术引流,否则可在3个月以后择期行阑尾切除术。

(3)对化脓性、坏疽性、梗阻性阑尾炎在3天以内者宜尽早手术治疗。

(4)手术疗法多采用开腹手术,一般采用右下腹麦氏切口,开腹切除阑尾,有条件者也可采用腹腔镜下阑尾切除术。

六、护理

(一)护理措施

1.术前护理

(1)病情观察及护理。①观察患儿生命体征的变化,有高热及时予物理降温或药物降温。②观察患儿腹痛的部位、性质、程度以及有无压痛、反跳痛、腹肌紧张等。有腹膜炎时应进行胃肠减压。禁用止痛药。③观察患儿有无呕吐及大便的情况。④遵医嘱抽查血常规及生化标本,应合理补液,纠正脱水、电解质紊乱。⑤禁止灌肠。

(2)饮食与营养。急性期应禁食禁饮,有腹胀实施胃肠减压。保守治疗期间,可根据患儿实际情况,禁食或进食清淡的食物,以调节患儿肠胃功能。

2.术后护理

(1)病情观察及护理。①持续心电监护,监测患儿血氧饱和度、心率、呼吸变化,2小时巡视记录1次至病情平稳。术后24小时内密切观察生命体征变化。②严密观察患儿伤口有无出血、渗液,保持伤口敷料清洁干燥,化脓性阑尾炎或阑尾穿孔内置引流条者通常术后2～3天拔除。③观察腹部体征,注意肠蠕动恢复情况。④观察患儿排便情况及有无里急后重等。

(2)饮食与护理。①轻症患儿术后当日禁食。术后第1天进流质饮食,术后第2天进半流质饮食,术后3～4天过渡至普食。②重症患儿须禁食,待肛门排气,肠蠕动恢复后,进流质饮食。避免牛奶、豆制品等产气食物,以免引起患儿腹胀,术后7天左右过渡至普食。

(3)体位与活动。术后6小时半卧位休息,鼓励患儿早期活动,以防肠粘连,轻症患儿术后当天即可活动,重症患儿也要在床上多做翻身运动,待病情稳定后应尽早下床活动。

(二)健康教育

(1)患儿早期活动,促进肠功能恢复。

(2)术后合理饮食。

(3)如果出现呕吐、腹痛等症状应及早就诊。

(三)并发症的观察及护理

急性阑尾炎并发症的观察及处理见表5-4。

表 5-4   急性阑尾炎并发症的观察及处理

常见并发症	临床表现	处理
出血	伤口敷料持续有新鲜血液渗出 患儿生命体征改变	保守治疗,使用止血药 保守治疗无效者应及时再次手术 患儿应保持安静,充分止痛,勿剧烈活动
肠穿孔	剧烈腹痛、腹胀 面色苍白、脉搏及心率增快等	剖腹探查 补充血容量,纠正酸碱失衡
伤口感染	术后 3 天发热 血象增高 伤口有脓性分泌物排出	伤口换药 遵医嘱使用抗生素 保持引流通畅
粪瘘	腹壁伤口有红肿及流出粪臭味液体	一般经非手术治疗后瘘可以闭合自愈。经久不愈时,可考虑手术
粘连性肠梗阻	腹痛、腹胀、呕吐 肛门停止排便排气	禁食,胃肠减压 开塞露通便及肛管排气

（张敏娅）

第五节   腹股沟疝

一、概述

腹股沟疝是常见的腹壁先天性发育异常,80%在出生后 3 个月内出现,分为腹股沟斜疝和直疝,以腹股沟斜疝为常见,直疝较罕见。

二、病因及发病机制

在胚胎发育过程中,睾丸受激素作用及引带的牵引由腹膜后间隙下降至阴囊的同时,腹膜在内环处向外突出形成腹膜鞘状突并穿过腹股沟管下降至阴囊内。在女性,相当于男性胎儿睾丸下降的时期,也有一腹膜鞘状突穿过腹股沟管降入大阴唇内,称为 Nuck 管。在正常情况下,出生时约 90%的腹膜鞘状突尚未闭合,出生后第 2 年约半数仍然呈开放状态。鞘状突的开放和腹腔压力的增高,如便秘、咳嗽、腹腔积液、腹部肿瘤和长期哭闹等使腹腔内脏器进入鞘状突便形成腹股沟疝。男孩右侧睾丸较左侧下降晚。右侧鞘状突闭合相对较晚是右侧腹股沟疝发病率高的原因。鞘状突部未闭合时使鞘状突形成一狭窄的管腔,腹腔内脏器难以进入,但腹腔中的液体可以进入其中,从而形成多种类型的鞘膜积液。

三、临床表现

典型症状是一侧腹股沟出现一个圆形有弹性的可复性肿块,大多数出现在婴儿期,小儿哭闹、大便、站立、腹部用力时肿物出现或增大,腹压减低时包块变软或还纳。还纳过程中常可听到气过水声,俗称"疝气"源于此体征。将肿块还纳后可扪及该侧皮下环扩大、精索增粗,患儿咳嗽或腹部用力时用手指触摸皮下环内有冲击感,手指离开皮下环时肿物又复出现。还纳肿物后用手指压迫内环口,肿物则不再出现。一般疝内容物下降时并无症状,年长儿可能有下坠感,在男性60%腹股沟斜疝在右侧,左侧占30%,双侧腹股沟疝在国内报道约20%,国外有人报道超过30%。

检查腹股沟疝同时应注意患儿有无隐睾、鞘膜积液的存在。

四、治疗

小儿腹股沟斜疝最好的治疗方法是手术治疗。手术最好在患儿出生6个月后进行,如发生疝内容物的嵌顿,手术应当提早进行,以防反复嵌顿导致严重后果。手术前应治疗慢性咳嗽、排尿困难、便秘等疾病,以防术后复发。

(一)非手术

出生6个月以内的小儿可暂时采取疝带疗法,期望其自行愈合。方法是先将疝内容物还纳,然后使用疝带或采用纱布压迫法压迫内环口,以防疝内容物脱出。使用时应放好位置并随时观察疝内容物有无脱出,否则不但起不到治疗效果反而会引起疝内容物嵌顿。

(二)手术治疗

适用于6个月以上的腹股沟斜疝及有嵌顿历史的腹股沟斜疝。一般采用腹横纹切口,行经腹股沟疝囊高位结扎术或经腹疝囊高位结扎术。尽管小儿腹股沟疝双侧患病约占20%,但国内不主张常规探查对侧,除非手术前已诊断为双侧腹股沟疝。国外有学者主张常规探查双侧或单侧手术时以腹腔镜经疝囊检查对侧。

近年来国内外使用小儿腹腔镜做小儿疝囊高位结扎术,创伤小、安全可靠、恢复快且不易影响精索睾丸的发育,可同时治疗双侧疝或治疗一侧、探查对侧而不增加痛苦,正在国内小儿外科界推广应用,有条件时可选用。

五、护理

(一)护理措施

1.术前护理

(1)避免增加腹压,以免诱发嵌顿性疝。①预防感冒、咳嗽。②保持大便通畅。③尽量避免患儿剧烈哭吵。

(2)急性嵌顿疝给予即刻禁食,做好手术准备。

2.术后护理

(1)保持伤口敷料清洁,避免大小便污染伤口。

(2)避免增加腹压,保持大便通畅,避免剧烈哭吵,早期下床活动,预防感冒、咳嗽。

(3)饮食遵循禁食→流食→半流食→普食的步骤恢复。

(4)做好引流管护理。

(5)做好胃肠减压护理。

（二）健康教育

（1）饮食合理，荤素均衡，多进食富含膳食纤维的食物，以保持大便通畅。

（2）观察局部和对侧腹股沟/阴囊处有无斜疝复发及发生。

（3）在伤口未愈合期间，仍应避免增加腹压。

（4）如有腹痛、腹胀或呕吐及时就诊。

（张敏娅）

第六节　肝胆损伤

一、概述

小儿由于肝脏体积相对较大，易遭受暴力而造成损伤。肝脏损伤占小儿创伤的 2%～3%。胆道损伤通常情况下是伴随肝脏损伤而发生的，肝脏损伤后经保守治疗，好转后有 4% 的胆汁漏并发症发生；在手术探查时应注意胆汁漏的修补和引流。肝脏结构复杂、血运丰富，负担着复杂而重要的生理功能。肝脏损伤是造成儿童创伤死亡的主要原因，及时的诊断，损伤严重程度的评估以及采取正确的治疗方式对于挽救患儿生命非常重要。

二、病因及发病机制

车祸是导致儿童肝、胆外伤的主要原因，其中儿童作为行人受伤比成人要常见，尤其是在车速较快、交通安全设施不齐全的地区，儿童横穿马路是造成外伤的主要原因。其他受伤原因包括坠落伤、意外跌伤和运动损伤等。

三、临床表现

小儿闭合性肝脏损伤受伤年龄多在 6～11 岁，男孩多于女孩，与该年龄小儿活动能力强而危险意识不强有关。肝脏损伤的临床表现依损伤程度、病理分级和伤后就诊时间不同而异。主要表现如下。

（一）腹痛

腹痛症状出现较早，早期局限在肝区。是由于腹壁挫伤和肝包膜下血肿刺激引起，严重时疼痛较剧烈。随着血肿破裂腹腔内出血增多，腹痛转为弥漫性疼痛。伴有腹肌紧张，压痛明显。

（二）失血性休克表现

低血容量表现和损伤严重程度、失血量密切相关，早期面色苍白、脉速、血压代偿轻度升高。如出血不能有效控制会出现血压下降、循环衰竭。

（三）合并其他损伤表现

可合并胸、腹部多发伤，如肋骨骨折、肺挫伤、脾破裂、右肾损伤、胆道损伤与胰腺损伤等。合并伤使诊断和处理变得更加复杂。

四、辅助检查

（一）实验室检查

血红蛋白、红细胞计数和红细胞比容降低,白细胞升高。肝转氨酶升高和肝脏损伤的严重程度相关。

（二）B超检查

可以诊断出肝内血肿范围,肝裂伤程度、大小、部位及腹腔内有无液体。可帮助判断有无肝脏损伤和损伤程度。床旁B超和便携式B超具有简便、无创、经济、快速、不需搬动患儿的特点,可作为诊断肝外伤的首选辅助检查方法,特别适用于血流动力学不稳定或合并骨折、脊柱外伤的患儿。

（三）腹腔穿刺或灌洗

腹腔穿刺简单易行,阳性率高,是早期判断腹部闭合性外伤有无内出血的重要方法。但应注意如果腹腔内出血量不多,穿刺可能为阴性。

（四）影像学检查

腹部CT检查是一种评价腹部实质脏器损伤,如肝外伤的最有效检查方法,能够更直观地检测实质器官的损伤,进行肝外伤严重度分类,对选择治疗方法有重要价值,有条件者应尽量选用。如患儿血流动力学稳定,进行CT等检查,能较准确判断损伤部位及程度;如果患儿血流动力学不稳定,应积极进行液体复苏。尽量维持血流动力学稳定,同时进行B超等检查,边抢救边检查,做到诊疗并施。

（五）选择性肝动脉造影

可显示肝内血管破损的部位,但是这一检查需要特殊的设备与熟练的技术,在一般情况下并不需要。然而,在诊断有困难,患者的情况允许时可以进行该项检查,也可以在检查时向肝动脉内灌注血管栓塞剂达到止血的目的。

五、治疗

应根据患儿的全身情况、肝外伤分级、有无合并伤及休克等决定治疗方法,具体包括全身治疗与肝脏损伤部位治疗两部分。

小儿肝脏损伤大多是以多发伤就诊。入院时,具体受伤器官不明确,可能存在威胁生命的损伤,例如颅脑损伤或心脏大血管损伤。所以应遵循小儿多发伤的治疗原则,在进行全身检查时,搬动转运患者严格要求避免再次损伤。在血流动力学不稳定的情况下,积极抗休克治疗。建立静脉通路,有条件者经锁骨下或颈内静脉穿刺,这样既可以输液,也可以监测中心静脉压,评价循环负荷。

（一）非手术治疗

有学者曾提出肝外伤的自身修复包括血液吸收,缺损缩小,裂伤融合和3～4个月肝实质恢复4个阶段。伤后早期依靠自身凝血机制肝外伤创面小血管断端因收缩和血栓形成起到自动止血的作用,为临床非手术治疗闭合性肝外伤提供了理论依据和病理基础。小儿解剖生理和病理生理的特点、现代化影像学及监测技术的普及与提高,使医师对小儿闭合性肝外伤后的损伤程度和发展有较精确的掌控,也使小儿肝外伤非手术保守治疗成为可能,且治疗成功率日益增加。故目前非手术方法可有效治疗肝外伤的观点已渐被接受。

非手术治疗的适应证:有观点认为只要血流动力学稳定,不管肝脏受损严重程度(如Ⅲ级以上)如何,都可采取保守治疗。目前普遍接受的标准是:生命体征及血流动力学平稳,如收缩压>10.7kPa(80mmHg)、脉压大于2.67kPa(20mmHg)、脉搏每分钟超过130次;通过输血、补液<40mL/kg能维持血流动力学稳定;具有良好的检测设施和监护设备,无其他脏器严重合并伤;经B超或CT检查为单纯肝实质裂伤AAST分级(Ⅰ~Ⅲ级)。非手术期间需要密切观察,如果发现腹部疼痛进行性加重,血流动力学持续不稳定,有腹膜炎体征,血压不稳应立刻手术治疗。

非手术治疗需要维持血流动力学稳定,输液、输血是必须的。血红蛋白小于100g/L,就具备输血指征。血红蛋白小于80g/L必须输血。平均输血400~800mL。手术治疗输血量要远大于非手术治疗。非手术治疗应在重症监护室进行,但监护的时间差异很大。国内经验2~3级以上损伤监护1周,以后转入护理站附近的普通病房。平均住院时间1个月,卧床休息2~3个月。非手术治疗期间需密切观察,注意并发症的出现。早期住院期间的出血多和不恰当的搬运方法有关,再出血会比原发出血难以止血。住院期间如果血流动力学稳定,可继续非手术治疗,如果血流动力学不稳定或突发大出血,应迅速手术治疗。出院后再出血要立即收住院治疗。其他并发症还有胆汁漏和肝下脓肿,肝外伤常有肝内胆管撕裂,伴有胆汁漏,一般渗漏的量不大,仅位于肝下间隙,如渗漏量大,发生胆汁性腹膜炎,应进行手术治疗。肝下脓肿是由于胆汁漏和出血感染所致,有持续高热,不能吸收的考虑穿刺,很少需要手术引流。

(二)手术治疗

治疗原则为止血,切除失活的肝组织,处理损伤肝面的胆管防止胆汁外溢,治疗腹内其他脏器的合并伤。浅表伤缘较整齐的裂伤在清除失活的肝组织后,处理有活动性出血的血管或溢胆的胆管,以4号丝线创缘做间断褥式缝合;创伤面较大或失活的肝组织较多,有较大血管或肝管破裂时,切除部分肝组织、结扎血管和肝管后再行创缘褥式缝合,组织缺损严重的可以大网膜填塞。肝脏创伤的其他手术方式还包括肝动脉结扎术、肝部分切除术、肝周填塞术,这些手术方法在儿童应用很少。

六、护理

(一)护理措施

1.术前护理

(1)病情观察及护理。①严密观察并记录患儿生命体征及意识变化,持续心电监护及吸氧,维持患儿血氧饱和度在95%以上。②保暖,建立双通道静脉补液,遵医嘱输液、输血以纠正患儿血容量不足,遵医嘱使用抗生素及止血药物。③保守治疗期间不宜应用吗啡等止痛作用较强的药物,以免掩盖患儿病情,延误治疗时机而造成严重后果。④注意患儿疼痛范围有无扩大,腹部体征是否明显,监测患儿血象、红细胞及血红蛋白是否继续下降,复查 B 超了解血肿吸收情况。⑤观察有无合并其他脏器损伤。⑥尽快做好手术准备,积极抢救。必要时可直接送患儿入手术室紧急手术。⑦安抚患儿,以减轻患儿恐惧感。

(2)饮食与营养。①应立即禁食、胃肠减压,静脉补充营养及水分。②保守治疗:患儿在受伤 24 小时后精神状态正常,生命体征平稳,腹部压痛减轻,无腹胀,则可进流食并逐渐过渡到普食。根据情况给予高蛋白、高热量、高维生素、易消化食物。不能进食者应遵医嘱静脉补充热量及其他营养。

(3)体位与活动。①避免过多搬动患儿,避免剧烈活动,休克患儿应处于平卧位。烦躁患儿必要时应使用镇静剂。②保守治疗:患儿绝对卧床休息,待腹部体征消失,血象正常后,可下床轻微活动,经 B 超复查血肿被吸收后,患儿可恢复正常活动,6 个月以内患儿应避免剧烈活动。

2.术后护理

(1)病情观察及护理。①持续心电监护至循环稳定,严密观察患儿生命体征变化、尿量和中心静脉压。②严密观察伤口有无渗血、渗液。③观察患儿腹部体征的变化,并注意有无继续出血情况,观察肠功能恢复情况。④观察并记录引流液的颜色、性状、量等,及时补充血容量。⑤根据医嘱使用抗生素、止血药及保肝药,并观察用药后患儿反应。⑥常规吸氧 3 天,维持血氧饱和度在 95％以上,以改善肝脏缺氧,减轻肝脏损伤。

(2)饮食与营养。①禁食期间静脉补充营养及水分,贫血患儿输血治疗,低蛋白患儿静脉补充人血白蛋白,以利伤口愈合。②术后 2～3 天内禁食、胃肠减压。肠功能恢复后拔除胃管,可进流食,如无腹痛、腹胀,2～3 天后改为半流食,逐渐过渡到高热量、高蛋白、高维生素、易消化饮食。

(3)体位与活动。患儿麻醉清醒后,病情稳定患儿可取半卧位,以利于呼吸及引流。鼓励患儿早期下床活动,逐渐增加活动量,促进患儿肠功能恢复。贫血患儿下床活动时要防止晕厥。

(二)健康教育

(1)合理饮食,少食多餐,进食易消化食物。

(2)注意休息,适当活动,防止肠粘连,1 个月内应避免过量活动。

(3)保守治疗患儿严格卧床休息 3～5 周,避免剧烈活动。

(三)并发症的观察及护理

肝脏损伤并发症的观察及处理见表5-5。

表 5-5　肝脏损伤并发症的观察及处理

常见并发症	临床表现	处理
术后出血	患儿意识淡漠,面色苍白,心率增快,伤口持续有新鲜血液渗出	积极补充血容量,输血
		保守治疗:用止血药
	腹腔引流管引流出血性液体且量进行性增多	保守治疗无效者应及时手术
	呕血、黑便	

续表

常见并发症	临床表现	处理
腹腔感染	发热 白细胞计数增高 伤口或引流管引流出脓性液 大便里急后重感	使用抗生素 充分有效引流 加强患儿营养,增强抵抗力
胆汁漏	腹膜炎表现 腹腔引流管引流出胆汁	充分引流 加强全身支持治疗

(张敏娅)

第七节 脾脏损伤

一、概述

在腹部外伤中,脾脏损伤较为常见,过去外科医生并不熟悉脾脏外伤后可以通过保守治疗而治愈。随着诊断技术的提高及对疾病进一步认识,越来越多的患者通过保守治疗痊愈。对于较小年龄的儿童来讲,脾脏对其生长发育具有重大意义,因此保脾手术逐渐引起人们重视。脾脏位于左季肋部,为肋骨掩盖,并被完整坚实的纤维结缔组织被膜紧紧包裹,与膈、胃、胰尾、左肾、结肠脾曲相毗邻,并受周围韧带的牵拉固定,活动度小,实质甚为脆弱。当肋腰部受伤或腹腔内压骤增而使脾脏移位时,脾周韧带阻碍脾脏移动而发生撕裂伤,造成脾组织破裂甚至脾蒂断裂。脾脏是腹腔内最易因外伤而破裂的脏器,脾脏损伤占腹内腔脏器伤的40%～50%。

二、病因及发病机制

根据发病原因,临床上将脾脏损伤分为3类。①外伤性:又分为开放性脾损伤(如锐器刺伤、枪弹穿透伤、弹片伤等,这类损伤多合并胸腹器官损伤)和闭合性脾损伤(如车祸伤、坠落伤、左侧胸腹部直接损伤)。②手术误伤脾脏:如左结肠脾区手术、脾穿刺出血等形成脾被膜下血肿或破裂。③自发性脾破裂:其中包括病理性脾或邻近脏器病变,例如传染性单核细胞增多症、肝硬化、脾肿瘤等。正常脾出现自发性破裂的机会很少,但有日常活动加剧的诱因,如弯腰提重物、用力排便、运动等引起膈肌、腹肌强烈收缩,导致腹内压骤升,引起脾破裂。

脾破裂按病程缓急可分为急性和延迟性脾破裂。①急性脾破裂出血指脾实质、被膜损伤出血,临床上可早期出现休克。②延迟性脾破裂是外伤性脾破裂的特殊临床表现类型,是指于受伤48小时以后出现出血症状与体征的脾破裂。

小儿延迟性脾破裂发生的原因如下。①起初为被膜下脾实质破裂、出血不止、血液积聚致使被膜撕脱,最终真性破裂而发生大出血。②开始即是真性破裂,但因裂口小被血凝块填塞或大网膜粘连包裹,使出血暂时停止,后在外力作用下出血。③脾外伤,包膜撕裂出血少,缓慢增多,经过一段时间后出现腹腔内大出血症状。④脾实质或包膜下血肿,经过一段时间后形成假性囊肿,破裂致腹腔内大出血。

三、临床表现

脾脏损伤主要表现为腹痛、腹膜刺激征、腹腔内出血和出血性休克等症状。临床表现的凶险程度与致伤力的强度,就诊的早晚,出血量多少以及有无合并伤等有关。严重者在伤后很快出现休克,甚至危及生命。有的上述症状不很明显,大多数介于两者之间。多脏器损伤者的休克发生率往往高于单纯性脾损伤者。

腹痛为主要症状,在伤后立即出现,典型者多自左上腹扩展至全腹,但仍以左上腹最为显著,呼吸时加剧。有时疼痛可放射至左肩部,称为科尔征(Kehr 征)。伤者可以伴有恶心、呕吐、腹胀;如病情加重,出现出血性休克时,有颜面苍白、口渴、心悸、四肢无力,重时烦躁不安,呼吸急促,神志不清,瞳孔散大,四肢冰冷,脉细弱,血压下降等。脾脏损伤早期于左上腹有压痛及腹肌紧张。腹腔内的积血刺激腹膜可出现全腹弥漫性压痛及腹肌紧张。腹腔内积血增多,腹部逐渐膨隆,有移动性浊音,肠鸣音减弱。肛门直肠前壁有饱满感。伤后形成脾被膜下血肿时,左季肋区可触及脾脏。

四、辅助检查

腹部开放性损伤引起脾脏破裂,常合并腹腔内其他器官损伤。根据外伤史和伤道的方向,结合临床表现诊断不难。

闭合性腹部损伤的外力作用于左上腹部或季肋部,局部肌紧张及压痛,并有腹腔内出血的临床表现,应考虑脾脏破裂,同时临床上应仔细观察患儿全身情况,如血压、血红蛋白、血细胞比容进行性下降,说明有继续出血。临床上需鉴别诊断时应进行相应检查。

(一)血常规检查

红细胞计数和血红蛋白量严重降低;或动态红细胞计数,血红蛋白和红细胞比容的检测,发现三者均进行性下降时,应该考虑腹腔内出血的诊断。

(二)B超检查

B超检查对判断腹腔内有无积血,脾脏有无损伤帮助很大,目前已将B超作为腹部损伤患者的常规检查项目。可显示脾周出现液性暗区或血凝块,其大小常与出血量有关,脾包膜断裂,脾实质内出现不规则的裂隙暗带,对判断脾包膜下血肿以及动态观察血肿的吸收情况有重要意义。

(三)X线检查

脾脏损伤患者可有左膈肌抬高、活动受限、左侧肋膈角变钝,脾区阴影扩大,左侧肾脏、腰大肌及腹脂线阴影不清楚等征象。若发现左下胸肋骨骨折或左侧胸腔积液,应警惕有脾脏损伤的可能性。但需强调的是X线检查必须在患儿病情允许时方能进行。

(四)诊断性腹腔穿刺

患者仰卧位,在无菌操作下,于右下腹或左下腹穿刺,缓慢进针,进入腹腔有落空感。抽出新鲜不凝固血液,为腹腔出血的可靠依据,其阳性率可达90%以上。但是阴性结果不能排除脾脏损伤的可能性。

(五)诊断性腹腔灌洗(DPL)

患者平卧,排空膀胱,在脐下 3～4cm 处切开,置入一根 Foley 管或腹腔透析管。如果从导管中抽出鲜血则是阳性;如果没抽出任何液体,则在 10 分钟内滴入 1000mL 生理盐水或乳酸钠林格液,儿童 500mL,婴幼儿 10mL/kg。如果灌洗液中红细胞数 $100 \times 10^9/L$,白细胞>$0.5 \times 10^9/L$,淀粉酶>100 索氏单位,则为阳性。

(六)CT 检查

对临床表现不典型,经胸腹部 X 线摄片或腹部 B 超检查均未能明确诊断的闭合性腹部损伤病例,应进一步行 CT 检查。CT 检查可清楚地显示脾脏的外形与解剖结构,对脾脏损伤的诊断准确率达 90%以上,CT 检查不仅能判断腹腔内的出血量,还能对脾脏的损伤程度进行伤情分级。还可同时发现肝、肾等脏器有无合并伤。对于血流动力学稳定的脾脏损伤,增强 CT 扫描检查是最佳选择。

(七)放射性同位素扫描

^{99m}Tc 扫描,尤其是应用 ^{99m}Tc 标记热变形红细胞脾扫描技术,可以显示脾脏轮廓与形态变化,此方法简便易行,可对轻型脾脏损伤出血作出诊断。该方法的主要缺点是标记技术较复杂,并且耗时较多,对急诊尤其是危重患儿不太适宜。

(八)脾动脉造影

如 B 超、CT 检查已明确诊断,则不必再作脾动脉造影,而仅对腹部钝挫伤伴有小的脾内或脾包膜下出血有一定应用价值。动脉造影显示动脉断裂、偏移,血肿区血管缺如,较大血肿为半月状阴影,如继续出血时可见造影剂外渗。

(九)腹腔镜诊断性探查

腹腔镜检查对于有腹部外伤史但是临床表现不典型,一时难以作出诊断者,有助于直接明确诊断。在腹腔镜直视下,可以清楚地了解有无脾脏损伤以及脾脏损伤的程度类型和出血量多少,而且还可以对较轻的脾脏损伤进行电凝止血。

五、治疗

脾切除术是治疗脾脏损伤的经典方法,但随着对脾功能重要性认识的加深和保脾技术的提高,一些保留脾组织和脾功能的保脾手术应运而生。目前,脾脏损伤的治疗有保守治疗和手术治疗。手术治疗术式有多种,如脾缝合修补术、可吸收网片脾修补术、脾动脉结扎术、脾部分切除术、全脾切除术、全脾切除术中自体脾组织移植术。

脾脏损伤治疗方法的选择决定于脾脏损伤的程度,有无合并其他脏器的严重损伤,患者的全身状况,免疫功能情况以及脾脏本身有无原发性或继发性疾病等因素。但在处理脾脏损伤时,必须遵从"保命第一,保脾第二"的基本原则。

(一)脾脏损伤的保守治疗

脾是有丰富血管的器官,愈合力强。儿童脾的小动脉分支被切断后,可因血管收缩及血栓形成而自行止血。目前保守治疗成功率可达 58%～85.6%。

一般认为,符合下列条件的脾脏损伤患者,可以先行保守治疗。

(1)伤后血液的动力学指标正常或稳定。

(2)仅限于脾包膜与实质的表浅伤或包膜下血肿(Ⅰ级)。

(3)明确诊断为单纯性脾脏损伤,无腹内空腔脏器损伤。

(4)B超、CT监测血肿不扩大或积血不增加。

保守治疗包括:①输血输液维持有效血容量;②禁食水及胃肠减压;③止血及预防性抗炎治疗;④绝对卧床休息3周以免脾包膜破裂而引发出血;⑤定期复查B超、CT,同时应严格观察血压、脉搏、腹部体征、血红蛋白及血细胞比容。

(二)手术治疗

对怀疑脾脏损伤内出血的患儿,应在严密观察的同时进行术前准备,具有下列情况1~2项者应剖腹探察:①伤后有进行性贫血;②早期出现休克,经短时间抗休克处理,临床症状无明显改善;③持续性腹痛,伴有固定压痛及腹肌紧张、反跳痛等腹膜刺激征;④X线检查有气腹;行剖腹探察术后应根据脾脏损伤的程度选择不同的手术。

1.脾缝合修补术

脾缝合修补术是指采用丝线或可吸收线缝合修补脾脏损伤创口的方法。该方法简便,止血效果确切,目前临床上受到较广泛的应用。主要适用于脾脏损伤为Ⅰ级、Ⅱ级、Ⅲ级,裂伤创口较浅或创口较深但很局限,术前、术中生命体征平稳,预计脾脏损伤创口能被修补成功者。

在探查过程中发现脾脏损伤创口仍然在活动性出血时,术者可立即用左手捏住脾蒂以减少出血,在决定行脾缝合修补术后,应先清除脾脏损伤创口内的凝血块和失活、破裂的脾组织。对创口两侧的活动性出血点逐一结扎或"8"字缝扎。对于表浅性脾脏损伤及损伤切口整齐者,应先用4-0丝线作垂直褥式缝合,继以平行褥式缝合,并消灭脾实质内的死腔,创口线表部分以间断缝合法将两侧对合缝合。为防止打结时缝线切割撕裂脾包膜或脾实质,应在缝线打结前覆盖大网膜或明胶海绵。术后常规压脾窝放置乳胶引流管,以排除腹腔内残余积血、积液、并可观察术后有无继发出血。引流管可在术后48~72小时拔除。

2.可吸收网片脾修补术

自有学者报道利用可降解,自行吸收的高分子材料聚乙二醇编织网进行脾外伤保脾术的动物试验以来,可吸收网在Ⅲ、Ⅳ级脾外伤中也得到了广泛应用。可吸收网保脾手术的实验基础是通过带有张力的网片直接压迫脾包膜来恢复脾脏结构,网片在包裹脾脏的足够张力下能快速止血,术后呈进行性机化吸收。这种止血方法不仅保持了脾脏的正常轮廓,而且还免除了直接缝合时由针眼引起的脾脏出血。

3.脾动脉结扎术

有学者报道,脾动脉结扎后的动物试验及临床观察均已证明,脾脏血液循环良好,免疫功能检查无明显变化。脾动脉结扎的适应证是脾脏损伤较广泛,脾蒂撕裂伤出血多,单纯脾脏修补术后未达到止血目的者。并注意结扎脾动脉后观察脾脏色泽和生机变化,确认脾脏没有明显缺损后,才能放回腹腔,结束手术。如结扎后部分脾组织或全脾发生缺血坏死,就应行脾部分或全脾切除术。

4.脾部分切除术

适用于Ⅱ级,部分Ⅲ级脾破裂,损伤部位主要集中在脾上级或下级,部分脾血运良好者。对于脾门附近的脾脏损伤,行部分切除以及缝合时有损伤脾动脉主干的可能。若伤者危重,生命体征不稳定,全身情况差等不宜行脾部分切除术。

脾部分切除术可分为规则性切除和不规则性切除两种,前者是按脾脏解剖结构,切除相应的脾叶或脾段,后者则是根据脾脏损伤的部位和程度,切除已严重受损或坏死的脾组织。

部分脾切除的手术方法,开腹后首先探查脾脏与毗邻器官的关系,彻底分离粘连。切断脾胃、脾膈、脾结肠韧带,向右前方牵拉脾脏,以显露其后方的脾肾韧带,予以分离后,即可将脾蒂拉至切口下或切口外。再于脾外结扎相应脾段的动、静脉分支,血运断绝后,出现黯紫色区,可在分界处将脾脏包膜划开,钝性分离脾组织,边结扎边切断脾脏实质内较大的血管。用 2-0 或 3-0 络制肠线垂直褥式缝合创面,缝线下可垫大网膜。

5.全脾切除术

适用于Ⅳ级脾破裂,即脾脏广泛性破裂,脾蒂血管断裂;伤情严重,血压不稳定,严重休克,脾脏破裂不能进行有效的缝合止血或合并空肠损伤,腹腔内污染严重者,但也应注意保留副脾,以期代偿脾脏功能。

6.全脾切除术加自体脾组织移植术

有学者观察到脾脏损伤时残留在腹腔内的脾组织碎块在术后能存活,并具有一定的脾功能。有学者首先在临床上开展应用自体脾组织移植治疗脾损伤,他们为了保留脾功能而有目的地将切除的部分脾组织切成碎块,然后再移植入用大网膜包裹缝合而成的网膜袋内。

全脾切除加自体脾移植的操作方法是把切下的脾脏放在肝素生理盐水中清洗,剥离包膜,取 1/4～1/3 部分切成 0.5cm×3.0cm×4.0cm 的块状物,直接埋在大网膜边缘,成活脾块均在 3～6 月恢复功能。

全脾切除加自体脾移植注意事项:①移植物厚度以 0.2～0.5cm 为宜,过厚容易造成脾块的液化坏死;②去包膜,去除脾包膜后有利于移植脾组织的存活;③移植量要适中,移植量过少,术后脾功能仍然不足;如果移植过多的脾组织,由于缺乏营养供给容易发生坏死、液化,对移植脾块的存活也不利。一般认为至少应该移植 25% 的脾组织,才能保持机体的抗感染能力。

六、护理

(一)护理措施

1.术前护理

(1)病情观察及护理。①严密观察并记录患儿生命体征及意识变化,持续心电监护至病情平稳。②保暖,建立双通道静脉补液,遵医嘱输液、输血以纠正血容量不足,遵医嘱使用抗生素及止血药物。③保守治疗期间不宜应用如吗啡等止痛作用较强的药物,以免掩盖患儿病情,延误治疗时机而造成严重后果。④注意患儿疼痛范围有无扩大,腹部体征是否明显,监测血象、红细胞及血红蛋白是否继续下降,复查 B 超了解血肿吸收情况。⑤有探查指征的患儿,应积极做好手术准备。

（2）饮食与营养。①需急诊手术的患儿应禁食、胃肠减压，静脉补充营养及水分。②保守治疗：患儿腹部压痛减轻，排便通畅后可进流食并逐渐过渡到普食。根据情况适当给予高蛋白、高热量、高维生素、易消化食物。不能进食者应遵医嘱静脉补充热量及其他营养。

（3）体位与活动。①避免过多搬动患儿，患儿避免剧烈活动，休克患儿应保持平卧位。烦躁患儿必要时应使用镇静剂镇静。②保守治疗患儿绝对卧床休息。包膜下血肿一般3～5天内有破裂或泄漏可能，应特别重视。患儿腹部体征消失、血象正常后方可下床轻微活动。经B超复查血肿被吸收后，患儿方可恢复正常活动，6个月内应避免剧烈活动。

2.术后护理

（1）病情观察与护理。①持续心电监护至病情平稳，48小时内密切观察患儿生命体征变化。②严密观察伤口有无渗血、渗液。③观察患儿腹部体征，有无腹痛、腹胀等。④观察并记录引流液的颜色、性状、量等。⑤根据医嘱使用有效抗生素、止血药，并观察用药后患儿反应。⑥及时复查血小板，尤其术后1周，防止出现高凝状态。

（2）饮食护理。①术后2～3天内禁食、胃肠减压。肠功能恢复后，拔除胃管，可进流食，如无腹痛、腹胀，2～3天后应改为半流食，逐渐过渡到高热量、高蛋白、高维生素、易消化饮食。②禁食期间应静脉补充营养及水分，贫血患儿应进行输血治疗，低蛋白患儿应静脉补充人血白蛋白，以利于伤口愈合。

（3）体位与活动。患儿麻醉清醒后如病情稳定可半卧位，以利于呼吸及引流，根据情况鼓励患儿早期下床活动。

（二）健康教育

（1）合理饮食，少食多餐，进食易消化食物。

（2）注意休息，适当活动，防止肠粘连，1个月内应避免过量活动。

（3）观察伤口有无红肿，如有异常应及时去医院处理。

（4）口服阿司匹林等抗血小板聚积的药物，注意观察药物不良反应。

（5）保守治疗患儿卧床休息3～6周。避免剧烈活动。患儿手术6个月后方可进行体育活动。

（三）并发症的观察及处理

脾脏损伤并发症的观察及处理见表5-6。

表5-6 脾脏损伤并发症的观察及处理

常见并发症	临床表现	处理
出血	意识淡漠，面色苍白，心率增快等	积极补充血容量，输血
	腹部膨隆	保守治疗：用止血药
	伤口持续有新鲜血液渗出	保守治疗无效者应及时手术治疗
	腹腔引流管引流出血性液体且量进行性增多	
血栓形成	栓塞在不同部位，临床表现不一	监测血小板计数
		正确使用抗凝剂溶栓，防止血栓脱落阻塞，避免过多活动

（张敏娅）

第八节　胆道闭锁

一、概述

胆道闭锁是肝内或肝外胆管中断、纤细、狭窄或闭锁呈条索化，因而胆汁排出障碍，出现梗阻性黄疸的临床表现，是新生儿和婴儿最常见的梗阻性黄疸。一般认为亚洲人发病率较高，尤以日本和我国的发病率高。由于病理改变的特殊性、早期诊断困难、患儿就诊时间晚以及患儿家长和医务人员对本病的认识不足等原因，目前胆道闭锁在我国治疗效果不理想。

胆道闭锁是儿童肝移植常见的适应证，约占儿童肝移植的一半。肝移植为胆道闭锁的治疗提供了一种极其有效的治疗方法。使一些错过了 Kasai 手术治疗时间的患儿或者治疗效果不理想的患儿，通过肝移植而挽救生命、提高生活质量。Kasai 手术和肝移植目前是胆道闭锁两种互相补充的治疗方法。

二、病因及发病机制

胆道闭锁的病因复杂，有众多学说，但每一种学说仅能解释一部分病例发生的原因，至今确切的发病机制还不完全清楚。目前认为胆道闭锁不是单因素引起，是新生儿肝胆系统受胚胎期和围生期多种因素影响所致。主要与以下 5 个方面有关。①与病毒感染有关，主要有巨细胞病毒、肝炎病毒、轮状病毒、呼肠孤病毒、人类乳头瘤病毒和逆转录病毒等。②与肝外胆管形态发育的缺陷（胚胎型），以及 Kartagener 基因、Hox 基因和 X 染色体某些基因突变有关，患儿常伴有多脾综合征以及肠旋转不良、下腔静脉缺如、内脏倒置等畸形。③患儿免疫系统异常。④妊娠期妇女接触有毒物质。⑤胎儿肝胆系统发育过程血管发育异常。受上述因素的影响，机体对胆道特异性抗原产生自身免疫损伤，在这个过程中包括遗传易感性，发育异常，病毒感染或异常的免疫反应等错综复杂的相互作用。围产期胆道上皮发生一系列的病理改变，导致肝外胆管的纤维化和梗阻，最终出现胆道闭锁的一系列临床表现。

三、临床表现

患儿表现为梗阻性黄疸，多数在出生后 2～3 周逐渐显露黄疸，但早的在出生后 1～2 天内巩膜开始便出现黄疸，部分患儿在生理性黄疸时，就比一般新生儿重，且从未完全消退，随年龄增长，黏膜、巩膜黄疸加深，并且皮肤也逐渐出现黄疸；迟的可在满月后，家属才发现患儿黄疸。黄疸晚期表现为黯黄色，略带棕绿色。全身组织液甚至泪液及唾液也呈黄色。小便呈深黄色，直至为红茶色，甚至将尿布染成黄色。大便在胎粪排干净后，由正常的黄色转为棕黄色、淡黄色、米色，以后发展为无胆汁的陶土样白色。大便的颜色与患儿进食的食物和药物有关，进食奶粉者的大便比食母乳者颜色淡，服药者受药物的影响大便呈灰色、灰黑色等。在病程较晚期时，大便偶可略现淡黄色，这是因胆色素在血液和其他器官内浓度增高，而少量胆色素经肠黏膜进入肠腔掺入大便所致。因缺乏胆汁，患儿的大便含有很多未消化的脂肪滴，大便稍发亮，粘有大便的尿布很油腻。由于梗阻性黄疸,患儿皮肤可出现瘙痒,稍大年龄者可出现脸部和四肢有抓痕。腹部异常膨隆,肝脏肿大显著,尤其肝右叶,边缘可超过脐平线甚至达右髂窝,患儿年龄越大(4 个月或更大者),肝脏也愈大,其边缘非常清晰,扣诊时肝质地坚硬。部分病例脾脏也有肿大。腹壁静脉显露。极晚期病例,腹腔内可有一定量的腹水,以致叩诊有移动性浊音,说明胆汁性肝硬化已很严重。

初期患儿的进食不受影响,生长发育与同龄儿无明显的差异。逐渐出现胃纳欠佳、消化功能变差,体格发育开始变慢,精神萎靡,出现不同程度的营养不良,身高和体重不足,患儿精神倦怠,动作及反应开始出现迟钝。由于脂溶性维生素吸收障碍和血清中凝血酶原减少,患儿可有出血倾向,皮肤瘀斑、鼻出血,甚至脑出血。患儿还可发生缺钙、佝偻病等。随着病变的发展,出现腹胀甚至腹部膨隆,腹壁的静脉逐渐怒张,肝脾明显增大,肝脏增大尤以右叶为甚,并明显变硬,边缘清晰。因腹压高,超过半数的患儿,出现腹股沟斜疝、睾丸鞘膜积液或脐疝。患儿还可出现生长发育停止、腹水、呼吸困难等一系列临床表现。未经治疗的胆道闭锁患儿多在 1 岁左右,因肝硬化、门静脉高压、肝性脑病而死亡。

实验室检查主要表现为包括谷丙转氨酶在内的酶学明显升高,血胆汁酸升高,血直接胆红素和间接胆红素均升高,以直接胆红素升高为主。晚期因肝功能差而白蛋白低,白蛋白与球蛋白比例倒置。尿检查常规含大量胆红素,但无尿胆原和粪胆素。大便常规检查可见脂肪球。

四、辅助检查

胆道闭锁主要症状是持续性黄疸或黄疸虽经治疗可暂时或一过性减轻,但从未完全消退。排浅黄色、灰白色或白陶土色大便。小便色黄或为浓茶色。肝脏增大变硬,脾脏也可增大。晚期出现全身腹壁静脉怒张、腹水及严重凝血机制障碍。

需与胆道闭锁鉴别的婴儿黄疸常见疾病有新生儿溶血症、母乳性黄疸、败血症黄疸、婴儿巨细胞肝炎(又称新生儿肝炎)和先天性胆管扩张症,某些遗传性代谢性疾病也会出现类似梗阻性黄疸的表现。目前随着肠外营养的普遍应用,有越来越多的低体重儿、早产儿及行肠外营养的婴儿出现胆汁淤积,其临床表现与胆道闭锁极其相似,需进行鉴别。其他原因如肿瘤等则罕见。目前对梗阻性黄疸鉴别诊断的方法有多种,但尚无一种方法是特异及可靠的。

为及时对胆道闭锁进行诊断,早期对黄疸的新生儿进行筛查。大便比色卡是新生儿早期筛查一种有效而便捷的方法,其敏感度和特异性较高。其能通过对出现黄疸的新生儿大便进行比色,早期发现患儿的大便颜色有异常,提高对胆道闭锁的警惕性,并能及时对这部分患儿进行鉴别诊断。

对于足月产出生后 2 周、早产出生后 3 周仍有黄疸,大便颜色偏浅,尿色加深的新生儿需要监测肝功能。可检查血总胆红素、直接胆红素、谷丙转氨酶、谷草转氨酶、碱性磷酸酶、γ-谷氨酰转肽酶。胆道闭锁表现为直接胆红素增高为主,占总胆红素水平的 $50\% \sim 80\%$,血胆汁酸升高,转氨酶正常或轻度增高和明显的 γ-谷氨酰转肽酶增高。尿常规检查示大量胆红素,但无尿胆原和粪胆素。大便常规检查可见脂肪球。

(一)B 超检查

直至目前为止 B 超显像仍是临床常规检查项目,可在基层医疗单位进行,其对肝门处的胆总管闭锁伴有肝管囊性扩张诊断价值较高,对于绝大多数Ⅲ型肝门部闭塞的诊断有帮助但有难度。胆道闭锁的B超检查,因胆囊空瘪或发育不良,检查结果多数为未发现胆囊或胆囊发育不良。还可通过观察进食前后胆囊的收缩情况,计算进食后胆囊超过缩小50%,可排除胆道闭锁。进食前后胆囊的收缩率计算方法为:分别在进食前、进食中、进食后半小时,测定胆囊长径和前后径,以其最大长径和前后径乘积作为胆囊面积,测算胆囊收缩率。胆囊收缩率=(最大胆囊面积×最小胆囊面积)/最大胆囊面积×100%。

胆道闭锁患儿肝门有一纤维结缔组织块,略呈三角形,为条索状高回声。胆道闭锁患儿多可在肝门部见到纤维块,诊断特异性很高。通过观察胆囊的情况以及胆囊进食前后的变化,特别是观察有无肝门纤维块,能较早期地做出正确诊断。B超检查的优点在于无创伤性、可重复进行,当前我国绝大多数的医疗单位都拥有这一设施,可普遍采用B超进行鉴别诊断。但患儿年龄小,有时不易观察到肝门纤维块。个别胆道闭锁患儿可无肝门纤维块。

(二)放射性核素肝胆显像

利用肝细胞具有排泄功能,静脉注射^{99m}锝标记的亚氨基二乙酸(IDA),也称TC-IDA。^{99m}TC-IDA类化合物与肝细胞膜上的阴离子结合膜载体结合,进入肝细胞内,再与细胞内的受体蛋白结合,分泌入毛细胆管,最后经胆道系统进入肠道。正常情况下注射化合物10分钟后,肝外胆管和肠道相继显影。先天性胆管扩张症,扩张的胆管内有放射性浓聚,4~6小时后显影更清晰。婴儿肝炎的患儿,心、肾影较浓,且消退较迟,而肠道显影较晚。当梗阻较重时也会表现为肠道24小时仍不显影,此时可误诊为胆道闭锁。胆道闭锁患儿由于显像剂不能经胆道系统排至肠内,因此表现为胆囊和肠道无放射性物质出现,24小时仍不见肠道显影。虽然放射性核素肝胆显像诊断胆道闭锁敏感度较高,但有时会把婴儿肝炎误诊为胆道闭锁,其主要原因胆红素水平过高、肝细胞受损影响吸收以及胆道正是完全梗阻时期。为减少婴儿肝炎误诊,应于检查前口服苯巴比妥钠,剂量为每天5mg/kg,用药5天以上。若能静脉滴注皮质激素,增加胆汁排出和减轻胆道水肿则效果更好。本检查方法在患儿出生后30天前效果理想。当婴儿肝炎患儿大便出现持续陶土色或淡黄色时,多提示此时胆道出现阻塞。此时,放射性核素肝胆显像检查结果多误为胆道闭锁。IDA显像剂具有迅速通过肝脏、胆汁中浓度高的优点,对早期阻塞性黄疸的患儿有较高的诊断率,但缺点是IDA显像剂与胆红素均经阴离子转输机制进入肝细胞内,因此血清胆红素对IDA被肝细胞摄取有竞争抑制作用,使婴儿肝炎患儿肝外胆道和肠道无放射性物质出现,特别是婴儿肝外胆道口径小,肝炎累及肝外胆道可出现炎症水肿和胆汁黏稠,使胆道阻塞,可出现误诊。

(三)MRI(磁共振)

因小儿的生理特点,一般行不控制呼吸的磁共振胰胆管检查(MRCP)。MRCP能清楚显示胆道、胰胆管合流异常,对扩张的胆道如胆管扩张症能显示清楚。一般患儿MRI检查,可见包括胆囊、胆囊管、胆总管、总肝管、左右肝管及肝内二级肝管的胆道,而胆道闭锁的患儿仅能显示胆囊,同时胆道闭锁患儿可见门静脉周围纤维性增厚,据此可做出诊断。本检查方法是一种可靠程度较高,非损伤性的诊断方法,但由于是不控制呼吸的检查,患儿需在绝对镇静的情况下才能进行,同时由于检查时间较长,因此操作过程有难度。

(四)十二指肠引流

根据胆道闭锁患儿胆汁不能流入消化道,十二指肠液中没有胆红素,化验检查无胆红素或胆酸,可对十二指肠液进行测定,用于鉴别诊断。为确保引流管在十二指肠内,也可在 X 线下观察下插管,必要时注入造影剂,证实引流管进入十二指肠后,抽液进行检查。收集十二指肠液,定量测定标本中总胆红素值。胆道闭锁患儿的十二指肠液胆红素 $< 8.5\mu mol/L$,婴儿肝炎综合征的十二指肠液胆红素 $\geq 8.5\mu mol/L$。也有对十二指肠液进行胆酸的测定,婴儿肝炎者为阳性,阴性者多为胆道闭锁。还有利用静脉注射放射性核素,收集十二指肠液,观察有无含放射性的物质,进行胆道闭锁和婴儿肝炎的鉴别诊断。具体方法从静脉注射同位素 ^{99}锝的衍生物,然后定时收集十二指肠液进行检测,进行 γ 射线闪烁计数。两病无相互交叉的结果,可靠性较高。十二指肠引流具有无创伤、可重复进行、诊断率较高的优点,但患儿在无消化道梗阻的情况下,有时不易收集十二指肠液。为避免此种情况,改用较粗的导管经口腔插管,上述情况可有改善。

(五)肝活检术

肝脏穿刺活检,特别是在 B 超引导下行肝脏的穿刺活检,对诊断胆道闭锁有帮助。但肝脏穿刺活检有局限性,要求穿刺的肝标本至少包括 6 个肝小叶结构。此外,病理诊断的局限性包括:①其准确性很大程度上依赖病理医生的经验和标本的取材;②穿刺有一定风险;③年龄在 6 周以内的患儿由于肝脏病变有一个发展渐进的过程,故常需要重复穿刺;④部分晚期梗阻性黄疸的非胆道闭锁肝脏也有与胆道闭锁相同的病理改变。

(六)腹腔镜检查

近年来采用腹腔镜进行梗阻性黄疸的鉴别诊断,步骤包括在腹腔镜下观察肝脏及肝外胆道,行肝活检,穿刺胆囊造影。胆道闭锁的患儿肝脏明显淤胆,肝门区空虚,胆囊塌陷,肝胆管均显示不清。行胆囊穿刺,再从穿刺的胆囊注入合适浓度的造影剂,胆道闭锁患儿肝外胆道不显影或胆囊萎缩无法穿刺造影或只见胆囊、胆囊管及胆总管远端通畅,而胆总管近端胆管不显影,此时需压紧胆总管再注入造影剂,如仍无肝内胆管显影则可诊断胆道闭锁。肝门部有囊肿,也可直接穿刺囊肿造影。如无法在手术时行胆道造影,可行胆囊穿刺观察有无胆汁抽出,如无胆汁或仅抽出无色的少量液体,提示近端胆管无胆汁排出。再从胆囊注入稀释的亚甲蓝液,无法注入或者肝外胆道,特别是左右肝管无显示,提示为胆道闭锁。而非胆道闭锁的患儿,可出现以下情况:从相对较充盈的胆囊,穿刺可抽出黄色的胆汁;或从胆囊注入少许生理盐水后,通过稀释胆囊内容物,再回抽可见有黄色的液体或黄色丝状物,均提示近端胆管有胆汁排出。再把稀释的亚甲蓝液从胆囊注入,如果胆总管和十二指肠内有蓝色液体显示,可排除胆道闭锁。腹腔镜属微创手术,手术创伤小,能直接观察到肝外胆管和胆囊的情况。随着小儿腹腔镜应用的普及,不失为一种快速鉴别诊断的好方法。

综上所述,小儿胆道闭锁早期诊断的检查方法虽多,但无一是绝对可靠的,各有利弊,究竟选用哪一种或几种检查方法,医生应根据所在单位所具备的设备、对检查方法的熟悉程度等进行决策。每一种检查方法均有优缺点,熟练掌握后结合临床表现多能做出正确的诊断。尤其应注意考虑就诊时患儿的年龄,不应僵化地进行程序性鉴别诊断,而忽略了这一点,致使闭锁患儿错失手术的时机。胆道闭锁患儿以出生后 60 天左右手术疗效较好,但恰恰是 60 天内,鉴别诊断困难,且年龄越小,诊断越困难。而年龄越靠近 3 个月,供医生进行鉴别诊断的时间就越短,此时越应抓紧时间,尽快做出诊断。必须强调应结合临床并综合分析检查所得结果进行鉴别。

对鉴别诊断有帮助的还有临床表现与血清学检查。胆道闭锁出现黄疸的时间早,多数患儿在生后 3～5 天时出现,黄疸程度深于正常儿的生理性黄疸,虽经治疗黄疸有所减轻,但不能完全消退。而婴儿肝炎在生理性黄疸消退后,多在 2～3 周后再重新出现黄疸。胆道闭锁较早排出浅黄色或白陶土色大便,多在排完胎粪后,大便颜色开始变淡。而婴儿肝炎大便颜色时浅时深。白陶土色大便多是一过性。肝脏的硬度也是胆道闭锁患儿明显硬于婴儿肝炎患儿。

此外,还要综合分析临床资料、实验室检查,才可做出正确的判断。如吃母乳的患儿比用奶粉喂养的患儿大便颜色要深,但胆道闭锁的患儿大便不会呈绿色。同时在观察大便时,还要注意患儿有无服用药物,因服用药物会使大便颜色改变,而干扰观察结果。

血清学检查,两病均表现为阻塞性黄疸的改变,但肝炎多数谷丙转氨酶明显升高,直接、间接胆红素都升高,间接胆红素与直接胆红素升高的值大致相当。而胆道闭锁以直接胆红素升高为主。

五、治疗

唯有手术才能有效治疗胆道闭锁,包括 Kasai 手术以及各种改良术式和肝移植。Kasai 手术对于大多数胆道闭锁患儿可达到退黄或延长自体肝生存时间的目的。对生后 60 天左右的胆道闭锁患儿首选 Kasai 手术治疗,若手术失败或生后超过 4 个月的患儿,可选择肝移植术。生后 3～4 个月的胆道闭锁患儿首先行 Kasai 手术或可推迟肝移植的年龄,使患儿增加获取供肝的机会。另外,Kasai 手术可为肝移植手术创造一个较为理想的条件。在胆道闭锁的治疗中,Kasai 手术仍具有重要的、不可替代的作用,目前仍是胆道闭锁首选的手术方法。肝移植是治疗胆道闭锁的有效方法。年龄较大的患儿可直接进行肝移植,对 Kasai 手术后出现肝功能不全、门静脉高压症等可行肝移植。因而,Kasai 手术和肝移植,这两种治疗方法是相辅相成的,必须根据当地医疗条件、医疗技术水平以及患儿的具体情况来决定。一般认为:①患儿年龄<3 个月,宜先行 Kasai 手术,>4 个月则首选肝移植;②Kasai 手术后无胆汁排出或排出量少或反复发生胆管炎,影响了手术治疗效果,宜选用肝移植;③Kasai 手术后出现肝终末期者可再行肝移植。

Kasai 手术及各改良术式强调及时诊断、尽早手术,这对胆道闭锁的疗效至关重要。早期诊断、早期治疗应在生后 60 天左右,最迟不能超过 3 个月。本病造成的肝脏损害是进行性的,如果手术延迟,效果就相应降低,肝硬化加重成为不可逆性,最后死于肝功能衰竭。

(一)术前处理

术前除进行常规手术前准备和检查外,重点注意凝血功能是否正常,胆道闭锁患儿往往伴有凝血功能异常,术前需纠正;血浆蛋白也必须补充至正常参考值水平,以免伤口和吻合口愈合不佳。此外,还应进行积极护肝治疗,患儿因阻塞性黄疸,可出现脂溶性维生素吸收障碍,出现维生素 K 吸收减少,加上肝功能不好,凝血功能障碍,术中和术后出血不止,所以术前需补充维生素 K;另外需进行肠道准备;同时因为胆道闭锁属于限期手术,患儿应尽量在入院后较短的时间内进行手术。

(二)手术过程

Kasai 根治术的关键是彻底剪除肝门纤维块,操作最好在手术放大镜下进行。小心解剖肝门部纤维组织,微小的胆管来自 Glisson 系统的纤维部分,先结扎数支由门静脉进入纤维块的小静脉,使剪除断面的侧面达左右门静脉入肝实质处,纵向达门静脉分支上缘水平,然后切除纤维块。切除肝门纤维块的深度是手术的关键性步骤,过浅可能未达到适宜的肝内小胆管,过深损伤肝实质术后吻合口出现瘢痕,影响胆汁的排出。一般切除肝门纤维块时肝表面上只保留很薄一层包膜;另外,对于剪除创面的止血要慎用电凝,特别是左右肝管进入肝实质处,压迫止血可以达到一定效果。

手术步骤:先将肝圆韧带、肝镰状韧带、左肝三角韧带和左冠状韧带等肝周韧带切断,使肝脏可顺利托出腹腔外,将肝门部向上翻起,使肝门部暴露良好。首先检查胆囊,观察胆囊是否空瘪萎陷,能否穿刺回抽黯黄色或绿色液体。再经胆囊造影或注入稀释的亚甲蓝液,以判断闭锁的类型,确定手术方式。Kasai 手术适合于肝管和胆总管缺如或闭锁。对肝门部的胆道呈囊肿样改变,术中胆道造影和探查均证实囊肿与近端肝管和远端胆道不通,应切除囊肿再进行经典的 Kasai 根治术,不应利用囊肿与肠吻合。

胆道重建是将距 Treitz 韧带 10～15cm 空肠作为空肠肝支,空肠肝支长 35～50cm,与肝门部进行吻合,建立胆道。

随着腹腔镜的广泛应用,腹腔镜进行胆道闭锁的根治手术已有相关报道,但其临床疗效尚待探讨和随访,较多的外科医生持不赞成态度,故目前认为不推荐。

(三)术后处理

手术后除按胃肠道手术后常规处理外,还需继续护肝、利胆、防治胆管炎等治疗。

术后护肝和利胆,继续静脉注射护肝和治疗凝血功能障碍的药物。常规运用利胆药、糖皮质激素和抗生素,胆道闭锁术后有效的药物治疗对于改善预后极为重要。

利胆药包括去氢胆酸、胰高血糖素、前列腺素 E_2、熊去氧胆酸,其中以熊去氧胆酸应用最多。熊去氧胆酸显著改善必需脂肪酸的缺乏,并能降低胆红素水平,目前作为常规使用获得良好疗效,尚未有不良反应的报道。临床上推荐口服熊去氧胆酸 10～20mg/(kg·d),术后进食即开始服用,一般维持 1～2 年。

糖皮质激素作为 Kasai 根治术后辅助治疗的主要组成部分,认为可以提高早期退黄效果,明显改善术后的生存质量,增加自体肝生存的年限。尽管其使用仍有争议,但在胆道闭锁术后广泛应用,但各家医院激素的用量、用法、应用时间不同。

胆道中存在肠道迁移的微生物及术后大量和长期应用激素以及肝内胆管发育不良,术后胆汁流量少,均增加胆管炎的发生风险,胆道闭锁手术后胆管炎直接影响预后,故应积极防治,故术后应预防性使用抗生素。目前一般主张术后静脉应用 3 代头孢菌素,甚至应用亚胺培南一类对革兰阴性菌有效的抗生素。

胆道闭锁患儿无论 Kasai 手术后黄疸是否消退,都存在一定程度的营养不良,主要表现在:白蛋白水平,尤其是前白蛋白水平下降;三头肌皮肤厚度,上臂中段直径减少;各种脂溶性维生素及微量元素缺乏。其原因在于:患儿原发疾病导致食欲减退,胆汁分泌减少或胆汁不进入肠腔引发的吸收障碍,肝细胞代谢异常,肝硬化门静脉高压症相关的胃肠道疾病。在为患儿提供高蛋白饮食的同时,需注意脂溶性维生素补充。

(四)术后并发症的处理

术后并发症常见有胆管炎、肝门部胆管梗阻、肝硬化门静脉高压症等。

1.胆管炎

胆道闭锁术后胆管炎在 Kasai 手术后最常见,同时又是最难处理的并发症,常可影响疗效,需积极治疗。引起胆管炎的病原体有细菌和真菌。细胞多为革兰阴性杆菌,如铜绿假单胞菌、大肠埃希菌等。在长期大量使用广谱抗生素和激素后,还可发生真菌感染。胆管炎临床表现为不明原因的发热,体温达 38.5℃ 以上的高热和弛张热,胆汁排出减少,甚至完全停止。发生胆管炎时患儿往往烦躁、哭闹不安、呻吟,睡眠中似做噩梦一般突然发出惊叫声。可伴腹胀、呕吐和肝功能变差,患儿短时间内黄疸重新加深。因胆汁排出减少,大便颜色变浅,小便呈现深黄色。实验室检查血白细胞明显升高,尤以中性粒细胞占比增多为主,C 反应蛋白升高,血胆红素明显升高,直接和间接胆红素均升高。B 超检查可见肝内胆管壁增厚、粗糙。

对于胆管炎预防比治疗更重要。除围术期静脉滴注抗生素外,手术后应选用经肝胆道排泄的广谱抗生素,静脉滴注抗生素如头孢曲松、头孢哌酮加舒巴坦等,联合甲硝唑或奥硝唑,一般用药 7～10 天。胆管炎控制不佳时可改用亚胺培南或美罗培南。抗生素应定期更换,持续 2～4 周。对持续高热,黄疸明显加重的患儿,可禁食。并适当使用激素冲击治疗,可静脉滴注甲基泼尼松龙每天 4mg/kg,3 天后逐步减量或每天分别注射甲基泼尼松龙 10mg/kg、8mg/kg、6mg/kg、5mg/kg、4mg/kg、3mg/kg、2mg/kg,共 7 天;也可应用提高免疫力的药物如静脉滴注丙种球蛋白。

2.肝门部胆管梗阻

指胆道闭锁行 Kasai 手术后,已能从肝门吻合口排出胆汁,但因各种因素,使肝门胆管堵塞,胆汁排出障碍。肝门部胆管梗阻的预防措施包括 Kasai 手术时,肝门部解剖和吻合口剪除适当,及时使用激素。更重要的是防止术后早期胆管炎发生。肝门部胆管梗阻发生后,进行抗感染、利胆等治疗。如果非手术治疗仍无效,应进行手术治疗。手术步骤包括拆除肝门空肠吻合口,剪除肝门部瘢痕组织,剪除既要达到一定的深度,又不能误伤门静脉,这是决定再次手术是否成功的关键步骤。

随着生存病例数增加和存活时间增长,肝内胆管囊状扩张例数也会增多,临床表现为发热、黄疸、排白陶土色大便,通过 B 超和 CT 可作出诊断。分为 3 型:单个孤立囊腔与周围没有交通支的属 A 型;孤立囊肿与周围有交通支属 B 型;多发性囊状扩张属 C 型。A 型和 B 型可通过 PTCD 或肝内囊肿空肠吻合术而治愈,而 C 型此治疗方法效果差,要考虑肝移植。

3.肝硬化门静脉高压症

胆道闭锁晚期并发症,主要为肝硬化门静脉高压症。门静脉高压症出现消化道出血时,首先推荐内镜下注射硬化剂或套扎术,可反复进行,也有做分流术,合并脾功能亢进可考虑做脾栓塞。

（五）肝移植

患儿年龄超过 4 个月或 Kasai 手术失败者以及术后肝功能差、生活质量不佳者,应考虑进行肝移植。小儿肝移植术式为背驮式,可进行减体积肝移植、亲属活体供肝肝移植、劈离式肝移植。

Kasai 手术后的患儿在什么情况下需行肝移植和何时行肝移植,是一个十分重要的问题。需综合考虑血胆红素、转氨酶、凝血时间以及肝硬化和门静脉高压症程度、消化道静脉曲张情况、反复发作的胆管炎的次数和程度、患儿生长发育停止或迟缓、肝脏合成蛋白障碍、腹水等情况,还有如手术后无胆汁排出或每日排出量不够 6mg,患儿术后仍长时间带黄疸生存,反复发生消化道大出血,也适合进行肝移植。

六、护 理

（一）护理措施

1. 术前护理

（1）饮用低脂奶,少量多餐。

（2）做好皮肤护理,保持皮肤清洁,防止指甲搔抓引起破溃。

（3）做好术前用药护理,如维生素 K、抗生素等。

（4）告知家长术前做好肠道准备的重要性。

2. 术后护理

（1）早期禁食,恢复进食时应饮用低脂奶,少量多餐。

（2）保持胃肠减压引流通畅,做好口腔护理。

（3）保持腹腔引流通畅,妥善固定引流管。

（4）做好皮肤护理,保持皮肤清洁和伤口敷料干燥和清洁,防止指甲搔抓引起破溃。

（5）做好静脉高营养护理。

（二）健康教育

（1）指导家长观察和记录患儿黄疸和大便色泽变化。

（2）告知门诊随访时要复查肝功能等指标。

（3）患儿如有腹痛、发热、黄疸、呕吐等应及时就诊。

（张敏娅）

第九节　先天性膈疝

一、概述

先天性膈疝（CDH）是胚胎期膈肌发育停顿所致的膈肌缺损,因胸腹腔压力差造成腹腔内游离脏器疝入胸腔。其发病率为 1/3500～1/2500,无明显性别差异,90% 以上发生在膈肌后外侧,称为胸腹裂孔疝（Bochdalek 疝）,发生在前胸肋三角侧者称为胸骨后疝（Morgagni 疝）。

二、病因及发病机制

大多数 CDH 为散发,病因是多方面的,包括环境因素、遗传因素及交互作用。目前明确的异常基因包括 wt-1、glipican-3、fibrillin1 等。CDH 患儿常合并染色体畸形,包括 13、18、21 染色体的三倍体畸形及染色体的部分缺失,如 1q42、8p、15q26 等。

三、临床表现

(一)新生儿期表现

出生后 6 小时内出现缺氧、发绀、呼吸困难者称为新生儿重症 CDH,病死率高达 60%。生后如未及时气管插管,随着吞咽及哭闹,胃或肠管逐渐充气膨胀,占据胸腔,压迫肺组织,造成纵隔及心脏移位;原发性肺组织发育不良,肺动脉收缩,出现严重的肺动脉高压及右向左分流,使通气和灌注失调进行性加重。体征:患侧胸腔膨隆,听诊呼吸音减弱,闻及肠鸣音;心尖冲动及心界向对侧移位,腹部呈舟状腹。

(二)婴幼儿期和儿童期表现

患儿因反复呼吸道感染或呕吐症状,行胸部 X 线检查可发现 CDH。但有些患儿可常年无症状,体检时才发现。个别患儿因疝入肠管嵌顿坏死、穿孔或脏器扭转就诊时发现。

四、辅助检查

(一)胸腹部 X 线检查

是首选检查,X 线片中胸腔内可见肠管充气影,心脏和纵隔向对侧移位,横膈影消失;腹部胃泡影缩小或消失,肠管充气影减少。疝入的胃肠道有绞窄梗阻时,腹部或胸部可见多个气液平面。

(二)消化道造影

可鉴别疝入胸腔的胃、小肠、结肠,从食管—胃连接处的位置和造影剂反流可鉴别食管滑动疝及食管旁疝。

(三)超声检查

可发现腹内脏器疝入胸腔、膈肌缺损、疝入内容物及其他合并畸形,彩色多普勒可直接显示网膜血管。

(四)CT 检查

特别是增强 CT 可明确膈肌缺损部位,矢状位、冠状位及三维重建可增加诊断阳性率,分辨横膈缺损、疝入脏器、肠绞窄或梗阻。增强造影可显示肠系膜血管。

五、治疗

早期对于 CDH 治疗普遍认为应尽快手术以缓解和改善患儿的心肺功能,减少病死率。然而,临床观察到急诊手术并不能降低病死率,应适当延迟手术时机,积极改善患儿循环、呼吸功能后再择期手术。随着近年来技术的发展，对于出生后出现明显的呼吸功能衰竭的患儿予以体外膜氧合辅助后，再行手术矫治，可明显提高患儿的手术耐受力及存活率。

（一）手术分类

根据手术时机将手术分为以下 3 种。

1.择期手术

CDH 多伴有肺动脉高压及肺发育不良，术前采取一系列措施，待基本情况有所好转，肺功能获得改善时再手术。

2.限期手术

出生 6 小时出现危重症状，病情往往难以控制，因此，经初步治疗后尽早手术解除压迫可获得较好效果。

3.急诊手术

疝内容物嵌顿绞窄的 CDH 应尽早手术，以防绞窄肠管坏死。

（二）术前准备

CDH 大多合并心肺功能障碍，控制好肺动脉高压并阻止进一步肺损伤是术前管理的关键。术前准备需充分，待病情稳定后手术，对术后呼吸和心脏功能的恢复可起关键作用。

（三）手术治疗

1.适应证

(1)诊断明确的婴幼儿和年长儿 CDH。

(2)新生儿膈疝平稳过渡后可作为临床探索性手术适应证。

2.禁忌证

(1)合并严重畸形，如先天性心脏病循环不稳定，难以耐受麻醉。

(2)严重肺部发育不良或合并其他肺部疾患，呼吸机难以支持。

(3)合并先天性乳糜胸。

(4)胸腹腔因各种原因存在严重粘连，难以分离暴露膈肌者。

(5)生命体征尚未平稳，但一般情况较差，难以耐受麻醉及手术者。

3.开放手术

依据缺损位置及手术入路选择手术切口，左后外侧疝可选择左肋缘下两指横切口或左上腹部横切口；右后外侧疝可选择右胸第 6 肋间前外侧切口及右上腹横切口。逐步轻柔将疝入脏器复位，检查合并畸形及肺组织发育情况，确认膈肌缺损边缘，缝合前将缺损边缘分离展开后，在无张力情况下将前缘覆盖后缘，用不可吸收线褥式缝合或间断双重缝合修补，必要时做绕肋骨缝合。横膈内侧缘全部缺损时将缺损边缘与食管—胃连接处做间断钉状缝合。最后一针结扎前，由麻醉师控制患儿呼吸、扩张肺部，排出胸腔内气体，必要时放置胸腔引流管。

4.微创手术

腔镜手术已被广泛推广，成为首选的手术方式。依据手术入路可分为腹腔镜手术和胸腔镜手术。

（四）术后处理

术后继续给予呼吸机辅助呼吸，适当镇静，定时复查胸部 X 线片，注意有无气胸及胸腔积液,根据患侧肺膨胀情况调整呼吸机参数,保证患儿生命体征及血氧饱和度平稳。静脉使用抗生素、补液支持治疗,维持适当温度调节、葡萄糖稳态,静脉营养支持;根据血气分析结果调整酸碱及电解质平衡;同时注意预防戳孔感染、肺部感染、硬肿症等并发症。腔镜膈疝修补术后已不常规放置胸腔引流管,因为引流管的刺激可能会使渗出液增加,甚至还会导致胸腔感染,不利于促进术后患侧肺膨胀。对于术中渗出液较多的病例,仍需放置胸腔引流管。

(五)手术并发症及处理

1.术中内脏损伤

术中可能损伤肝、脾、小肠、结肠等疝内容物。术前应根据影像学检查疝入脏器异常解剖位置及结构,选择正确手术入路,无损伤钳轻柔操作,避免误伤。

2.肝静脉损伤

右肝静脉的肝外部分短,于肝后方直接进入下腔静脉。注意右后外侧疝分离缺损内缘易误伤导致大出血,甚至气体栓塞。

3.肾上腺损伤

新生儿膈肌缺损大、肾上腺小而易误伤,也是术后死亡的重要原因,因此,在缺损后缘缝合达肾脏附近时进针不宜过深或缝合组织过多。

4.术后气胸

腹腔镜膈肌修补最后一针结扎前应鼓肺,尽量排出胸腔积气,胸腔镜术毕关闭戳孔时也应先排气。此外,新生儿肺组织稚嫩,避免潮气量过大导致肺气压伤,呼吸机辅助呼吸时谨防气道压过高。腔镜手术一般不必放置胸腔引流管,若发生气胸可再放置胸腔闭式引流。

5.疝囊囊肿

疝囊囊肿是因胸膜、腹膜形成的菲薄疝囊遗漏未切除处理而形成,因此,术中应仔细检查,将疝囊沿缺损边缘逐一提起切开或切除后修补缝合。

6.术后乳糜胸或乳糜腹

乳糜管经腹膜后主动脉裂孔,在食管与主动脉间沿脊柱向前进入胸部,游离或缝合时容易误伤。若术后发生胸腔、腹腔积液,可以穿刺抽出或留置导管引流乳糜液。经静脉高营养、禁食等保守治疗多可自愈。无效者需再次手术修补。

7.胃食管反流

术中应常规检查食管—胃连接部位置,必要时用4-0不可吸收线将大弯侧胃底与横膈间断缝合固定几针,重建His角。凡确定为胃食管反流的患儿应积极治疗。

8.肠梗阻

术后并发肠梗阻可能与术后肠粘连、巨大膈疝时腹腔发育小而术后腹腔内高压力、膈疝复发致肠管疝入胸腔嵌顿等原因有关;还有肠管复位时不慎扭转、肠旋转不良或十二指肠前粘连带遗漏未处理可能导致术后肠梗阻。依据造成肠梗阻原因的不同采用不同的处理方法:巨大膈疝腹腔空间发育小者术中需同时进行腹壁扩张,严重者需分期分层关闭腹腔或采用Silo袋技术延期关闭腹腔;术后肠粘连、膈疝复发致肠管疝入胸腔嵌顿等情况时,可摄腹部X线片明确诊断后再次手术治疗。

9.术后复发

因膈肌先天性发育不良或缺损较大者,无论是何种手术方式,膈疝术后均存在复发的可能。有学者总结美国先天性膈疝治疗组数据显示,微创手术修补先天性膈疝术后复发概率为7.9%(其中腹腔镜膈疝修补手术后复发概率为3.8%、胸腔镜手术后复发概率为8.8%),而传统开放手术后复发概率为2.7%。微创手术术后复发的原因与应用新技术存在学习曲线、缝合张力大、手术操作空间小、疝囊大不易展开、靠近胸壁处不易缝合、缝线材料选择问题及补片应用与否等因素有关。膈疝复发后主要临床表现为肠梗阻、反复呼吸道感染和呼吸窘迫等,也可能没有任何症状,仅在常规体检时摄 X 线片发现。复发性膈疝的再次手术对小儿外科医生是一个挑战,主要的困难在于松解、分离胸腹腔脏器与膈肌的粘连,肠管与膈肌、肺组织之间的粘连要小心处理。手术入路可采用经胸或经腹途径,一般来讲,为了避开术中难以处理的粘连,可根据前次手术途径来选择。

六、护理

(一)护理措施

1.术前护理

(1)病情观察及护理。①保持患儿呼吸道通畅,床旁应备吸痰器,及时清理患儿呼吸道分泌物。②观察呼吸系统症状:注意有无呼吸困难、面色青紫等,在患儿哭吵或喂奶时是否加剧;检测酸碱平衡指标和血气分析;口唇发绀、呼吸增快者应给予氧气吸入及心电监护,明显呼吸困难、血氧饱和度低于 90%者必要时应行气管插管。③密切观察患儿的精神、哭声及腹部情况。密切观察患儿消化道症状,如呕吐、排便等情况,判断患儿有无肠梗阻。注意观察呕吐明显者有无脱水及水电解质紊乱的表现,并记录 24 小时液体出入量。④观察有无循环系统症状:因腹腔脏器进入胸腔,心脏搏动受到限制,加上肺的被压使肺泡换气减少,可引起心力衰竭症状。⑤观察有无肠梗阻、气胸等。

(2)饮食与营养。①病情严重,反复呕吐者应禁食、保留胃管,持续胃肠减压。②呕吐症状不明显、全身情况好者可进食,应注意少量多餐,饮食宜清淡易消化。③营养不良的患儿,必要时可少量多次输注血和血浆,以改善患儿的营养状况。

(3)体位与活动。患侧半卧位休息,以改善呼吸状态。应安抚患儿,避免患儿剧烈哭闹,增加机体消耗。

2.术后护理

(1)病情观察及护理。①持续心电监护及血氧饱和度监测,术后 48 小时内密切观察生命体征变化。②观察患儿呼吸、面色等情况,注意有无发绀、呼吸急促等缺氧症状。床旁应准备吸痰装置,及时清除患儿口腔及呼吸道分泌物。保持氧气管道的通畅,维持血氧饱和度在95%左右。③保持伤口敷料清洁干燥,观察伤口有无渗血,经胸手术注意观察伤口周围有无皮下积气。④观察腹部体征,观察患儿有无腹痛及腹胀等。⑤经腹手术注意观察肠功能恢复情况,禁食期间记录 24 小时出入量。

(2)饮食与营养。①由于患儿术前营养不良及术后禁食,为了维持患儿能量及营养的需求,需静脉营养,可使用静脉输液泵 24 小时均匀泵入营养液,防止输液速度过快或液体过多,增加患儿心脏负担。②贫血和营养不良的患儿,可少量多次输注血和血浆,以改善患儿的营养状况。③患儿应于肠鸣音恢复、肛门排气后进食,宜采取逐渐增加的原则,先予温水少许,若患儿无呕吐、腹胀,给予流质饮食,逐渐过渡到普食。④饮食宜高热量、易消化、营养丰富,以利伤口早期愈合。

(3)体位与活动。①患儿麻醉清醒前,去枕取平卧位。②手术后 6 小时即可协助患儿取半卧位,手术后以半卧位休息为主,以利患儿的呼吸及引流,卧床休息期间定时协助患儿翻身。③生命体征稳定后视患儿情况早期下床活动,活动时注意防止引流管滑脱。

(二)健康教育

(1)合理饮食,喂养时应注意防止患儿呕吐及误吸。

(2)告知患侧半卧位的目的。

(3)告知禁食及胃肠减压的目的。

(4)注意保护各管道,防止滑脱。

(5)定期随访、复查,患儿如有呕吐、腹胀等表现应立即就诊。

(三)并发症的观察及护理

1.出血

遵医嘱应用止血药,出血量大的患儿则需要开胸止血。

2.气胸、胸腔积液

密切观察患儿呼吸频率及节律变化,定时触摸伤口周围皮肤有无捻发音,定时听诊两肺呼吸音是否清晰一致,并保持胸腔闭式引流管引流通畅。

3.肺部感染

加强营养,保持室内空气流通,鼓励患儿有效咳痰或深呼吸。痰液黏稠的患儿及时行雾化吸入,促进痰液排出。遵医嘱严格使用抗生素。

(张敏娅)

第十节　食管裂孔疝

一、概述

食管裂孔疝是指胃通过发育异常宽大的食管裂孔突入胸腔内。

儿童阶段食管裂孔疝可以发生在各年龄组,往往以食管下端病损为主。

二、病因及发病机制

按手术所见与病理研究,最重要的异常是裂孔本身,即裂孔宽大,肌肉环薄细、无力,胃突入横膈以上胸腔内,绝大多数病例不伴有疝囊。贲门往往位于横膈以上,呈现各种不同病理类型,某些病例中迷走神经表现为不适当的松弛状态。一般形成食管裂孔疝需要 3 个因素:①膈肌的结构改变;②支持结构上有萎缩变弱;③腹腔压力增加失去平衡。

三、临床表现

由于许多新生儿仅伴有小裂孔疝,症状不典型,往往在临床上呕吐频繁或在 X 线检查中才发现有食管裂孔疝的存在。

典型病史是自出生后出现呕吐,其中 80% 病例出现在出生后第 1 周内,另约 15% 是在生后 1 个月内。一般呕吐量大、剧烈,大多数病例呕吐物含血性物,呈棕褐色或巧克力色。大出血少见,呕吐物为胆汁样亦罕见。

在无症状食管裂孔疝中,吞咽困难症状不太常见。当大量呕吐以后反而十分愿意摄入食物,吞咽中出现不适和烦躁通常提示食管有狭窄或溃疡形成。一半以上患儿诉上腹部与剑突区有疼痛感。

部分患儿合并贫血,贫血可以是由于出血及营养不良所致,贫血程度往往与食管炎严重程度相关。

合并其他先天畸形情况:如先天性幽门肥厚性狭窄、偏头痛和周期性发作综合征、声门或气管异常、智力发育迟缓等。

除上述情况外,因食管裂孔疝可伴有食管下端炎性改变,因呕吐可误吸入肺而导致吸入性肺炎。极个别严重病例可发生纳入胸腔的胃或肠管嵌闭梗阻,甚至组织坏死。

四、辅助检查

(一)影像学检查

影像学检查主要提示部分胃组织通过食管裂孔进入胸腔,在某些患儿,甚至可见腹腔其他脏器组织也疝入胸腔。有些征象可作为滑动性食管裂孔疝的参考,如胃食管反流、食管胃角变钝、胃食管前庭上移和增宽、胃食管前庭段呈尖幕状、贲门以上管道黏膜纹增粗或扭曲及存在食管炎等。如出现这些征象,应做仰卧头低足高位检查,以提高检出率。

(二)其他检查

如食管动力学检查、pH 24 小时监测、食管内镜等。

五、治疗

新生儿期大多数滑动性食管裂孔疝(约占 90%),可以经非手术治疗而得到缓解,包括半卧坐位、少量多次喂养及增加营养等方法。而食管裂孔旁疝、经非手术治疗未得到缓解且伴严重症状的滑动性食管裂孔疝往往需要手术治疗。

非手术治疗原则是降低腹压、防止反流和药物治疗,药物治疗主要包括抗酸药物、抗胆碱药物及镇痛解痉药物等。儿童食管裂孔疝除一部分轻中型滑动性食管疝外,均需要行手术修补纠治。

(一)手术适应证

(1)有并发症的裂孔疝,如严重的食管炎、溃疡、出血、狭窄、脏器嵌顿和膈部并发症。

（2）食管旁疝和巨大裂孔疝。

（3）经内科正规治疗无好转。

（二）手术选择的原则

（1）贲门复位，使腹段食管回复到膈下正常位，且保留一段正常腹段食管长度，一般随儿童年龄而长度不一（1～3.5cm），达到对抗腹内压的目的，这是贲门关闭的重要机制之一。

（2）胃固定在腹腔，固定方法多样，如 Hill 提出的胃背侧固定术。

（3）建立和（或）恢复胃食管反流机制，除了上述膈下腹段食管有足够长度外，还要有锐性 His 角，甚至有一部分学者提出加做胃底折叠术，常见的有 Nissen 术、Thal 术、Toupet 术等，以达到抗反流目的。

（4）将扩大的裂孔缩小，主要缝合左、右膈肌脚。

（三）手术术式

包括经胸手术、经腹手术和腹腔镜手术等。目前常用手术方法是经腹食管裂孔疝修补术，不但可以达到术前要求，也可同时探查腹腔内其他脏器是否有畸变病损，护理方面较经胸手术更为方便。

（四）术后处理

食管裂孔疝修补术后应随访，除了注意临床症状有无缓解外，还应做 X 线检查，特别注意有无反流，要做食管动力学测定和 pH 24 小时监测，对比术前检查情况，以明确裂孔疝修补术抗反流的改善。

（五）术后并发症的预防及处理

早期术后并发症主要是肺部并发症，包括肺炎、肺不张、肺脓肿和哮喘病等及其他感染，如切口感染、脓胸、膈下脓肿和腹膜炎等。晚期并发症除了疝复发和胃食管反流外，常见的是气胀综合征，即不能打嗝和呕吐，原因可能与术中损伤迷走神经有关。故在做食管下端分离折叠术时，可根据实际情况再加做幽门成形术，以减少胃排空阻力，有利症状缓解。当出现复发时，需再次手术回复脏器及进行裂孔疝修补，复发大多数是由于裂孔未能关闭到适当程度或缝合线撕裂，出现食管—胃连接处狭窄，可通过食管扩张得以解决。严重的难扩性食管狭窄可做狭窄段切除＋食管—食管端端吻合、食管松解补片（结肠补片、人工生物合成补片）、代食管手术等。

六、护理

（一）护理措施

1.术前护理

（1）病情观察及护理。①监测患儿生命体征，观察患儿有无吸入性肺炎表现，有炎性反应者遵医嘱应用抗生素。②观察呕吐物的量、性质、颜色，呕吐时应防止患儿发生误吸。床旁应备吸引装置。③观察患儿有无水、电解质紊乱的症状，有紊乱者应及时纠正，遵医嘱合理安排补液顺序及补液速度。④观察患儿腹部体征。⑤评估患儿营养状况，对患儿家长应进行喂养指导，加强患儿营养，改善患儿营养状况。

（2）饮食与营养。①婴幼儿应少量多餐，饮食以稠厚、富有营养、易消化的食物为主。年长儿应给予高蛋白、高热量、高维生素、低脂、易消化的食物。②必要时患儿可行静脉营养支持。③头高俯卧位、半坐卧位及直立位可防止患儿呕吐，并可改善患儿的营养状态。

（3）体位与活动。头高俯卧位、半坐卧位及直立位可防止呕吐。

2.术后护理

（1）病情观察及护理。①对患儿应持续心电监护及血氧饱和度监测，术后48小时内密切观察患儿生命体征变化。②观察患儿呼吸、面色等情况，注意有无发绀、呼吸急促等缺氧症状。床旁应准备吸痰装置，及时清除患儿口腔及呼吸道分泌物。保持氧气管道的通畅，维持血氧饱和度在90%以上。③观察患儿呕吐及胃肠减压的情况。④观察肠功能恢复情况。⑤严密观察伤口有无出血、渗液，保持患儿伤口敷料清洁干燥，伤口包扎勿过紧，以免影响呼吸。

（2）饮食与营养。拔出胃管后，患儿应先进水，观察有无呕吐、腹胀等不适。婴幼儿应少量多餐，饮良应以稠厚、富有营养、易消化的食物为主。

（3）体位与活动。患儿麻醉清醒后可取半卧位，活动能力应当根据患儿个体化情况进行，循序渐进，同时应特别注意管道的保护。

（二）健康教育

（1）预防呼吸道感染。

（2）饮食指导：直立位或半坐卧位喂养患儿，应喂养稠厚、有营养的食物，防止呕吐引起患儿窒息。

（3）指导患儿练习深呼吸及有效咳嗽。

（4）早期下床活动。

（5）保护各种引流管，防止滑脱。

（6）门诊随访。

（三）并发症的观察及护理

食管裂孔疝并发症的观察及处理见表5-7。

表5-7　食管裂孔疝并发症的观察及处理

常见并发症	临床表现	处理
出血	胃管引流出咖啡色或黯红色胃液	保守治疗：用止血药、制酸剂，管喂止血药物
	胸腔闭式引流管引流出鲜红色液	保持引流管通畅
	伤口敷料持续有新鲜血液渗出	监测患儿生命体征
	患儿脉速、面色苍白、血压下降等	输血治疗
		保守治疗无效者应及时再次行手术
肺部感染	发热	吸氧
	白细胞计数增高	合理使用抗生素
	患儿咳嗽、咳痰、呼吸急促	肺部物理治疗：雾化吸入、帮助患儿翻身、拍背、深呼吸、咳嗽、吹气球及扩胸运动
	X线提示患儿肺部感染	监测患儿生命体征
食管下段狭窄	吞咽困难	食管扩张，手术治疗

（张敏娅）

第十一节 漏斗胸

一、概述

漏斗胸是最常见的先天性胸壁畸形,发病率亚洲国家高于欧美,我国各地均有散在发病,男女发病比例约为 4:1。漏斗胸主要特征为胸骨柄下缘至剑突上缘胸骨体向背侧倾斜凹陷,两侧下部肋软骨也同时向背侧弯曲,使前胸下部呈漏斗状,凹陷顶点通常在胸骨体下端和剑突交接处。

二、病因及发病机制

漏斗胸的病因目前尚不明确。虽然佝偻病可以引起漏斗胸,但多数漏斗胸是先天性发育异常所致。有学者认为与膈肌中心腱过短牵拉胸骨末端和剑突有关,也有学者认为在胎儿发育过程中,胸骨、肋骨发育不平衡,肋软骨过度生长所致,过长的肋软骨向后弯曲,引起胸壁凹陷形成漏斗胸。近年来的研究表明遗传因素是重要的病因。

三、临床表现

绝大多数漏斗胸患儿出生后不久前胸部即出现浅的凹陷,多以剑突处明显。明显凹陷者由于胸壁对心、肺造成挤压,气体交换受限,肺内易发生分泌物滞留,故常发生上呼吸道感染。多数患儿有运动耐量减退的表现,稍事体力活动后即有心悸、气促等症状,但严重影响心、肺功能者并不多见。漏斗胸除对患儿有生理上的影响外,还对患儿和家长造成较大的精神负担和心理压力。

四、辅助检查

(一)体格检查

漏斗胸患儿一般均比同龄儿瘦弱、矮小。可见前胸下部向内、向后凹陷呈漏斗状,可伴有两侧肋骨不对称畸形,漏斗中心可在中心线或略偏斜,心尖冲动左移。体形改变可见肩前倾、后背弓、前胸凹、腹膨隆的表现,称为漏斗样体征。部分患儿还合并有胸肌发育不良、扁平胸等。

(二)胸部 X 线检查

显示胸骨下部和相邻肋软骨明显下陷,侧位胸片胸骨体明显向后弯曲,脊柱与胸骨间距缩短。心影多向左侧胸腔移位,心影的中部有一个明显的放射线半透明区,右心缘常与脊柱重叠,个别严重的患儿心影可以完全位于左胸腔内,年龄较大的患者脊柱多有侧弯。

胸部 CT 检查可清楚显示胸廓前部凹陷的程度和范围,以及心脏和肺的受压情况。中重度漏斗胸患者应常规进行肺功能测试和心电图检查,了解心肺功能情况。

五、治疗

手术是治疗漏斗胸唯一有效的方法。手术治疗的目的：①矫正胸壁畸形，解除心、肺受压，改善心肺功能；②预防漏斗胸体征的继续发展；③解除患儿的心理障碍。

（一）手术适应证

Haller 指数大于 3.2、漏斗指数大于 0.2 均应手术。一般认为手术矫正适宜的年龄是 4～12 岁，此时患儿的胸廓柔韧性、弹性好，并具有较好的依从性，利于术中操作和术后恢复。多数学者认为 3 岁以内儿童由于体质弱、骨质较软、肋软骨易变形（佝偻病活动期），只要无明显心肺功能障碍应先行随访，同时观察有无自行矫正的可能。

（二）评估方法

1.Haller 指数

为 CT 扫描胸廓最凹陷处的横径和前后径的比值，可精确计算胸廓畸形的程度，可作为评估手术适应证的方法。如不对称的漏斗胸，凹陷最低点不在脊柱前方，则在脊柱前方和凹陷最低点画两条水平线，按两线间的距离计算修正的 CT 指数。正常人平均 Haller 指数为 2.52，轻度漏斗胸为<3.2，中度为 3.2～3.5，重度为>3.5。

2.漏斗指数（FI）

FI 也是国内常用的评估方法，轻度漏斗胸为<0.2，中度为 0.2～0.3，重度为>0.3。

（三）手术方法

1.胸骨翻转术

前胸正中切口或沿乳房下做弧形切口，将胸大肌自中线切开，游离并推向两侧，暴露畸形肋骨，沿畸形外侧缘自下而上在骨膜下切断肋软骨，完全横断胸骨，使整块胸骨软组织游离。取下胸肋复合体，翻转后，削平胸骨特别凸出部分，胸骨柄与翻转胸肋复合体用粗线和钢丝固定，肋软骨切除过长段后与相对应的肋骨缘缝合固定，间断缝合骨膜，胸壁分层缝合，胸骨后置引流管。此类传统的手术创伤较大，且术后并发症多，目前很少使用。

2.肋骨成形＋胸骨抬举术

切口同前，暴露畸形肋骨，在骨膜下切除两侧畸形的肋软骨段 2～4cm，一般切除第 4～6 肋软骨，常为第 3～7 肋软骨，同时切除剑突，在胸骨柄下做楔形截骨，将凹陷的胸骨抬举，以粗线缝合胸骨截骨端和肋软骨断端，胸骨后置引流管，术后胸带包扎固定胸部，可预防术后反常呼吸。也有同时应用克氏钢针或钢板支架作胸骨体内固定术。此类手术创伤较大，目前很少使用。

3.Nuss 手术

是不截骨的内固定术代表。该术式不游离胸大肌皮瓣、不切除肋软骨和不做胸骨截骨；切口小而隐蔽，手术时间短、出血少、恢复快；最突出的是能长期保持胸部伸展性、扩张性、柔韧性和弹性。因该手术操作简单、易于掌握，达到了微创手术矫形，从而快速地被各国外科医生所接受。手术方法是先根据患儿胸廓的大小选择合适长度的钢板并调整弯曲度，然后在胸骨凹陷最低点的同一水平处两侧胸壁腋前和腋后线之间各行约 2.5cm 横切口，经胸膜外穿入引导器插至对侧,再牵引引导钢板凸面朝后拖过胸骨后方到达右侧,将钢板翻转180°,使胸骨和前胸壁突起呈现预期的形状,最后用固定器固定钢板。随着手术经验的积累和技术的不断改进,Nuss手术已经成为矫正漏斗胸的标准术式。有学者在胸腔镜辅助下行Nuss手术,认为胸腔镜下可观察胸骨粘连程度以及尽可能避免对肺、心脏及大血管的损伤,尤其对于先天性心脏病术后患儿漏斗胸的矫治具有一定的临床意义。

六、护理

(一)护理措施

1.术前护理

(1)病情观察及护理。①应加强对患儿的呼吸道管理,保持室内空气清洁、流通,防寒保暖,避免感冒,防止呼吸道交叉感染。②指导患儿进行深呼吸和学习有效咳嗽、排痰的方法,对患儿及其家属讲解术后肺部功能训练的重要性。③协助医生做好呼吸功能评估即肺功能测定,如果健侧肺功能≤正常的40%,应在肺功能改善之后再行手术治疗。④查体时应注意保护患儿隐私。

(2)饮食与营养。部分患儿因病变影响心肺功能,造成发育迟缓、体质瘦弱,因此术前要评估患儿的营养状况,讲解术前营养支持的重要性及必要性。指导患儿进食易消化、高热量、高蛋白、高维生素饮食。

(3)术前特殊准备。指导患儿进行呼吸训练。

2.术后护理

(1)病情观察与护理。①观察患儿呼吸状态,注意患儿有无反常呼吸。观察患儿面色,口唇是否红润,有无发绀、呼吸急促等缺氧症状。保持氧气管道的通畅,注意观察患儿的血氧饱和度,保证患儿血氧饱和度在95%以上。②持续心电监护,监测患儿生命体征至病情稳定,观察伤口有无渗血,周围有无皮下气肿。③观察患儿有无呼吸困难,有无气胸。④常规使用镇痛泵,注意镇痛效果及药物的不良反应。⑤术后应注意观察并记录伤口渗出液的颜色、性质、量,应注意观察敷料是否干燥,少量淡血性或淡黄色液渗出通常无须处理,如渗出液浸透敷料或有鲜血浸出敷料,应及时通知医生并给予伤口换药。

(2)呼吸道管理。①患儿床旁准备吸痰装置。②口腔及呼吸道分泌物应给予及时清除。③鼓励患儿咳嗽、深呼吸,促进患儿肺扩张。可让患儿吹气球、吹口琴,以促进肺功能的恢复。必要时给予拍背,2小时1次,雾化吸入,每天3次。

(3)饮食与营养。患儿麻醉清醒后6小时即可恢复原有饮食,术后患儿多因伤口疼痛影响食欲,应鼓励患儿进食,消瘦的患儿必要时遵医嘱输入氨基酸、脂肪乳等给予营养支持。

(4)体位及活动。①患儿麻醉清醒前,应去枕平卧。②手术后6小时即可协助患儿取半卧位,以利患儿的呼吸及引流。③患儿术后第1天可下床活动,半卧位休息为主。扶患儿坐起或下床活动时应以两手托患儿颈部、背部及臀部,保持患儿背部挺直,避免单独采取牵拉上肢,术后应避免患儿侧卧位休息,以防钢板移位。

(5)胸腔闭式引流管护理:少部分患儿安置胸腔闭式引流管,通常于术后2~3天拔除。

（二）健康教育

（1）术后第1天，可训练患儿憋气式吹气球，每天3次，每次5分钟，以增加患儿肺通气。

（2）指导患儿进行有效的咳嗽、排痰。

（3）嘱患儿睡觉时尽量保持仰卧位，勿侧卧。盖被轻薄，衣服不宜过紧，尽量避免胸部负重，以巩固远期疗效。

（4）防止跌倒等外伤，术后3个月内患儿应避免剧烈的体育活动，防止胸部变形。

（5）手术3个月后坚持做扩胸运动。

（6）患儿家长要及时纠正患儿的颈肩部前倾、驼背等不良姿势，指导患儿站立、行走时应抬头挺胸，改正不良习惯。

（7）定期复查（术后1、3、6个月），2～4年后取出钢板。

（三）并发症的观察及护理

1.气胸

气胸为手术后最易出现的并发症。气胸发生患儿多为较大年龄，因为术前预先塑型的钢板轮廓不合适，术中安放后又反复取出重新塑型再安放固定，易导致胸膜破损。少量气胸可行胸腔穿刺，大量气胸则需放置胸腔闭式引流。预防和尽早发现术后气胸是手术成功的关键，因此术后护理应监测呼吸功能指标。术后早期应密切观察患儿呼吸频率及节律变化；定时触摸伤口周围皮肤有无捻发音；定时听诊两肺呼吸音是否清晰一致；连续经皮氧饱和度（SpO$_2$）监测是术后护理过程中早期发现气胸等并发症的较好指标之一。

2.胸腔积液

多为少量反应性积液，发生率低，通常未予特殊处理，术后1个月复查胸片，绝大多数病例提示积液已完全吸收。

3.钢板移位

发现钢板明显移位，应立即予以再次手术固定，轻度移位如倾斜、下移等，可能与其原来畸形严重、术后3个月内患儿活动量较大、有确切的跌倒碰撞史及患儿生长迅速（每年生长10cm）等因素有关。因此护理上应注意指导患儿术后1周内不宜侧卧位休息，勿弯曲、转动胸腰，不翻滚，术后1个月内背部保持挺直，2个月内不弯腰搬重物，3个月内避免剧烈及对抗性运动，尽量降低钢板移位的发生率。

4.肺部感染

术后应遵医嘱合理使用抗生素，积极进行肺功能锻炼，可有效预防感染的发生。

（张敏娅）

第十二节　肾损伤

一、概述

肾损伤是小儿较常见的脏器外伤，其发生率高于成人，其原因有：①小儿肾脏的体积相对较成人大；②肾脏位置较低；③肾实质较脆；④肾包膜发育不全；⑤小儿腰部肌肉不发达，肾周保护作用较成人弱；⑥肾脏异常较多（如先天性肾积水等）。近年来随着交通、运输业的发展，交通事故不断增多，肾损伤的发生率也明显增加。小儿肾损伤多为闭合性损伤，其发生率各家报道不一，一般占腹部外伤的 8%～10%，占小儿泌尿系损伤的 30%～40%。肾损伤通常为单侧病变，极少累及双侧，但常合并其他脏器或泌尿生殖系其他部位的损伤。对肾损伤的分类目前无统一的意见，一般分为轻、中、重度 3 种。临床按治疗需要分为轻度和重度损伤：轻度损伤包括肾挫伤、肾皮质裂伤、包膜下血肿；重度损伤包括肾贯通伤、肾粉碎伤、肾蒂损伤、肾盏破裂。临床所见的病例约 80% 以上为轻度肾损伤，仅少数为重度损伤或同时合并其他脏器损伤，如不及时诊断与治疗，可危及患者生命或致严重并发症和后遗症。随着医学事业的发展与进步，医疗设备的更新、检查手段的不断完善，对小儿肾损伤可及时准确做出伤情判断，为治疗方法的选择提供可靠的依据，大大提高了小儿肾损伤的治疗效果。

二、病因及发病机制

(一)闭合性肾损伤

闭合性损伤中最常见的致伤原因是直接暴力（腰腹部肾区受到外力的撞击或腰部受到直接挤压）的车祸伤，其他较少见的原因有挤压伤、拳击伤、踩伤、踢伤；间接暴力常由于高速运动中突然减速，如高空中的坠落伤等；身体突然猛烈转动，搬运重物用力过猛或剧烈运动所致肌肉强烈收缩也可造成肾损伤。

(二)开放性肾损伤

多见于战伤，如弹片伤、枪弹伤等，小儿罕见。而利刃所造成的开放性肾损伤，平时、战时均可见到。

(三)病理性肾损伤

小儿先天性肾脏疾病，如先天性肾积水、巨输尿管、重肾、异位肾、肾脏肿瘤等，轻微的外力作用即可造成闭合性肾损伤。

(四)医源性肾损伤

医源性肾损伤是指患儿在接受手术或腔镜检查和治疗时，肾脏意外破裂或发生大出血等。

三、临床表现

(一)血尿

为肾损伤最主要的临床表现，血尿发生率约占肾损伤的 70%，可为镜下血尿或肉眼血尿。通常为肉眼血尿，少数为镜下血尿。但肾实质损伤程度和血尿无相关性，有时仅为镜下血尿，甚至无血尿，却存在严重肾损伤，如肾蒂血管损伤断裂、严重的肾盂破裂、输尿管完全断裂或输尿管被凝血块堵塞等。若膀胱内血凝块较多可出现排尿困难。血尿也可能为延缓性、继发性或复发性，可能由于伤后没有很好地卧床休息或血块脱落，肾动、静脉瘘或小的假性动脉瘤以及感染也是长期血尿原因之一。

(二)疼痛

伤侧肾区或上腹部疼痛是另一常见症状，一般为钝痛，多由于肾受伤后肾包膜内压力增高或软组织损伤所致。小凝血块通过输尿管时可发生肾绞痛。肾损伤后局部常有不同程度的压痛和肌紧张,两侧对比检查,区别十分明显。若血液或尿液渗入腹腔或同时有腹腔脏器损伤时可出现全腹疼痛和腹膜刺激征。

(三)腰部包块

常见于肾损伤较严重者,由于血液和外渗的尿液积集于肾脏周围,形成痛性包块。伤后早期因肌肉紧张或腹胀,包块常难以发现,触诊包块界限不清楚。若肾周包膜完整,包块可较局限,否则在腹膜后间隙可形成广泛性肿胀,包块大时不仅能摸到还能看到腰部隆起及皮下瘀血。患儿喜卧于患侧并屈腿,以使腰大肌放松而减轻疼痛。

(四)休克

休克是肾损伤的重要临床表现,休克的发生率与肾损伤的轻重及有无合并伤密切相关。一般单纯肾挫伤、裂伤,休克少见;肾脏严重裂伤、粉碎伤或肾蒂伤常可发生失血性休克。若血尿轻微或仅镜下血尿,出现休克者,则提示肾蒂损伤或合并腹腔其他器官损伤。偶有患儿在玩耍中受伤,出现迟发性休克,表现为突然面色灰白、皮肤湿冷、血压下降、脉细速并进行性意识丧失,可能是由于继发性大出血引起。

四、辅助检查

(一)实验室检查

血尿是诊断肾损伤的重要依据,对疑有肾损伤者首先作尿常规检查。尿常规可见镜下血尿,对伤后不能排尿的患儿,应进行导尿检查。血红蛋白及血细胞比容降低提示失血,血细胞比容起初可正常,连续检测可发现其下降,提示有持续性出血;血清肌酐上升可因肾损伤或血容量不足;肾组织损伤后,可释放大量乳酸脱氢酶,通过检查血清乳酸脱氢酶,可协助诊断。

(二)影像学检查

1.超声检查

超声检查虽不能判断肾功能,也不能分辨肾挫伤、裂伤、肾蒂损伤,但可了解肾形态及结构的改变,如肾包膜是否完整及包膜下或肾内有无血肿,特别是对肾周血肿或尿液外渗所致局限性肾周积脓具有重要的诊断价值。超声检查具有安全、方便、可反复进行等优点。在进行保守治疗时,可随时监测肾损伤的变化。

2.X线平片检查

胸腹 X 线平片可了解有无脊柱及肋骨骨折、血气胸及膈下游离气体等。对于轻型肾损伤 X 线平片常无重要发现;而重型肾损伤伴有尿液外渗或肾周血肿时,可见肾影模糊、同侧膈肌升高、腰大肌阴影消失、脊柱凹向患侧。

3.CT 检查

为无创性检查方法,实用、方便、迅速,CT 增强连续扫描较静脉肾盂造影更准确,能显示肾内血肿、肾皮质裂伤、肾周血肿及尿液外渗等,其准确率在 95% 以上。能客观、及时判断患肾的伤情,制定有效的治疗方案。CT 扫描还可协助诊断腹腔内其他实质性脏器损伤。若患儿情况危重,CT 可作为首选检查方法。

4.静脉尿路造影

静脉尿路造影是肾损伤的重要检查手段,除严重休克未纠正外,凡有外伤性血尿、疑有肾损伤的患儿均需做此检查。一般宜采用大剂量快速静脉滴入,按常规间隔时间进行序列拍片,据肾脏显影的情况可了解肾的形态及功能,确定有无尿液外渗,判断伤肾的损伤程度及分类,同时可了解对侧肾脏情况。此外,还可发现有无合并存在的肿块和先天性畸形。血尿的患儿静脉肾盂造影显示正常图像时,可能为肾挫伤或小的肾裂伤;肾穿透伤或肾盂破裂时,可见造影剂外溢至肾周组织;广泛性肾挫裂伤则见弥漫不规则阴影向肾周扩散;肾周有血液或尿液形成包块时,输尿管可移位,肾盂、肾盏受压变形。另外,肾损伤后 3～6 个月应复查静脉肾盂造影,以了解伤肾功能和肾的形态和大小,判断肾周有无包裹性纤维化组织,必要时应清除该组织以免影响肾脏的正常发育。

5.放射性核素扫描

可了解肾形态与功能,是一种安全无创伤的检查手段,如与 CT 扫描配合,能准确判断肾损伤程度和范围。肾损伤作放射性核素扫描可显示放射性核素分布不均匀,血管损伤处肾皮质血流灌注差,如血流期肾区无灌注,提示肾蒂撕裂或损伤性肾动脉栓塞;如为分支动脉栓塞则表现为楔形缺损;功能期如出现放射性减低,提示肾挫伤;如放射性范围增大、不规则,则提示尿液外渗。此外对于肾外伤后肾瘢痕的患儿可用此检查定期随访。

6.肾动脉造影

静脉肾盂造影不显影或疑有肾血管损伤者,在患儿情况允许时可行肾动脉造影。表现肾动脉闭塞、移位,肾实质区显示肾影增大及界限清楚的异常透光区。另外,对肾损伤后持续肉眼血尿,经对症治疗效果不佳时,可行选择性肾动脉造影,既可以协助诊断,明确出血部位,又可以对分支动脉进行栓塞而达到止血目的。

五、治疗

儿童肾损伤的治疗目的是在保证患儿生命安全的前提下,最大限度保存伤肾组织及其功能,减少并发症的发生。肾脏血液循环非常丰富,具有很大的代偿及修复能力,在出血停止后常可自愈,同时单纯肾损伤很少危及患儿生命。

(一)紧急处理

对严重肾损伤伴有休克者,应积极抗休克治疗,如迅速补液、输血、复苏,在密切观察脉搏及血压变化的同时,进行必要的泌尿系及全身其他脏器检查。尽快对受伤程度和范围做出较明确的判断,同时应了解有无合并伤,制订进一步治疗的方案。

(二)非手术治疗

对于闭合性肾损伤中的肾挫伤和表浅的肾撕裂伤及无胸腔、腹脏器合并伤者宜用保守治疗,此类病例占 85% 以上。非手术治疗包括以下措施。①绝对卧床休息直至镜下血尿消失。②使用止血药物和抗生素。③密切观察血压、脉搏、呼吸及体温变化,补充血容量,维持水、电解质平衡,保持足够尿量,以免小凝血块堵塞输尿管。④注意腹部情况,腰部压痛及肿块的变化,有无肿块明显增大,有无腹胀、压痛及腹膜刺激征,了解是否存在合并伤。⑤定期复查尿常规,检测红细胞、血红蛋白和血细胞比容,了解出血情况及其变化。⑥可用 B 超监测伤肾,定期复查静脉尿路造影。

对于严重肾撕裂伤(裂伤深度达肾盏)和肾碎裂伤的处理目前尚有争议。赞成积极手术者认为修复破裂的肾脏并不困难,且术后并发感染和再出血的机会少;有人认为重型肾破裂和肾碎裂伤手术探查肾切除率高,而主张非手术治疗,在积极对症治疗和严密观察下,大部分病例病情逐渐稳定,血尿停止,肿块消失。一般认为在积极抗休克及综合治疗下仍不能维持正常血压,持续肉眼血尿无减轻趋势,红细胞计数、血红蛋白量及血细胞比容均进行性下降,肾区包块有扩大趋势者应及时手术探查。

对于肾集合系统破裂有尿液外渗者,根据具体情况选择治疗方法。①早期大量尿液外渗至腹腔,有明显腹膜刺激征时应及时手术探查。②尿液外渗已形成含尿性囊肿者,小的含尿性囊肿能自行吸收,无并发症,可对症保守治疗;大的含尿性囊肿可使肾及输尿管周围纤维化,肾盂输尿管梗阻、感染及高血压发生率增高,需手术治疗。

(三)手术治疗

严重肾损伤经保守治疗症状控制的病例约 50% 发生并发症,包括延期出血、持续性尿液外渗、肾周血肿或渗液合并感染等。作延期手术时,被迫作肾切除的概率较高,晚期可并发高血压和血肿吸收后致肾周纤维化组织包裹肾脏影响其正常发育等。严重肾损伤是保守治疗还是积极手术治疗,各有利弊,应根据患儿的具体情况做出选择。手术适应证:①开放性肾损伤合并其他脏器损伤;②疑有肾蒂血管损伤或经积极对症处理休克难以纠正,有进行性出血者;③持续肉眼血尿或血凝块堵塞尿路不能缓解者;④严重尿液外渗,体检时有明显腹膜刺激征;⑤非手术治疗过程中腰痛加重,肾区包块逐渐增大,体温升高,疑有肾周感染;⑥CT 增强扫描或静脉肾盂造影显示肾周有明显造影剂外溢积聚和(或)肾脏不显影。

肾损伤的手术治疗包括肾周引流术、肾裂伤修补术、肾部分切除术、肾蒂血管修复术、肾自体移植术和肾切除术。单纯肾缝合或仅切开引流者可经腹膜外入路,重度肾损伤或疑有腹腔内脏器合并伤者宜采用腹部探查切口,利于控制肾蒂血管,同时可探查对侧肾和腹腔其他脏器。另外肾损伤的处理应尽可能首先阻断肾蒂。肾蒂血管暂时阻断后,术野清楚,可减少术中出血,便于肾损伤的修复,减少肾切除率。开腹后首先吸尽腹腔内积血,快速探查肝、脾等脏器,如无明显大出血,应迅速切开后腹膜,显露腹主动脉,找到左右肾动脉,用无损伤钳夹住伤肾动脉,在术野无出血的情况下,仔细探查肾损伤的程度及范围,根据伤情进行相应处理。①肾裂伤出血修补,用 3 号可吸收缝合线间断褥式缝合止血,可用明胶海绵、止血纱布、带蒂大网膜或邻近脂肪组织填入裂伤处再打结,多处裂伤在缝合止血后用带蒂的大网膜包裹肾脏。②肾损伤仅局限在肾上极或肾下极又无法修补者,可行肾部分切除术。③肾蒂血管损伤可用 6 号无损伤缝合线修补,若手术显露困难,有条件时可选肾自体移植。④肾碎裂伤者,切除所有失去生机的肾组织后,活跃出血的肾组织提示有生命力,应尽可能保留,肾包膜对肾修复有重要意义,若肾破碎严重,原位修补难度很大,可用肠线网袋紧缩或利用大网膜包裹,以期达到止血和愈合的目的。⑤若对侧肾功能良好,而伤肾破裂非常严重,修复又十分困难时,可行伤肾切除。

单纯肾盂破裂者少见,可发生于肾盂的穿刺伤和积水肾盂的闭合伤,如为穿刺伤常并发腹膜破裂,形成尿性腹膜炎。有腹膜破裂者,经腹入路,清理腹腔内尿液并检查处理腹腔内器官损伤后,再进入后腹膜,清除尿液,缝合破裂的肾盂,后腹膜留置引流。如肾盂破裂严重,修补不理想,应同时行肾造瘘术。

由于腹部闭合性损伤行剖腹探查时发现腹膜后血肿,若后腹膜完整、血肿不大,证实为轻度肾损伤,一般不需要处理。若切开后腹膜清除血肿,可使已停止出血的创面再出血。如果怀疑肾损伤有集合系统破裂时,可经静脉注入 2mL 靛胭脂后观察腹膜血肿的颜色变化,若血肿周围着蓝色,说明存在集合系统破裂,应行腹膜后探查,清除血肿,修复集合系统,同时置肾周引流。

六、护 理

(一)保守治疗护理

1.病情观察及护理

(1)预防、纠正休克。观察患儿神志、精神状况,入院后立即测量患儿生命体征,如有精神差、面色苍白、四肢厥冷、心率快等表现,应立即采取以下措施。①建立静脉通路,快速补液、扩容,必要时建立双通路补液。②持续心电监护及吸氧,每 30 分钟至 1 小时复测生命体征 1 次。③保暖,留置保留尿管,记录每小时尿量,根据尿量调节补液滴速,要求每小时尿量不低于同年龄段正常值的最低限。④急诊合血,遵医嘱输入全血或红细胞悬液,做好急诊手术准备。

(2)有高处坠落史及车祸伤的患儿应观察其神志、瞳孔大小及对光反射是否灵敏,询问有无昏迷史;观察其腹部体征,有无腹痛、腹肌紧张等表现,警惕颅脑外伤及腹腔内脏器损伤的可能。

(3)观察患儿排尿情况,注意有无血尿及血尿程度,记录 24 小时尿量。

(4)遵医嘱留取尿标本,急查血、尿常规。

(5)局部可触及肿块的患儿,入院时应及时标记肿块范围,并观察其大小的变化,如局部出现包块长大,患儿疼痛加剧伴高热等,应警惕尿液外渗。

(6)由于肾损伤出血引起肾周血肿、肾纤维膜及肾周筋膜受牵拉而出现腰部胀痛或出血进入集合系统,血凝块可引起输尿管梗阻,出现肾绞痛。遵医嘱给予有效的止血药,以减少继续出血的可能,缓解疼痛。

(7)烦躁不安、过分活动的患儿必要时可遵医嘱给予镇静处理,防止其剧烈活动、哭闹而加重肾脏出血。

(8)预防继发性出血。肾损伤后第 1 周内再出血概率较高,病情稳定后应每日测量血压 2~4 次,严密观察患儿有无脉搏、呼吸增快等表现。

(9)加强皮肤护理。外伤患儿多有局部皮肤擦伤或破损,破损处皮肤予以聚维酮碘溶液涂擦。定时检查并按摩受压部位皮肤。便后应及时用温水清洁臀部及会阴部。

2.饮食与营养

(1)入院后应禁食禁饮,确定无须手术后方可进食。

(2)卧床进食应注意防呛咳、防误吸,以软食等易消化饮食为主。

(3)指导进食营养丰富的食品,多食水果、蔬菜,少食产气食物,预防腹胀。

(4)鼓励肾功能无异常的患儿多饮水。

3.体位与活动

(1)绝对卧床休息,取平卧位或健侧卧位,应减少患儿翻身次数,翻身时应注意动作轻柔,勿推挤患侧腰部。

(2)患儿卧床休息的时间,因肾脏损伤的程度而异,肾挫伤和表浅裂伤的患儿应卧床休息14天,肾裂伤患儿应卧床休息4~6周。

(3)患儿首次下床时应先扶患儿坐起,适应性休息15~30分钟后再下床进行室内活动,以防患儿发生直立性低血压。

4.尿管护理

对患儿尿液性质进行动态观察,如尿量正常,颜色由深变淡,且一般情况好转,说明出血已趋停止,可考虑拔管。

5.健康教育

(1)患儿卧床期间多饮水,防止泌尿系统感染,进食粗纤维食物以防便秘。

(2)出院3个月内严禁跑、跳及参加体育运动。

(3)应定期复查,注意观察尿液的颜色,如有血尿,应及时就诊。

(4)观察患儿腹部体征,如有腹痛,应及时就诊。

(二)手术治疗护理

1.术前护理

(1)病情观察及护理。①入院测量血压,有高血压的患儿应每日定时测量血压2~4次,指导患儿勿剧烈活动,并注意观察其有无头晕、恶心等症状。②腹部包块和腰腹疼痛的患儿,应减少其活动量,腹痛者应观察疼痛情况和排尿状况。③有尿路感染的患儿应积极控制感染症状,有血尿的患儿应观察血尿的次数、尿色及尿量。④肾功能异常者记录24小时尿量,正确留取尿标本。

(2)饮食护理。①术前应给予高热量、高蛋白、高维生素饮食,以增加机体抵抗力及组织修复能力。②高血压患儿宜摄入低盐饮食。③肾功能异常者应进食低钾、少盐或无盐饮食。

(3)术前特殊准备。术前1天予灌肠,排空大便。

2.术后护理

(1)病情观察及护理。①保持患儿呼吸道通畅,婴幼儿应注意防误吸。②加强术后血压观察。③关注患儿肠蠕动恢复情况,观察腹部体征,注意有无呕吐、腹胀、腹肌紧张等表现。若患儿术后3天内仍未排气、排便并腹胀,可予以开塞露肛门内注入。④观察并记录伤口渗出液的颜色、性质、量,如果有少量淡血性或淡黄色液渗出,通常无须处理。有内置引流条者通常于术后2天左右拔出,引流条取完后一般不再需要常规换药,直至拆线。可予红外线灯照射伤口,每天2次,每次20分钟,促进伤口愈合。

(2)饮食。肾积水患儿术后进食时间及内容见表5-8。

(3)体位与活动。如患儿实施的是腹腔镜手术,术后第2天即可根据病情下床活动。

(4)管道的护理。肾积水术后常见管道及护理要点见表5-9。

表 5-8　肾积水患儿术后进食时间及内容

时间	内容
手术当天	禁食
术后 1 天	禁食或进食少量白开水
术后 2～3 天	流质饮食
术后 3～5 天	软食,多饮水
术后 1 周	普通饮食,多饮水

表 5-9　肾积水术后常见管道及护理要点

常见管道	拔管时间	安置目的及观察护理要点
尿管	术后 5 天左右	目的:常规安置,引流尿液 肾盂输尿管吻合口处有少量血液渗出与尿液混合,故术后 1～2 天为淡血性小便,属正常,无须特殊处理。若引出尿液呈鲜红色,需及时通知医生处理。注意控制输液速度,匀速输入以保持稳定的尿量来持续冲洗尿管,防止血凝块堵塞引流管 拔管后应密切观察患儿排尿情况及有无腹痛、腹胀、伤口周围有无尿液外渗等不适
双 J 管	术后 1 个月	目的:吻合肾盂输尿管,起到支撑及引流的作用
肾周血浆引流管	不定,根据引流量及引流液性状决定拔管时间	目的:引流残余血液 定时挤压引流管,观察引流液性质、颜色及量。初期引出黯红色液,颜色逐渐转淡,量减少,如短时间内引出大量血性液体或引流液由淡血性突然转为血性液应及时通知医生,遵医嘱使用止血药物
支架管、肾造瘘管	术后 10～14 天	目的:双 J 管置入困难者,需留置外支架管以防止吻合口狭窄或留置肾造瘘管,在输尿管吻合口未愈合前转流尿液,有利于输尿管吻合口的愈合 记录 24 小时出入量,并观察患儿尿液的颜色、性质,做好记录 注意引流尿量和尿管排出尿量之比,若引流量多、排尿少,说明扩张处肿胀未消退,狭窄处不通畅若引流量逐渐变少,尿管拔除后排尿增多,且尿线有力、射程远、尿流率高,说明扩张处肿胀消退,尿道通畅

3.健康教育

(1)注意个人卫生,鼓励患儿多饮水,饮食宜清淡,不宜过咸。

(2)做好患儿会阴部的清洁护理,防止泌尿系逆行感染。

(3)患儿应注意休息,术后 1 个月应避免剧烈活动,勿做跳跃式动作及仰卧起坐、俯卧撑,防止双 J 管上下移位,术后 1 个月可经膀胱镜取出双 J 管。

(4)出院后患儿出现尿路感染或腹痛等不适症状应及时就诊。

(5)定期复查,以了解肾功能情况。

(6)避免使用对肾功能有损害的药物。

4.并发症的护理

(1)尿液外渗:通常通过保守治疗多能治愈,不留后遗症;长时间不愈者,需考虑再次手术。术后仍应严密观察患儿有无发热、肾区胀痛、尿管引流浑浊尿液。

(2)吻合口狭窄:术后出现再梗阻表现,少见,发现后需再次手术。

(付路丽)

第十三节　尿道损伤

一、概述

尿道损伤是小儿泌尿系常见的损伤,随着交通事业的发展,近年来其发病率有所增高。由于解剖的差异,男童尿道损伤明显多于女童。尿道损伤,特别是后尿道损伤,往往同时合并骨盆骨折。尿道损伤若未能及时处理或处理不当,可发生严重的并发症和后遗症。

二、病因及发病机制

(一)闭合性损伤

最常见于车祸伤及坠落伤,多合并有骨盆骨折。由于膜部尿道和耻骨的关系使之在骨盆骨折时极易受损,典型的损伤为远端前列腺尿道在尿生殖隔的撕裂,但在骨盆重度粉碎性损伤时,在尿道的任何部位均可发生挫伤或撕裂伤。由于小儿前列腺发育尚未成熟,骨盆也具有一定的活动性和弹性,因此,伴有骨盆骨折的尿道损伤在儿童的发生率较成人低。典型的前尿道损伤为不合并骨盆骨折的会阴部骑跨伤,当小儿从高处跌下或摔倒时,会阴部骑跨于硬物上,尿道被挤压于硬物和耻骨联合之间所致。女孩尿道损伤较男孩少见,女孩尿道短而且宽,相当于男性后尿道,故骑跨伤在女孩所发生的损伤与骨盆骨折所致者类似。尿道断裂部位多位于膀胱颈下方,有时合并阴道损伤。

(二)开放性损伤

枪伤、刺伤在小儿少见,可见于牲畜(如猪、狗等)咬伤、牛角刺伤或其他异物刺伤等。

(三)医源性损伤

任何创伤性的器械操作都易造成男性婴儿的尿道损伤。如膀胱尿道镜检及电灼尿道瓣膜、尿道扩张、肛门扩张,肛门直肠手术(如肛门直肠畸形、巨结肠等)如操作不当也可伤及尿道。前尿道结石钳夹结石时可致尿道损伤,甚至留置较硬的橡皮导尿管也可造成前尿道损伤。

三、临床表现

依据损伤部位、损伤程度及是否合并骨盆骨折和其他脏器损伤而定。

（一）休克

尿道损伤一般不出现休克,严重损伤合并骨盆骨折及其他脏器损伤者可发生休克。

（二）尿道出血

为尿道损伤的重要临床表现,可有尿道口滴血,也可排出大量血尿。前尿道损伤常为损伤后有鲜血自尿道口滴出或溢出,后尿道损伤若无尿生殖隔破裂,可于排尿后或排尿时有鲜血滴出。

（三）排尿困难及尿潴留

尿道损伤由于疼痛多有排尿困难,如损伤较轻,可排出少量血尿,如伤情较重或后尿道完全断裂,可出现尿潴留。

（四）疼痛

前尿道损伤可有会阴部疼痛,后尿道损伤常有下腹部疼痛。

（五）肿胀及瘀斑

骑跨伤时会阴可出现血肿和瘀斑,阴囊及会阴肿胀,呈青紫色。

（六）尿液外渗

尿道损伤后是否发生尿液外渗取决于尿道损伤的程度及伤后是否有频繁的排尿。前尿道损伤如阴茎深筋膜完整,尿液外渗局限于阴茎,表现为阴茎肿胀;如阴茎深筋膜破裂而会阴浅筋膜完整,则尿液可外渗至阴茎、阴囊、会阴及前腹壁;后尿道破裂者,尿液外渗在尿生殖隔以上,积聚于前列腺和膀胱周围;如有腹膜外出血可使膀胱移位。罕见的情况是腹膜外膀胱破裂,血液及尿液外渗至阴囊、股部及臀部,若同时有尿生殖隔破裂,血液、尿液外渗可达会阴部。

四、辅助检查

依据外伤史、临床表现及体征诊断尿道损伤并不困难。但必须判明损伤程度、明确损伤部位、了解有无其他脏器合并伤。除详细询问受伤史、全面仔细的局部及全身检查外,应合理选择以下检查。

（1）直肠指诊必须进行,它对确定尿道损伤的部位、程度及是否合并肛门、直肠、阴道损伤提供重要线索。

（2）骨盆 X 线平片,任何骨盆骨折的患儿,即使无血尿,也应想到有尿道损伤可能,故凡下腹部、盆腔部及会阴部受严重暴力伤,疑有骨盆骨折者均应摄骨盆 X 线平片。

（3）逆行尿道造影,是确定尿道损伤程度的主要方法,将导尿管或注射器头在无菌操作下放于尿道外口附近,注入造影剂。尿道显影且无造影剂外溢,提示挫伤,若尿道显影并有造影剂外溢,提示部分破裂,若造影剂未进入近端尿道而大量外溢,提示尿道严重破裂或完全断裂。后尿道损伤时,外渗造影剂在尿生殖隔以上,与腹膜外膀胱破裂不易区分,可同时行膀胱穿刺造影,可见膀胱壁完整,并可能向上移位;如尿生殖隔也破裂,造影剂溢于会阴部。

（4）静脉肾盂造影,除可了解上尿路的情况外,如发现膀胱位置明显抬高,造影剂进入盆腔内,可提示后尿道破裂或完全断裂。

（5）插放导尿管,诊断性导尿有可能使不完全性尿道断裂成为完全性断裂,并且可加重出血或造成继发感染,因此,若疑有尿道破裂或断裂者不宜使用。此外,儿童尿道纤细,且不易合作,细软导尿管不易插入,粗硬导尿管易加重损伤,不宜使用。有指征时应在严格无菌条件下轻柔地试插导尿管,若一次试插成功,提示尿道损伤不重,多为挫伤,应留置导尿管并妥善固定,以防滑脱。若试插失败,切勿反复多次插管。

(6)对严重休克者,应警惕有无盆腔大血管损伤及腹腔脏器合并伤,必要应立即手术探查。

五、治疗

儿童尿道损伤多为骨盆骨折所致的后尿道损伤,有以下特点。①伤情较重,合并伤多,休克发生率高。②儿童前列腺尚未发育或发育不全,尿道损伤部位多在尿生殖隔上方,一旦形成狭窄,显露困难。③合并肛门、直肠(阴道)和会阴软组织开放性损伤较多见。④尿道狭窄形成后并发症较多,如排尿困难致膀胱内高压、膀胱输尿管反流,尿路感染和尿道直肠(阴道)瘘,给治疗带来困难。因此儿童尿道损伤应慎重对待,治疗更应强调一期治愈。尿道损伤的治疗包括全身治疗和局部治疗。一般应根据伤后的全身情况、损伤的部位及程度、受伤的时间以及有无合并伤和合并伤的伤情,再结合医疗设备和技术条件全面综合考虑。

(一)全身治疗

包括防治休克、应用有效抗生素预防感染及合并伤的处理。对威胁生命的合并伤,如颅脑损伤、血气胸、腹腔脏器损伤及盆腔血管破裂大出血等,应优先尽快处理,待病情稳定后再处理尿道损伤。

(二)局部治疗

包括恢复尿道的连续性、彻底清除血肿、引流外渗尿液。

1.前尿道损伤的治疗

小儿前尿道损伤较少见,一般来说,诊疗较容易,治疗方法简单,其治疗效果也较好。对于损伤轻,大部分尿道黏膜完整,无排尿困难者,仅用抗生素预防感染等非手术治疗可获得满意效果。若有排尿痛、排尿困难或出血者,应试行留置硅胶导尿管2~4周,并妥善固定。若试插导尿管失败,可行单纯耻骨上穿刺造瘘,一般2~4周可自行排尿。局限性的尿道裂伤可行Ⅰ期端端匙形吻合,并留置导尿管4~6周。对于尿道缺损范围大,不能Ⅰ期吻合者,可修剪破损边缘,剪除周围的坏死组织后,将尿道黏膜和阴茎皮肤缝合,如尿道下裂Ⅰ期手术,待Ⅱ期行尿道成形术。此外会阴部如有广泛血肿和尿液外渗者,应行充分引流,同时应用有效的抗生素。

2.后尿道损伤的治疗

与前尿道损伤相比较,后尿道损伤的诊断及治疗仍存在一些问题,如处理不当,可造成日后排尿困难、尿失禁、阳痿等并发症,处理十分棘手。目前关于后尿道损伤的处理仍存在分歧与争论。多数主张早期尿道修复,也有人主张初期仅行耻骨上膀胱造瘘,以后择期行尿道修复术,两者各有利弊。如患儿全身条件允许,有充足血源的情况下,应积极行后尿道探查修复尿道。损伤早期尿道组织弹性好,解剖层次清楚,尿道断端可以达到解剖对位,同时可清除血肿,充分引流尿液以减少感染所致的瘢痕狭窄。早期尿道修复可以获得更理想的治疗效果,同时减轻了患儿的痛苦和患儿家长的经济负担。

如患儿合并其他威胁生命的复合伤或当地医疗设备及条件差、医生缺乏尿道修复的经验时，则可行急诊耻骨上膀胱造瘘术暂时转流尿液，注意不要探查耻骨后血肿，以免加重出血，威胁生命。6周后试夹膀胱造瘘管，若为不完全性尿道断裂，愈合后无狭窄能正常排尿，可拔除膀胱造瘘管。但大部分病例为完全性尿道断裂，不能自行排尿，3～6个月后根据情况择期修复尿道。

尿道会师牵引术适用于后尿道严重挫伤、破裂而未完全断裂回缩者。取下腹正中或皮纹弧形切口，切开皮肤、皮下组织及腹直肌前鞘，分开腹直肌，显露膀胱前壁，推开腹膜反折，清除血肿、外渗尿液及碎骨片，然后切开膀胱前壁，吸尽尿液。经尿道外口和膀胱颈出口各插入一金属尿道探条，使其两尖端汇合于尿道损伤部，并逐渐将尿道探条引入膀胱内，如探条尖端汇合困难，可用示指经膀胱出口插入后尿道，手指引导探条进入膀胱。由尿道探条从膀胱内引出一导尿管，再由此导尿管从尿道外口带入一气囊导尿管至膀胱内，注水使气囊膨胀，固定导尿管，同时留置膀胱造瘘管，耻骨后放置引流。术后将气囊导尿管与水平成 45°～60°角轻轻牵引 4～6 天，留置导尿管 4～6 周后拔除，夹膀胱造瘘管后试行排尿，若排尿通畅则拔除膀胱造瘘管。

尿道端端吻合术虽然难度较大，但术后效果好，尿道狭窄发生率低，若伤后在 12 小时以内，患儿情况平稳，无其他威胁生命的复合伤需急诊处理，具有一定设备和技术条件，特别是有经验丰富的泌尿专科医师，宜采用此方法。经会阴和膀胱切口同时显露断裂尿道的远端及近端。会阴部可行倒 V 形切口，自尿道外口插入金属尿道探条，尿道探条受阻处为尿道断裂的远端。游离解剖断裂的远端尿道 1～2cm 以备吻合，再经膀胱出口放入导尿管，用手指往外推送时，可清楚暴露近端尿道，在直视下用 5 号可吸收缝合线间断缝合两断端恢复尿道的连续性，留置适当口径的硅胶导尿道作为支架管并与膀胱造瘘管在膀胱内固定以防支架管滑脱。耻骨后橡皮片引流 48 小时，尿道内支架管留置 4～6 周。若尿道断裂位于前列腺部或靠近膀胱颈处，会阴切口受耻骨联合下缘的限制，很难显露近端尿道，操作十分困难，经耻骨后途径可获得良好的显露。在直视下解剖游离远近端尿道，两断端修剪后准确匙形吻合修复尿道，可避免术后尿道狭窄等并发症。

女孩尿道损伤较男孩少见，多由骨盆骨折引起，也可由锐器直接致伤，可造成尿道撕裂、破裂、断裂、撕脱、部分或完全缺损。因女性尿道短，容易造成尿失禁，应尽量早期行一期尿道修复手术，恢复尿道的正常解剖关系和功能。女孩尿道损伤常并发会阴皮肤撕脱、阴唇血肿及阴道撕裂，甚至尿道外口回缩，故在尿潴留的同时有明显出血，有时很难分辨尿道外口及损伤的部位与程度。此时应行耻骨上膀胱切开，经膀胱出口引出一根导尿管，有助于寻找尿道外口，再经此导尿管引入一根双腔气囊导尿管至膀胱内。仔细检查尿道损伤的部位、程度及有无合并伤，然后根据具体情况认真修复尿道，若为膀胱颈部撕裂伤，应同时切除耻骨联合，直视下清创缝合修补，争取能达到尿道的解剖复位。对于阴道的损伤也应同时修复，阴道内应填塞凡士林纱布，3～5 天后拔出，以免术后阴道粘连致阴道腔狭窄或闭锁。若为陈旧性尿道损伤致尿道狭窄或尿道阴道瘘而阴道远端狭窄或闭锁者，可经尾路切口，甲状腺拉钩拉开直肠显露阴道后壁，切除阴道狭窄段，修补尿道阴道瘘并重建尿道与阴道。

六、护理

(一)护理措施

1.术前护理

(1)病情观察及护理。①密切观察患儿生命体征的变化,每1~2小时测量脉搏、呼吸、血压1次,观察患儿有无脉搏加快、尿量下降等早期休克的表现,必要时行心电监护,密切观察患儿有无合并其他损伤。②合并骨盆骨折时要积极防治休克,积极纠正低血容量,保证输血、输液畅通。③观察会阴部、耻骨联合部有无血肿以及血肿的范围。观察尿道外口有无流血。④血肿和尿液外渗会导致感染,应遵医嘱合理应用抗生素,密切观察患儿体温的变化。⑤入院叩诊膀胱充盈明显者,必要时可先行耻骨上膀胱穿刺排尿;尿道轻微裂伤和尿道挫伤的患儿,可试插尿管,一旦插入成功,要注意保护,防止尿管滑脱,留置1~2周。⑥有效地镇静、止痛可减轻患儿的痛苦,保证患儿的休息,促进患儿早日康复。

(2)饮食与营养。①能进食的患儿应鼓励多吃新鲜水果和蔬菜及富含维生素和蛋白质的食物,进食粗纤维易消化食物,以防止大便干燥。②禁食的患儿,应遵医嘱静脉补充营养,以改善患儿的营养状况,让患儿能耐受手术。

(3)术前特殊准备。术前1天清洁灌肠。

2.术后护理

(1)病情观察及护理。①术后48小时内密切观察患儿生命体征的变化,每1~2小时测量患儿脉搏、呼吸、血压1次。②观察会阴部、耻骨联合部血肿的范围及血肿的吸收情况。③保持伤口敷料清洁、干燥,有渗出时应及时更换敷料。观察伤口渗液,引流液的颜色、性质、量及气味,分别记录引流量。④血肿和尿液外渗会导致患儿感染。大便污染伤口会增加患儿感染的机会。应遵医嘱合理应用抗生素,密切观察患儿体温的变化。⑤如患儿术后疼痛明显,应遵医嘱及时使用镇痛药并观察其效果及不良反应。

(2)饮食与营养。患儿可于术后6小时进食白开水,无呕吐等不适后方可进食少量流质饮食,术后第1天应进流质饮食,手术3天后可进软食。合并腹内脏器损伤的患儿应酌情禁食。

(3)体位与活动。①术后6小时~2天自主体位卧床休息,每2小时翻身1次。注意在变换体位时要保护各种管道,防止管道滑脱。2天后患儿可逐步下床活动,活动量以患儿能耐受为宜。②合并稳定骨盆骨折的患儿需卧床休息3~4周,不稳定骨盆骨折需卧床休息6~8周。

(4)管道护理。①管道留置时间应根据尿道损伤程度决定,带管时间长者多达3个月以上,留置期间应注意防止感染,更换引流袋及管道时应严格无菌操作。②尿管护理。术后1~2天引出淡血性液,以后尿色逐渐清亮,尿管拔管时间应早于耻骨上膀胱造瘘管,拔管后夹闭耻骨上膀胱造瘘管,观察患儿排尿情况,如患儿排尿顺利,无阻力、射程好,方可拔出耻骨上膀胱造瘘管。③耻骨上膀胱造瘘管护理。术后1~2天引出淡血性液,以后尿色逐渐清亮。④分别记录各管道引流量,相加总量不得低于患儿每日正常尿量,如患儿尿量明显减少,应及时通知医生处理。

(二)健康教育

(1)鼓励患儿多饮水,多进食高营养、易消化食物。

（2）患儿保持大便通畅，避免导致腹泻的因素，避免大小便污染会阴部创面。

（3）骨盆骨折的患儿须卧床休息，在卧床期间要加强患儿的皮肤护理，避免发生压疮。

（4）带管时间长者应于2周～1个月行门诊复查，更换耻骨上膀胱造瘘管及尿管。

（5）告知患儿后期坚持门诊复查、定期扩张尿道的重要性。

（三）并发症的处理及护理

1.尿道狭窄

术后4周开始常规扩张尿道，若发现有尿道狭窄倾向的患儿，应进行尿道扩张治疗，每周2次，也可带管排尿。

2.尿失禁

部分患儿可发生尿失禁，可考虑患儿膀胱功能异常，给予尿动力学检查。如果是膀胱肌收缩不良、膀胱颈肥厚、膀胱容量小，则可给予抗胆碱药、间歇性导尿、膀胱扩容等措施以改善症状。也可进行盆底肌功能训练以提高患儿抗尿失禁的能力，具体方法：类似于终止排尿和阻止排便的动作，每个疗程数百次以上，每次维持收缩的时间应至少＞3秒。

（王欢欢）

第十四节　隐睾

一、概述

隐睾指阴囊内无睾丸。是小儿常见病，包括睾丸下降不全或未下降，睾丸缺如及异位睾丸，其中睾丸下降不全最为常见。隐睾发病率在早产儿中约占30％，新生儿中占4％，1岁时占0.66％，成人占0.3％。发病率随青少年生长发育而逐渐降低，但6个月后，继续下降的机会明显减少。

二、病因及发病机制

由于睾丸正常下降的机制还不清楚，隐睾是由于睾丸下降过程中的某一环节出现故障或多种因素的综合作用造成的，故隐睾的病因尚需进一步研究，其原因可能如下。

（一）内分泌功能障碍

有学者通过对患儿内分泌功能的测定，认为其是下丘脑—垂体—性腺轴的内分泌疾病，与黄体生成素（LH_3）、卵泡刺激素（FSH）的分泌减少，不能产生睾丸峰值即睾丸酮体水平低下有关。

（二）局部解剖异常

对于单侧隐睾局部解剖上的机械性障碍是发病的重要因素，如输精管、精索血管过短，腹股沟管狭窄或内环过小，皮下环过紧，睾丸引带缺乏或过长扭曲都可能影响睾丸正常下降。

三、临床表现

患侧阴囊空虚，不能扪及睾丸。

四、辅助检查

对不能扪及的隐睾行超声波检查。CT 检查对判断患侧有无睾丸及隐睾所处位置的判断有一定的帮助。近年来,腹腔镜作为一种探查和治疗手段,取得了较满意的效果。

五、治疗

隐睾一经诊断,就应及时治疗。

(一)观察

<6 个月的患儿,定期小儿外科专家门诊随访。

(二)内分泌治疗

6～10 个月的患儿适用。

1.促黄体生成素释放素(LHRH)或促性腺激素释放素(GNRH)

适用于垂体分泌 GNRH 异常,表现为 LHRH 基础值降低患儿。

2.绒毛膜促性腺激素(HCG)

可刺激 Leydig 细胞以增高血浆内睾酮浓度,促使睾丸下降。

3.LHRH 加 HCG

在 LHRH 基础上加用 HCG,每周 1 次,每次 1500IU,连续 3 周。

(三)手术治疗

1～2 岁内分泌治疗无效患儿需手术治疗。睾丸固定术是主要的手术方法,手术目的是松解精索,可在无张力情况下将患儿睾丸放入阴囊。有利睾丸发育,同时降低睾丸恶变的发生率。

六、护理

(一)护理措施

1.术前护理

(1)心理护理。较大患儿可因发育畸形而产生自卑心理,在精神上应多予以关心,消除紧张与恐惧心理;保护患儿的隐私和自尊,检查时给予单独的环境,鼓励患儿表达自己的感受,并提供帮助。

(2)进行腹腔镜手术者,术前一日应做好腹部及脐部皮肤准备。

(3)做好肠道准备,术前晚及术日晨各清洁灌肠一次。

2.术后护理

(1)绝对卧床 3 天,3 天后下床活动,应避免剧烈活动。

(2)术后患儿若烦躁,应先进行评估,并根据医嘱使用镇静剂及镇痛药。

(3)伤口敷料渗血较多或渗液湿透纱布,应及时予以更换。

(4)阴囊水肿剧烈者,适当抬高阴囊减轻水肿。

(二)健康教育

(1)术后绝对卧床 3 天,3 天后适当进行户外活动。

（2）指导患儿家长正确观察阴囊及睾丸情况，如阴囊外观发紫、疼痛剧烈时，及时就诊。

（3）定期随访，行 B 超检查，以了解术后睾丸血运、生长情况。

（张敏娅）

第十五节　尿道下裂

一、概述

尿道下裂指尿道的开口位于龟头后或阴茎腹面的任一部位，是最常见的阴茎畸形，发生率约为 8.2：1000。按尿道开口的位置可分为龟头型、阴茎型、阴囊型、会阴型 4 种。

二、病因及发病机制

确切病因尚不明确，目前认为主要与以下因素有关：①遗传因素；②内分泌紊乱；③环境污染；④早产。

三、临床表现

阴茎外观异常，常表现为尿道异位开口、包皮分布异常，呈头巾状，阴茎弯曲、阴茎阴囊转位等，严重病例可合并阴茎发育不良、隐睾等。

四、辅助检查

（1）尿常规。

（2）严重病例可能是性别畸形所致，应行染色体核型分析检查。

五、治疗

尿道下裂手术方式有多种，虽然修复方式可基于医生的经验与偏好选择，但一般原则是一致的，其修复目标是最终达到患儿阴茎外观接近正常阴茎，尿道开口正位，阴茎伸直、排尿功能良好，成年后拥有良好的性功能。可分期手术或根据实际情况一期完成手术。手术最好在患儿 2 岁以后完成，国内较多的尿道下裂治疗中心已在患儿 1 岁左右便开始手术，国外一些研究中心在患儿出生 6 个月就开始手术矫正。

六、护理

（一）护理措施

1.术前护理

（1）病情观察及护理。入院时应评估患儿尿道开口部位，患儿排尿姿势及尿线方向、粗细，如有明显异常者，护理上需更加注意保护患儿隐私。

（2）饮食护理。进普食,饮食中应多添加蔬菜、水果预防患儿便秘,会阴型尿道下裂手术术前晚进流质饮食。

（3）术前特殊准备。①皮肤准备:入院后有阴毛者备皮,剃除会阴部毛发,予聚维酮碘(艾力克)消毒会阴部皮肤每天2～3次。②术前1天下午行大量不保留灌肠1次。③年长儿需训练床上排便的习惯。

2.术后护理

（1）病情观察及护理。①每1～2小时测量脉搏、呼吸、血压1次至患儿麻醉清醒后6小时,幼儿术后应注意防误吸。②观察龟头的血供情况,注意有无肿胀、青紫或组织坏死。③保持伤口敷料清洁干燥,严密观察伤口有无出血,术后阴茎内裹纱布,外裹弹力绷带,上举位固定,如术后无活动性出血,通常不轻易换药。术后第一次换药宜在术后3～5天进行,换药时可提前用生理盐水或稀释的艾利克液反复多次滴浸伤口敷料以便轻松取除敷料,以减少出血和疼痛。拔除尿管后,予患儿2%～3%温盐水坐盆,待伤口敷料软化自行脱落。④床上支被架托起被单,以避免新的尿道外口和被单摩擦而引起疼痛不适,遵医嘱使用解痉止痛剂,防止膀胱痉挛。10岁以上患儿,术后常出现不同程度的阴茎勃起,夜间尤甚,可致切口疼痛,甚至裂开、出血。可给予雌激素类药物抑制患儿阴茎勃起。⑤术后患儿需卧床10天左右,加强皮肤护理,保持皮肤清洁、干燥,定时翻身,按摩受压部位,约束患儿,观察约束肢体循环情况,定时放松。

（2）饮食与营养。①术后6小时后患儿恢复进食,术后当天宜进清淡易消化食物。②术后第1天起,进普食,饮食应以营养丰富、易消化、高纤维食物为主,多食蔬菜、香蕉、红薯等,也可给予蜂蜜水润肠通便预防便秘。③鼓励小儿多饮水或多吃水果,日饮水量应达到1000mL,以达到自然冲洗尿道的作用。

（3）体位与活动。①术后卧床休息至尿管拔除为止,以平卧位为主,卧床期间避免频繁更换体位,以减少对尿管的牵拉。②首次下床患儿应先床上坐起30分钟后再逐渐下床活动,防止直立性低血压。

（4）管道护理。①保持管道通畅,如尿袋长时间未见尿液增加,患儿下腹胀,应挤压引流管并轻压膀胱区,如仍无尿液引出,应及时通知医生做调整,如调整后仍引流不畅,必要时可用生理盐水缓慢低压冲洗,以防止引流管阻塞。②术后剧烈疼痛导致患儿烦躁或留置尿管后患儿异物感强,应约束患儿四肢,防止患儿抓管导致管道滑脱。③术后10天左右拔除尿管,拔管当日或第2天患儿即可出院,拔除尿管后患儿应尽早饮水排尿,观察患儿有无排尿困难、费力、排尿时间明显延长、尿线细、排尿疼痛、尿频、尿急、尿瘘等情况。

（二）健康教育

（1）患儿保持安静,勿频繁更换体位,翻身时应防止尿管扭曲、受压。

（2）温水坐浴。拔除尿管后即可以2%～3%温盐水坐盆,以消除肿胀,阴茎处伤口敷料待泡软后自行脱落,切勿强行撕扯。浸泡时间:每次20～30分钟,每天2～3次,2周后复查。

（3）静脉停用抗生素后坚持口服抗生素3天。

（4）日常生活指导。避免阴茎外伤,多饮水。

（5）2周后门诊复查,期间患儿如果有明显尿线变细、排尿困难、尿频、尿急、尿痛等情况,应及早复查处理,成年患儿或患儿成年后应复诊向医生咨询性功能问题。

(三)并发症观察及护理

尿道下裂并发症观察及处理见表 5-10。

表 5-10　尿道下裂常见并发症观察及处理

并发症	表现	预防	处理
出血	较多新鲜血液自伤口周围渗出	保持安静 充分止痛,合理应用解痉剂 保持管道通畅,减少牵拉	伤口换药,加压包扎,使用止血药物
感染	伤口周围异味,龟头、包皮水肿,阴囊肿胀,尿道口有脓性分泌物	保持患儿会阴部清洁,嘱患儿多饮水,遵医嘱严格使用抗生素,术后予生理盐水与碘伏液各一半的混合液滴尿道口,每次 2~3 滴,每天 2~3 次	
尿道瘘	目前公认的发病率为 15%~30%,表现为拔管后尿液自新建尿道口以外位置流出,多数发生在冠状沟及尿道吻合口处,如阴茎根部	同出血	部分小瘘口可自愈,未愈者应在术后 6 个月以上,局部皮肤瘢痕软化后再次手术
尿道狭窄	排尿困难,尿线细,排尿时间长,多发生在阴茎头段尿道及吻合口处		术后 3 个月内的早期狭窄可用尿道扩张解决,无效者则需手术治疗
膀胱痉挛	患儿疼痛明显,尿管无尿液引出,注射器经尿管可抽吸出尿液,证实管道通畅	同出血	应用解痉剂、镇静剂仍无尿液者应协助医生行早期耻骨上膀胱造瘘穿刺,后期可考虑提前拔管
便秘	患儿有便意,连续 72 小时未排便	术前训练患儿卧床排便术前 1 天灌肠进食高纤维食物	排便困难者予开塞露通便

(张敏娅)

第十六节　发育性髋关节发育不良

一、概述

发育性髋关节发育不良(DDH),既往称为先天性髋关节脱位(CDH),是四肢畸形中最常的一种,是指患儿出生前后也包括出生过程中发生的髋关节脱位。其发病率世界各地差异很大,我国不同地区调查发病率在 0.9‰~3‰不等,男女发生比为 1∶5.36,单侧比双侧多见,发生比为 1.45：1，单侧中左侧与右侧发生比为 1.55：1。发育性髋关节发育不良是我国小儿跛行、双下肢致残的常见原因。

二、病因及发病机制

发育性髋关节发育不良的病因复杂，因种族、遗传与环境因素对 DDH 的发生都有重要意义，故视为多因子疾病。

三、临床表现

（一）早期（出生至走路前）
患儿有患本病的高危因素，如家族史、臀位分娩、传统卷筒式的襁褓方法、提起新生儿双足、倒立位拍背倒羊水等。体征表现如下。

（1）患儿双臀纹、大腿皮纹不对称，腹股沟变宽，臀部扁平。

（2）双大腿屈曲外展受限。

（3）Ortolani 征即弹入征阳性。

（4）Barlow 试验阳性。

（二）晚期（走路以后的患儿）
表现为步态异常，患儿单侧髋关节脱位时步态呈摇摆式跛行，双侧脱位时出现典型的"鸭步"，臀部明显后突。体征表现如下。

（1）Trendelenburg 试验阳性。

（2）Nelaton 线：脱位时大粗隆在此线之上。

四、辅助检查

（一）早期
新生儿及 1 岁以内的小婴儿因股骨头骨骺未骨化，X 线显影效果不好，因此超声检查作为首选方法。

（二）晚期
骨盆 X 线检查。

五、治疗

（一）闭合复位
适用于 1 岁半以内的患儿。常见方法有牵引复位、各种外展支架、石膏固定及手法复位等。

（二）开放复位及复位后维持髋关节稳定的各类手术
适用于闭合复位失败及 1 岁半以上患儿。各类开放手术的术前行内收肌切断、股骨下段骨牵引术，牵引时间 2～4 周。

1.髋臼重建术

Salter 骨盆截骨术、Pemberton 髋臼成形术、Chiari 手术以及髋臼成形或加盖术、Dega 手术等。

2.股骨上段重建术

股骨旋转截骨术、股骨短缩术等。

六、护理

(一)护理措施

1.术前护理

(1)心理护理。由于患儿年龄较小,且手术后石膏固定时间较长,患儿家长的心情都非常焦虑、恐惧。因此在患儿入院时,应耐心、详细介绍疾病的情况,本次手术的目的,手术后可能出现的情况以及如何护理,以取得患儿及其家长的配合,并减轻家长的焦虑情绪。

(2)手术前准备。完善各项常规检查,术前禁食 8～10 小时,禁水 4～6 小时,并做好手术区皮肤准备,做好手术部位的标记,给予患儿沐浴,剪指、趾甲,更换清洁衣裤。

(3)术前指导患儿进行床上大小便练习,床上翻身练习及深呼吸和有效咳嗽练习,防止术后并发症。

2.术后护理

(1)麻醉后护理。禁食,去枕平卧 6 小时,保持呼吸道通畅,密切观察生命体征的变化。

(2)石膏护理。①帮助并教会患儿咳嗽排痰和深呼吸,并观察有无呼吸急促、胸闷、发绀等征象。②保持石膏清洁、干燥,注意观察肢端皮肤颜色、温度、肿胀、感觉及运动情况,并定时抬高患肢,预防肿胀,遇有血液循环障碍,立即报告医师,并协助处理。③如患儿主诉石膏内有持久性疼痛,应报告医生,以免发生石膏压迫性溃疡等并发症。④石膏内有皮肤瘙痒,一般可用钝器敲击石膏外层,劝阻患儿及其家长不可用棒子插入石膏内,并指导患儿勿塞物品入石膏内。⑤出血的观察:石膏里面切口出血时,可渗到石膏表面,出血多时可沿石膏内壁流到石膏外面,污染床单,所以除了观察石膏表面外,还要检查石膏边缘及床单上有无血迹。为了判断石膏表面上的血迹是否在扩大,可沿着血迹边界用笔做记号,并注明时间,如发现血迹边界不断扩大,应报告医师。

(3)预防压疮。应帮助患儿双下肢交替抬高,观察和检查露在石膏外面的皮肤,并保持皮肤清洁、干燥。

(4)疼痛的护理。应用镇痛患儿观察镇痛泵效果,并给予患儿疼痛评分,如疼痛不能有效控制,及时通知麻醉师并采取给患儿讲故事、看电视等一切有效措施分散患儿的注意力,鼓励患儿,有助于减轻疼痛;并观察患儿有无呼吸抑制、恶心、呕吐、腹胀、便秘、皮肤瘙痒等并发症,如有及时与麻醉师联系。

(5)饮食的护理。鼓励患儿多饮水,进食各类富含蛋白质的食物以及水果和蔬菜。

(6)排便的护理。观察记录大便情况,注意次数和是否干结,必要时应用开塞露,有利于排便。

(7)功能锻炼。石膏固定期间做肌肉的收缩和放松,以足趾的屈伸活动为主,每天 300 次以上,以防止肌肉的废用性萎缩。做深呼吸及有效咳嗽练习,防止肺部并发症。

(二)健康教育

(1)增进营养,多食富含蛋白质的食物,如鱼类、鸡蛋、豆制品等,适当增加钙质。

(2)保持大便通畅,多饮水,多食蔬菜和水果,如青菜、芹菜、香蕉等,若便秘可用开塞露等缓泻剂。

(3)保持伤口敷料清洁干燥。

(4)石膏固定期间,保持石膏的清洁、干燥,注意观察足趾的颜色和温度,若有异常及时与医生联系。注意观察石膏边缘皮肤是否完整,若有轻微破损,可给予红汞涂擦,若皮肤破损严重,及时就诊。石膏固定期间做肌肉的收缩和放松,以足趾的屈伸活动为主,每天 300 次以上,保持石膏固定以外肢体的正常活动,并注意抬高患肢,直到拆除石膏,以防关节僵硬、肌肉萎缩。若石膏内皮肤瘙痒,可用钝器敲击石膏外层,不可用棒子等物品插入石膏。石膏内有持久性疼痛,及时与医生联系。

(5)手术后两周内双下肢交替抬高,两周后可每天俯卧 1 小时(注意勿使足趾受压),预防压疮的发生。较小的患者可将其平抱,切忌竖起或过度倾斜。

(6)髋关节脱位石膏拆除后卧床 4～6 周,并做双下肢外展皮肤牵引,皮肤牵引期间做髋关节屈伸、内收、外旋活动,之后逐步下床进行功能锻炼:站立→扶行,下蹲→行走。具体内容复诊时医生会告知。

(7)髋关节脱位手术后半年再入院作拔钉术(如为双髋关节脱位,可同时行对侧髋关节脱位的手术)。

术后 2 个月门诊随访。

(张敏娅)

第十七节　脑瘫

一、概述

大脑性瘫痪(CP)简称脑瘫,又称 Little 病,是中枢神经系统的非进行性疾患,多为产前或围手术期的神经损伤。主要表现为患儿运动障碍及姿势异常,常合并智力障碍、癫痫、感知觉障碍、交流障碍、行为异常及其他异常等。一般根据运动障碍的特征分为痉挛型、共济失调型、强直型、手足徐动型、迟缓型、混合型。

二、病因及发病机制

脑瘫是多原因致病,常见的原因为外伤、感染和毒素,常为难产、早产、新生儿时期患病等联合致病。

三、临床表现

(1)患儿可有智力低下,语言、感觉障碍,脑部发育不全,部分患儿伴发癫痫。

(2)各类型痉挛性脑瘫患儿出现不同程度的肌张力增高、病理反射。

(3)患儿站立、起步晚,下肢交叉髋内收,膝关节屈曲,站立起步时呈马蹄足,患儿熟睡后畸形减退或消失,上肢可呈爪形手。

四、治疗

(1)应采用综合性治疗,包括对患儿智力、语言、步态和动作各方面的训练,理疗、体疗、针灸、按摩、支架及石膏矫形。

(2)矫形手术,有学者认为痉挛型脑瘫采取手术治疗可减少患儿肌肉痉挛、改善肌力平衡。常见手术方法为切断内收长肌加闭孔神经前支后石膏外固定术、肌力平衡手术、选择性脊髓后根神经切断术、骨关节截骨矫形术。

五、护理

(一)护理措施

1.术前护理

(1)病情观察及护理。评估患儿的智力、自理能力及步态,指导患儿家长 24 小时守护患儿,保证患儿安全,防止意外伤害。

(2)饮食与营养。鼓励患儿进食高热量、高蛋白、高维生素及粗纤维食物,如鸡蛋、瘦肉、牛奶及蔬菜水果,智力低下患儿应避免进食鱼肉、带核水果等易导致意外的食物。

(3)术前训练床上大小便,深呼吸及有效咳嗽,以利于术后恢复,术前患儿应练习各种动作姿态,为术后康复做准备。

(4)检查石膏固定区域皮肤是否有破溃,彻底清洁。

2.术后护理

(1)病情观察及护理。①保持患儿呼吸道通畅,术后 24 小时密切观察患儿体温、脉搏、呼吸、血压的变化。②保持患儿伤口敷料清洁干燥,及时更换污染敷料。由于术中切断肌肉,术后伤口多有渗血,石膏固定的患儿应观察石膏内有无活动性出血并做好标记。③与术前对比观察患肢的感觉及活动度有无改变,观察患肢肢端皮肤颜色、温度。④双髋人字石膏固定后,由于患儿会阴部组织松弛,术后常出现会阴部肿胀,通常 2 周后消退,无须特殊处理。⑤教会患儿家长正确给患儿接大小便,防止大小便污染石膏、刺激皮肤和污染伤口。

(2)饮食与营养。①术后 6 小时宜进普食,手术当天饮食宜清淡,术后第 1 天患儿可恢复正常饮食。嘱患儿多饮水,以防止泌尿系感染的发生。②双髋人字石膏包裹下腹部,注意观察患儿的食欲,卧床进食婴幼儿应注意防误吸。

(3)体位及活动。①双髋人字石膏外展 45°～60°,中立位固定,双膝尽量伸直,此体位的目的是尽量降低腘后肌群的张力。②患儿麻醉清醒后可置头高足低的低斜坡位,应按其身体及石膏凹凸的形状垫好软枕头,并悬空患儿臀部,以方便接大、小便并防止尿液倒流浸湿石膏。③石膏完全干燥、固定后,患儿可在床上悬空翻身,每日4~6次,消瘦患儿应酌情增加翻身次数。④6周后复查X线片,无异常后拆石膏,在专业康复医生的指导下,坚持全方位的功能锻炼。

(二)健康教育

(1)指导患儿家长继续做好石膏的护理,每日做好功能锻炼。

(2)术后石膏固定6~8周,6~8周后拆石膏,进行相应的康复治疗。

术后6~8周门诊复诊,如有不适,及时就诊。

(张敏娅)

第十八节 脑积水

一、概述

脑积水是指脑室内脑脊液循环障碍,过多的脑脊液积贮于颅内,出现颅内压增高,头围增大和智力障碍等一系列变化。多数脑积水在出生时即发现,少数发病于后天,其症状多见于2岁以内。颅缝迟迟未闭且变宽,头颅增大,又因持久性颅内压增高引起脑实质萎缩,故表现痴呆,智力及躯体发育迟缓等,此类又称为婴幼儿脑积水或先天性脑积水。若在年龄较大的儿童发生,一般无头颅扩大现象,以颅压增高症状为主。

但以上定义的脑积水并不能将因脑实质的减少所致的脑脊液腔扩大和由于脑脊液动力学改变而致的脑脊液腔扩大区别开来。在前者,脑脊液是一种被动聚积,仅仅是为了弥补脑组织萎缩所引起的扩大的脑脊液腔,这种改变可见于CT、MRI和尸检,被称为补空型脑积水,属于脑萎缩后的一种代偿性变化;而后者则是由于脑脊液的形成、流动和吸收失衡引起的脑积水,神经外科临床上所说的脑积水即为后一种情况。因此可以将脑积水定义为:由于脑脊液的形成、流动和吸收障碍引起的颅内脑脊液的过量聚积。如阻塞发生于第四脑室孔以上形成阻塞性脑积水,阻塞发生在第四脑室孔以下,则形成交通性脑积水。

二、病因及发病机制

引起脑积水的病因复杂,目前尚未完全查明,有先天性和后天性之分。先天性包括脉络丛分泌异常、静脉窦狭窄或阻塞、先天性脑脊液吸收障碍、室间孔闭锁、导水管闭锁和狭窄、小脑扁桃体及延髓下疝畸形、Dandy-Walker畸形。后天性包括脑肿瘤、外伤后、手术后、蛛网膜下腔出血后以及炎症后蛛网膜粘连。尽管脑积水病因多种多样,但常见的以肿瘤、畸形、颅内良性囊肿、血管畸形、炎症、出血、创伤及开颅术后及异物等多见。

婴幼儿脑积水临床上并非少见,其发生率约为0.06%,即为13万次分娩新生儿中有88例罹患。迄今大量材料证实,脑脊液产生过多或吸收障碍引起的脑积水是极其罕见的,更多的原因是脑脊液循环障碍。脑脊液循环障碍的原因大体分为先天性畸形和后天性病变两种。前者以大脑导水管受压变狭窄或为导水管内胶质细胞增生致使导水管闭锁。临床病理呈现叉状畸形，管腔内胶质细胞增生而切割成若干微小盲管，彼此间不相沟通。有的为中隔形成，其瓣膜由脑室管膜细胞组成，横越导管的任何一段而将其隔断。无论是单纯闭锁、叉状畸形还是中隔形成，虽然形态不同，但其病变过程及其后果则一致，都导致导水管阻塞。另外，也常见第四脑室正中孔及侧孔处有先天性纤维带、粘连带及囊肿生成，也有小脑蚓部发育畸形、小脑异位等。

儿童脑积水活检发现，在早期阶段，脑室周围水肿和散在轴突变性，继而水肿消退，脑室周围胶质细胞增生；后期随着神经细胞的脱失，脑皮质萎缩，并出现轴突弥散变性。同时，脑室周围的室管膜细胞易受到损伤，早期室管膜细胞纤毛脱落，呈扁平状，以后细胞连接断裂，最后室管膜细胞大部分消失，脑室表面胶质细胞生长，这些变化往往与脑室周围水肿和轴索髓鞘脱失伴行，胼胝体的髓鞘形成延迟。皮层的神经元受累，锥体细胞树突分支减少，树突小棘也减少，并出现树突曲张，这些组织学变化导致儿童智力低下、肢体痉挛和智能改变等临床表现。

三、临床表现

颅缝尚未闭合前发生脑积水，头围进行性增大，甚者可增大到头不能转动，颅骨上可触摸到颅缝哆开的宽度。前囟、后囟乃至乳突囟扩大和隆起，触之有饱满感，前额明显前突，头发稀疏，头皮静脉因颅内压增高而怒张。眼球因眶顶受压下移，两眼下视，巩膜外露呈"落日状"眼睛。头形变圆，额及顶部突出，颅缝哆开，颅骨变薄甚至透明。头部叩诊出现"破壶声"。同时显示渐进性颅内压升高症状：反复呕吐和视神经损害。虽有颅内压升高和脑萎缩，但早期很少发生神经功能丧失症状。少数患儿脑皮质虽已很薄，但其智力仍保持于正常婴儿水平。晚期智力明显下降，可有锥体束征、痉挛性瘫痪、惊厥或去大脑强直。因脑实质受压萎缩，患儿缺乏正常儿童那样嬉戏活泼的各种正常反应，精神萎靡，痴呆，重者呈四肢瘫痪、共济失调等。视神经长期受压而发生原发性萎缩，以致完全失明。后期患儿可发生癫痫、营养不良、继发感染等，以致全身衰竭而夭折。少数婴幼儿脑积水发展到一定阶段可自行停止，头颅不再增大，颅内压不再升高，称为静止性脑积水。这种患儿多数能生活自理，少数因有呆傻、共济失调需要特别照顾。其原因可能是扩大的脑室系统畸形或粘连带撕开，脑脊液循环得以疏通。另外少数颅内压升高可致脑室壁突然破裂或因大量脑脊液由嗅丝脑膜裂口处流失后，脑室壁塌陷致使颅内压降低或出血而致死，应引起临床注意。

四、治疗

(一)药物治疗

1.抑制脑脊液分泌药物

如醋氮酰胺，每日100mg/kg，是通过抑制脉络丛上皮细胞 Na^+-K^+-ATP 酶，减少脑脊液分泌。

2.利尿剂

速尿，每日1mg/kg。以上两种方法对2周岁以内有轻度脑积水者应首选，约有50%的患者能够控制病情。

3.渗透利尿剂

山梨醇和甘露醇。前者易在肠道中吸收并没有刺激性,半衰期为 8 小时,每天 1~2g/kg。该药多用于中度脑积水,作为延期手术短期治疗。

另外,除药物治疗外,对于脑室出血或结核和化脓感染产生的急性脑积水,可结合反复腰椎穿刺引流脑脊液的方法,有一定疗效。对任何试图用药物控制脑积水者,都应密切观察神经功能状态,连续检查脑室大小变化。药物治疗一般只适用于轻度脑积水,虽然有些婴儿或儿童没有脑积水症状,但患者可有进行性脑室扩大,这样一些儿童虽然有代偿能力,但终究会影响其神经系统发育。药物治疗一般用于分流手术前暂时控制脑积水发展。

(二)手术治疗

对于进展性脑积水,如 2 岁以内头围小于 50cm,脑室造影显示大脑皮层厚度不少于 1cm,可选用手术治疗,手术时机越早越好,常用的术式有以下 5 类。

1.大脑导水管疏通术

本手术旨在去除病因,手术方法有导水管成形术、扩张术及内置导管引流术。手术易损伤脑干,应慎重选用。对于第四脑室正中孔畸形者,可行切开或成形术。若为枕骨大孔区域先天性畸形或产伤所致颅内血肿或感染粘连等梗阻因素引起的慢性小脑扁桃体疝,可作后颅窝及上颈椎板切除减压,兼选用脑室—枕大池引流,可收到一定效果。

2.侧脑室脉络丝切除或电灼术

适用于交通性脑积水,一般经顶部入路,目的是减少脑脊液生成,因疗效差,近来已很少应用。

3.脑室—静脉系统引流术

适用于各种类型的脑积水。但若颅内存在感染因素或有心力衰竭时则禁忌。脑室造影后气体未吸收尽者,暂不急于手术,以防止气体栓子入血。故已做此手术者,不宜再作脑室造影。手术是将脑脊液直接导入血液,但常存在血液倒流脑室引起严重反应和血液凝固引起管腔栓塞两个问题。近年来采用指压活瓣装置,镶于颅骨孔内,使脑脊液单向流动。手术后患者随时在头皮上指压活瓣可保持引流畅通。手术方法是令患儿侧卧,手术侧向上,先在颈外侧面切口解剖出颈外静脉或颈内静脉和面静脉。并将其远端结扎(若用颈内静脉时不应结扎)。再在颞顶部切口钻孔,钻孔的大小根据活瓣装置的直径大小而定。穿刺到脑室将脑室管(特制硅制导管)置入脑室内 4~6cm。室内一端剪有数个侧孔,可防止堵塞。将心血管导管经颞枕切口穿过头皮下到颈部切口。再经面静脉插入颈内静脉或颈外静脉,送入右心房。通过 X 线电视荧光屏观察或注射造影剂行 X 线摄片等方法,证实导管达右心房内准确无误或调整导管近心端于第 5、第 6 胸椎水平。然后用丝线结扎面总静脉或颈外静脉近心端以固定导管。再在颞枕部切口处将指压活瓣装置衔接脑室管和心血管导管,并用丝线结扎。术后一般无并发症。随着年龄增长,导管长度可能不足,必要时可更换导管。

4.脑室—腹腔引流术

此手术适用于交通性脑积水,也适用于脑室—枕大池引流后的梗阻性脑积水,有颅内感染者禁用。手术方法为将带有活瓣的硅制导管的一端,经右颞后切口和颅骨钻孔插入脑室内4～6cm,并固定。导管另一端通过后头皮下至颈前皮下、胸前及上腹皮下。然后在右肋下作小腹直肌切口,切开腹膜,将导管置于肝脏表面上,用丝线固定在镰状韧带上。另外,尚有腰椎蛛网膜下腔—腹腔分流术,即行腰椎 3～4 的右半椎板切除,将导管一端置于蛛网膜下腔内3cm 固定,另一端经腰部皮下至右腹壁前方插入腹腔,方法同上。

5.脑室—输尿管引流术

这种手术是将脑脊液直接引流到泌尿道而排出体外,疗效显著,成功率高。但由于手术要切除一侧正常肾脏,所以该手术现已弃用。

引流术后注意测量头围、前囟凹陷、骨缝重叠等变化情况并记录之,以观察手术效果。为了补足脑脊液中丢失的电解质,每天应从饮食中额外补给食盐 2～3g。若有术后抽搐等情况,可酌情使用解痉剂,如鲁米那钠 0.1～0.2g 肌内注射等。另外,术后应给予抗生素预防感染,并根据具体情况给予其他支持治疗。

五、护理

(一)护理措施

1.术前护理

(1)注意安全,防止因头重脚轻发生意外。

(2)脑积水患儿头围大、头皮薄,注意多翻身,防止头部压疮形成。

(3)颅内压升高给脱水剂治疗时,应专人看护,防止药液外渗。

2.术后护理

(1)一般术后平卧 3 天,重度脑积水患儿清醒后予头低脚高位,防止脑脊液过快流入腹腔,导致脑内压过低,甚至引起硬膜下血肿。

(2)预防头部压疮,多翻身,头部给予水枕,取健侧和平卧交替卧位,勿压迫分流侧皮肤,高热冰枕降温时不宜过冷,以免阻碍头皮血液循环而致压疮形成。

(3)眼睑不能闭合者盖以凡士林纱布或涂眼药膏。

(4)保持安静,减少刺激,避免患儿哭闹,必要时遵医嘱给予镇静剂。

(二)健康教育

(1)指导患儿家长观察转流泵。转流泵每周检查 1 次,轻按泵一下,然后观察泵是否回弹复原,是否按不动,若出现上述情况到医院就诊。

(2)密切注意患儿是否出现呕吐、头痛、抽筋等颅内压升高变化,若有上述现象就及时复诊。

(3)保持转流管处皮肤完整,注意保护覆盖在泵及管子上的皮肤,避免皮肤破损,以防出现感染。

(4)注意覆盖在泵与管子连接上的皮肤是否有肿胀,若则及时就诊。

(5)术后两周,3～6 个月来医院门诊复查。

(张敏娅)

第十九节　先天性肌性斜颈

一、概述

先天性肌性斜颈是小儿斜颈最常见的原因,由于一侧胸锁乳突肌挛缩所致,形成颈部歪斜,头偏向患侧,而下颌转向健侧,随年龄增长畸形日趋加重。1～2岁内宜保守治疗,超过3～4岁应手术治疗。

二、病因及发病机制

原因不清,但与胎位异常有关,如臀位产发病率高达50%,另外难产或产伤也可发生,多认为是胸锁乳突肌缺血、肌肉纤维化结果。从手术切除的纤维化肌肉中从未见到含铁血黄素,故不支持肌肉内出血的原因。

三、临床表现

(一)病史
患儿常有臀位产史。

(二)症状:颈部包块
出生时患儿并无异常,7～10天后发现患儿颈部出现肿块,肿块无红、肿、热、痛。2～3个月后肿块逐渐缩小,6个月后肿块可消失。肿块消失后胸锁乳突肌出现挛缩现象,患儿颈部活动受限,头偏向患侧,下颌和面部转向健侧,头转向健侧受限。

(三)体征:颜面继发畸形
随着年龄增长患儿逐渐出现脸部不对称,患侧的眼、眉、耳、嘴角都低下,前额狭窄;颈椎出现侧弯,颈部组织也发生相应的挛缩;由于两眼不在同一平面,手术矫正后患儿常出现复视。

四、辅助检查

(1)X线检查。

(2)CT。

(3)B超。

五、治疗

(一)非手术治疗
适用于1岁以内的患儿。手法治疗一般需6个月至1年时间。

(二)手术治疗
适用于手法治疗失败或年龄1岁以上患儿。方法为胸锁乳突肌切断及软组织松解。

六、护理

(一)护理措施

1.术前护理

(1)评估患儿头颈偏斜程度,评估患儿面部五官是否对称。

(2)复视患儿注意安全,防患儿坠床和跌倒。

2.术后护理

(1)病情观察及护理。①测量脉搏、呼吸、血压,1~2小时一次,麻醉清醒后6小时一次。②保持伤口敷料清洁干燥,如伤口出现较多的渗血,有颈部气管压迫、呼吸困难、口唇发绀等表现,应该及时通知医生处理。③5岁以上能合作患儿术后2天行枕颌带牵引,牵引时向健侧偏移20°~30°,牵引重量一般为1~2kg,应根据患儿病情调整,不超过体重的1/10,以患儿无主诉头痛、头晕为宜。④牵引7~10天后行头颈胸石膏背心固定术,未牵引患儿术中给予石膏固定。固定体位为轻度的矫枉过正位,即下颌轻度向术侧旋转,头顶轻度向健侧偏斜,通常固定6周。⑤皮肤护理。牵引患儿注意防止枕后、耳郭、颌下发生压疮。⑥复视患儿行视力锻炼,方法为将一物体放在距离患儿1.5m处,让患儿集中注视一定的时间,每次30分钟~1小时,每天3次。

(2)饮食与营养。①术后6小时恢复进食,患儿术后当天进食清淡易消化食物。②术后第1天起,患儿进普食。

(3)体位与活动。①术后6小时患儿即可下床活动,牵引患儿肩部垫软枕,头部后仰,过伸体位。②长期使头颈部保持在矫枉过正位,易使患侧的胸锁乳突肌断端与周围软组织粘连,缺乏弹性。伤口拆线后,患儿应做头颈部功能锻炼。方法是指导患儿下颏向患侧、枕向健侧旋转,使胸锁乳突肌在运动中得到松解而富有弹性,锻炼要循序渐进。

(二)健康教育

(1)牵引期间不能擅自停止牵引、改变体位及增减重量。

(2)坚持头颈胸石膏外固定,应及时更换石膏内衬垫,保持患儿皮肤清洁干燥。

(3)石膏外固定患儿注意安全,过街时家长应牵、扶患儿。

(4)坚持功能锻炼,门诊随访复查。

(张敏娅)

第二十节 先天性马蹄内翻足

一、概述

先天性马蹄内翻足是常见的先天性足畸形。发病率为1‰~3‰,男性多于女性,双侧多见。可单独存在,也可伴其他畸形,如可伴先天性多发性关节挛缩症、多指、并指等。

二、病因及发病机制

先天性马蹄内翻足畸形的真正病因不明。各种研究显示,其发病可能与遗传因素、基因突变、胎位不正、神经肌肉病损、组织结构异常以及后天的环境因素有关。

三、临床表现

(1)先天性马蹄内翻足患儿出生后一侧或双侧足呈现程度不等的畸形,其典型外观为:前足内收内旋、后足内翻、踝关节下垂畸形,通常患儿前足内收、内旋畸形明显。

(2)严重时患儿足背外侧负重,负重区产生滑囊及胼胝,胫骨内旋加重,畸形逐渐加重。患儿步态不稳,如单侧畸形,则患儿走路跛行;如双侧畸形,则患儿走路摇摆。

(3)根据畸形是否有可塑性分为3型。①松软型:完全可用手法矫正畸形。②僵硬型:畸形呈僵硬固定状态,用手法完全不能矫正。临床少见。③中间型:介于前两者之间,部分有可塑性。临床多见。

四、辅助检查

X线检查。

五、治疗

(一)手法治疗

适用于6个月以内患儿及松软型和中间型马蹄内翻足。可采用连续间断手法复位及复位后的石膏固定方法,也可用目前常用的Posenti石膏矫形术。

(二)手术治疗

适用于手法或石膏复位失败者和僵硬型病例的患儿。通常于患儿出生6个月后进行,常见手术方式有足内侧软组织松解术、肌腱移位术、截骨矫形术、三关节融合术等。

(三)外固定材料维持矫正位

主要适用于手法复位或手术矫形后维持复位的患儿。逐步矫正患儿足内收内旋、跟骨内翻和踝关节马蹄。常用石膏绷带、外固定支具(如Denis-Browne支具)等。

六、护理

(一)护理措施

1.术前护理

(1)心理护理:由于患儿年龄小,家长的心情都非常焦虑、恐惧。因此要和患儿家长沟通,告知手术目的、手术的简单过程等取得家长的配合,并减轻家长的焦虑情绪,以争取满意的效果。

(2)皮肤准备:检查手术部位皮肤是否有破溃,做好手术区皮肤准备及手术部位的标记。

术野皮肤要清洁,同时给患儿洗澡,剪指、趾甲,更换清洁衣裤。

(3)手术前准备:完善各项常规检查,术前禁食8～10小时,禁水4～6小时,婴儿可于术前4小时喂一顿奶。

2.术后护理

(1)麻醉后护理:术后4～6小时去枕平卧,头偏向一侧,以防止呕吐物误入气管,严密观察生命体征的变化。

(2)伤口观察:密切观察石膏表面及检查石膏边缘有无血迹,若有血迹应用笔沿着血迹边界做记号,并告知医师。遵医嘱合理使用抗生素防止感染。

(3)石膏护理:①保持石膏清洁、干燥,观察肢端皮肤颜色、温度、肿胀、感觉及运动情况,并定时抬高患肢,预防肿胀,遇有血液循环障碍,立即报告医师,并协助处理;②告知患儿家长不可用棒子插入石膏内,勿塞物品入石膏内。

(4)皮肤护理:应帮助患儿勤翻身,预防压疮。每班观察和检查露在石膏外面的皮肤,并保持皮肤清洁、干燥。观察二便情况,注意保持会阴清洁,防止泌尿系感染,嘱多饮水。

(5)饮食护理:指导家长给患儿合理添加辅食及了解添加原则。

(6)疼痛护理:疼痛一般术后4小时出现,24小时内最剧烈。因此要做好患儿家长的工作,消除恐惧心理。同时分散患儿注意力,采取舒适的体位,根据患儿的疼痛评分结果给予相应的处理(药物及非药物的止痛方法),保证患儿休息和睡眠。

(7)功能锻炼:石膏固定期间做肌肉的收缩和放松,以足趾的屈伸活动为主,每天300次以上,以防止肌肉的废用性萎缩。

(二)健康教育

(1)指导患儿家长出院后继续做好石膏护理,每日做好功能锻炼。

(2)合理喂养,注意辅食添加。

(3)术后3周门诊复诊,如有不适,及时就诊。

术后石膏固定3周,去掉石膏后,白天穿矫形鞋,夜间用支架保护1～2年,坚持在儿童骨科门诊随诊至术后约2年,这是防止畸形复发的重要保证。

(张敏娅)

第六章　血液透析护理

第一节　血液透析指征

血液透析是急、慢性肾功能衰竭和其他一些严重疾病的重要治疗手段。血液透析治疗是对有可逆性因素的慢性肾损伤急性加重患者,使其度过急性加重期,为尿毒症患者日后进行肾移植提供有力保障,对肾移植前后提供应急措施,维持尿毒症患者生命,使尿毒症患者更好地融入社会。从事血液透析治疗的医护人员应掌握透析指征和诱导透析的基本知识。

一、血液透析指征

(一)急性肾功能衰竭
急性肾功能衰竭是多种病因引起的急性肾功能损害,是临床常见的危重症之一,是一大类病因各异、预后迥异的疾病,可在数小时至数天内使肾单位调节功能急剧减退,以致不能维持体液电解质平衡和排泄代谢产物,从而导致高血钾、代谢性酸中毒等一系列临床病症。鉴于急性肾功能衰竭是器官衰竭中少数能够痊愈的疾病之一,因此很多学者主张在诊断明确的前提下及早开始透析治疗,开展治疗的时机不局限于所谓的透析指征,积极争取肾功能的恢复。出现下列任何一种情况即可进行透析治疗,以最大限度地争取人、肾均存活。

1.透析指征

急性肾功能衰竭合并高分解代谢者透析指征:每日血尿素氮(BUN)上升≥10.7mmol/L,血肌酐(SCr)上升>176.8μmol/L,血钾上升1~2mmol/L,HCO_3^-下降≥2mmol/L。

非高分解代谢患者指征:无尿48小时以上,BUN≥21.4mmol/L,SCr≥442μmol/L,血钾≥6.5mmol/L,HCO_3^-<15mmol/L,二氧化碳结合力<13.4mmol/L,有明显容量负荷过重、急性肺水肿、消化道症状、精神及意识障碍;误输异型血或者其他原因所致溶血,游离血红蛋白>12.4mmol/L。

2.紧急透析指征

(1)严重高钾血症,血清钾≥7.0mmol/L或有严重心律失常。

(2)急性肺水肿,对利尿药无反应。

(3)严重代谢性酸中毒,血HCO_3^-<13mmol/L。

(二)慢性肾功能衰竭
成年非糖尿病肾病患者的肾小球滤过率(GFR)<10mL/(min·1.73m²);糖尿病肾病患

者 GFR<15mL/(min·1.73m²),这个指标并不是绝对的,即使患者指标达到上述标准,但如果患者尿量正常,无明显的水负荷,营养状况良好,机体内环境稳定,不影响日常生活,也可延缓肾脏替代治疗。

1.早期透析指征

(1)内生肌酐清除率(Ccr):<10mL/min。

(2)血尿素氮(BUN):28.6mmol/L 或血 SCr>707.2μmol/L。

(3)血尿酸增高伴痛风者。

(4)高钾血症,K⁺≥6.5mmol/L。

(5)代谢性酸中毒。

(6)口中有氨味,食欲丧失和恶心、呕吐等。

(7)慢性充血性心力衰竭、肾性高血压或尿毒症性心包炎,经一般治疗无效。

(8)出现尿毒症神经系统症状。

2.紧急透析指征

(1)药物不能控制的血钾浓度>6.5mmol/L。

(2)水钠潴留、少尿,高度水肿伴有心力衰竭、肺水肿、高血压。

(3)代谢性酸中毒,pH<7.2。

(4)并发尿毒症性心包炎、胸膜炎、中枢神经系统症状,如神志恍惚、嗜睡、抽搐、昏迷、精神障碍等。

(三)中毒和药物逾量

临床遇到中毒和药物逾量时也可采用血液净化的方法进行治疗,一些相对分子质量较小、水溶性、蛋白结合率低的药物或毒物可采用血液透析、腹膜透析、血液灌流和血浆置换清除。有下列情况之一被认为是透析治疗的指征。

(1)用相对分子质量较小、水溶性、蛋白结合率低、危及生命的毒物或药物,如醇类、四环素、异烟肼、丙酮、造影剂等,保守治疗无效,临床症状进行性恶化。

(2)严重的中毒反应,出现生命体征异常。

(3)血药浓度已达到致死剂量。

(4)因中毒严重或患有慢性疾病,药物正常排泄障碍。

(5)药物代谢后产生毒性更大的物质或发生延迟性中毒的物质。

(6)可能致死的药物存留在消化道而继续被吸收。

(7)中毒者原患有慢性支气管炎、肺气肿,加重了昏迷的危险。

(四)其他

在实际临床工作中,很多内外科治疗方式不能涉及或治疗难以奏效者,也可采用血液净化的方式治疗,这为血液净化赋予了新的指征。

1.溶血

游离血红蛋白>80mg/dL。

2.代谢紊乱

高钙血症、高尿酸血症、乳酸性酸中毒、高渗性昏迷等病理生理状态,虽然并不是尿毒症所致,仍然可通过血液净化的手段予以纠正。

3.严重的水负荷过重

如肾病综合征、肾功能正常的糖尿病肾病伴随高度水肿、顽固性心力衰竭、肝硬化腹水回输。

4.肝衰竭

如肝性脑病、高胆红素血症、严重高热、低体温等。

二、诱导透析

临床慢性肾功能衰竭患者用非肾脏替代治疗方法无法继续维持生命时,即要考虑采纳透析疗法。患者从未经血液透析治疗过渡到规律性透析阶段,其中涉及慢性肾功能衰竭的透析标准以及如何过渡到规律性透析的过程称为诱导期。

大部分患者透析知识缺乏,首次透析均表现出不同程度的紧张、焦虑甚至恐惧,强烈的情绪反应会刺激机体产生一系列病理反应。诱导透析主要目的是降低透析效率,增加透析频率,从而使血浆渗透压缓慢下降,使患者机体内环境处于相对平衡状态。患者能缓慢适应血液透析治疗,把相关的不良反应降到最低,并且平稳、安全渡过诱导期。

在透析过程中清除溶质的同时也会引起血浆渗透压明显下降,但是细胞内液、脑脊液,包括组织间液渗透压下降过程缓慢,这样就导致在血浆与其他体液之间有渗透梯度的形成,导致体液重新分布,临床上可能出现一系列的症状如恶心、呕吐、头痛、血压增高、抽搐、昏迷等,即所谓"透析失衡综合征",严重者可危及患者生命,因此诱导透析非常重要。

常规进行血液透析治疗之前首诊医生应充分了解患者的基本病情,如患者年龄、性别、原发病以及患者是否害怕和担心自己的预后情况,还包括患者对疾病的认识和对透析治疗的态度;询问患者有无出血倾向,了解患者有无水肿、肺水肿、腹水、心包积液、视力障碍、运动障碍、感觉异常及意识和精神异常等;还应知道患者有无其他伴随症状,如冠心病、肝病等。透析前常规进行感染八项的检查、胸部 X 线片检查及血气分析等。根据对患者的全面了解(病史、症状、体征及各种实验室材料)和综合分析,制订出诱导透析方案。

诱导透析原则是在患者能够耐受的条件下进行小剂量、短时间、多次数的透析,逐渐过渡到常规血液透析治疗阶段。目的是最大限度地降低渗透压梯度对血流动力学的影响和导致水的异常分布,这是导致诱导期患者死亡的重要原因。为了减少患者的不适症状以及降低病死率,常采用以下措施。

(一)使用小面积低效率透析器

首次使用透析器膜面积常为 $0.7\sim0.8m^2$ 的空心纤维型透析器,血流量为 $100\sim150mL/min$,也可适当减少透析液流量,超滤量视患者的病情以及水肿程度决定。

(二)多次短时透析

首次透析治疗时间要根据患者血浆生化指标(如 BUN)和血浆渗透压决定,还应考虑患者年龄和心血管功能状况。首次透析 2 个小时,第 2 天再透析 3 个小时比较稳妥,血肌酐或尿素氮的下降幅度应限制在 30% 以内。通过 $2\sim3$ 次频繁而短暂的透析逐渐过渡到常规透析治疗。

（三）增加血浆渗透压

透析过程中由于尿素氮等溶质的清除导致血浆渗透压下降，如果同时输入一些对人体无害的渗透性物质，即可以补偿由于毒素下降所造成的渗透梯度变化。为了预防失衡综合征等不良反应的发生，比较简单而奏效的方法是采用高张氯化钠溶液，必要时也可输注50%的葡萄糖注射液、20%甘露醇等。

（四）选择适当的血液净化方法

当患者病情严重或有明显的氮质血症时或老年患者合并心血管功能不稳定，对血液透析治疗难以耐受，临床治疗中可以考虑采用血液滤过，待患者病情稳定后再转为血液透析。血液滤过很少产生失衡综合征，对心血管功能影响较小。

为了帮助患者顺利度过血液透析诱导期，健康宣教和心理护理也同样重要。适当的健康教育和护理能增加患者及其家属对血液透析的了解，缓解患者的不良情绪，增强其对抗疾病的信心。医护人员加强对患者诱导期严密监护，建立连续、系统、综合的管理体系，科学指导患者安全、平稳度过诱导期，直至顺利耐受规律性血液透析治疗，进而提高患者的透析质量和生活质量，这对患者后期回归社会起到一定的积极作用。

（付路丽）

第二节　血液透析设备

一、血液透析用水处理系统

城市自来水或其他水源的水，经过水处理系统除去离子、微粒、细菌、病毒、内毒素等物质，使其达到血液透析用水的水质要求。常用反渗透（RO）法，也可用蒸馏、去离子超滤等方法。

反渗透系统由前处理部分、反渗透机和后处理部分组成。前处理部分包括前级加压泵、沙滤或滤芯装置、除铁装置、软化装置、药用炭装置及连接管路等。经过以上处理，除去水中的较大颗粒、钙离子、镁离子、铁离子、氯离子及部分有机物，并提高水压，以达到反渗透膜的进水要求。反渗透机由保安滤器、反渗透组件（反渗透膜及膜壳）、高压泵、阀门、传感器、仪表、控制电路、消毒部分、连接管路、框架等组成。后处理包括卫生级管件、单向阀、透析机接口、支架等组成输送部分。

（一）前处理部分

1.前处理的必要性

良好的前处理能够满足反渗透机进水水质要求，可以确保反渗透装置长期安全运行，渗透水流量、脱盐率、回收率稳定，膜的使用寿命延长。具体来说，前处理是为了做到以下3个方面。

（1）防止膜表面污染。即防止微生物、胶体物质、悬浮杂质等附着在膜表面或污堵膜元件水流通道。

（2）防止膜表面结垢。反渗透装置运行中，由于水的浓缩，有一些难溶盐，如 $CaCO_3$、$CaSO_4$、$MgCO_3$ 等沉积在膜表面，因此，要防止这些难溶盐生成。

（3）确保膜免受机械和化学损伤，以使膜保持良好的性能和使用寿命。

2.反渗透系统的水源

医院透析用反渗透系统大多采用自来水作水源，其水质应符合国家饮用水标准。反渗透系统的出水水质、前处理的配置、设备的维护等都取决于水源的水质。单位在购买反渗透水处理系统前应做水质分析，根据水质及用水量配以相应的前处理和反渗透系统。

3.前级加压泵

前级加压泵的作用是提高进水压力，克服前处理部分对水的阻力，保障反渗机进水压力与流量，一般由水泵、压力容器、连接管件、压力开关和控制电路组成。水压控制在 $0.3\sim0.5MPa$，自来水水压＞0.3MPa 的医院可不装前级加压泵。

4.介质过滤（砂滤）

介质过滤器可以除去悬浮物和胶体，很大程度是物理过程。这是基于当水流流过过滤介质的床层时，悬浮物和胶体会附着在过滤介质表面。过滤出水水质取决于杂质和过滤介质的大小、表面电荷和形状等。最常用的过滤介质是石英砂，有效直径为 $0.5\sim1.2mm$，过滤介质最小设计层深度为 0.8m，设计过滤流速通常在 $10\sim20m/h$。当水通过滤料床层进行过滤时，随着过滤出水的增多，床层中截留的固体杂质也增多，这时过滤器进出水的压力差增大或床层除去悬浮固体杂质的能力下降，当压力差增大一定程度（$30\sim60kPa$）或过滤出水水质下降到一定程度时，过滤器的床层需进行反洗，通过反洗清除滤料中截留的杂质，过滤器两次反洗之间的运行时间称为运行周期。应根据进出水水质及用量确定运行周期，一般每周反洗 1 次或 2 次。水的过滤要考虑两个重要因素：出水质量和出水数量。影响这两个指标的因素是进水特性和过滤器本身的特性。后者包括滤料特性、滤速和反洗方法。

医院透析用的过滤装置一般由筒形压力容器，颗粒滤料，进水、出水与自动反洗控制器，收集装置等组成。自动控制器可根据需要设定 1 周内的反洗次数和反洗时间，如每周一、周四各反洗 1 次，控制器按设定的时间自动进入反洗程序进行反洗，一般反洗时间设在夜间 12 时以后，也可根据需要随时用手动控制进行反洗。过滤介质充填体积为筒形压力容器体积的 2/3，以利于反洗进行。

5.滤芯过滤

对反渗透膜进水用滤芯过滤也可除去水中的悬浮杂质。它适用于处理悬浮物含量较少的水，使用压力差最好＜40kPa，一般 1 个月或 2 个月更换 1 次，以免影响出水水质和水量。滤芯对水中机械杂质和铁均有较高的去除效果。因滤芯属于深层过滤范围，滤后出水中也出现大于公称精度的颗粒，只是出现的概率较小。

6.水中铁的去除

反渗透进水对水中含铁量有严格的限制，水中铁进入反渗透系统会污染反渗膜，还有可能在铁细菌存在时，形成铁锈软泥。除铁的方法有混凝法、化学沉积法、锰砂过滤法。医院透析用水前处理常用锰砂过滤法。

7.离子交换

离子交换是除去水中离子态物质的技术,它可制取软化水、无离子水。离子交换作用是用一种称为离子交换剂的物质来进行的,这种物质在溶液中能以所含的可交换离子与溶液中的同种符号的离子进行交换。现常用的离子交换树脂,是一种高分子的聚合物,有交换容量高、外形大多为球状颗粒而使水流阻力小、机械强度高、化学稳定性好等优点,被广泛地应用。

离子交换树脂通常分为两个部分:一部分称为骨架,在交换过程中不参与交换反应;另一部分为连接在骨架上的活性基团,活性基团所带的可交换离子能和水中的离子进行交换。离子交换树脂外形大多呈珠状颗粒,它既不溶于水,也不溶于酸碱和有机溶剂。

(1)水硬度:水的硬度是水中钙、镁、铁、锰、锶等离子总量之和,主要是钙、镁离子的总和。它们能阻碍肥皂产生泡沫,又容易和一些阴离子基团生成难溶性的化合物,引起结垢发生。硬度的常用单位为毫克当量(mEq/L)或折算成 $CaCO_3$ mg/L 表示。

(2)钠离子软化:除去水中硬度离子的过程称为软化,软化的方法有多种,钠离子软化是其中一种,它采用的交换剂为阳离子交换树脂。含有硬度的水流经钠离子交换器时,水中的硬度成分(Ca^{2+}、Mg^{2+})与交换剂中的钠离子进行交换。交换反应如下:

$$2RNa + \begin{cases} Ca^{2+} & (HCO_3)_2 \\ Mg^{2+} & Cl_2 \\ Na_2SO_4 \end{cases} \rightarrow R_2 \begin{cases} Ca \\ Mg^{+Na_2} \end{cases} \begin{cases} (HCO_3)_2 \\ Cl_2 \\ SO_4 \end{cases}$$

式中{ }内为自来水中主要离子成分。

从上式可知,经过钠离子软化后,水中的钙、镁离子被钠离子所取代,出水的残余硬度可降得很低,达到软化的目的。水中的阴离子成分并无变化,由于钠的当量(23)高于钙、镁(20、21),使出水中盐的总量略有升高。

钠型交换树脂使用一段时间后,出水的硬度泄漏量会逐渐增加,达到一定值时,钠型阳树脂失效。为了恢复交换能力,可用再生液对其进行再生,常用的再生液为饱和盐溶液。再生过程的反应式如下:

$$R_2 \begin{cases} Ca \\ Mg \end{cases} + 2NaCl \rightarrow 2RNa + \begin{cases} Ca \\ Mg \end{cases} Cl_2$$

软水器的软化效果是由进水总硬度、进水流量、钠型阳树脂的体积与交换容量、再生频率来衡量的。一般情况下进水总硬度、钠型阳树脂的体积与交换容量改变量较少,根据用水量可确定再生周期,实际应用中用测定软水器出水硬度的方法来确定再生周期。

晚间对软水器进行再生,第 2 日晨,反渗透机启动 30 分钟后测定软水器出水硬度,如不合格说明再生无效或树脂失效,需重新再生或更换树脂,如合格正常使用。

每天透析治疗、透析机清洗消毒结束后,再次测定软水器出水硬度,如不合格,说明现树脂不能保障一天的透析治疗用水,应更换树脂或增加树脂量。如合格,第 3 天透析治疗、透析机清洗消毒结束后用同样的方法测定软水器出水硬度,如不合格就应每天对软水器进行再生;如合格第 4 天同时、同样测定软水器的硬度,至测定到 n 天不合格,软水器再生周期定为 $n-2$d($n>2$)。

8.药用炭过滤

药用炭过滤主要用于除去水中的有机物和残余氯。医用水处理多选用优质果核壳类的药用炭,以确保机械强度好、吸附速度快、吸附容量大。水中氯的4个概念如下。

(1)残余氯(总氯):指测量时水中化合氯与游离氯的总和。

(2)化合氯:指一种或多种氯化铵化合物,它是由氯和存在于水中的氨的化合物反应而生成的。反应式如下:

$$Cl_2 + H_2O \longleftrightarrow HOCl + HCl$$
$$HOCl + NH_3 \longleftrightarrow NH_2Cl + H_2O$$
$$HOCl + NH_2Cl \longleftrightarrow NHCl_2 + H_2O$$
$$HOCl + NHCl_2 \longleftrightarrow NCl_3 + H_2O$$

以上氯与氨的反应主要受水的pH和氯与氨质量比的控制。

(3)游离氯:指水溶性分子氯、次氯酸或次氯酸根或它们的混合物。

(4)有效氯:指氯化及所含的氯中可起氧化作用的比例,以 Cl_2 作为100%来进行比较。

无论是测定次氯酸钠浓度、有效氯还是水中残余氯含量,实际都是测定溶液中起氧化作用的氯的含量。测定残余氯的含量常用比色法,结果以 $mg/L(Cl_2)$ 表示。因此,5% NaClO 指100g溶液中有效氯含量为5g。

用药用炭过滤法除去水中游离氯能进行得比较彻底。药用炭脱氯并不是单纯的物理吸附作用,而是在其表面发生了催化作用,促使游离氯通过药用炭滤层时,很快水解并分解出原子氧,反应如下:

$$Cl_2 + H_2O \longleftrightarrow HCl + HClO \qquad HClO \rightarrow HCl + [O]$$

原子氧与碳原子由吸附状态迅速地转变成化合状态:

$$C + 2[O] \rightarrow CO_2 \uparrow$$

氯与药用炭的反应可如下式:

$$C + 2Cl_2 + 2H_2O \rightarrow 4HCl + CO_2 \uparrow$$

从上述反应式可看出,药用炭脱氯并不存在吸附饱和问题,只是损失药用炭而已,因此,药用炭用于脱氯可以运行很长时间。

在医院透析用反渗透水处理中,必须除去残余氯。利用药用炭除去游离氯和氯铵有一个空床接触时间(EBCT)概念,EBCT是水流过过滤器与药用炭接触的时间,除去游离氯为6分钟,除去氯铵为10分钟。

药用炭除去残余率与水流和药用炭的接触时间有重要关系,当药用炭体积一定时,水流过快将导致不能将残余氯有效除去,所以使用中单位时间的用水量不能大于规定量,定期反洗能保持药用炭与水的接触面积。在线或定期测定药用炭下游水中残余氯的浓度是监视药用炭过滤效果的简单方法,测定时应在水处理系统正常工作状态和水量较大时进行,以免造成错误判断,如发生连续超标,应减少水流量,增加反洗次数或增加药用炭的体积。

此外,药用炭也能除去水中的异味、色素和有机物等,作为此功能使用时,药用炭使用到一定时间,为了保持其吸附能力,需进行反洗或更换。药用炭的多孔结构以及药用炭吸附的有营养的有机物,提供了细菌繁殖的环境,因此,药用炭过滤器的定期反洗或化学处理是必要的,药用炭过滤装置的反冲过程同介质过滤。

9.前处理的维护

(1)每天早晨检查药用炭罐出水含余氯量,评定药用炭罐的情况。

(2)定期反冲砂滤、药用炭罐,一般每周1~2次。其目的是冲去截流物质、松动滤料。

(3)每天下班前检查树脂罐出水硬度,补充氯化钠,测量盐水的溶解度(可用比重法),观察吸盐情况。根据用水量,定期对树脂进行再生。

(4)观察各自动控制器工作情况,观察进水口、出水口的压力流量。

(二)反渗透机

1.反渗透(RO)及其发展

近些年反渗透膜的开发有了重大突破,膜材料从初期单一的醋酸纤维素膜发展到用表面聚合技术制成的交联芳香族聚酰胺复合膜。系统压力也扩展到高压膜、中压膜、低压膜和超低压膜。膜组件的形式也呈现多样化的趋势,有卷式、中空纤维式、管式及板框式,医疗上应用较多的是卷式复合膜。

2.反渗透原理

(1)渗透:渗透是指稀溶液中的溶剂(如水分子)自发地透过半透膜(如腹膜、反渗透膜)进入浓溶液侧的溶剂(水分子)流动现象。半透膜只允许水通过,而阻止溶解固形物(盐)通过。

(2)渗透压:浓溶液随着水的流入而不断被稀释,当水向浓溶液流动而产生的压力(P)足够用来阻止水继续流入时,渗透处于平衡状态。平衡时水通过半透膜流动是相等的,即处于动态平衡状态,而此时的压力(P)称为溶液的渗透压。渗透压是溶液的一种特性,它随溶液浓度的增加而增大。

(3)反渗透:在浓溶液上加外力以克服自然渗透压,且该外力大于渗透压时,水分子自然渗透的流动方向就会逆转,使得浓溶液的浓度更大,这一过程就是渗透的相反过程。

(4)反渗透水处理工作原理:水通过泵升到一定压力,连续送至反渗透组件的进水口,产品水和浓水不断被排出。溶解固形物由反渗透膜截留在浓水中,含盐量很低的产品水供给透析机使用,通过浓水管道上的阀门调节浓水排出流量的大小,控制浓水和产品水的比例。

3.反渗透膜的构型

反渗透膜需要制成一定构型才能用于水处理。目前膜的构型主要有平板式、管式、卷式和中空纤维式,常用于医院透析用水处理的是卷式。

对于卷式构型,常用膜有醋酸纤维素膜和复合膜,利用这些膜制成膜元件,把膜元件放在压力容器内构成膜组件。血液透析用水处理系统常用的是复合膜,复合膜由3层组成,它们分别是上面的超薄脱盐层、中间多孔的聚砜内夹层、下面的聚酯支撑网层。由于聚酯支撑层不平坦和多孔,不能用来直接支撑脱盐层,因而在该支撑层上面浇注一层聚砜微孔层,用于直接支撑脱盐层。聚砜层表面孔径控制在$0.015\mu m$,脱盐层厚度为$0.2\mu m$。在聚砜层的支持下,能承受较高压力,抗机械压力和化学侵蚀能力强。

卷式反渗透膜元件的叶片是由两张平展开的膜和一张聚酯织物组成,聚酯织物在两张膜的中间,叶片一端胶接起来形成一个袋,另一端与带孔的PVC管粘接。叶片之间有塑料网,它们一起沿PVC中心管卷绕形成卷式构型。塑料端部装置粘接到卷式的叶片两端,玻璃钢材料的外表面保护卷式构型。这样,形成了一个完整的膜元件。聚酯织物是起产品水收集通道的作用,塑料网一是作为浓水(给水)通道,二是起加强给水通道水流紊动的作用,以便把浓差极化减少到最低程度。

高压水流进入第 1 个膜元件,并在该膜元件的螺旋卷绕之间的通道内流动。一部分给水渗透过膜,并通过卷式通道流到膜元件中心的产品水收集管,另一部分给水沿着膜元件长度方向继续流动至第 2 个膜元件,这一过程依次进行。每个膜元件的产品水通过公共产品水管流出。当给水每通过下一个膜元件时,给水浓度增大,流过最后一个膜元件时,给水成为浓水,并排出压力容器。

4.反渗透膜的特性

(1)膜的方向性:只有反渗透膜的致密层与给水接触,才能达到脱盐效果。如果多孔层与给水接触,则脱盐率将明显下降,甚至不能脱盐,而透水量则提高,这就是膜的方向性。因此,若膜的致密层受损,则膜的脱盐率将明显下降,透水量则明显提高。

(2)各种离子透过膜的规律:一般说,1 价离子透过率大于 2 价离子;2 价离子透过率大于 3 价离子;同种离子的水合半径越小,透过率越大,即 $K^+ > Na^+ > Ca^{2+} > Mg^{2+} > Fe^{3+} > Al^{3+}$ (透过率越来越小)。溶解气体如 CO_2 和 H_2S 透过率几乎为 100%,HCO_3^- 透过率随 pH 升高而降低。

(3)反渗透膜的透过机制:反渗透膜结构上层是致密层,而下面是多孔层,由致密层与水溶液接触,膜去除有机物是建立在筛网机制基础上的,因而有机物分子的大小与形状是确定其能否通过膜的重要因素。可以用筛网机制来解释反渗透膜为什么有 98% 以上的脱盐率是不合适的。因为水分子和一般离子大小的区别不是很大,水中离子可以小于纳米,水分子的有效直径为 0.5nm。反渗透膜有高的脱盐率是因为在膜表面布满了许多极细小的孔,在膜的表面选择吸附了一层水分子,盐类溶质则被膜排斥,而膜表面对水分子有选择吸附作用,水分子在反渗透压力的推动下通过膜,离子被截留在溶液中。

(4)反渗透膜的材质:反渗透膜同透析器一样有很多品种,多数用有机高分子材料制成,也有少数使用无机材料制成,其性能也各不相同。由于反渗透技术应用于水的脱盐等领域后,显示出了许多优越性,因此被广泛地研究,研制出了许多种类的膜材料。常用的膜材料有醋酸纤维素膜(CA 膜)、聚酰胺膜(PA 膜)和复合膜。透析用水处理常用复合膜。

(5)影响膜元件性能的因素:不管是哪种膜及构型,反渗透膜元件的性能都是由 3 个因素决定的:产水量、脱盐率、运行稳定性,而这些因素又受以下条件制约。①给水特性:如温度、pH、溶解固形物等。②膜本身的特性:如膜的材料、结构等。③运行条件:如压力、回收率等。

5.反渗透系统使用维护

使用前应认真阅读使用说明书,严格按操作规程进行操作。首次使用前按质量控制要求进行水质和微生物检测,合格后方能使用。

反渗透系统运行数据的观察记录与分析、运行参数的调整、装置的清洗是维护的主要内容。做好维护便于及时发现问题或发现潜在问题的发展趋势,并及时采取相应措施,确保系统长期稳定地运行。主要运行数据包括:高压泵进出水水压、RO 产品水流量、RO 浓水流量、RO 给水电导率、RO 产品水电导率。利用水的电导度可以近似估算系统脱盐率。

电解质溶液的导电能力取决于溶液中的离子数目、不同离子在电场中的运动速度及离子所带电荷数。温度的变化可改变溶液的电导,温度大致每改变 $\pm1℃$,溶液电导可改变 $\pm2\%$ 。

前处理过程水中钙、镁离子被树脂上的钠离子取代,水中的钠离子增多,成为主要离子,美国 AAMI 标准钠离子 $<70mg/L$,这时的电导率约为 $150\mu S/cm$ 。电导率只反映水中总的离子浓度,不能作为透析用水是否合格的标准,但能反映水处理机的脱盐率。

反渗透系统运行维护的内容主要有:反渗透机的进水一定符合反渗透膜的进水要求,水温在 $5\sim45℃$,膜元件标明的透水量一般是在 25℃ 的情况下,温度升高 1℃ ,透水量增加 3% ;固态溶质(SDI)应当 <4.0 ;pH $=3\sim10$;游离氯 $<0.1mg/L$ 。水处理启动时对给水的冲击力(水锤)必须设法除去,回收率应受给水含盐的浓度限制,不能超过膜使用导则的限制。反渗透机运行中,膜表面浓水和给水之间往往会产生浓度差,严重时形成很高的浓度梯度,这种现象称为浓差极化。浓差极化将引起渗透压增加,使驱动力减小,从而使透水量减少,透盐量增大,同时加大膜表面难溶盐形成的概率,损害膜的致密层。对卷式膜要维持适当的给水流速,防止发生浓差极化。防止膜上结垢,控制回收率降低离子浓度,回收率 50% 排水浓缩 2 倍,回收率 75% 排水浓缩 4 倍。防止微生物污染,微生物可在膜上生长繁殖,使膜的透水量降低、透盐量增加,定期消毒能有效地减少微生物污染。

选用为医疗或血液透析设计的反渗透水处理机,因为为工业等设计的反渗透机较注重对离子的去除,而忽视生物污染的问题。建议选用卫生级反渗透膜或卫生热消毒型反渗透膜,该类型膜是为了满足医药对于微生物和热源等卫生指标的严格要求而专门设计的一类产品,与普通反渗透膜元件的主要区别是采用了无滞留区的完全充填(Full-Fit)设计,完全消除死水区,在液体处理过程中,膜组件中的所有间隙里的液体都处于流动状态。

选用卫生级的管路和连接件,管件内壁光滑,减少连接,使用弧形弯头,消除水流盲区。具有化学消毒或热消毒、清洗功能,并有相应的安全保障措施。水处理机应避免阳光直晒,防止透光部分藻类生长。供水管路应选用卫生级管件,采用密闭循环透析机串连供水方式,提高反渗水的流速以加大水流的剪切力。前处理的砂滤、树脂、药用炭、滤器等均为微生物提供生存环境,应加强管理。安装时药用炭罐在树脂罐后,因自来水中氯的存在,可减少微生物对树脂的污染。根据用水情况定期对砂滤、树脂、药用炭罐进行反冲,每周至少 2 次,按时更换滤器的滤芯,每个月至少 1 次。按质量控制要求每个月对反渗水做细菌培养,发现有细菌生长,及时对系统进行消毒,因细菌培养环境条件的不同,部分微生物无法培养,所以细菌培养无细菌时,每 3 个月应对反渗透系统做预防性消毒。

(三)反渗水供水系统

反渗水供水系统可以分为两大类,直接供水方式和非直接供水方式。直接供水方式就是反渗水自 RO 膜产出后,直接供应到使用点,中间没有任何储存环节。该方式可以很好地防止微生物在产品水中的增长,但是该种供水方式设备结构复杂,运行可靠性要求很高,只要有用水需求,RO 部分必须启动,所以相对耗电较多。同时考虑到用水量的波动性(透析机全部运行、部分运行和配液/复用用水),需要配置处理能力较强的设备,才可以满足需要。

非直接供水方式就是将反渗水储存在容器中,容器的空和满自动控制 RO 部分的启动和停止,反渗水是通过储存容器供给透析机使用,该方式的好处是比较节电,同时 RO 部分采用间断式运行,相对可靠性要求较低,设备简单。但是产品水的储存必然会增加细菌繁殖的机会,所以必须采用各种方法抑制和清除细菌和内毒素,一般采用紫外线照射的方法杀灭细菌,再通过内毒素过滤器过滤掉内毒素,同时储存容器需要加装呼吸器防止空气中的细菌进入。尽管采取多种方式,其供出水质量远远不能和直供方式相比。

二、透析液

当血液与透析液接触时,膜两侧的溶质在浓度梯度的作用下呈双向运动,这种双向运动促使膜两侧的浓度趋向平衡。在透析治疗过程中,如何达到血液净化的效果和电解质酸碱平衡的目的,透析液扮演着关键角色。血液中的水分在压力的作用下由膜内移向膜外,高浓度的毒素经过透析膜进入无毒素的透析液中,使膜两侧溶质浓度达到平衡。

(一)透析液的成分及临床意义

经过长期的临床实践和应用,透析液可作为一种标准配置的"药物"在临床上使用。随着临床实践研究的不断深入,透析液的处方也不断地改进与更新。现阶段选用一种透析液配方作为标准,来满足不同透析机机型和临床的需求;同时也可以选用多种透析液配方来满足不同患者的各种病情需求。

1.钠

钠是细胞外液的主要阳离子,维持晶体渗透压的主要成分,很容易通过透析膜,透析液中钠浓度对稳定血液透析患者的血压起着重要作用。透析液中的钠离子浓度为 135～145mmol/L。

(1)低钠透析:低钠透析液中钠离子浓度<130mmol/L。为了纠正患者的高血压,主要通过弥散方式使透析液中的钠浓度和血浆中的钠浓度趋于平衡。低钠透析液可产生负钠平衡,以致血钠浓度和渗透压降低,使液体转移到细胞内致使血容量减少,可使患者发生透析失衡、低血压和肌肉痉挛。

(2)高钠透析:高钠透析液中钠离子浓度>145mmol/L。高钠透析液适用于心血管系统不稳定的患者和老年及小儿患者,可减少失衡综合征的发生。其缺点可引起患者口渴、高血压、体重增加等不利因素。

(3)可调节钠透析:可调节钠透析是指患者在整个透析治疗过程中,透析液钠浓度从高到低或从低到高再到低的动态变化,使血钠处于高水平,有利于血容量稳定。可调节钠透析分3种类型:上升型、下降型和间断型。

2.钾

透析液钾离子浓度通常维持在 1.5～2.5mmol/L。在透析时为达到足够清除血钾的目的,透析液钾浓度要低于血浆钾浓度,以便在整个治疗过程中产生弥散梯度。

高钾血症是血液透析患者最危险的并发症,也是导致患者死亡最常见的并发症之一。高钾血症的影响因素除饮食摄入外,还有组织坏死、高分解状态和严重酸中毒等,主要是造成了细胞内钾的转移,受酸碱平衡的影响很大。正常人血钾浓度为 3.5～5.5mmol/L,即使超滤 2L水,排钾仅为 10mmol,可以忽略超滤的排钾作用。

对于急性肾功能衰竭患者,如呕吐、腹泻或大量利尿丢失钾的患者,建议使用含钾量为 4mmol/L 的透析液防止低钾血症的发生。

3.钙

透析液中钙的浓度一般为 1.5～1.75mmol/L,对于维持机体钙的动态平衡极为重要,并且可以避免患者体内钙代谢紊乱而导致的不良反应。

(1)血钙的组分:正常人血浆钙包括结合钙、离子钙和络合钙,其中离子钙和络合钙可以自由通过透析膜,统称为可扩散钙。结合钙和可扩散钙的比例取决于血浆 pH 及血浆白蛋白。

(2)合理的钙平衡:透析液钙和血中离子钙之间要建立足够的浓度梯度,保证患者的钙平衡,维持足够的钙代谢。维持钙的平衡与患者年龄有一定的关系,如果所有人采用一种钙浓度透析液肯定是不合适的,要根据患者的年龄、血钙指标来选用合适的钙浓度透析液。

4.镁

镁是一种细胞内阳离子,主要存在于骨组织中。透析液镁的浓度一般为 0.5～0.75mmol/L。高镁血症可引起一些临床并发症,如骨软化、肾性营养不良、瘙痒症等,高镁血症患者和服用含镁药物的患者推荐使用低镁透析液。

(二)透析液质量要求

随着研究的不断深入和一些致热源反应的报道以及长期透析不良反应机制的探讨,人们越来越意识到透析液质量的重要性。

1.透析液的化学特性和微生物污染

在透析治疗时透析液中的微量元素对透析患者存在潜在危险,铝元素超标就是其中之一,其可导致透析相关性脑病、骨软化等。早期人们认为铝的污染主要是因为透析用水的处理不充分,现在认为铝主要来源于浓缩透析液的干粉。所以对维持性血液透析患者来说,很小剂量的微量元素在长期的透析治疗中会慢慢蓄积导致中毒,因此透析中心(室)技术人员应密切监测血清中微量元素水平。

微生物污染的主要来源有水处理功能欠缺和维护不规范。水中的微生物主要有细菌和内毒素,常见细菌是革兰阴性菌和非结核性分枝杆菌,常见内毒素以脂质 A 为主。内毒素是影响透析用水和透析液质量的关键要素,内毒素可通过透析膜进入血液循环,导致各种急、慢性并发症,直接影响患者的生存。水处理功能欠缺包括系统故障、系统老化、水的滞留、管路布置不合理等;维护不规范包括消毒不够、设备老化等造成透析液污染。除了水处理系统以外,透析器的重复使用及贮存容器、管路、透析机均可能是细菌污染的部位。

2.透析液的物理特性

透析液受一些物理因素的影响,如压力和温度等。

(1)温度控制:透析液的温度应准确调节,一般透析液的温度控制在 36.5～38℃,并且在整个血液透析治疗的过程中温度必须维持在特定范围,以保证患者舒适和中枢体温平衡。

(2)排出气体:气泡可以通过透析膜进入血循环,减小透析膜的有效面积,降低透析效率,同时增加滤器的凝血风险。患者在透析时,透析机加热透析液,可产生气泡,因为气体在水中的溶解度依赖于温度和气体/水交界处的气体压力。透析机在装机时会配置除气装置。另外,在安装旁路时,可以将透析液入口置于低端,透析液出口置于顶端,便于气泡排出。

三、透析器

透析器与透析液装置、血液管路和透析机总称为血液透析装置——人工肾,透析器的诞生至今有100多年的历史,经过不断的发展经历了不同的变化。

(一)透析器的类型

透析器由透析膜和支撑结构组成。透析器种类繁多,基本上可分为3类:平板型、蟠管型、空心纤维型。

1.平板型透析器

平板型透析器由透析膜和支撑板相隔而重叠组成。此型透析器是血液和透析液逐层分开,血液流入两膜之间,透析液流入膜与分隔板之间。此型透析器有膜内部血流阻力小和透析器内残留血量少等优点;但与空心纤维型透析器比较,有压力耐受性差、预充量多、破膜率高、清除率和超滤率低等缺点。

2.蟠管型透析器

蟠管型透析器是最早出现的透析器,透析膜与合成树脂网一起卷成圆桶状,血液从一端进入从另一端流出。此型透析器价格低廉,血液阻力小;但是容易破膜和漏血,预充量多,体外循环血量多,残余血量多。与空心纤维型透析器相比,清除率低。

3.空心纤维型透析器

空心纤维型透析器由聚碳酸酯材料铸造成型的外壳与空心纤维透析膜构成,纤维直径为$200\sim300\mu m$,壁厚为$5\sim50\mu m$,纤维素膜薄而合成膜厚,由$8000\sim10000$根空心纤维捆扎而成。血液由纤维中心通过,增加了血液与透析液的接触面积,大大提高清除效率。空心纤维容积小,体外循环量小,残余血量少,耐压力强,破损率低。该型透析器如今已成为临床使用的主要类型。

近年来国内外出现了高通量透析器和超高通量透析器,其采用高分子合成膜,生物相容性明显改善,通过改变透析器纤维素膜的厚度和孔径大小,增加膜的面积,改变透析器的型态,具有高渗透性和高超滤能力,明显提高了透析效率,减少了治疗时间。

(二)透析器的功能评价

目前临床使用最多、效果最好的是空心纤维型透析器,按照膜的通透性不同分为低通量透析器、高通量透析器、血液滤过器和血浆分离器。

1.透析膜材料

目前透析器材料主要是纤维素及其改良型,纤维素类透析器具有超滤率低、生物相容性差等缺点。近年来出现许多高分子合成材料,如聚砜、聚丙烯腈膜。高分子合成膜具有超滤性能好、生物相容性好等优点,临床应用越来越多。

2.膜的亲水性

透析膜的亲水性取决于材料化学基团与水的相互作用。膜的亲水性不同对湿度反应也不同,合成膜遇湿膜厚度无变化,改良型纤维素膜遇湿膜厚度增加。

3.吸附性

合成膜吸附性明显优于纤维素膜,在透析过程中可以吸附血液中的蛋白质和某些治疗药物(如红细胞生成素),因此具有双重的生物学意义和临床作用。

4.消毒方式

目前透析器消毒方式主要有 3 种,即环氧乙烷、γ 射线和高压蒸汽。高压蒸汽消毒对人体危害小,但有些聚合膜不耐受高压蒸汽,故环氧乙烷仍是广泛应用的消毒剂。

5.清除率

清除率和超滤率是评价透析器的关键指标。常用清除小分子(相对分子质量＜300Da)物质、中分子(相对分子质量为 300～5000Da)物质和大分子(相对分子质量为 8000～25000Da)蛋白作为评价透析器清除率的指标。一般低通量透析器尿素清除率为 180～190mL/min,内生肌酐清除率为 160～172mL/min,几乎不清除 β_2 微球蛋白。高通量透析器尿素清除率为 185～192mL/min,内生肌酐清除率为 172～180mL/min,β_2 微球蛋白透析后下降率为40%～60%。

6.超滤率

低通量透析器超滤率为 4.2～8.0mL/(mmHg·h),高通量滤过器为 20～60mL/(mmHg·h)。

7.生物相容性

透析膜的生物相容性是透析器质量的重要指标,通常合成膜优于纤维素膜。透析膜与血液反应的主要后果是激活补体,补体活化后释放过敏毒素,可导致平滑肌收缩,血管通透性增加,肥大细胞释放组胺,产生过敏反应。

8.顺应性

关于空心纤维内顺应性,即血室扩张性不宜过大,以免增加体外循环血容量。

9.血流阻力

空心纤维型透析器膜内阻力大于平板型,如果阻力过大将增加动脉压。

10.破膜率

透析膜通常可耐受 500mmHg 的压力,有一定的抗压能力,因此在透析治疗过程中不应有破膜现象。如有破膜发生一般为氢氧化钠消毒剂侵蚀透析膜。

11.残余血量

透析结束后用 200mL 盐水回血,透析器内残余血量通常不超过 1.0mL。

12.预充容量

通常成人透析器预充容量为 60～80mL。

(三)透析膜

透析膜是决定透析治疗效果的关键,患者治疗效果的好坏很大程度上取决于透析膜。所以对于透析膜有一些基本要求:对人体安全无害,灭菌处理后膜性能不改变;容易透过需要清除的分子量较低和中等分子量的溶质,但不会透过蛋白质;具有适宜的超滤渗水性,有足够的湿态强度与耐压性;具有好的血液相容性,不引起血液凝固、溶血现象发生。

1.透析膜的分类

(1)根据膜的材料分类:主要分为未修饰的纤维素膜、改良或再生纤维素膜和合成膜。

(2)根据超滤系数分类:①高通量透析膜,高通量透析膜的孔径平均为 2.9nm,最大直径为3.5nm,具有高弥散和超滤能力;②低通量透析膜,低通量透析膜孔径平均为 1.3nm,最大直径为 2.5nm,清除小分子毒素能力强。

2.常用透析膜的特性

透析膜经过 100 多年的发展,目前用于血液透析领域的透析膜材质多达几十种,主要分为天然高分子膜材料和合成高分子膜材料。

(1)天然高分子膜材料:天然高分子膜材料主要是纤维素及其衍生物,其原料易得,价格低廉,且其湿态机械强度和尿素等溶质的透过率能满足人工肾临床的初步要求,但是这类膜材料存在的问题主要是血液相容性差、超滤率能力差和中分子通透性差。此类膜材料主要有 3 种:硝化纤维素、铜氨纤维素和醋酸纤维素。

(2)合成高分子膜材料:随着科技的发展,人们认识到纤维素膜有一系列的不足和缺点,如血液相容性较差、超滤率能力较差和中分子通透性较差等,因此合成高分子膜材料研究非常广泛,在临床实践中得到充分肯定。现有的合成高分子膜材料主要有聚甲基丙烯酸甲酯膜、聚丙烯腈及其共聚物膜、聚碳酸酯膜、聚乙烯醇及其共聚物膜、聚酰胺膜、聚砜膜、聚醚砜膜等。

(付路丽)

第三节　血液透析技术

一、血液透析

血液透析(HD)是终末期肾脏病患者肾脏替代治疗的主要治疗方法之一,能够很好地清除血液中各种内源性和外源性毒素。它是利用半透膜的原理,把患者的血液和透析液同时引入透析器,两者在透析膜两侧呈反向流动,通过弥散、对流、超滤、吸附来清除体内多余的毒素和水分,同时纠正患者体内水、电解质和酸碱失衡,从而达到延长患者生命的目的。

(一)血液透析的原理

血液透析的原理有弥散、对流、超滤、吸附 4 个方面。

1.弥散

溶质溶于溶剂形成溶液,溶质依靠浓度梯度从浓度高的区域向浓度低的区域自由扩散的跨膜转运方式叫弥散。透析中溶质的弥散与血液侧的阻力、半透膜的阻力、透析液侧的阻力、透析器膜的面积等因素有关。

2.对流

对流是在跨膜压的作用下,液体从压力高的一侧通过半透膜向压力低的一侧移动,液体中的溶质也随之通过半透膜移动,这种方式即为对流。溶质的对流传质率与透析器膜的筛系数、膜孔径大小、膜厚度、溶质分子量大小、跨膜压高低等因素有关。

3.超滤

滤过膜将血液和滤过液分开,膜两侧有一定的压力差,血液中的水分在负压吸引下由血液侧对流至滤过液侧,血液中一定量的溶质也随着水分的传递从血液进入滤过液,这样一个对流传质的过程称为滤过。水分子在静水压和渗透压的驱动下发生跨膜转运,在进行血液透析时,水分从血液侧向透析液侧移动,称为超滤,反之则称为反超。

4.吸附

通过正负电荷的相互作用使膜表面的基因选择性吸附某些蛋白质、毒物及药物以达到膜的吸附清除作用。透析膜的吸附能力与溶质和膜的化学亲和力及透析膜的表面积有关。

(二)血液透析常见种类

血液透析的基本治疗模式可根据透析膜的超滤系数分为两大类:低通量血液透析和高通量血液透析。

1.低通量血液透析

使用膜的超滤系数≤15mL/(mmHg·h)的透析膜进行血液透析,可称为低通量血液透析,低通量膜的共同特点是以弥散清除小分子物质为主,包括标准血液透析和高效血液透析。

(1)标准血液透析:标准血液透析是目前临床上使用最普遍的一种透析方式。其基本要求:透析膜超滤系数≤15mL/(mmHg·h),膜面积通常为 $1.2\sim1.5m^2$。一般采用碳酸氢盐透析液,其流速为血液流速的 2 倍,通常是 500mL/min;血液流速为干体重(kg)的 4 倍,通常在 200~300mL/min,成年透析患者血流量>180mL/min;根据残余肾功能确定一周透析次数。

(2)高效血液透析:高效血液透析方式临床应用于体形较大的透析患者,因其尿素氮分布容积增大,若仍采用标准血液透析治疗,会导致透析不充分。为了提高血液透析的效率,选用膜面积>1.5m² 和尿素氮转运面积系数>600mL/min 的透析器,同时提高血液流速>300mL/min 和透析液流速>700mL/min,以达到小分子尿素氮(BUN)被充分清除的目的。

2.高通量血液透析

使用透析膜超滤系数≥20mL/(mmHg·h)的血液透析方式,称为高通量血液透析(HFD)。HFD 与高效率透析的技术要求基本相同。HFD 使用高通量的透析器,膜有较大的孔径,可清除中、大分子的毒素,并在短时间移除大量水分及小分子毒素,既有对流也有弥散清除作用。高效透析使用普通透析液,而 HFD 使用无菌、无致热源的超纯净透析液。高通量膜结构容易发生透析液反渗,高通量透析对透析机要求较高,需用超纯净透析液及水。高通量血液透析可以是一种高效透析,研究显示,采用高效血液透析及高通量血液透析的患者生存率较采用传统血液透析死亡的相对危险平均减少 10%。

(三)血液透析的适应证

1.急性肾功能衰竭

(1)血液透析治疗的目的:①清除体内过多的水分及毒素;②纠正体内酸碱代谢紊乱;③为临床用药及营养治疗争取时间;④避免 MODS 等并发症的出现。

(2)合并高分解代谢者指征:每日血尿素氮(BUN)上升≥10.7mmol/L,血肌酐(SCr)上升>176.8μmol/L,血钾上升 1~2mmol/L,HCO_3^- 下降≥2mmol/L。

(3)非高分解代谢者指征:无尿 48 小时以上,BUN≥21.4mmol/L,SCr≥442μmol/L,血钾≥6.5mmol/L,HCO_3^-<15mmol/L,二氧化碳结合力<13.4mmol/L,有明显容量负荷过重、急性肺水肿、消化道症状、精神及意识障碍;误输异型血或者其他原因所致溶血,游离血红蛋白>12.4mmol/L。

2.慢性肾功能衰竭

血液透析治疗的目的是：对有可逆性因素的慢性肾损伤急性加重患者，使其度过急性加重期；为尿毒症患者日后进行肾移植提供有力保障，对肾移植前后提供应急措施；维持尿毒症患者生命，使尿毒症患者更好地融入社会。

目前我国的透析指征如下所述。

(1)内生肌酐清除率(Ccr)＜10mL/min。

(2)血尿素氮(BUN)≥28.6mmol/L 或 SCr＞707.2μmol/L。

(3)血尿酸增高，伴痛风。

(4)高钾血症，K^+浓度≥6.5mmol/L。

(5)代谢性酸中毒。

(6)口中有氨味，食欲丧失及恶心、呕吐等。

(7)慢性充血性心力衰竭、肾性高血压或尿毒症性心包炎，经一般治疗无效。

(8)出现尿毒症神经系统症状。

3.急性药物或毒物中毒

透析治疗的指征如下所述。

(1)严重的中毒，出现生命体征的异常。

(2)分子量较小、水溶性、蛋白结合率低，危及生命的毒物或者药物，保守治疗无效。

(3)血药浓度达到致死剂量。

(4)因严重中毒或慢性疾病，药物代谢及排泄障碍。

(5)药物代谢后产生毒性更大的物质或发生延迟中毒物质。

(6)可能致死的药物继续存留在消化道内而被继续吸收，昏迷较长时间者。

(7)中毒者患有慢性支气管炎等加重昏迷的风险。

(四)血液透析的相对禁忌证

(1)休克或者低血压(收缩压＜80mmHg)。

(2)严重心肌病变导致的肺水肿及心力衰竭。

(3)严重心律失常。

(4)有严重出血倾向或脑出血。

(5)晚期恶性肿瘤。

(6)极度衰竭、临终患者。

(7)精神病及不合作患者或患者本人及其家属拒绝透析治疗。

(五)血液透析的注意事项和要点

(1)透析治疗前让患者及其家属了解血液透析的相关知识，以缓解患者紧张、焦虑情绪。医护人员要充分认识患者在血液透析治疗中可能发生的情况，给予及时、有效、准确的处理。

(2)治疗环境符合要求，机器准备完好，根据医嘱物品准备齐全，所有无菌物品必须在有效期内，按照标准化操作流程完成透析器及管路的安装与冲洗。

(3)治疗前评估者一般情况，如神志、生命体征、透析时间、透析次数等，询问并检查患者有无皮肤、黏膜及胃肠道出血、便血，女性患者是否在月经期内，患者原发病及有无其他并发症;观察患者有无水肿及体重增长情况。检查患者通路情况,穿刺内瘘肢体皮肤有无红肿、溃烂、感染,内瘘震颤是否良好,深静脉留置导管患者检查留置导管缝线有无脱落,固定是否妥善,留置导管口有无出血、红肿或分泌物,如有问题通知医生处理。

(4)认真检查机器及透析管路是否进入透析前准备状态,管路透析器各连接处是否紧密,动、静脉壶液面设置是否正确,根据医嘱正确设定患者的透析参数。

(5)严格按照血液透析上机操作流程进行操作,严格无菌操作原则,严格执行查对制度,上机后严格执行二人查对。血液透析治疗中严密观察患者病情变化,观察患者通路固定是否完好,通路处有无渗血、脱出,管路、滤器固定是否完好、有无凝血,机器运转情况是否良好,每30分钟巡视一次,如有异常及早发现、及时处理。

(6)血液透析结束时按规范化回血流程进行操作,全程密闭式回血,回血过程中观察患者有无头昏、心慌等不适症状,回血时精力集中。内瘘患者穿刺点用无菌敷料覆盖,棉球或纱球压迫穿刺部位,使用弹力绷带、胶布包扎止血或手指按压穿刺点止血。按压的力度既能止血又能保持内瘘穿刺点上下两端有搏动或震颤,常规20~30分钟后缓慢放松,2小时后取下棉球或纱球,止血贴覆盖在穿刺针眼处12小时后再取下。指导患者如有出血发生,立即用手指按压穿刺部位止血,同时寻求帮助,穿刺处当天保持干燥,勿浸湿。回血后起床速度不能过快,嘱患者做到起床三部曲,即平躺1分钟,坐起1分钟,站立1分钟,无不适后再离开;如回血前伴有低血压症状,通知医师采取相应处理,回血后应再测量,并观察患者的病情变化;生活不能自理及有病情变化的患者离开时,护士应将患者交与患者家属。

(7)超滤量设定是以患者干体重为依据,指导患者正确测量体重的方法,每次测量应使用同一体重秤,并穿同等重量衣物,以方便正确计算当日的超滤量。干体重是动态变化的,与患者的精神状态、食欲改善、食量增加等因素有密切的关系,应该根据具体情况评定。

(8)透析结束后每班护士对机器进行消毒,机器外壳表面及床单位用消毒纸巾清洁维护,避免交叉感染。

(9)熟练掌握血液透析中机器报警原因及处理,掌握血液透析中急性并发症的观察及护理。

二、血液滤过

血液滤过(HF)是模仿正常人肾小球滤过和肾小管重吸收原理,以对流方式清除体内多余的水分和毒素。与血液透析相比,具有血流动力学影响小、中分子物质清除率高等优点。

(一)治疗方式和处方

1.治疗方式

血液滤过治疗方式有前稀释置换法(置换液在血滤器之前输入)、后稀释置换法(置换液在血滤器之后输入)和混合稀释法(置换液在血滤器之前及之后输入)。

2.处方

(1)前稀释置换法:优点是血流阻力小,滤过率稳定,残余血量少,血液在进入滤器前已被稀释,不易形成滤过膜上的蛋白覆盖层。缺点是清除率低,需要的置换液量大。建议前稀释置换法治疗的置换液量不低于 40L。

(2)后稀释置换法:优点是置换液用量少,清除率高。缺点是在血液流入滤器时水分大量被超滤,因血液浓缩会在滤过膜上形成覆盖物导致滤器凝血的可能性增加。因此,高凝患者不宜选用此方式。

(二)操作流程

物品准备→开机自检→安装血液滤过管路及血滤器→密闭式管路预冲→建立体外循环→治疗→密闭式回血下机。

(三)操作步骤

(1)物品准备:血液滤过器、血液滤过管路、安全导管(补液管路)、碘伏和棉签等消毒物品、穿刺针、无菌治疗巾、止血带、一次性手套、注射器、医用胶布、无菌透明敷料、生理盐水、透析液等。

(2)检查透析机电路连接,开机自检。

(3)检查血液滤过器及血液滤过管路,按血液循环的血流方向依次安装,安全导管按照置换液流向顺序安装。

(4)密闭式预冲:①静脉端向上安装血液滤过器,滤出液口放置在滤器上方;②启动血泵 80~100mL/min,生理盐水冲洗方向为动脉端→透析器→静脉端,不得逆向冲洗;③机器在线预冲,通过置换液连接管应用机器在线产生的置换液按照体外循环血流方向密闭冲洗;④建立体外循环,同血液透析,合理设置参数,开始治疗;⑤密闭式回血下机。

三、血液透析滤过

血液透析滤过(HDF)是血液透析和血液滤过的结合,具有两种模式的优点,通过弥散和对流清除溶质。理论上讲,在单位时间内比单独的血液透析或血液滤过能清除更多的中、小分子物质。

(一)治疗方法和处方

1.治疗方法

包括前稀释置换法(置换液在血滤器之前输入)、后稀释置换法(置换液在血滤器之后输入)和混合系稀释法(置换液在血滤器之前及之后输入)。

2.处方

(1)常需要较高的血流量(建议>250mL/min)及透析液流量(500~800mL/min),以更好地清除溶质。

(2)置换液用量,前稀释置换法为 50L 左右,后稀释置换法为 20L 左右。需注意,置换量的设置需根据血流量及跨模压进行调整。

(二)操作流程

物品准备→开机自检→安装血液透析滤过管路及血液透析滤过器→密闭式管路预冲→建立体外循环→治疗→密闭式回血下机。

(三)操作步骤

(1)物品准备:血液透析滤过器、血液透析滤过管路、安全导管(补液装置)、碘伏和棉签等消毒物品、穿刺针、无菌治疗巾、止血带、一次性手套、注射器、医用胶布、无菌透明敷料、生理盐水、透析液等。

（2）检查透析机电路连接，开机自检。

（3）检查血液透析滤过器及血液透析滤过管路，按血液循环的血流方向依次安装，安全导管按照置换液流向顺序安装。

（4）密闭式预冲：①启动血泵 80～100mL/min，生理盐水冲洗方向为动脉端→透析器→静脉端，不得逆向冲洗，排净管路及滤器膜内气体；②将血泵速度调至 200～300mL/min，将透析液接头与血液透析滤过器旁路连接，排净透析器膜外气体；③机器在线预冲，通过置换液连接管应用机器在线产生的置换液按照体外循环血流方向密闭冲洗。

（5）建立体外循环同血液透析，合理设置参数，开始治疗。

（6）密闭式回血下机。

四、单纯超滤

单纯超滤是通过对流转运机制，利用容量控制或压力控制，经过透析器半透膜等从全血中除去水分的一种治疗方法。在单纯超滤治疗过程中，不需要使用透析液和置换液。

（一）原理

单纯超滤指在跨膜压作用下进行超滤，排出患者体内多余的水分，治疗过程仅有超滤水分，不进行离子交换。单纯超滤脱水效果好，仅有极少量溶质随水分一起被清除，对晶体的渗透压影响小，胶体渗透压随水分的清除而升高，利于组织间隙液渗透到血液而被清除。

（二）适应证和禁忌证

1.适应证

适应证有药物治疗效果不佳的各种原因所致的严重水肿，难治性心力衰竭，急性左心衰竭及急、慢性肺水肿，对血液透析耐受差的透析患者需要大量脱水等。

2.禁忌证

无绝对禁忌证，但下列情况应慎用。

（1）严重低血压。

（2）致命性心律失常。

（3）存在血栓栓塞性疾病高度风险的患者。

（三）注意事项及要点

（1）单纯超滤对水分清除较快，超滤速度过快会引起低血压，应加强巡视，密切观察血压等生命体征情况。若血压下降，应减少超滤量或停止超滤。

（2）单纯超滤不清除溶质，没有离子交换可能导致血液浓缩或红细胞破坏，可出现高钾血症或氮质潴留，应严密监测。

（3）单纯超滤时，没有透析液的循环，可能导致体温下降，应注意保暖。

（4）治疗过程中，注意观察血管通路有无异常，单纯超滤时间不宜过长，一般不超过 2 小时。

五、血液灌流

血液灌流(HP)是临床上常用的血液净化方式之一。它是通过穿刺等方法将患者的血液从体内引出进行体外循环,利用体外循环灌流器中吸附剂的吸附作用清除外源性和内源性毒物、药物及代谢废物等,从而达到进化血液的目的。

(一)活性炭与树脂的吸附解毒机制

活性炭是一种非常疏松多孔的物质,其来源相当多样,包括植物、果壳、动物骨骼、木材、石油等,经蒸馏、炭化、酸洗及高温、高压等处理后变得疏松多孔,即"活化"了。包膜材料有火棉胶、丙烯酸明胶、醋酸纤维素、甲基丙烯酸明胶、明胶等。造成活性炭吸附性的重要原因在于多孔性,无数的微孔形成了巨大的比表面积,按国内外文献报道,活性炭(石油炭)的比表面积可达到 $1000\sim1500 m^2/g$。活性炭作为吸附剂,其特点是吸附速度快、吸附容量高,但活性炭的吸附是非特异性的,可以吸附血小板、纤维蛋白原,造成出血倾向。活性炭对吸附质的吸附效率与吸附质浓度、分子大小、分子表面构型以及溶液的 pH、温度、电解质浓度等有关。就分子的大小而言,一般分子较大吸附率较低,分子较小吸附率较高,如巴比妥、安定等药物。

合成树脂是一类具有网状立体结构的高分子聚合物,由苯乙烯与二乙烯苯通过悬浮聚合制成环球共聚体。根据合成单体及交联剂的不同可分为离子交换树脂和吸附树脂,临床上应用较多的是吸附树脂,它的表面积在 $500 m^2/g$ 左右。易吸附脂溶性的物质,对各种亲水性及带有疏水基团的物质,如胆红素、芳香族氨基酸、有机磷农药等有较大吸附率。对于树脂的吸附原理,一般认为大孔中性的吸附树脂是由于其本身与被吸附物质分子之间的范德华力而引起的。而有特定交联结构并附带不同功能基的高分子聚合物,其吸附作用是靠它与被吸附物质之间形成化学键连接而实现的。

(二)吸附剂血液灌流的临床应用

目前血液灌流的应用主要在临床急症抢救的范围内,在这一范围内又以抢救各种药物和毒物中毒为主。近年来研究发现血液灌流在肝性脑病和尿毒症的治疗中疗效显著。

1.药物和毒物中毒

药物和毒物中毒是临床上常见的急症,大部分病例经过内科处理包括洗胃、输液、利尿和使用对抗药物可以治愈,但对于中毒时间过长而昏迷者则难以奏效。血液透析可以通过溶质弥散来清除毒物或药物,但仅限于水溶性,不与蛋白、血浆结合的物质,对中大分子量的物质无效。对于脂溶性高、易与蛋白结合的药物和毒物血液灌流的效果比较好。如巴比妥类药物,非巴比妥类催眠镇静药格鲁米特、安定、氯氮草等都带有三环或杂环结构,对中性树脂和活性炭表面有很高的亲和力,在血液灌流中常可达到很高的清除率。适用于血液灌流的其他药物还有抗精神失常药奋乃静、氯丙嗪、阿米替林等;解热镇痛类药阿司匹林、扑热息疼、水杨酸类、秋水仙碱;心血管类药地高辛、洋地黄毒苷、美托洛尔、奎尼丁。有机磷中毒时,活性炭和中性树脂对有机磷、有机氯有很好的吸附作用,可以提高抢救成功率,减少病死率。主张在呼吸肌麻痹之前,连续多次进行。应该注意的是,吸附剂不但吸附有机磷,对解毒剂如解磷定、阿托品也有吸附作用,应加大解毒剂用量,以免影响疗效。

2.清除代谢废物

尿毒症晚期患者体内有200种以上物质的水平高于正常人,血液灌流可以清除很多与尿毒症有关的物质,包括肌酐、尿酸、胍、酚、吲哚、中分子的多肽及一些氨基酸和激素。但不能清除水分、电解质和尿素,临床常以血液透析和血液灌流联合使用治疗尿毒症,可减少透析次数和透析时间。

3.治疗肝性脑病

通常认为肝性脑病的发生与血氨增高、假性神经递质传递、芳香族氨基酸增高及血液中的支链氨基酸和芳香族氨基酸比例失调有关。血液灌流可以清除血氨、假性神经递质如羟乙苯乙醇胺、游离脂肪酸、酚、硫醇、胆汁酸、胆红素、凝血因子、多巴胺、芳香族氨基酸,提高支链氨基酸与芳香族氨基酸的比例,使脑脊液中的cAMP的含量增加,因而用来治疗肝性脑病。

4.治疗其他疾病

使用有抗原包被或抗体包被的颗粒载体吸附剂来特异性地吸附免疫球蛋白,去除血液中的免疫物质来治疗免疫性疾病如红斑狼疮。使用活性炭或非离子型树脂清除血浆中细胞因子和内毒素来治疗一些感染性疾病。

(三)血液灌流的操作技术

1.建立良好的血管通路

良好的血管通路是整个操作顺利进行的关键和前提。临时性血管通路包括股静脉留置导管、颈内静脉留置导管、16G针动静脉穿刺,一般用于药物和毒物中毒的急症抢救。长期血管通路包括长期静脉留置导管或内瘘,多见于尿毒症患者血液透析和血液灌流联合应用时。

2.血液灌流器的冲洗

检查灌流器的包装是否破损及有效期。将血路管的动脉端与血液灌流器的动脉端连接,血路管的静脉端与血液灌流器的静脉端连接,灌流器的静脉端向上,用2000mL以上的肝素盐水(每500mL盐水含肝素2500U)从动脉端开始冲洗血路管及灌流器,血流速不宜过快,小于300mL/min,冲洗过程中轻轻拍打血液灌流器,排净气泡,清除脱落的颗粒,使碳粒吸水膨胀。如果灌流器为湿式消毒,应先将动脉血路管预充满肝素盐水,再与灌流器连接冲洗。有的灌流器说明书上注明灌流器应先用5%的葡萄糖注射液冲洗,再用肝素盐水冲洗,应严格遵照说明书。血液灌流与血液透析联合应用时应将灌流器置于透析器的前端,血液灌流器常规预冲后,将灌流器的动脉端与血路管的动脉端连接,灌流器的静脉端与透析器的动脉端连接,形成血路循环。注意排净血路循环中的气体。

3.抗凝

因为吸附剂表面比透析膜粗糙,且表面积比一般透析膜面积大,故血液灌流的肝素需要量与透析不同。一般首次肝素剂量1mg/kg,以后每30分钟追加肝素8~10mg/kg。但原发病不同个体差异较大。最好在开始血液灌流之前了解患者的出凝血时间及APTT,以指导肝素用量。根据治疗需要可选用低分子肝素抗凝。

4.血流量

血流量一般在100~200mL/min。血流越快,吸附率越低,灌流时间越长。反之,血流越慢,吸附率越高,灌流时间越短。血流太慢,凝血的机会会相对增加,应适当提高肝素用量。

5.血液灌流的时间及间隔时间

一般认为灌流2个小时,吸附剂表面已接近饱和,2个小时后许多被吸附的物质开始解吸附,重新回到血液。因此血液灌流的时间为2小时,如需继续血液灌流可2小时后换第二个灌流器,但第一次灌流的时间不能超过6小时。有些药物为高脂溶性,在脂肪组织中蓄积或者洗胃不彻底,消化道仍有吸收,常常灌流后一段时间,药物或毒物的血浓度再次回升导致昏迷,此为药物或毒物的反跳,可在十余小时后或第二天再做血液灌流治疗,一般经过2~3次治疗,药物或毒物即可全部清除。

6.血液灌流结束后的血液回输

血液灌流结束时,将灌流器的动脉端向上、静脉端向下,血泵流量降至100mL/min以下,缓慢地用空气将血液回输到体内,不能使用生理盐水,以免吸附的物质重新回到体内。血液灌流与血液透析联合应用时,2小时后撤除灌流器,应先停止血泵,将灌流器的动脉端向上、静脉端向下,夹毕动脉管的动脉端与灌流器分离,将静脉壶下端静脉夹子打开,利用大气压将灌流器中的血液回输到患者体内后,继续进行血液透析。

(四)血液灌流的护理

1.严密监测生命体征,保持呼吸道通畅

血液灌流在抢救中毒时,患者大多病情危重,在治疗过程中应15~30分钟观察患者的神志、瞳孔、血压、心率、呼吸及尿量等变化,并做好记录,必要时应用心电监测仪监护。为防止窒息,应协助患者头偏向一侧,及时取出气道分泌物、呕吐物。若患者血压低,可减慢血流速,通知医生,补充血容量或使用升压药。在血液灌流的过程中,随着中毒物质的清除,患者会从昏迷逐渐变得躁动,应注意患者安全,使用约束带,加床挡,防止坠床。使用开口器及舌钳,防止咬伤及舌后坠。

2.加强血管通路的管理,保持体外循环的通畅

建立良好的血管通路,保证充足的血流,观察留置导管处及穿刺处有无渗血、渗液。观察血路管是否有受压、打折,各个管道接头是否连接紧密,防止因松动滑脱引起出血或空气进入管道引起空气栓塞。

3.密切观察灌流器的凝血情况

灌流器凝血的原因主要有肝素用量不足,血流不足或间断停泵。主要观察灌流器前动脉管路的张力、颜色及动静脉压、跨膜压(与血液透析联合应用时)的变化。如果灌流器内血液颜色加深,体外循环阻力增大,跨膜压、静脉压增大较快,提示灌流器内阻力增大,有凝血可能,应酌情加大肝素用量,并快速输入生理盐水,查看血路管及灌流器内有无堵塞,必要时更换新的灌流器。

4.警惕患者的出血倾向

为了防止凝血,治疗过程中应用肝素达到全身肝素化,加之灌流器本身可以吸附血小板,因此应密切观察患者有无口鼻腔及皮肤黏膜出血,注意呕吐物及排泄物的颜色、量。有出血倾向时应根据ATPP和ACT指标减少肝素用量,治疗结束后用鱼精蛋白1∶1缓慢静推中和肝素。穿刺部位在治疗结束后用无菌纱布球压迫止血,弹力绷带加压包扎,2小时后取下弹力绷带,6小时后取下无菌纱布球,观察局部有无渗血,24小时内禁止热敷,避免皮下血肿。

5.治疗反应的观察和处理

若患者在灌流1小时左右发生寒战、发热,提示吸附剂生物相容性差,可静脉注射地塞米松,一般不中断灌流。若反应加重,出现胸闷、呼吸困难,应停止灌流,采取抢救措施。

6.观察有无反跳现象

重度中毒患者,首次治疗后,均有不同程度的好转,即使已经苏醒过来,也不说明已经脱离危险。由于毒物的再吸收和重新分布而释放入血,使患者的症状加重并陷入昏迷,因此患者应持续治疗、监护,防止病情反复。

六、血浆置换

血浆置换属于血液净化技术的一部分,是一门既古老又年轻的学科。它是将患者的血液经血泵引出,经过血浆分离器,分离血浆和细胞成分,弃去血浆,把细胞成分及所需补充的新鲜血浆、白蛋白及平衡液回输到体内,达到清除致病因子的作用。这"一丢"和"一补"的两个程序,就构成了血浆置换的全过程。

(一)血浆置换的原理

血浆置换的基本原理是通过有效的分离和置换的方法迅速地选择性地从循环血液中去除病理性的血浆或血浆中的某些致病因子如抗体、免疫复合物、同种异体抗原等,同时从置换液中补充机体所需的物质。

(二)血浆置换的方法

血浆置换分离血浆的方法有离心式分离法、膜式分离法。离心式分离法原理是通过体外循环和抗凝,把血液抽到特定的离心槽内,在离心力的作用下,各种血液成分由于比重不同而分层沉积下来。该方法的关键部位是由高分子聚合物制成的空心纤维性膜式血浆分离器。其膜孔径为 $0.2\sim0.6\mu m$,该孔径可允许血浆滤过,但能阻挡住所有的细胞成分。

血浆置换在临床应用上可分为单重滤过血浆置换和双重滤过血浆置换。单重滤过血浆置换是将血液从体内引出,经血浆分离器分离成血细胞和血浆,分离的血浆全部弃去,再置换与除去量相等的新鲜血浆或蛋白质溶液。

双重滤过血浆置换是在单重血浆置换疗法的基础上,使经血浆分离器分离出来的血浆再通过膜孔更小的血浆成分分离器,将分子量大的致病蛋白如免疫球蛋白、三酰甘油、胆固醇等除去,回收白蛋白等小分子蛋白并加上补充液回输入体的方法。

(三)血浆置换的适应证

1.各种原因引起的中毒

包括毒蕈碱中毒、毒蘑菇中毒、有机磷农药中毒、急性药物中毒、毒鼠强中毒、急性重金属中毒(如砷化氢中毒)、毒蛇咬伤中毒以及食物中毒等。只要临床诊断明确,应尽快行单重滤过血浆置换,以便迅速清除患者体内的毒素,尤其是与蛋白质、血脂结合的毒素,效果更佳。

2.肾脏疾病

肾脏疾病包括肺出血—肾炎综合征、狼疮性肾炎、紫癜性肾炎、IgA 肾病、膜增殖性肾炎及移植肾的急性排斥反应。上述疾病在用激素或其他免疫抑制剂不能完全控制时,可采用血浆置换治疗,能很好改善临床症状,保护肾功能。

3.自身免疫性疾病

自身免疫性疾病包括系统性红斑狼疮、结节性多动脉炎、皮肌炎、类风湿关节炎等。这类患者体内大多存在自身抗体以及免疫复合物,血浆置换疗法能去除各种自身抗体和免疫复合物。尤其是患病早期,患者体内存在大量抗体,但尚未引起组织、器官损伤时,应尽早进行血浆置换,以减少组织、器官的损伤,改善症状。对那些用激素和免疫抑制剂效果不好且危及生命的重症患者,血浆置换与免疫抑制剂(如环磷酰胺)合用,可控制病情发展,改善症状。

4.血液系统疾病

血液系统疾病包括自身免疫性溶血性贫血、溶血性尿毒症综合征等,利用血浆置换可以迅速清除患者体内的抗红细胞抗体,减轻溶血的发生;对血栓性血小板减少性紫癜,血浆置换是目前最有效的方法,它可以迅速清除患者体内的微小血栓,挽救患者的生命。高黏血综合征患者经血浆置换后,可以清除体内多余的蛋白质和血脂,改善症状。

5.神经系统疾病

神经系统疾病包括重症肌无力、多发性神经根炎、系统性红斑狼疮的神经系统损害和多发性硬化等,用血浆置换可迅速去除血浆中的有害物质,使神经组织的损害降至最低限度,从而使患者快速脱离危险。

6.急(慢)性肝功能衰竭

急(慢)性肝功能衰竭如暴发性病毒性肝炎、药物中毒性肝损害、肝性脑病等,血浆置换可以迅速清除体内因肝功能异常而积蓄的代谢废物,缓解病情。

7.家族性高胆固醇血症

血浆置换可排除患者体内过多的胆固醇,抑制动脉粥样硬化的发展。

(四)血浆置换技术

1.血管通路

血浆置换是建立在体外循环基础上的,充足的血流对治疗的进行至关重要。膜式血浆置换要求血流速在 100mL/min 以上,如果血流不足,体外循环中充满气泡,昂贵的分离器面临凝血而丢弃。常用的血管通路有中心静脉留置导管、动静脉穿刺、内瘘。

2.抗凝剂

血浆置换时大量的肝素被血浆分离器吸附,加之血浆置换患者的出凝血状态与血液透析患者不同,所以肝素用量通常是血液透析患者的两倍。不同患者对肝素的敏感性和半衰期变化很大,因此应注意调节用量,监测出凝血时间。也可选择低分子肝素减少出血倾向。

3.血浆置换的量及置换频率

在确定血浆置换量之前须对患者血浆容量进行评估。公式如下:

$$PV = (1 - Hct)(b + cW)$$

Hct:血细胞比容;W:体重(Kg),b:常数男性为 1530,女性为 864;c:常数,男性为 41,女性为 47.2。

一般来说置换第 1 个血浆容量可清除总量的 55%,继续置换第 2 个血浆容量可使其浓度再下降 15%,因此每个血浆置换通常需置换一个血浆容量,最多不超过两个。一般血浆置换的频率是间隔 1～2 天,连续 3～5 天。

4.置换液

(1)置换液补充原则。置换液补充应遵循以下原则:等量置换;保持血浆胶体渗透压正常;维持水电解质平衡;适当补充凝血因子和免疫球蛋白;减少病毒污染的机会;置换液无毒性,没有组织蓄积。

(2)置换液的种类。置换液分为晶体液和胶体液。晶体液包括生理盐水、葡萄糖生理盐水、格林液,用于补充血浆中各种电解质的丢失。胶体液包括血浆代用品和血浆制品。血浆代用品主要有中分子右旋糖苷、低分子右旋糖苷、羟乙基淀粉。血浆制品最常见的有 5% 白蛋白、新鲜冰冻血浆。

(3)置换液补充顺序。血浆置换时开始用置换血浆量 1/3 的晶体液补充,再用胶体液补充其余 2/3 的量。一般含有血浆或血浆白蛋白成分的液体占所有补充液的 40%～50%。

(五)血浆置换的护理

1.心理护理

详细向患者说明血浆置换的目的及方法,消除患者的紧张和恐惧心理,在交谈时,护士应态度温和、亲切,语言恰当,让患者以最佳的心态接受治疗及护理。

2.管路的护理

保持各种管路通畅,防止脱落,烦躁者应加强固定,管路固定应留一定的活动空间,防止患者移动或翻身时导管脱落、扭曲和受压。管路各接头应连接牢固,避免空气进入循环管路。

3.并发症的观察和护理

(1)低血压:严密观察生命体征的变化,每 15～30 分钟测量一次血压。保持置换液出量和入量平衡。如果出现头晕、脉速、出汗、恶心、血压降低,应减慢血浆的分离速度,加快输液速度,输注白蛋白、新鲜血浆等胶体溶液,减慢血流速,将下肢抬高,必要时使用升压药。

(2)过敏反应:因置换血浆中含有各种过敏原,如异种蛋白、抗体、凝血因子,或血浆、白蛋白输注过快都易引起过敏反应。过敏反应时患者出现荨麻疹、皮肤瘙痒、胸闷、憋气、发热,严重时出现呼吸困难、休克。预防应当在血浆输注前即给予肾上腺皮质激素和钙剂,严格查对制度,血浆输注速度不宜过快。过敏发生时应给予抗组胺类药物、肾上腺皮质激素,减慢置换速度,氧气吸入,皮疹处不可随意抓挠,严重时停止血浆置换,进行抢救。

(3)破膜:血浆置换时丢弃血浆的颜色因原发病的不同而差异很大。但如果置换过程中分出血浆的颜色突然变为鲜红色,应考虑是否有破膜的发生。破膜的原因有:①跨膜压增高超出了血浆分离器承受的压力;②预冲血浆分离器时血泵速度过快或用止血钳敲打排气,造成破膜。预防措施:操作中血流速应为 100～150mL/min,置换速度不宜过快,每小时 1000mL 左右,跨膜压保持在 350mmHg 以内;禁止用止血钳敲打排气;破膜发生时应回血,更换血浆分离器后继续治疗。

(4)出血倾向:由于应用抗凝剂,血小板破坏,白蛋白作置换液时不能补充凝血因子或疾病本身原因,血浆置换过程中易发生出血。在治疗开始之前应监测出凝血时间,调整肝素用量。

治疗过程中密切观察皮肤及黏膜有无出血点，留置导管或穿刺处有无渗血。治疗结束后应用鱼精蛋白中和肝素，血管穿刺处无菌纱布球压迫止血，弹力绷带加压包扎，2小时后取下弹力绷带，6小时后取下无菌纱布球，观察局部有无渗血，24小时内禁止热敷，避免皮下血肿。

（5）低血钙：新鲜血浆中含有枸橼酸钠，大量输注时易发生枸橼酸中毒而引起低血钙。患者出现口唇麻木、肌肉痉挛。应密切观察，症状明显时静脉注射葡萄糖酸钙。

4.严格消毒隔离，防止交叉感染

血浆置换时建立体外循环，有时血管通路为静脉留置导管以及患者原发病的原因，应严格消毒隔离。治疗前紫外线消毒房间，禁止探视。所有操作如机器预冲、插管、静脉穿刺、术中给药、更换置换液必须严格无菌操作。

七、连续性肾脏替代治疗

连续性肾脏替代治疗（CRRT）是指一组体外血液净化的治疗技术，是所有连续、缓慢清除水分和溶质治疗方式的总称。传统CRRT技术每天持续治疗24小时，目前临床上常根据患者病情治疗时间做适当调整。

连续性肾脏替代治疗是目前抢救危重症及多脏器衰竭患者的重要治疗方法之一，与间歇性HD治疗相比，CRRT的病死率减少15%，因此目前在临床应用较广。因这种血液净化治疗能长时间替代损害的肾功能，最好是每天24小时，故称连续性肾脏替代治疗。由于运用血液净化的方法和滤器不同以及患者的病情不同，目前有效的肾脏替代治疗方法有如下8种。①连续性动静脉血液滤过（CAVH）。②连续性静脉静脉血液滤过（CVVH）。③连续缓慢超滤（SCUF）。④连续性动静脉血液透析滤过（CAVHDF）。⑤连续性静脉静脉血液透析滤过（CVVHDF）。⑥连续性动静脉血液透析（CAVHD）。⑦连续性静脉静脉血液透析（CVVHD）。⑧连续高流量透析（CHFD）。

（一）适应证

适用于有高分解代谢的患者，即尿素氮、肌酐、血钾明显升高者。

1.肾脏疾病

（1）重症急性肾损伤（AKI）：伴血流动力学不稳定和需要持续清除过多水或毒性物质，如AKI合并严重电解质紊乱、酸碱代谢失衡、心力衰竭、肺水肿、脑水肿、急性呼吸窘迫综合征（ARDS）、外科术后、严重感染等。

（2）慢性肾功能衰竭（CRF）：合并急性肺水肿、尿毒症脑病、心力衰竭、血流动力学不稳定等。

2.非肾脏疾病

包括多器官功能障碍综合征（MODS）、脓毒血症或败血症性休克、急性呼吸窘迫综合征（ARDS）、挤压综合征、乳酸酸中毒、急性重症胰腺炎、心肺体外循环手术、慢性心力衰竭、肝性脑病、药物或毒物中毒、严重液体潴留、需要大量补液、电解质和酸碱代谢紊乱、肿瘤溶解综合征、过高热等。

（二）禁忌证

CRRT 无绝对禁忌证，但存在以下情况时应慎用。

（1）无法建立合适的血管通路。

（2）严重的凝血功能障碍。

（3）严重的活动性出血，特别是颅内出血。

（三）操作规范

以 CVVHDF 模式，肝素抗凝为例，其具体操作方法如下。

1.治疗前

（1）准备置换液、生理盐水、肝素溶液、注射器、消毒液、无菌纱布及棉签等物品。操作者按要求着装，并洗手，戴帽子、口罩、手套。

（2）检查并连接电源，打开机器电源开关，机器通过自检。

（3）根据机器显示屏提示步骤，逐步安装 CRRT 血滤器及管路，置换液袋放于平稳安全处，连接置换液、生理盐水预冲液、抗凝用肝素溶液及废液袋，打开各管路夹。

（4）进行管路排气及预冲。

2.治疗开始

（1）按医嘱设置血流量、置换液流速、透析液流速、超滤液流速及肝素输注速度等参数，此时血流量控制在 $80\sim100$ mL/min 为宜。

（2）打开患者留置导管螺帽，用消毒液消毒导管口，抽出导管内封管溶液并注入生理盐水冲洗管内血液，确认导管通畅后从静脉端给予首剂量肝素或机给首剂肝素。

（3）将血液管路动脉端与静脉留置导管的动脉端连接，打开管路动脉夹及静脉夹，按下治疗键，CRRT 机开始运转，排出适量管路预冲液后停止血泵，关闭管路静脉夹，将血液管路静脉端与静脉留置导管静脉端连接后，打开夹子，开启血泵治疗。如患者血压偏低，可无须放出管路预冲液，将动脉端及静脉端一同接好，打开夹子进行治疗即可。如患者血容量不足，可用血浆制品、右旋糖酐液填充管路后直接将动脉端及静脉端一同接好，打开夹子进行治疗。用止血钳固定好管路，治疗巾遮盖好留置导管连接处。

（4）逐步调整血流量等参数至目标治疗量，查看机器各监测系统是否处于监测状态，整理用物。

3.治疗过程中严密监测生命体征变化

每小时监测血压、脉搏，必要时进行心电监护，每小时记录一次治疗参数及治疗量，核实是否与医嘱一致。

4.治疗结束

（1）治疗即将结束，准备生理盐水、无菌纱布、封管液等用物。

（2）治疗结束时，按密闭式回血下机，血流量为 $80\sim100$ mL/min。

（3）根据血管通路的实际情况进行处理。

（4）按照机器提示步骤，卸载血滤器及管路，关闭电源，按照用后物品消毒规范处理。

（四）护理注意事项

（1）正确计算置换液进出量，确保进出液体平衡。

（2）严格执行无菌操作原则。

（3）配置置换液时要注意：①严格无菌操作；②配置前后核对药物，配置时注意各种药物剂量的准确性；③碳酸氢钠置换液应现用现配；④将置换液利用无菌技术注入静脉高营养袋中，形成密闭状态；⑤必要时监测置换液的电解质浓度。

（付路丽）

第四节　血管通路

一、动静脉穿刺建立临时血管通路的方法及护理

直接动静脉穿刺操作简便，血流量大，可以立即使用，适用于各年龄组，常用穿刺部位有桡动脉、足背动脉、肱动脉。其缺点为透析中和透析后并发症较多，如早期的血肿和大出血；后期的假性动脉瘤；透析中活动受限，透析后止血困难；反复穿刺易导致血管损伤，与周围组织粘连。对于慢性肾功能不全的患者，会影响其永久性血管通路——动静脉内瘘的建立，因此临床的使用受到严格控制。

（一）穿刺技术

（1）穿刺前先评估患者，包括神志、皮肤及黏膜有无出血、需穿刺的部位有无瘢痕、动脉搏动强弱、患者的合作性及对疼痛的耐受性。

（2）必要时可先局部用少量 0.5％利多卡因皮下注射进行局部麻醉，减少疼痛和血管收缩。

（3）让患者取舒适体位，做好穿刺肢体的固定，以免透析中患者体位不适影响血流量。

（4）充分暴露血管，摸清血管走向。先行静脉穿刺，常规消毒，扎止血带，回抽回血通畅后松开止血带，固定针翼，缓慢静脉推注首剂量肝素；然后行动脉穿刺，无须扎止血带，触摸到动脉搏动最明显处，确定进针点，常规消毒后先进针于皮下，摸到明显搏动后沿血管壁进入血管，见有冲击力回血和搏动后固定针翼。

（二）护理指导

（1）反复穿刺容易引起血肿，所以穿刺时尽量做到"一针见血"。

（2）刚开始透析时血流量欠佳，大多是血管痉挛所致。只要穿刺到位，血流量会逐渐改善。如仍不足，可另穿刺一条浅表动脉或静脉，用无过滤器的输液管连接穿刺针，另一端接泵前侧动脉侧管，形成两条引血通道的闭式循环通路，保证血流量。

（3）透析过程中加强巡视，穿刺肢体严格制动，发现针体移位致血肿或渗血应及时处理。

（4）透析结束时注意压迫，防止血肿和出血。穿刺点应该用纱布球压迫，再用弹力绷带包扎，观察无出血及肿胀，2～4 小时可解开弹力绷带，6～8 小时可解开纱布球。

（5）告知患者，注意观察局部穿刺点有无出血、血肿，如有出血及肿胀，需重新包扎并指压30～60 分钟。发生血肿 24 小时内可冷敷，24 小时后可热敷或用喜辽妥按摩，促进血肿吸收消散，软化血管及瘢痕。

（6）有条件的话，一般不选用动脉穿刺，特别是桡动脉和肱动脉。因为桡动脉反复穿刺会

形成瘢痕或假性动脉瘤,对今后内瘘手术产生影响;肱动脉穿刺后不易按压止血,易形成深部血肿。

(7)在只能使用临时穿刺建立血管通路时,桡动脉是最佳选择。而足背动脉,因穿刺后会影响患者的行走及活动,同时易导致穿刺部位出血,故慎用。

二、中心静脉留置导管通路及护理

中心静脉留置导管建立血管通路由医师操作,护理人员以配合穿刺、观察功能和留置导管的使用为主。

中心静脉留置导管适用于应急透析治疗、自身血管条件或功能差、生命预期有限、等待内瘘成熟、等待肾移植术等需要进行一段时间的血液净化治疗,又缺乏血管通路支持的患者。

(一)中心静脉导管的种类

(1)早期是使用临时性血管通路专用套管针穿刺大静脉,如股静脉做血液引出途径,长度7～10cm,不能留置,治疗后要立即拔除。优点是套管能在肢体位置改变后随血管弯曲,在固定好后不必严格限制患者肢体活动,患者感觉舒适。但在使用中存在有效长度不足易于脱出,患者体位改变后血液流量不足等缺点。目前这种套管针的改良品种,作为普通动静脉内瘘的穿刺针在国外仍有使用。

(2)临时单腔或同轴双腔中心静脉导管,是在局部麻醉下通过穿刺血管后引入导管,并将导管临时留置在血管内。导管的后端两翼缝合固定在皮肤外,增加了使用的安全性。采用管夹和肝素帽的双重封闭导管措施,使用肝素抗凝封管和在严格无菌操作下,使导管能够安全使用一段时间。导管有效长度为12～20cm,一般采用股静脉穿刺留置或选择颈内静脉,建立血液引出和还回途径。留置期3～7天,有时也根据患者病情、有无感染及血管或费用的情况而决定延长使用时间。这种方法较动静脉直接穿刺血流量充足,透析效果充分,一般适用于肢体血管条件不好的患者和临时需要接受一定疗程血液透析治疗的患者。

如果穿刺留置导管的位置是股静脉,由于股静脉在腹股沟,位置比较低,易被尿液所污染,因而存在易感染的问题。另外还因费用及其他问题留置导管延长使用时间,固定留置导管的缝线因机体排异而长出,患者穿脱衣裤时,存在不慎将导管拽出等危险因素。

(3)同轴双腔不带涤纶套中心静脉导管,有效长度20cm,深静脉留置,血流量良好,留置期为30～45天。

(4)永久性带涤纶套(CUFF)同轴双腔中心静脉留置导管,有效长度36cm,比临时导管稍长。目前使用的这种导管均为进口产品,由硅胶材料制成,质地柔软,韧性又强,对血管内壁刺激性小,需要采用再撕开式鞘管技术帮助插入静脉。一般用于颈内静脉和锁骨下静脉穿刺留置,管上有1cm左右的特殊结构CUFF能与皮下组织生长在一起,从而起到内固定作用,增加了安全性并使患者生活较为方便。留置导管方法较前两种复杂,技术性要求高,有一定的危险性。优点是治疗中血流量充足稳定,透析效果理想,没有每次治疗时穿刺所带给患者的痛苦,有较好的抗感染和生物相容性,不失为一种好的建立血管通路的方法。由于留置导管做一段皮下隧道,导管的位置不妨碍患者活动,使用时间又长,因此也被一些经济条件好、外周血管条件差的患者所接受。但长期导管价格较贵,并且不能重复使用。长期导管一般使用 0.5～3 年,也有中途换管的情况,最长使用超过 5 年。

(二)中心静脉穿刺置入导管建立血液通路的方法

中心静脉导管的留置方法通常是静脉穿刺后用钢丝导引置入(Seldinger 技术),如果是留置永久性袖套双腔 CUFF 导管还需做皮下隧道。

血液净化治疗专用的中心静脉留置导管优点是血流量充足,避免了反复穿刺血管的痛苦,治疗时操作简单易行,在导管置入后立即就可以使用,永久性中心静脉留置导管的留置导管位置较临时管舒适、使患者生活方便。具有在抗凝技术的支持下可以反复使用的优点并且不必反复穿刺破坏血管,在临床上应用广泛。常用的导管置入静脉有颈内静脉、锁骨下静脉和股静脉,留置永久性袖套双腔 CUFF 导管选择的中心静脉有颈内静脉、锁骨下静脉。

1.颈内静脉穿刺留置导管

(1)体位:仰卧位,头后仰 15°并转向穿刺对侧。

(2)注意点:因右侧肺尖和胸膜低于左侧并静脉较直,穿刺右侧较左侧更为安全。为避免伤及颈动脉,穿刺针方向不可朝向中间。

(3)方法:颈内静脉穿刺留置导管方法分为 3 种,即中心法、后部法、前部法,以中心法最为常用。①中心法:由胸锁乳突肌与锁骨组成的三角顶端进针,颈总动脉前外侧,与额平面成 45°～60°,针刺朝向同侧乳头。②后部法:由胸锁乳突肌外侧下 1/3,锁骨上 5cm 进针,针朝向胸骨上切迹。③前部法:由胸锁乳突肌前缘,锁骨上 5cm 处进针,针刺朝向同侧乳头,与额平面成 35°～45°。

(4)进针深度:常规 1.5～3cm,肥胖者 2～4cm。留置导管长度男性 13～15cm,女性 12～14cm。

2.股静脉穿刺留置导管

(1)体位:仰卧位,大腿外展。

(2)穿刺点:腹股沟韧带下 2～4cm。

(3)注意点:导管应选择 18cm 以上长度,能够达到下腔静脉以保证血液流量。股静脉位置低,易发生感染,应严格皮肤消毒并备皮。

3.锁骨下静脉穿刺留置导管

(1)体位:仰卧位,头后仰 45°并转向穿刺对侧。

(2)方法:穿刺点位于锁骨中部内 1/3 处,朝向颈静脉切迹,穿刺点靠外会有发生气胸和损伤动脉的危险。

不同位置静脉留置导管的优缺点比较,见表 6-1。

(三)中心静脉留置导管的护理

1.中心静脉留置导管的护理操作常规

(1)物品准备。①中心静脉导管(型号因患者而定):穿刺针、扩张器、导丝、留置导管、肝素帽、手术刀(如长期留置导管还需隧道针、撕脱鞘)。②无菌手套。③静脉切开包(内含:无菌治疗巾、持物镊、止血钳、手术刀、手术剪、缝合针线、持针器、消毒用棉球、弯盘小药杯,无菌纱布 3～5 块)。④碘仿、胶布。⑤5mL 注射器 2 支。⑥2% 利多卡因 1 支,注射用生理盐水,肝素钠

1 支。

表 6-1　不同位置静脉留置导管比较

静脉位置	优点	缺点
股静脉	插管容易,危险性低	患者活动不便,管长 18cm 以下易重复循环
锁骨下静脉	患者感觉舒适,使用时间长	插管危险性高,狭窄、血栓发生率高
颈内静脉	危险性低,使用时间长	插管技术要求高

(2)患者准备。护理人员在患者接受中心静脉留置导管术建立血管通路时,除应当积极做好物品准备外还要做好患者方面的准备工作。如为减轻患者心理压力与恐惧,可以告诉患者"这个手术是经常做的""因为使用麻醉药不会有疼痛"等,告诉患者护理人员一直会在旁边守候等,给患者以心理暗示,使患者产生安全感,为积极配合治疗创造条件。同时应当注意规避医疗风险,检查患者家属承办的费用手续等是否齐全,留置导管术同意书上患者或其家属是否已签名确认。

(3)留置导管术的护理配合。

1)留置导管术前。①为患者测量血压及心率。②帮助患者摆好体位。③做好皮肤准备。④有心力衰竭患者做好吸氧及抢救准备等。

2)留置导管术中。首先医生选择血管,如留置永久性袖套双腔 CUFF 导管,在超声引导下进行留置导管可提高准确率。①留置导管时协助患者保持正确体位,尤其是昏迷患者。②消毒皮肤,核对并准备好局部麻醉药,铺治疗巾。③在医师注射麻醉药和刺探血管时,将导管和导丝浸泡在无菌生理盐水中,排出气体。将准备好的 5mL 注射器内盛生理盐水(高凝患者应使用肝素盐水),衔接穿刺针备用。④麻醉完毕立即递送穿刺针,当医生穿刺血管成功后插入导丝,退出穿刺针时,递入扩张管,扩张后协助医师将导管穿入导丝,当导管沿导丝进入血管至合适的位置时,撤出导丝,关闭导管动静脉端,防止出血和空气进入,并用生理盐水冲注留置导管的动、静脉管,防止管内凝血。操作过程中应严格无菌操作,避免导丝、导管及管口污染。在导管不立即使用的情况下,以 5mL 注射器抽取注射用生理盐水冲注导管,并抽取肝素等抗凝血药,遵医嘱用量封管,防止留置导管内凝血。⑤在医生缝合、固定好留置导管后,再消毒,盖敷料,以无菌纱布包裹导管。⑥注意操作干练、准确,及时递送器械、物品,严密配合,严格执行无菌操作原制,辅助医师把血管通路建立好。

3)留置导管术后。①如患者需要马上治疗,应及时与已备好的血液透析回路对接进行治疗,注意将导管内肝素液抽吸出来,不使进入患者体内,防止肝素使用过量。②如穿刺不顺利,可遵医嘱给予低分子肝素或无肝素透析防止出血。③透析中应巡视穿刺部位有无渗血,有出血情况下酌情使用明胶海绵压迫止血,及时报告医师遵医嘱使用鱼精蛋白等量中和肝素,出血严重时,遵医嘱拔管。④如不立即进行治疗或在治疗后,要遵医嘱用抗凝血药封管,防止血液在导管中凝固。⑤留置导管的当天应观察敷料有无渗血、留置导管周围有无血肿疼痛,特殊情况应及时与医师联系。

4)操作完毕及时整理物品,做好护理记录和记账,保持治疗记录完整。

5)医疗废弃物按医用垃圾处理,利器归入利器废物盒。

6)适时做好健康宣教,向患者家属讲解注意事项,教会患者及其家属对新建血管通路的自我观察和护理,防止意外事件发生的基本常识等。

2.透析治疗时使用中心静脉导管的护理操作常规

(1)治疗前观察导管周围是否有渗血、渗液、红肿、脓性分泌物,皮肤是否完好。

(2)每次透析治疗时严格执行无菌操作,取下导管外端敷料,铺无菌治疗巾,取下肝素帽,严格消毒导管口并用注射器回抽导管内肝素液,以免肝素大量进入患者体内造成出血。同时应检查回抽液中是否有血凝块,防止注入形成血栓。

(3)在打开导管的肝素帽连接血液回路与断开时必须连接注射器,不使顶端和管腔持续暴露于空气中,应先从静脉导管注入首次肝素量后,再连接血液回路。连接操作完毕,应用无菌敷料将连接部位包裹,并立即开始透析治疗。同时,将平铺的治疗巾回折覆盖已包裹的连接部,使连接部处于无菌治疗巾的对折无菌面内。

(4)在患者衣服上就近固定透析的血液回路,以免患者翻身不慎将导管带出。

(5)每次透析时检查导管缝线是否牢固,有无断裂,发现问题及时通报医生处理,避免发生导管滑脱或漏血现象。一般如果导管少量脱出情况下,应严格消毒后方可顺势送入;如脱出较多不可送入,须拔出重新插管。

(6)在分离肝素帽或分离血液回路操作时,注意关闭导管,防止空气进入血管造成气体栓塞。

(7)治疗结束时消毒导管口,将肝素液分别推注动、静脉管腔内,封管肝素量为 1000～5000U/mL。关闭导管夹,拧紧肝素帽,防止漏血、进气,消毒肝素帽及导管后以无菌纱布覆盖包扎固定,保持干燥。

(8)非永久性导管血流量不足时,可局部消毒后调整导管,寻找最佳位置固定。

(9)导管使用时,如用注射器抽吸管内肝素液困难,注入生理盐水尚可,则疑有血栓或纤维蛋白鞘形成,要及时通报医师,遵医嘱进行溶栓治疗。一般用尿激酶 40 000U 溶于生理盐水 2mL 中注入阻塞侧管,15 分钟后抽吸出所注入的溶栓剂并观察有无血凝块。注意应根据导管容积的不同,按照管内容量来溶解预注入的尿激酶。尿激酶有效期短,应该现用现配。

(10)透析治疗结束时,在无菌操作下使用肝素等抗凝血药封管,并更换覆盖伤口及包裹管口的纱布敷料。对于处于高凝状态的患者,应每日用肝素封管 1 次,以防凝血。如透析间隔 3～4 天时,即便中间不做透析治疗,嘱患者到医院重新封管换药 1 次。

(11)封管操作时,应严密无菌操作,准确使用抗凝血药。

3.中心静脉留置导管的日常护理

(1)对于浅昏迷或不能控制行为的患者,应有专人看护。必要时应限制其双上肢的活动。

(2)股静脉留置导管的患者,应尽量减少下地走动的次数,以免压力过高,血液回流进入导管,血液长时间积存于管口造成管内凝血阻塞。患者坐姿不宜前倾,身体与腿的夹角不应小于90°,以防止导管变形打折。并注意保持会阴部清洁、干燥,防止尿液濡湿敷料。

(3)穿脱衣裤时动作轻柔,避免不慎将导管拔脱,如果在医院外导管不慎被拔出时,应立即以原有敷料内面覆盖原留置导管处的伤口以手按压止血 30 分钟,并及时到医院进行处理。

(4)禁止使用留置导管做输液、输血治疗。留置导管是进行血液透析治疗的专用导管,不能作为他用。因为:①导管里都封有特定量的抗凝血药物,输液时如果把管内的抗凝血药物冲进体内,会发生全身的抗凝反应,使凝血时间延迟,有发生出血的危险;②中心静脉导管一般都留置在大静脉,药物的刺激会引起静脉发炎,造成狭窄、血栓,影响今后的导管留置;③这种专用导管的封管技术及抗凝血药物用量不被其他科室所熟悉,常常会造成导管内的凝血废弃,影响治疗。

(5)指导患者每日测体温,以观察是否存在导管感染及留置导管局部感染。注意观察局部有无疼痛,皮肤有无红肿,是否伴有发热等炎性反应,发现问题应及时与医护联系,及时换药并进行抗菌治疗。

(6)指导患者日常注意个人卫生,养成良好的卫生习惯,保持插管局部皮肤清洁、干燥。勤换内衣,指导洗澡方法。洗澡时应避免浸湿敷料,防止细菌在管口局部沿导管进入体内的感染,如果敷料被浸湿应当及时更换,预防感染发生。

4.中心静脉留置导管的常见并发症及护理干预

中心静脉留置导管无论留置临时导管还是长期导管,穿刺留置导管时均存在穿刺困难、出血、皮下血肿、空气进入血管发生气栓,甚至锁骨下静脉穿刺还存在气胸、血胸等危险。留置导管后存在发生感染、漏血、脱管、空气栓塞、管内血栓形成、凝血阻塞等合并症的危险。

(1)中心静脉留置导管术后并发症的观察及护理。①穿刺部位出血:是常见并发症之一,是由于穿刺不顺利,反复穿刺易导致血管损伤造成出血。观察穿刺部位有无出血和皮下血肿,及时进行处理非常重要。护理干预措施是发现出血立即指压 20~30 分钟或敷盖止血药加压包扎直至出血停止,告知患者静卧。及时通知医师肝素减量或使用肝素的拮抗药鱼精蛋白中和。②局部皮下血肿:常伴随患者疼痛主诉被发现,应急的处理为用力压迫穿刺部位止血,注意观察血肿有无继续增大,30 分钟以上无继续出血,局部加压包扎并密切观察。③锁骨下静脉穿刺留置导管存在气胸、血胸等危险,术后应密切观察生命体征。及时发现问题和通报医师,及时处理。

(2)留置导管远期并发症的观察及护理。

1)血栓形成:留置导管由于使用时间长、患者高凝状态、抗凝血药用量不足、少量空气泡进入管内均易引起血栓形成。

护理措施:在护理操作中首先认真评估导管是否通畅,每次治疗使用导管应遵循一个原则:先抽吸管内抗凝液,并观察导管是否畅通,在很通畅后才可注入生理盐水。如不通畅切忌向管内注入液体,以免血凝块脱落导致栓塞。发现导管不畅时应用尿激酶加生理盐水按导管容量注入导管,保留 15~20 分钟,再抽出被溶解的纤维蛋白或血凝块。若一次无效可反复进行。

2)感染:感染是留置导管的主要并发症。感染原因为:①导管连接部或导管外部污染;②治疗中或输液致使管腔污染;③身体其他部位的感染灶经血液循环所至。其分为导管出口感染、皮下隧道感染、血液扩散性感染。局部表现红、肿、热、痛,隧道有脓性分泌物,全身感染致使体温增高、白细胞增多等。感染是导致拔管的重要原因,减少感染重在预防。

护理干预措施:①局部换药,留置导管处的换药每天 1 次,一般用安尔碘由内向外消毒 2 次,换药时观察皮肤周围或隧道表面有无红、肿、热或脓性分泌物溢出等感染迹象;②尽量用纯肝素封管,延长抗凝液保留时间,减少封管造成污染机会的次数;③观察患者体温变化,每日测体温2次,导管出口或皮下隧道等局部感染,一般无全身症状,应用抗生素治疗,同时做导管细菌培养,发现致病菌株和寻找有效抗生素。经过抗感染治疗2周后,感染仍然不能很好地控制时,应及时拔管或酌情更换留置导管。特别是永久性留置导管,感染得不到控制会发生严重并发症如菌血症、化脓性静脉炎、心内膜炎、骨髓炎等,应当引起高度重视。

3)导管功能不良:颈内静脉与锁骨下静脉置入的中心静脉导管,顶端应位于第2～3肋间隙处,顶端动脉孔应朝向静脉腔中心;股静脉置入的导管应当进入下腔静脉,这样才能保证血液流量充足。导管位置不良或贴血管壁,会导致中心静脉导管功能障碍,使血流不畅,血液流量不足,甚至完全无血液引出。

导管置入时损伤血管内壁或导管贴血管壁,使血管内皮完整性受损引起内皮生长因子释放,致使内皮增生、中心静脉狭窄,内皮不光滑形成血栓,附壁血栓脱落形成栓子会引起导管阻塞及血栓并发症的发生。血栓形成以单侧管阻塞常见,多为静脉侧阻塞。由于引出血液流量不足影响患者透析治疗效果。

护理干预措施:①轻轻转动导管调整位置,在导管位置不良或贴血管壁情况下,导管位置一旦合适,立即可以改善血液流量的不足;②导管内血栓形成时,溶栓方法用尿激酶5000U/mL按管容量注入,闭管保留15分钟后抽吸回血4～5mL,如重复2次效果不佳应考虑换管;③导管内纤维蛋白套和附壁血栓形成时,表现为盐水注入容易抽吸困难,可遵医嘱进行全身溶栓(尿激酶2000U/h,持续6小时静脉滴注),圈套器导管剥离或更换导管。如果血栓较多或顶部血栓形成时,溶栓与更换导管,以更换导管更为安全;在完全血栓阻塞情况下需拔管,重新建立血管通路;④单侧管血栓形成并阻塞状况下取一侧通畅导管作为引血途径,另行穿刺外周静脉建立血液还回途径,以保证透析治疗效果。

4)导管脱出:临时性静脉留置导管是将导管侧的两翼,缝合在患者皮肤上进行固定的。由于患者活动过多、突然体位变化使导管抻拉或机体排异使线头长出体外,造成导管缝线断裂或脱离皮肤。当患者再度不慎活动时,会将导管抻拽发生脱出,严重者会造成出血。

护理干预措施:①导管脱出较少时,首先应该判断脱出的导管是否还在血管内,步骤是常规消毒后用注射器抽取管内抗凝液,如回血流畅证明导管还在血管内,然后进行严格消毒,顺势插入到先前的刻度,重新缝合固定;②若留置的导管脱出较多,抽吸时未见回血或X线等检查已证实导管不在血管内,应拔除导管,局部压迫止血30分钟,重新建立血管通路。

5.中心静脉留置导管拔管护理

(1)严格消毒局部皮肤。

(2)拆除导管两翼缝线。

(3)以无菌纱布球预放置在导管穿刺部位,敏捷拔出导管后局部指压30分钟止血。

(4)观察无出血迹象后,两次消毒,以无菌纱布敷盖,胶布固定。

(5)禁止取坐位拔管。

6.中心静脉留置导管自我护理及卫生宣教

(1)留置导管后避免剧烈运动,以平卧为宜。

(2)避免搔抓留置导管部位,以免将导管拽脱出。

（3）作为血管通路的留置导管，是护士以无菌技术来进行操作的，患者及其家属均不应随意打开纱布敷料的包裹以免感染，不能随意打开导管肝素帽，防止漏血、进气等情况的发生。

（4）每日测体温，观察留置导管处有无红、肿、热、痛等感染征兆。

（5）中心静脉导管只供透析专用，不可输液或用于其他操作。

（6）做好个人卫生，保持局部清洁干燥，预防感染。

三、临时性血管通路

临时性血管通路是将穿刺针或导管穿刺入身体内的动脉或大静脉使其能达到足够的血流量，以满足血液透析的需要。本法操作简便、易于掌握，穿刺后即可使用，穿刺导管可保留。

（一）适应证

临时性血管通路主要适用于以下8种情况。

（1）各种原因所导致的急性肾损伤需要行血液透析。

（2）慢性肾功能不全急性发作或尚未建立永久性血管通路的尿毒症患者需立即做血液透析。

（3）腹膜透析患者因各种原因需做血液透析未制作内瘘。

（4）急性中毒等因病情需要临时实施血液净化的患者。

（5）维持性透析患者内瘘感染、闭塞或血流不足而暂时不能使用。

（6）肾移植术后出现急性肾小管坏死或因急性排异导致肾功能恶化，须立即血液透析而原有内瘘已闭塞者。

（7）各种原因需做血浆置换者。

（8）多脏器衰竭需做连续肾脏替代治疗者。

（二）各种通路的建立

1.直接穿刺

近年来，随着中心静脉导管的普遍应用，直接动静脉穿刺已较少使用。《血液净化保证操作规程》中规定"不建议直接动静脉穿刺"，但在一些基层医院因经费和技术的原因，仍有使用。

直接穿刺包括动脉和静脉穿刺。动脉血路管的建立可选择穿刺桡动脉、足背动脉或用留置针穿刺股动脉，回路血管则可选择四肢浅表的静脉，如肘正中静脉、大隐静脉等。肱动脉和股动脉因位置较深、压力大，穿刺不当容易造成夹层动脉瘤，而且透析结束后压迫止血困难，一旦处置不当易造成严重后果，禁止穿刺。桡动脉穿刺主要步骤如下。

（1）穿刺者先用左手食指、中指触摸患者桡动脉搏动最明显处，做好标记。

（2）将穿刺针与血路管的动脉端连接。

（3）消毒周围皮肤，范围约6cm。

（4）在离搏动最明显处约0.5cm，动脉搏动的上方，以10°的角度缓慢进针，见回血后停止进针。

（5）小心固定穿刺针。

一般患者的桡动脉血管穿刺后血流量可达到200～300mL/min，引血后如血流量较差可顺血管方向再缓慢进针少许,如不见血流好转可退针少许。

桡动脉穿刺的优点是:血管位置表浅而固定,周围软组织少,穿刺方便,不易形成大血肿,止血容易。

2.经皮中心静脉插管

经皮中心静脉穿刺已为临时性血管通路较为常用的方法之一,该方法具有以下优点:血流量充分,手术方法简单,在患者床旁即可操作,可保留反复使用,患者痛苦小,较为安全可靠,对躁动不安的患者尤其适用。中心静脉导管有单腔或双腔两种。单腔导管在导管末端有数个小孔,如做双针透析,则需从四肢周围静脉再穿刺一个回路。单针透析时透析机须具有单针夹具或单针双泵装置,透析时血液从管腔被抽吸出,经过透析器后再顺管腔送回体内。该导管尾端有"Y"形接头,单腔导管有死腔,再循环率高,透析效率低,如要达到双针透析的效果,需延长透析时间,临床较少使用。双腔导管是在同一导管内包裹两条血流通路,分别作为动脉或静脉通路,目前设计的双腔导管将两个针孔开在导管的不同侧面和高度,以减少透析时血液的重复循环。该方法不仅避免单腔导管常需另穿刺一静脉作为血液回路,效果也基本类似于双针透析,减少了患者的痛苦,是一种安全、迅速和可靠的血管通路。

经皮中心静脉穿刺最常选用的部位为锁骨下静脉、股静脉及颈内静脉。颈内静脉穿刺技术易于掌握,并发症少,患者活动不受限制,并可保留较长时间,近几年临床使用较多。股静脉穿刺易于掌握,但患者活动受限,而且易于感染,一般不作较长时间留置导管用,对急性肺水肿、急性心力衰竭、中毒等经短时透析即可纠正者尤为适用。锁骨下静脉穿刺技术要求较高,操作不当可引起血胸、气胸,因此对于病情危重、有严重心肺疾患、将来需要行内瘘手术或有凝血功能障碍者,应慎重选择做锁骨下静脉穿刺。以上3个部位留置导管的特点如表6-2所示。

表 6-2 颈内静脉、股静脉、锁骨下静脉留置导管的比较

项目	颈内静脉	股静脉	锁骨下静脉
保留时间	6 周	2 周	3～4 周
活动受限	不受限	受限	不受限
透析地点	可门诊	住院	可门诊
技术难度	中等	易	难
并发症	较轻(血气胸)	轻、少	严重(血气胸静脉狭窄)
感染率	低	高	低
血流量	高	低	较高
适用患者	无法建立其他血管通路时	心力衰竭不能平卧,行心肺支持者	气管切开者慎用

(1)操作方法。

1)锁骨下静脉穿刺:患者取仰卧位,将两肩胛间用一软枕垫高,头向对侧旋转约45°,一般选择右锁骨下静脉穿刺,穿刺点选择在锁骨内1/3处,距锁骨下缘0.5～1.0cm。局部皮肤常规消毒,铺无菌巾,局部用利多卡因麻醉后,用套管针从上述穿刺点刺入,针尖指向胸锁关节,缓慢向左、向后、向上进针,穿过锁骨与第1肋骨间隙后,见有黯红色静脉血时停止进针,注入肝素液,将针芯拔出,从套管针内将引导钢丝插入锁骨下静脉内,拔出套管针,沿钢丝插入导管,

导管置入静脉后,皮肤缝合一针固定导管。然后向导管腔内注满肝素生理盐水,即刻用 X 线观察导管位置是否正确并了解是否有血胸或气胸等形成。正确的导管位置是:导管的尖端位于上腔静脉内或上腔静脉与右心房交界处,如导管顶端位于右心房,必须移动导管位置,否则会穿破右心房导致急性心包压塞。

2)股静脉穿刺:股静脉穿刺操作简便,术后并发症少,是最常选用的穿刺部位之一,但该处穿刺易并发感染,且患者活动受限。适合于各种肺水肿不能平卧,只需做血液透析 1~2 次,解除水负荷即可停止透析者;合并有呼吸系统疾病需做透析者;急性药物和毒物中毒需行血液透析和血液灌流的患者;重症卧床患者或儿童。

操作方法:腹股沟备皮,剃毛,患者仰卧位,下肢略屈曲并外展,臀部垫高。局部消毒后,选腹股沟韧带下方 2~3cm、股动脉搏动内侧 0.5~1cm 处,用 1% 普鲁卡因或利多卡因局部麻醉,以 45° 角进针。注射针逐层深入探查股静脉,进针 2~4cm,如见针管内有静脉回血,拔出注射针,刺入穿刺针,见静脉回血后,插入导引钢丝,插入适应无阻力,推进 10cm 后,拔出穿刺针,沿导引钢丝放入扩张管,经扩张后,沿引导钢丝放入导管,插入血管 10~15cm。如钢丝进入有阻力,可向外轻拉少许,再试着将引导钢丝送入血管,如阻力过大,则应将导丝抽出,检查穿刺针有无脱出,必要时可重新穿刺。导丝插入后,沿导丝将导管送入,拔出导丝。固定导管,局部用无菌辅料覆盖,导管内注入 2mL 肝素盐水。穿刺过程中如穿入股动脉,应及时拔除穿刺针,局部压迫止血,最好换对侧穿刺。

注意事项:一般股静脉穿刺留置导管可保留 1~2 周,在留置导管的时间内患者应注意卧床休息,避免下蹲或剧烈运动;穿脱裤子时应用手扶住导管;敷料脱落或浸湿时及时通知医生给予穿刺部位消毒和换药。

3)颈内静脉穿刺:经皮颈内静脉插管后不影响同侧上肢作动静脉内瘘或血管移植,而且由于留置导管过程中引起气胸和血胸的危险性较锁骨下静脉小,且不影响患者下地活动,因此,颈内静脉为目前血液透析中心静脉留置导管中最常用的穿刺部位,并有取代锁骨下静脉的趋势。插管方法:因右侧颈内静脉与右头臂静脉和上腔静脉几乎成一条直线,且右侧肺尖及胸膜较左侧为低,不易被损伤,插管时一般选用右侧颈内静脉进行穿刺。所采用的体位同锁骨下静脉插管。常规准备后,取胸锁乳突肌内缘与喉结水平线交点处为穿刺点,摸到颈内动脉搏动后向内推开,1% 利多卡因局部麻醉后用套管穿刺针对准乳头方向缓慢进针,边进针边抽吸,见有黯红色血液回流,然后轻轻将血液送回,如没有阻力,表示针尖在血管内,将针头继续向前推进少许,左手固定穿刺针,让患者屏住呼吸,迅速拔出针芯,将导引钢丝注入 20~25cm,将穿刺针退出,沿导引钢丝将颈内静脉导管置入。有回血后,拔出导丝,注入肝素盐水 2mL,夹住。

注意事项:颈内静脉插管比较安全,很少发生严重并发症。择期透析患者提倡第 1 天插管第 2 天透析,以减少穿刺部位出血的可能,当日留置导管透析患者透析结束后应减少颈部活动,局部加压 30 分钟,以减少出血的可能。

(2)并发症。

1)早期并发症。①出血和(或)血肿。常见原因:常见于穿刺不顺利者,多因反复穿刺造成静脉损伤;留置导管过程中损伤了穿刺路径上的其他血管;抗凝剂使用过多;过度牵拉留置导管部位等。处理方法:留置导管后严密观察局部有无出血或血肿形成;一旦发现出血,立即通知医师,并局部压迫止血,采取指压 20～30 分钟或局部沙袋压迫,出血严重者可局部加压包扎,必要时拔管止血;局部应用冰块冷敷;透析过程中出血,调整抗凝剂用量或采用无抗凝剂透析治疗;穿刺部位避免剧烈活动;一旦血肿形成,应严密观察血肿是否继续增大,以免血肿增大压迫局部组织或器官造成严重后果。②空气栓塞。常见原因:插管时夹子未及时关闭使空气进入体内。处理方法:立即夹住导管;头低左侧卧位;进入右心室空气较多时,影响心脏排量,在心前区听到气泡形成的冲刷声,应考虑行右心室穿刺抽气;高流量氧气吸入,必要时高压氧治疗。③误入动脉。预防:颈内静脉、锁骨下静脉直视下穿刺。处理方法:立即拔出导管,局部用手压迫止血或加压包扎。④血气胸。处理方法:观察患者生命体征及血氧饱和度;氧气吸入;X 线胸片检查;必要时请胸外科会诊给予胸腔闭式引流。

2)远期并发症。①感染,感染为最常见的并发症。根据感染部位不同分为 3 类:导管出口部位感染、皮下隧道感染和血液扩散性感染。导管出口感染时表现为:穿刺部位红、肿、热,脓性分泌物溢出;皮下隧道感染时表现为:皮下隧道肿胀,压迫出口处可见脓性分泌物;血液扩散性感染表现为:患者在血液透析开始 1 小时左右出现畏寒、发热,并排除其他原因。常见原因:换药不及时或消毒不彻底;患者知识缺乏或个人卫生习惯差;血液透析过程中无菌操作不严。预防:导管感染重在预防,加强留置导管使用过程中的每一个护理细节的管理非常重要,严格按流程无菌操作是减少导管感染的基础,具体操作方法见中心静脉导管上下机操作流程。处理:导管出口感染症状较轻,可加强局部换药或口服抗生素治疗,临时留置导管可拔管或更换留置导管部位;隧道感染主要发生于带涤纶套的留置导管,应用抗生素 2 周;发生血液扩散性感染时应予拔管,并剪除导管前段做细菌培养,根据药敏结果合理选用抗生素。导管内感染可用抗生素封管,封管前先取导管内血液做细菌培养及药敏试验,有针对性地使用抗生素。封管液为肝素—抗生素—盐水,封管间期为 12～24 小时,必要时全身用药。②导管功能不良。导管功能不良主要表现为血流不畅、抽吸导管无血液引出或单向阻塞,达不到透析要求的目标血流量。早期原因常为导管尖端位置不良或导管侧孔与血管壁相贴造成贴壁现象,后期原因多为导管内血栓形成或导管周围纤维鞘形成。处理方法:若出现引血不畅,应先调整导管位置至血液流出通畅;如在透析治疗过程中出现血流量不足或完全出血停止应首先考虑导管贴壁,如动脉管路内无空气时,可先关闭血泵打开补液口输注少量生理盐水解除导管贴壁,开启血泵,缓慢提高血流速;当导管动脉端出血不畅而回血通畅,静脉端血流量充足时,可将动静脉端对换应用;出现一侧导管堵塞而另一侧导管通畅,可将通畅一侧作为引血,另建立一条周围静脉作为回路。③血栓形成。原因:患者高凝状态;透析时肝素用量不足、封管时肝素浓度或剂量不够;留置导管使用时间过长;封管操作时空气进入导管腔或导管路扭曲等。预防:每次透析前应认真评估留置导管的通畅情况;用注射器抽吸导管内前次封管液时若出现抽吸不畅,切忌强行向导管内推注液体,以免血凝块脱落而引起栓塞;正确按流程封管;根据患者的凝血情况、管腔容量使用适合的封管液剂量和容量;封管时将冲洗用生理盐水以弹丸式注入动静脉管腔内,封管液缓慢注入,注射完毕同时夹闭夹子;动静脉夹子一旦关闭,请勿打开。处理方法:尿激酶封管。NKF-Dool 推荐尿激酶使用方案:a.尝试抽吸堵塞的导管腔,去除肝素;b.用 5mL 注射器或其他小型注射器平稳地把尿激酶(1mL 或足够充盈导管腔的量)注入堵塞的导管腔(尿激酶5000U/mL);c.如有必要,用生理盐水充填导管腔的剩余部分(例如导管腔 1.3mL,用尿激酶

1.0mL,盐水 0.3mL);d.每隔 10 分钟,追加 0.3mL 盐水,共 2 次,把有活性的尿激酶推向导管远端;e.抽吸导管;f.如有必要,重复上述步骤。④导管脱落。发生原因:临时静脉留置导管因留置时间长,固定缝线脱落;患者个体对缝线排斥,使缝线脱离皮肤;重力牵拉导致导管意外脱出或脱落。预防及处理:换药时严密观察固定缝线有无断裂,发现缝线脱落应及时通知医师给予缝合固定;血液透析时妥善固定导管,避免牵拉;透析间期插管侧肢体或颈部不宜过度活动;如果发现导管前端已完全脱出,应拔出导管,局部压迫止血。

四、永久性血管通路自体动静脉内瘘的建立及护理

动静脉内瘘是用手术的方法在患者肢端皮下建立的一种安全并能长期使用的永久性血管通路,包括自身动静脉内瘘和移植血管内瘘。

自身动静脉内瘘是在患者非惯用手臂的远心端,将自身肢体血管的动脉与相邻近的静脉吻合,使这支动脉血管的部分动脉血液流入吻合后的静脉,使静脉发生动脉化。这支动脉化的静脉不仅血流充足且明显暴露于体表,用手触摸静脉能够感觉到血流的震颤。在血流的冲击下,血管扩张变粗,管壁逐渐增厚,形成血管瘘,便于血液透析治疗时的穿刺使用。以患者自身血管造瘘建立血管通路的方法,称为自体血管动静脉内瘘。

自身动静脉内瘘的方法,适合慢性肾功能衰竭依赖血液透析治疗维持生命的患者及无预期的需要血液净化治疗的患者。

(一)动静脉内瘘的制作原则与选择时机

1.动静脉内瘘的制作原则

制作动静脉内瘘会破坏血管,甚至对以后肢体的血供及血液回流产生影响,为保护患者血管在选择动静脉造瘘时须遵循的一个原则,即"由远而近、由左到右、先上后下、先自身后移植血管"。也就是说位置应先从肢体远端开始选择合适的血管,不可先选择近心端的动脉和静脉;肢体应先选择非惯用手臂,无合适血管才可以做患者惯用手臂;先选择上肢,无条件才选择下肢;血管条件好的应先做自体血管内瘘,并在患者自身血管条件差、不能保障内瘘功能情况下选择人工移植血管。要根据患者病情合理选择,根据血管情况周密设计并计划使用。

2.建立动静脉内瘘方法选择的时机与禁忌

(1)一般慢性肾功能不全患者,血肌酐>353.6μmol/L,内生肌酐清除率<25mL/min 时,即应制作内瘘。

(2)病情危重需紧急透析的患者,应先采取临时性血管通路。经数次透析病情好转时,建立动静脉内瘘,待人工血管瘘 2 周、自身动静脉内瘘 4 周,内瘘形成后使用。

(3)未控制的心力衰竭及血压过低者不宜造瘘。

(4)预造瘘肢体近心端血管有畸形、血栓、狭窄等状况不宜造瘘。

(二)动静脉内瘘吻合手术方法

1.常用部位

(1)腕部:尺动脉—贵要静脉。

(2)前臂:桡动脉—头静脉。

（3）肘部：肱动脉—贵要静脉、肘正中静脉、头静脉等。

（4）其他：主要是根据患者具体情况，从保护患者血管出发，来分析确定。第1次造瘘手术选择应从非惯用手臂，前臂腕部远端的头静脉—桡动脉吻合开始。

2.手术方法

（1）侧—侧吻合：动脉血管与静脉血管在最靠近处侧面吻合。由于较高的血液压力灌入静脉形成静脉高压，使肢端血液回流受阻造成肢体水肿。

（2）端—端吻合：动脉端的近心端与静脉端的回心端的断端相吻合，形成动脉短路，瘘功能良好。但大量血液从静脉流走，会发生末梢缺血，再加上末梢动脉血管的抵抗增加，肢端缺血会更为严重，此称为"窃血综合征"。糖尿病、高龄及外周血管病变的患者，会加重末梢缺血，发生坏死及神经损害。

（3）端—侧吻合：是静脉断端与所选动脉侧相吻合，既可避免高压力的血液灌入静脉，又对肢端的血供无严重的影响，可避免上述合并症。从长期透析患者动静脉瘘的观察来看，端—侧吻合的方法更为理想，也是临床上最常采用的方法。

3.术前准备

（1）物品准备：手术包、1%利多卡因、消毒物品、缝合针线、肝素注射液、注射用生理盐水、5mL注射器。

（2）患者准备：①术前向患者介绍建立内瘘的目的、意义，解除患者恐惧心理，使其能够配合治疗；②告知患者，准备做内瘘的手臂禁止做动静脉穿刺，防止血管损伤；维护好皮肤的完整，以免术后感染；③评估预做血管通路的血管状况，做血管超声检查，了解预吻合的动、静脉血管走行、内径和畅通情况。

（三）自体动静脉内瘘的护理

1.自体动静脉内瘘的术后护理

（1）造瘘手术后应卧床休息24小时，观察患者血压、心率、心律、呼吸及体温。

（2）观察内瘘是否通畅，每日3次或更多对造瘘血管的回心侧静脉触诊或听诊，感觉血管内血流的振颤或轰鸣声有否减弱，发现异常及时通报医师。

（3）观察肢端有无缺血情况，了解患者手指有无麻木、疼痛等感觉，并观察手术肢体末梢的温度与健侧比有无降低甚至冰冷、色泽有无发绀等缺血状况。

（4）观察切口有无渗血、血肿情况，保持敷料清洁干燥，发现渗血应与医师联系。

（5）观察手术肢体静脉回流状况，适当抬高患肢，促进静脉回流，减轻造瘘肢体的水肿。

（6）教会患者术后对动静脉内瘘的观察方法，会触摸内瘘局部的血管震颤，会听内瘘血管内血流杂音，了解内瘘通畅和堵塞的表现。告知发现问题，如声音减弱、血管震颤消失时，如何及时与医生联系的方法。

（7）敷料包扎不可过紧，告知患者术后应及时更换宽松衣袖的内外衣，防止动静脉内瘘因约束过紧血液淤滞失去功能。并指导患者入睡时侧卧，不可偏向手术侧患肢，防止造瘘肢体受压发生栓塞。

（8）通知患者术后3天到医院换药，更换切口敷料，观察切口情况以及防止感染，并且每3天换药1次。指导患者生活洗漱时应当注意保持患肢纱布敷料的清洁干燥，防止污染。

(9)自体血管动静脉内瘘患者,在内瘘术后24小时无出血等情况下,做手指运动和腕部活动防止血栓形成;3天后应酌情开始做造瘘血管的充盈锻炼即握拳运动;术后5～7天交替握拳、松拳或进行挤压握力圈锻炼,促进内瘘成熟,增强内瘘功能。

(10)切口愈合的情况不同,一般术后10～14天酌情拆线。

(11)指导患者术后测体温,若超过38.5℃,应及时与医师联系。

2.自体动静脉内瘘的日常护理

良好的日常护理是提高动静脉内瘘使用寿命的重要环节。

(1)禁止在有内瘘的肢体上测血压。内瘘的静脉端日常不能进行穿刺取血、输液等血液净化以外的静脉治疗,以免造成出血。不能静脉注射高渗液体如高张糖、高张钠及有刺激性的药物,以防止静脉炎的发生。

(2)内瘘成熟时间一般需要1～6个月,成熟早晚与患者自身血管条件和术后锻炼有关。术后4周在没有其他血管通路情况下也可提前开始酌情使用,但由于此时动脉化的静脉尚未扩张,血管壁尚未增厚,还未形成瘘只是血流量充足,因此对穿刺技术要求非常高,应当慎重。穿刺失误会导致血管周围血肿,血管的损伤会影响今后瘘的功能。4周之前需进行血液透析治疗,应建立临时血管通路。一般待8～12周内瘘较为成熟再开始穿刺使用,对延长内瘘使用寿命,维护内瘘功能更佳。

(3)指导新患者保护内瘘的自我护理方法。

(4)压迫止血不当还会造成瘘管的闭塞,操作中应当十分谨慎小心。同时指导患者注意压迫止血时间,特别是透析治疗中血压偏低的患者。

(5)透析过程中要经常巡视,观察患者穿刺点有无渗血、肿胀;询问患者有无不适,做好心理护理,消除其紧张情绪。

(6)发现内瘘堵塞,立即用尿激酶50万U溶于20mL生理盐水,慢速推注堵塞的血管内,滞留20～30分钟,待内瘘通开后,再静脉注射肝素盐水10mL(含肝素25mg)或皮下注射低分子肝素1支以达到全身肝素化,保持内瘘通畅。

(四)动静脉内瘘的穿刺技术

为了建立血液透析治疗时的体外血液循环途径,利用患者动静脉内瘘进行穿刺引血并回血,其中引血侧称为动脉针,回血侧称为静脉针。

1.穿刺前准备

在穿刺前应当做好各项准备工作。

(1)治疗准备:透析器与回路预冲完毕、透析机处于透前准备状态、抗凝血药准备并安装完毕等。

(2)物品准备:治疗巾、16G穿刺针、消毒物品、胶布、如有化验还应准备试管。

(3)患者准备:测量体重和除水量计算完毕、测量血压心率完毕、透析医嘱已开出。

在各项工作准备完毕后,才可进入穿刺步骤。

2.穿刺前评估

(1)皮肤是否清洁完整,有无破溃、红疹、疮疖等感染灶。

(2)认真触摸清楚血管走向、深浅度、血管弹性,选择合适的进针点、进针角度,进针长短。

感觉血流震颤强弱,必要时听诊,评估动静脉内瘘的功能。

(3)询问患者是否做好治疗前准备,如是否需要如厕、是否测过体重,并帮助患者摆好穿刺体位,避免治疗中过于疲乏,频繁变换体位,导致穿刺针刺破血管引起皮下血肿。

3.穿刺部位、穿刺点选择

(1)动脉穿刺部位:一般在肢体远心端,迎着血流方向建立血液引出途径。穿刺点距离内瘘吻合口 3～5cm 或以上,在血管上方偏左或偏右,在血管侧面不利于压迫止血。根据患者血管情况,穿刺方向也可酌情离心或向心。正常情况下禁忌穿刺吻合口,以免造成血管内壁损伤,影响动静脉内瘘功能。

(2)静脉穿刺部位:一般在肢体近心端,穿刺方向是向心顺血流方向。如选择动静脉内瘘的引伸静脉,穿刺点距离动脉穿刺点应在 10cm 以上,以减少治疗中的再循环。也可以选择其他普通体表较直、易于穿刺静脉作为血液的还回途径。

(3)使用锐针应注意更换每次穿刺点的部位,反复穿刺同一点会造成局部组织损伤发生出血和止血困难。进针角度、深度据患者血管具体情况而定。

(4)穿刺针一般使用 16～17G 型号,针体较粗造成的局部皮肤组织损伤较一般穿刺针大。如果注意进针角度与皮肤切割面,可减轻疼痛,针眼易于愈合。

4.穿刺技术

(1)针斜面向上穿刺方法。使用尖锐穿刺针斜面向上成 15°穿刺,是最普通且正规的穿刺方法,是在日常的操作中最惯用的手法,因此能够保证穿刺的准确率。但是由于血液透析专用穿刺针比较粗,穿刺时因皮肤组织有弹性并产生向下点压力,穿刺针斜面向上会在穿刺瞬间取走局部穿刺点的部分组织,造成拔针后无皮肤组织覆盖的圆形创伤。日常可见针孔粗大呈圆形,显示创面大。隔两天患者再次透析时针孔周围红色炎症浸润明显(1～3mm),自愈修复差,修复期长,不易愈合。在患者长期透析治疗下,沿血管走行可见穿刺瘢痕密布,穿刺的反复损伤使皮肤与血管粘连,弹性减弱,在内瘘血流的压力支撑下变薄,容易发生出血和止血困难。因此,使用尖锐穿刺针要充分利用内瘘的长度,合理选择穿刺点,避免在同一部位穿刺,切忌定点穿刺,每个穿刺点应保持 0.5～1cm 距离,尽量采用"纽扣"或"绳梯状"穿刺方法,防止动脉瘤的形成。

(2)针斜面向下穿刺方法。使用尖锐穿刺针斜面向下,是从保护患者动静脉内瘘出发,在工作中观察和产生出的操作方法,是非常规操作并且在日常操作中非惯用的手法。要能够保证穿刺的准确率,对穿刺技术要求比较高,如穿刺角度、进针力度的判断要非常准确,手法要非常轻巧。但是由于穿刺时穿刺针斜面向下挑起皮肤,虽然有皮肤组织向下压力,但是斜面向下不会在穿刺瞬间取走局部穿刺点的部分组织,拔针后皮肤的皮瓣覆盖针孔,皮肤损伤日常可见针孔细小呈弯月形,创面小,修复期短,非常易于愈合,并且患者疼痛感觉与斜面向上穿刺无异。在隔日透析治疗时,穿刺局部皮肤无红色炎症浸润,只留下穿刺针痕。对防止内瘘感染,保护内瘘功能,延长使用寿命非常有利。

(3)皮下隧道穿刺法("纽扣通道"穿刺法)。皮下隧道穿刺法是在 2～3 次血液透析治疗时,使用尖锐穿刺针斜面向上在相同部位、同一穿刺点、同一深浅度和同一角度、同一方向,进行穿刺。在以后的治疗中每次先用针头将上次穿刺孔上结痂剥离去除,然后使用钝针试探着沿前几次治疗时做成的穿刺通道进入,在进入血管时有轻微的突破感。这样多次治疗后形成皮下隧道,既便于穿刺又便于止血,可以防止动静脉内瘘由于反复穿刺形成动脉瘤,并且抗感染能力强。从外观看只是一个针眼,但与定点穿刺有着本质的区别。这种方法在日本、加拿大均有使用,称为"纽扣通道",特别适合家庭透析患者,可以进行自我穿刺做治疗。皮下隧道穿刺法适合于血管条件不理想患者及人工血管内瘘的穿刺。隧道穿刺法损伤小,易压迫止血,隧道形成后提高了穿刺的准确率,使穿刺操作变得更为容易。

皮下隧道穿刺法在前几次制作隧道时的穿刺很重要,几次穿刺即使同一针眼,由于进针的深浅度和方向、角度及绷紧皮肤的松紧度不同,都会影响皮下隧道的建立。因此,在开始建立隧道时的穿刺通常由穿刺技术熟练的1~2人操作,在隧道形成以后才可以换人穿刺。在已成形的皮下隧道穿刺禁忌用锐利穿刺针,以免破坏已形成的隧道。目前透析专用钝针国内没有生产,使用进口消耗品会增加治疗费用,但是减少了对患者血管的损伤,增加了穿刺的便利,无疑是非常好的操作方法。

(4)定点穿刺法。定点穿刺从表面上看外观与皮下隧道穿刺相同,只见一个针孔,但实际在内里有着本质的区别。定点穿刺易形成动脉瘤,仅适用于新使用的动静脉内瘘穿刺困难者,一旦瘘功能状况好转,应及时改变穿刺方法,减少对内瘘皮肤与血管的损伤。

(5)穿刺顺序。血液透析治疗时首先应建立静脉回路即先穿刺静脉,成功后根据医嘱推注肝素盐水进行肝素化,然后再建立动脉引血通路即穿刺动脉端。一些患者自体血管条件差,形成动静脉内瘘的血管比较短,需要寻找普通静脉做血液回路,在穿刺难易程度上较动脉端穿刺困难。如果还没有建立静脉回路就已建立了动脉引血通路,静脉穿刺很容易还可以,如穿刺困难就会处于被动状态。

(6)拔针与压迫止血方法。①拔针前消毒针孔,应用无菌止血贴覆盖,用大小适度的纱布球压迫穿刺点将针拔出。将压迫止血球固定在针孔部位,注意敷盖血管进针点防止皮下出血。②拔针力度适当和平稳,针尖不可上下翘,以免拔针时划伤血管内壁,造成以后血管狭窄,影响内瘘长期使用的功能。压迫止血球开始是拔针后的瞬间,针在血管内时禁止向下加压用力。③拔针时采取正确的止血方法,压迫力度以不渗血和在回心侧能听到血管杂音或触及震颤为宜。④压迫止血时间为15~20分钟。如果患者凝血时间长,压迫时间可适当延长。如患者血压低、血流缓慢不可压迫时间过长、力度过大,以免内瘘阻塞。⑤拔针后注意观察内瘘静脉的搏动和血管震颤状况,放松压迫止血球15~20分钟取下,止血敷料12小时后方可取下。同时注意观察有无出血发生。⑥患者回家当天不做血管充盈锻炼,防止针孔处再度出血。如果穿刺后发生皮下瘀血,在透析24小时后穿刺点周围可涂抹喜疗妥等活血化瘀药物。24小时内禁止热湿敷,因为热湿敷可以使血管扩张而加重出血。血压低、血流缓慢的患者禁止冷敷,以防凝血。

5.穿刺注意

(1)新内瘘的穿刺注意点:自体动静脉内瘘的使用要等待内瘘的成熟,即是在动脉血流的冲击下,静脉血管管壁增厚和扩张形成内瘘。动静脉内瘘形成后血管隆起便于穿刺,便于提高穿刺的准确率,不会降低内瘘的使用寿命。

事实上内瘘开始使用的时机是因人因事而异,患者病情恶化,需要肾脏替代疗法来维持生命缓解症状,往往不能等待 2～6 个月的时间。如果动静脉内瘘充盈度好、血流的震颤明显也可以在 4 周后使用。

(2)新瘘穿刺部位选择:由于新瘘的血管壁和皮肤还很薄弱,应选择距离内瘘稍远部位。方法是先用听诊器探明血管走行,然后用手指触摸瘘引伸出来的静脉。从远心端向近心端沿血管寻找血流震颤的最弱点,再从最弱点向远心端倒回 1～1.5cm,在评估有把握情况下作为穿刺点。穿刺成功后作为动脉使用,另选择一处较好的普通静脉作为血液的回路使用。如果选择的穿刺点距离吻合口不到 5cm,最好放弃穿刺该部位,在肘部寻找瘘引伸出的静脉进行穿刺以保护内瘘。

(3)要保证新成熟内瘘的穿刺一针成功,操作前一定仔细评估血管。要考虑到新内瘘血管壁薄、比较脆弱,血管内血流压力大,易发生血肿的因素,要杜绝失败。

(4)系止血带松紧力度适当,特别是对动脉硬化、血管脆性强的老年患者,不可过强,阻力过大穿刺时易发生皮下出血。

(5)进针力度应当平稳,沿血管走行轻巧进入,不可划伤血管内壁。

(6)首次使用内瘘时禁止强行提高血流量,应根据患者血流量状况逐渐升至治疗量。

6.穿刺特殊情况处理

(1)肿胀。穿刺动静脉内瘘时发生局部肿胀均为皮下出血所致,说明穿刺失败,应及时处理。皮下血肿过大容易发生感染或压迫内瘘造成内瘘阻塞,影响使用功能应特别注意。①新内瘘穿刺失败出现血肿应立即拔针压迫止血,同时另建血管通路进行透析,血肿部位用小冰袋适当冷敷,待血肿消退后再行穿刺。②成熟内瘘穿刺出现小血肿,如考虑血肿是由于血管内压力大,针刺破时血冲出造成,并且穿刺针确实在血管之内,应马上松止血带,开泵引出血液使局部血管压力降低。如引血后不再继续出血可继续治疗,并在穿刺部位顺穿刺针的两侧放置止血棉球施加适当压力固定,防止继续出血,并随时观察。当血肿继续增大,加压止血不能奏效时,即使能够维持透析流量也应立即拔针,压迫止血,防止血肿再度增大诱发感染并影响内瘘的功能。③静脉穿刺失败出现血肿,由于静脉穿刺针是为了建立血液的还回途径,有大量血液要经此回输入体内,静脉有损伤会漏血形成皮下血肿,因此即使估计穿刺针仍在血管内,也要拔除,重新建立血管通路才安全。

(2)血流不畅。动静脉内瘘穿刺后发生血流不畅的特点为:远心端不畅表现为血液流量的不足,近心端不畅表现为静脉压升高。①穿刺的动脉端血流不畅:新动静脉内瘘穿刺后发生血流引出不畅主要原因是内瘘功能欠佳或血管痉挛,穿刺前听诊或触诊为血管震颤及杂音较弱,在治疗上机后血液流量＜200mL/min。也有随着透析治疗的开始而血液流量逐渐改善者,治疗时如血液流量能够达到 180～200mL/min,可以继续治疗。成熟内瘘穿刺后发生血流引出不畅者,往往与内瘘狭窄、血栓形成、血管不全阻塞或穿刺针位置不当有关。透析治疗时伴有血液流量降低＜200mL/min,当血泵运转的引血速度大于内瘘血流速度时,血液回路内形成负压,使静脉压与动脉压降低,压力频繁报警,动脉空气捕捉器内液面上下波动,严重时有大量泡沫析出。如内瘘完全阻塞,则血液引出不能,无法建立体外血液循环,影响治疗。内瘘狭窄、血栓形成的临床表现为患者动静脉内瘘搏动、震颤及杂音减弱或消失,在穿刺前评估时就可以发现。穿刺针位置欠佳仅仅是血液流量不足,变换穿刺针位置或角度常常可以改善。②穿刺的静脉端血流不畅:静脉端穿刺血流不畅,在临床治疗时表现为回心阻力增加使静脉压增高而频繁报警。当把血泵调慢时,静脉压下降,在<200mL/min 的某一血流量时回落到正常范围,并且穿刺针周围无血肿。说明所穿刺的血管不全阻塞或狭窄;或者穿刺针位置不佳,靠近静脉窦或在夹层涡流等地方。血管不全阻塞发生狭窄往往伴随着血管的炎症和硬化,在穿刺评估时,触诊发现内瘘引伸静脉的近心端条索状硬化炎症状态时,应当另外选择静脉做回心血液通路。如果穿刺前评估时听诊、触诊没有内瘘搏动,震颤及杂音减弱,可将穿刺针拔出一部分,在血管内顺血管腔轻轻进入主腔。如退针时出现皮下血肿应立即将针拔除,重新建立回心血液通路,压迫止血 20～30 分钟。

(五)动静脉内瘘的功能维护与合并症

1.动静脉内瘘的功能与维护

成功的动静脉内瘘的制作应该是功能良好、血流充盈,能够使血液流量达到 600～800mL/min,以保证透析治疗效果。并且血管管径足够粗以便于穿刺,血管有足够的长度,便于双针在一定距离下穿刺;位置比较好,易于使用、固定及感染、血栓等并发症少,使用寿命长久。

动静脉内瘘虽然称为永久性血管通路,可否终身使用或使用时间长短,根据患者自身血管情况及动静脉内瘘的维护程度的不同而各异。有患者使用了 20 年还能继续使用,也有患者的动静脉内瘘一两年甚至几个月就不能继续使用了。主要原因有血管狭窄、栓塞,使治疗中血液流量不足,影响透析治疗的效果。局部感染引起静脉炎或全身感染等,经过消炎治疗仍控制不住感染。还有血管过度膨胀,动静脉内瘘超大,影响到心脏功能,增加了出血的危险性,不结扎会危害患者生命,需用手术方法终止这样内瘘的使用。由此可见,去除医师的造瘘手术因素以外,更为重要的问题是护理人员和患者对动静脉内瘘的共同关注与维护。

护理方面应当注意穿刺方法技巧,提高穿刺技术,减少对内瘘血管的损伤。严格执行无菌操作原则,防止感染发生。同时在工作中加强健康教育,注意指导患者动静脉内瘘的注意事项与功能锻炼,随时纠正患者对动静脉内瘘的错误认识和护理方法。由于患者治疗以外的时间均在家中脱离了护理监管,因此抓紧治疗时段对患者进行观察、护理和有针对性进行指导教育,使患者对内瘘的关注与维护变被动为主动非常重要。某糖尿病肾病患者在经历第 1 次内瘘失败后,成功将第 2 次动静脉内瘘维持了 14 年。这对血糖高损害心血管系统的糖尿病患者不是件容易的事,他的经验就是在透析治疗以外的日子每天洗手后,用自己的另一只手示指、中指并拢,推划动静脉内瘘引伸出来的静脉(避开穿刺孔),向上、向下各来回推划 50 次,上下来回推划 50 次。结果不仅动静脉内瘘血流充盈而且皮肤完好细腻。该患者面对疾病所采取的主观的积极应对态度及对自身动静脉内瘘的关注程度和持之以恒的关注所取得的成果得以证明,提高血液透析患者自身对动静脉内瘘的关注度,充分调动患者积极性是维持内瘘使用寿命非常重要的因素。护患的共同努力才能维护动静脉内瘘功能,延长使用年限。

2.动静脉内瘘的合并症及护理干预

(1)动静脉内瘘出血:表现为创口处渗血或穿刺部位的出血、皮下血肿或手臂肿胀。

1)发生原因。①术后早期出血。②内瘘未成熟静脉壁薄,穿刺失败导致皮下血肿。③压迫不当或时间短。④内瘘手臂外伤出血。⑤透析后内瘘肢体提重物或抻拉用力。⑥动脉瘤感染引起的破裂出血。

2）预防和护理干预。①术后严密观察伤口有无渗血，有则及时处理。②应急时，需建立临时血液通路，避免过早使用内瘘。③根据患者具体情况应用抗凝血药。④提高护理穿刺技术，避免同一部位反复穿刺及定点穿刺。⑤治疗结束时止血力度适当。⑥指导患者学会处理出血及血肿的方法。

3）护理注意事项。①血液透析当日治疗后动静脉内瘘穿刺处出血，是患者常发生的问题，表面出血多发生于老年患者（皮肤血管壁穿刺点愈合差）和压迫止血时间不够长的患者。皮下出血多发生于拔针后压迫止血的位置不准确或皮肤松弛患者手的翻转使压迫用球错位。②在治疗结束后，拔针按压止血时间为 15～20 分钟，对于凝血功能不好的患者应注意观察，指导患者适当延长压迫的时间。③止血后应当指导患者有瘘侧上肢不要提重物，防止过度用力后血管怒张，使闭合的针孔再度发生出血。如发生出血时，用手示、中两指按压穿刺部位 20 分钟，所施加的压力以皮肤表面不出血、皮下面内瘘的血管震颤仍然能感觉到存在为度。要点是压住皮肤与血管的穿刺点，而不是封闭血管内血流。止血的效果是表面不出血，皮下无血肿或已有皮下出血的血肿无扩大。④如果每次治疗后常规压迫止血效果均差，应当及时与医师沟通，检查患者凝血功能是否正常。如进行凝血 4 项的检查，请医师根据患者情况及时调节抗凝血药物的使用量。⑤在非透析治疗日动静脉内瘘发生出血的情况较少，多于患者动静脉内瘘皮肤过薄，穿刺孔愈合不好，不注意用力以后发生出血，或动静脉内瘘血管上穿刺点的创伤较大结痂脱落，也会发生出血。指导患者在紧急情况下用手指压迫止血的方法，嘱患者随身携带一块无菌透明敷料或创可贴以备用。发现出血时不要惊慌，先将创可贴敷在针孔上，然后以手指压迫止血，止血后消毒针孔以预防感染。在治疗穿刺时，应避免穿刺动静脉内瘘血管上皮肤过薄的隆起部位。⑥关注患者日常生活，指导患者注意避免动静脉内瘘血管处的意外性伤害。内瘘附近的外伤有引发炎症、造成瘘感染的危险，如伤害到血管内瘘会发生大出血，甚至有生命危险这点一定要让患者知晓。⑦指导患者对动静脉内瘘的自我保护，有内瘘的部位应套护腕。护腕过紧会压迫血管，使动静脉内瘘失去功能，过松会失去效果。护腕的松紧度最好是既贴着皮肤无缝隙，又没有紧箍的感觉，这样可以起到保护作用并减缓动静脉内瘘的过度充盈。

（2）动静脉内瘘感染：动静脉内瘘感染的临床表现，为内瘘局部或沿静脉走行的红、肿、热、痛。如果是手术后在吻合口部位发生感染，还会有破裂出血的可能性。动静脉内瘘的局部感染严重会发生脓肿或蜂窝织炎，还会因感染的失控上行引起静脉炎及全身感染而发生败血症。除了局部症状以外，严重的感染还会伴有头痛、发热、寒战等症状。如果引起败血症还会出现弛张热，造成机体代谢增强，营养物质大量消耗。对年老体衰的血液透析患者，这种打击有可能是致命性的。动静脉内瘘是透析患者的生命线，只要有感染的发生就会影响到透析治疗，并且由于抗感染治疗和重新建立血液通路会增加医疗费用，加重经济负担。

1）发生原因。①未严格执行无菌操作技术，手术切口感染，静脉穿刺感染。②穿刺部位皮肤过敏，局部瘙痒，破坏皮肤完整性。③透析治疗后穿刺部位消毒不彻底。④压迫不当引起皮下血肿或假性动脉瘤导致感染。

2）预防和护理干预。①严格执行无菌操作制度，防止医疗污染。②避免在血肿感染或皮肤破溃等感染灶处穿刺。③在动静脉内瘘出现疼痛等异常现象时，应注意观察局部有无红、肿、热的情况，并及时通报医生进行相应处理。④一般动静脉内瘘感染初期存在红、肿、热、痛时,可以做局部冷敷,以防止炎症扩散和减轻疼痛,并且应用抗生素等药物进行治疗。动静脉内瘘发生感染应立即停止使用,以防止炎症的扩散。⑤酌情建立临时血液通路,以保证透析治疗进行。查找感染源并依照医嘱及时全身应用抗生素,进行消炎治疗,控制感染。⑥做好卫生宣教,保持内瘘手臂皮肤清洁,穿刺孔处未愈合时避免淋湿。

3)护理注意事项。在每次治疗时对动静脉内瘘使用穿刺,破坏了皮肤血管的完整性,即使小的损伤也能增加发生感染的机会。内瘘发生感染,炎症可以是皮肤、皮下组织、血管、血管内壁,甚至引起血行感染,有引发败血症等全身感染的危险。如果感染引起内瘘的破溃,还有出血的危险,后果不堪设想。

因此预防感染从以下两方面着手。①减少污染环节:指导患者保持皮肤和内衣的清洁卫生很重要,嘱患者养成每次治疗来医院前更换内衣,并把有动静脉内瘘的肢体清洗干净的习惯;治疗后覆盖在针孔上的无菌敷料24小时后才可摘掉,减少感染的发生;同时,指导患者增加营养摄入,改善营养状况,提高自身抵抗力。患者营养状况好,对疾病和感染的抵抗能力强,动静脉内瘘发生感染的危险性就小。②杜绝感染途径:动静脉内瘘感染预防与护士的无菌操作严格和穿刺技术良好密切相关,如皮肤消毒范围不规范、消毒不彻底以及手或穿刺针有污染;反复在同部位穿刺使穿刺孔过大,结痂下易有细菌生长等都易发生感染。感染易发生还与动静脉内瘘血管狭窄、血流不通畅、血流阻塞有关,从护理环节上防微杜渐,应引起高度重视。

在动静脉内瘘存在感染的情况下,应暂时停止瘘的应用,待炎症控制后视情况许可而酌情使用。如炎症初期控制不利,患者持续高热,在发生败血症及化脓性感染之前这个内瘘就应当放弃。因此我们说动静脉内瘘的感染是以预防为主的,重在预防。

(3)动静脉内瘘发生血栓:动静脉内瘘阻塞原因是多方面的,分为部分阻塞和完全阻塞。临床表现为患者的动静脉内瘘搏动、震颤及杂音减弱或消失,动静脉内瘘阻塞后局部会产生疼痛,不全阻塞时由于血流缓慢,抽出的血色黯红,透析使用时远心端不全阻塞表现为血液流量的不足,近心端不全阻塞表现为静脉压升高。完全阻塞时震颤及杂音消失,不能由此建立血液通路。

1)发生原因。①自身血管条件差,血管内壁不光滑,有瘢痕及狭窄部位。②患者全身原因如糖尿病、高凝状态、药物影响等。③透析失衡,除水量过多,低血容量和血压降低。④内瘘使用不当,反复定点穿刺或穿刺失败等。⑤压迫止血力度不当,时间过长。⑥肢体温度过低,冷敷时间过长。

2)预防和护理干预。①严格进行无菌操作,预防感染。②尽量等待内瘘成熟8周后再使用。③杜绝穿刺失败,切忌定点穿刺。④避免透析过程中失衡,除水不宜过多,血压不宜过低,血容量降低速度不宜过快。当血容量过度降低,会造成血压过低,由于机体代偿使得外周血管收缩以提高血压,动静脉内瘘血液流量减少,充盈度降低。血管充盈不佳时,拔针后的加压止血会使动静脉内瘘中血流更加缓慢,而发生血栓。⑤注意内瘘的保护,避免有瘘肢体长时间上举。治疗除水后患者血容量有不同程度的降低,动静脉内瘘血流缓慢、充盈度差,有动静脉内瘘的肢体上举,会使血管充盈再度减弱,常易导致血栓形成。⑥如果患者凝血功能无问题,治疗结束拔针后,压迫止血时间为15~20分钟,不宜过久,时间过久会因血流不畅发生凝血。压迫力度不宜过大,止血加压的力度以皮肤表面不出血,皮下无血肿,能够触摸到下面血管中血液流动的震颤,压力以既不出血又不过大为宜。⑦高凝状态。要根据医嘱服用抗凝血药,并进行充分透析,防止尿毒症毒性物质对身体的损害,出血及血肿发生时及时处理。⑧早期血栓可用尿激酶溶栓,24小时后可手术取栓。⑨重造内瘘。

3)护理注意事项。①诱导期患者刚刚开始接受血液透析治疗,穿刺处压迫时间要适当。因为最为常见的栓塞原因是治疗后穿刺点压迫时间过长、压力过大,使动静脉内瘘中血流不畅造成瘘内血液淤滞发生凝血。②长期维持性血液透析患者,常常因为摄入水分过多,治疗中大量除水,致使患者血容量降低,血压低下,使患者动静脉内瘘的血液不充盈,瘘中血流缓慢形成凝血。因此,治疗中除水要适当。③患者日常注意睡觉时内瘘肢体受压时间不可过长,做事时有瘘肢体上举时间不可过久。患者要注意个人卫生,常更换内衣,清洗有瘘肢体,预防因动静脉内瘘发生感染及内瘘血管内皮炎症、增生发生静脉内瘘栓塞。④护理操作要谨慎,避免反复穿刺同部位而造成血管损伤或血管内皮划伤,血管内皮增生形成狭窄或夹层,使血流在这些部位流动缓慢形成涡流,逐渐形成血栓造成阻塞。⑤患者在发现动静脉内瘘阻塞之后应当立即与医师联系,在24小时内及时使用尿激酶等药物进行溶栓。

对于阻塞时间过久的动静脉内瘘溶栓很困难,有时即使溶开了效果仍不理想,表现为血液流量的降低和透析治疗的不充分。并且发生过血栓的动静脉内瘘,由于血管内壁不光滑,在发生血压低下、血流缓慢时,还会再次发生栓塞,最终通过手术治疗重新建立血管通路。因此在动静脉内瘘阻塞的问题上,最佳的办法是预防为主。

(4)动静脉内瘘使用中血流量不足:主要临床表现是血管震颤及杂音减弱,透析治疗时伴有血液流量降低<200mL/min,静脉压及动脉压低压频繁报警,动脉空气捕捉器内液面上下波动,严重时有大量泡沫析出。

1)发生原因。①制作的动静脉内瘘功能不佳。②反复穿刺固定位置引起血管壁损伤和纤维化,发生狭窄。③内瘘过早使用,穿刺困难造成穿刺部位血肿压迫血管。④患者本身血管条件不佳如动脉炎、内膜增厚、血管痉挛、血管结构异常、血管狭窄,动静脉内瘘有部分血栓形成。⑤穿刺针穿刺的位置欠佳,不在主要的血管腔内。

2)预防和护理干预。①内瘘成熟后再使用。②提高穿刺技术,端正操作方法,找准进针位置,减少血肿发生。③使用尖锐穿刺针避免相同部位反复穿刺及定点穿刺,防止血管结构因血管损伤发生改变。④平时加强内瘘功能锻炼。⑤必要时手术取栓或重建内瘘,进行经皮血管内成形术或放置支架扩张。

3)护理注意事项。从护理角度讲,一个好用的动静脉内瘘,需要从新内瘘开始有计划地穿刺和维护,如这次进针点在哪,下次准备穿刺何部位都需进行评估和计划,哪个位置对血管隆起有利,哪个位置最好不穿刺,哪个位置应急备用,都应该心中有数。如果执行穿刺的不是同一人,应在记录上有提示,做到对患者负责。

(5)窃血综合征:临床表现为动静脉内瘘成形术后,患者出现肢体末端的缺血症状,轻者活动后出现手指端苍白、发凉、麻木、疼痛,严重者出现指端缺血性溃烂、坏死等症状。

1)发生原因。桡动脉—头静脉侧侧吻合口过大,造成血流短路,动脉血液直接从头静脉返回,引起肢体远端缺乏血液供氧。

2)预防和护理干预。①适度活动患肢,促进血液循环。②严重者手术修复治疗,以改善血液循环。

（6）动静脉内瘘发生动脉瘤：由于动静脉内瘘引伸的静脉已动脉化，静脉内血液压力高，在静脉薄弱环节发生局部扩张并伴有搏动，称为真性动脉瘤。穿刺部位出血后，在穿刺周围形成血肿，部分机化并与内瘘相通伴有搏动，为假性动脉瘤。临床表现为局部明显隆起或呈瘤状，严重扩张可影响心脏功能。

1）发生原因。内瘘使用过早；反复穿刺局部组织损伤，血管壁与皮肤粘连变薄，弹性减弱；反复定点穿刺；穿刺损伤后形成血肿，又与内瘘相通。

2）预防和护理干预。①从内瘘成熟开始有计划地使用内瘘。②避免反复穿刺同一部位，提高穿刺技术。③压迫止血力度适当。④禁止在血管瘤处穿刺，防止感染破溃。⑤血管瘤明显增大可采用手术治疗。

3）护理注意事项。动静脉内瘘在长期使用过程中，多次反复同部位穿刺使皮肤、血管壁损伤并有瘢痕形成，弹性减弱形成薄弱环节。在动脉血流的冲击下动静脉内瘘的这些薄弱环节会逐渐隆起、越来越大，血管壁和皮肤越来越薄，形成动脉瘤体。如不能很好控制会增加心脏负担，增加出血的危险，还会使瘘上的皮肤生存受到威胁。因此，在动静脉内瘘隆起的过程中，就要密切观察，适当地加以保护，治疗时严格避免穿刺薄弱环节，防止动脉瘤继续膨胀影响心脏功能。

（7）肿胀手综合征：发生于动静脉内瘘吻合术后，手背出现肿胀、血液瘀滞，严重者会出现炎症、破溃、坏死。

1）发生原因。常见侧—侧吻合术后在动脉血流的高压灌注下，静脉血液回流受阻，致使远心端手部静脉血液淤滞，造成水肿。

2）预防和护理干预。①早期可通过握拳锻炼，抬高患肢，增加血液回流。②长期肿胀严重，可通过手术方法治疗或重新造瘘。

（8）充血性心力衰竭。

1）发生原因。血液净化标准操作规程（SOP）规定上臂动静脉内瘘吻合口直径不应＞7mm，当吻合口内径过大，回心血量增加，在原有心血管疾病和贫血的基础上会引起心力衰竭，主要表现为心悸、呼吸困难、心绞痛、心律失常等。

2）预防和护理干预。①密切观察，确认心力衰竭发生原因。②当医师确认是由于内瘘造成心力衰竭时，应加压包扎内瘘，减少通过内瘘的血液流量。③手术方法缩小吻合口内径。

（六）动静脉内瘘患者健康教育

1.新血液透析患者动静脉内瘘的常规指导

（1）保持皮肤清洁是防止感染的前提。督促患者讲究卫生，保持有内瘘肢体清洁，在每次治疗之前清洗动静脉内瘘的肢体，透析结束后当日穿刺部位不宜水洗，以防感染。平日勤换内衣保持清洁，内瘘周围皮肤保持完整，没有抓痕和化脓性疮、疖等感染灶。

（2）防止有动静脉内瘘的肢体受压，注意内瘘的血流通畅，治疗后不忘压迫止血时间，及时去除压力，防止因压迫止血时间过长，血流缓慢造成内瘘血栓。平日衣袖宽松，睡眠卧于健肢，保持动静脉内瘘的血流畅通非常重要。

（3）防止有内瘘肢体长时间上举，使血液充盈减弱。

（4）教育患者养成早晚检查动静脉内瘘是否通畅的习惯，学会自我判断内瘘血流是否通畅的方法，如果感觉血管震颤音变弱、消失等疑有阻塞情况应立即通知医师。

（5）非治疗日坚持血管充盈锻炼，进行血管处适当按摩，增加血管充盈度和皮肤、血管壁弹性，降低治疗时穿刺的失败率，促进皮肤、血管由于穿刺造成损伤的愈合。平时应加强手臂锻炼，使血管扩张充盈以便于穿刺。指导患者正确的锻炼方法，如手臂下垂、攥拳松拳等，每天坚持，养成习惯。

（6）嘱患者在透析治疗中消除紧张情绪，经常注意穿刺点有无渗血、肿胀、疼痛，有问题及时与护士联系。透析治疗结束后在院外如发生穿刺部位血肿或出血，应立即用示指和中指按压穿刺部位止血，24小时内可冷敷，24小时后可适当热敷，还可以涂布药膏喜疗妥消肿。

（7）患者造瘘手臂不可提重物，防止穿刺孔的薄弱环节因血管怒张后出血。避免内瘘的外伤，防止大出血造成生命危险。在非透析时戴护腕进行防护，护腕应松紧适宜，防止过紧造成内瘘阻塞。

（8）平日应控制水分过多摄入，避免透析治疗日大量除水，导致血容量过低和血压过低，致使瘘内血流过缓发生凝血阻塞。

（9）注意摄取适当的饮食，防止发生营养不良，增加机体抗病能力，防止内瘘感染的发生。

2.动静脉内瘘的功能锻炼

（1）使有动静脉内瘘的手臂向下，握拳再放松，反复抓握，以不累为度，每天早、中、晚进行锻炼，或随时做这个动作，不拘泥于形式。

（2）以健侧手紧握有内瘘侧手的上臂，以有内瘘侧手臂向下握拳2次，再同时双手放松，这样反复多次练习。经常坚持练习，动静脉内瘘功能就会提高，血管就会逐渐充盈起来。

（3）动静脉内瘘的血管充盈要适度，能够在治疗时便于穿刺并保持足够的血液流量即可，因为静脉没有脂肪组织包裹，被动脉化以后在很高的动脉血液压力冲击下，如果没有其他问题很快就会充盈起来。过度的扩张会增加心脏负担，在适当的时候要戴护腕加以保护。

3.预防动静脉内瘘感染指导

（1）应注意个人卫生，勤洗澡及更换内衣，洗澡时最好淋浴，避免盆浴浸泡，沐浴后不忘消毒穿刺针孔。每次来治疗前清洗一下有瘘的肢体，保持皮肤的清洁。

（2）保持皮肤的完整性，预防动静脉内瘘周围的皮肤感染，避免各种原因造成的外伤。皮肤干燥引起瘙痒的患者可使用一些中性护肤脂，防止局部瘙痒时抓伤皮肤形成感染灶。

（3）在做内瘘周围皮肤按摩及涂药日常护理动静脉内瘘时，一定注意先洗手后操作。

（4）如需要热敷或冷敷时不宜用湿毛巾直接敷于穿刺孔处，最好避开穿刺部位。

（5）随时观察动静脉内瘘状况，发现穿刺针眼红肿、附近有红疹或疑似感染灶时，应及时用碘伏消毒并与医护人员沟通。

（6）注意营养摄取，增强机体抵抗力，提高患者抗病能力。

4.动静脉内瘘的冷敷与热敷指导

内瘘情况正常时无须做冷敷或热敷，在血液透析治疗穿刺失败后，为减轻患者疼痛，促进瘀血消散，可进行适当的冷敷或热敷。

（1）冷敷。①冷敷作用：冷敷可以使血管收缩，血流减缓，减轻疼痛，防止炎症扩散。对由于炎症引起局部的红、肿、热、痛,有使炎症局限化作用。对治疗中由于穿刺失败造成的血管损伤,有防止出血的作用。冷敷不适宜动静脉内瘘功能差的患者实施,本身动静脉内瘘功能不好,血流量差,血管不充盈,冷敷容易发生瘘的栓塞。②冷敷方法:冷敷时,先将保鲜膜覆盖在患处,在保鲜膜上平铺一小毛巾,再将小冰袋置于毛巾上 20～30 分钟,注意防止冻伤。

(2)热敷。①热敷作用:热敷可以使血管扩张,加速血液循环,促进炎症的吸收。对于治疗中造成陈旧性皮下出血(青紫瘀血),有促进吸收的作用。热敷不适宜凝血功能差及针孔愈合不佳的患者,特别是人工血管的患者,因为人工血管不是自身组织,针孔闭合较差,极易发生出血。因热敷可以造成血管扩张,对于刚刚发生的皮下出血患者禁止做热敷,以免加重出血。②热敷方法:热敷时,先将保鲜膜覆盖在患处,毛巾浸入热水中 2 分钟后捞出拧干约 40℃,置于保鲜膜上。热敷一般 20～30 分钟,注意温度不可过高,防止烫伤。无论冷敷还是热敷,都不应直接将湿毛巾放置在穿刺针孔上,防止动静脉内瘘的感染。

五、移植血管内瘘的建立及护理

尽管自体动静脉内瘘是目前最理想的永久性血管通路,但部分患者自身血管条件差或内瘘闭塞后自身血管无法再次利用,故并不是每名患者都能够行自体动静脉内瘘手术。为解决患者血管通路问题,可利用自身、异体、人造血管进行移植血管造瘘。移植血管内瘘是指在动静脉间插入一段移植血管或人造血管制成的内瘘。

(一)移植血管内瘘的制作指征及方法

1.适应证

上肢血管纤细不能制作自体内瘘;由于反复制作内瘘使上肢动静脉血管耗竭;由于糖尿病、周围血管病、银屑病等使上肢自身血管严重破坏;原有内瘘血管瘤或狭窄切除后需用移植血管搭桥。

2.绝对禁忌证

四肢近端大静脉或中心静脉存在严重狭窄,明显血栓。

3.相对禁忌证

同自体动静脉内瘘成形术。

4.移植血管材料

自体血管主要是大隐静脉。由于取材较方便,无抗原性,口径较合适,目前临床仍较常用;同种异体血管主要是尸体大隐静脉、股动脉、脾动脉、肱动脉以及胎盘脐静脉等,由于取材较困难,临床应用越来越少;异体血管主要是牛颈动脉,取材容易,但抗原性强,处理工序复杂,价格昂贵,目前临床应用较少;人造血管主要是聚四氟乙烯(PTFE)人造血管,取材容易,形状及口径容易控制,生物相容性好,容易穿刺,是目前临床应用最广泛的人工血管。

5.移植血管选择

自体血管移植多选择大隐静脉,取材前应做血管的相关检查,如血管超声等了解拟取大隐静脉的情况,明确没有曲张、硬化、闭塞等病变;人造血管一般选用直径 6mm 的人造血管,根据患者年龄与自身血管条件做适当调整。

6.吻合的配对动静脉

多采用上肢血管。肱动脉与头静脉或贵要静脉、正中静脉、肱静脉(前臂祥式最常用,成功率高,并发症少,使用方便)。其次为桡动脉根部与贵要静脉或正中静脉、头静脉(前臂祥式),其他术式临床应用较少。

(二)移植血管内瘘的护理

1.术前护理

同动静脉内瘘术。

2.术后护理

观察有无出血迹象,如有明显渗血及时更换敷料;敷料包扎不可过紧,手术后适当抬高手臂,减轻肿胀不适;避免在内瘘侧手臂进行静脉抽血、输液、测血压等检查和治疗;避免内瘘手臂受压、负重过多;保持内瘘侧手臂清洁,预防感染;内瘘侧肢体术后3～5天可适当做握拳动作或腕关节运动,以促进血液流动,防止血栓形成,若是高凝状态患者,应遵医嘱服用抗凝药;每日检查人造血管的功能状态,若扪及震颤或听到血管杂音,则提示人造血管通畅。如无震颤、不搏动、血管杂音减弱或消失或出现辐射性搏动,应立即通知医生,进一步确定是否有人造血管闭塞;人造血管移植后2～3周周围组织方可长入纤维小孔内,形成新的内膜,术后2周内常有明显的血肿,3～4周后肿胀消退。一般在手术后4～6周开始使用,如过早使用不仅穿刺困难,而且容易发生隧道内出血、血肿、假性动脉瘤及血栓形成,因此内瘘建立后,应不少于4周后使用,以便纤维组织充分包绕并形成坚韧的外壳,延长患者人造血管使用寿命。但如果患者病情严重,需紧急透析,又无其他通路时,人造血管在无明显血肿和局部红肿的情况下也可提前使用。

3.人造血管内瘘的使用

最好在术后2～3个月才开始穿刺,在使用中严格执行无菌操作技术;每次穿刺前评估人造血管内瘘是否通畅;首次穿刺需要医护共同确认人造血管吻合的方式,动静脉穿刺点的位置;确认人造血管血流方向,通过轻按吻合口的顶端,感觉搏动较强的一端为动脉端,搏动较弱的一端为静脉端;触诊吻合口处可以感受到一种强而有力的震颤或"波动感",触诊整个人造血管可以感受到震颤。感觉皮肤温度、人造血管部位及其周围皮肤是否有发硬或过敏的症状。

4.人造血管无菌技术操作

严格的无菌技术操作是降低感染发生、延长人造血管使用寿命的关键因素。要求复合碘消毒棉签消毒皮肤两次,消毒范围为直径大于10cm。使用清洁的治疗巾及清洁的手套。穿刺时应距吻合口至少3cm处进针,进针角度以45°为佳,穿刺针斜面向上。对于祥式(U形)的内瘘,动静脉穿刺点应避免在同一水平线上,避免在祥行移植血管转角(外围强化环)处穿刺,避免定点穿刺,每次穿刺部位必须距上一穿刺点0.5～1.0cm。

5.人造血管拔针后止血方法

必须在穿刺针完全拔除后加压止血,不能边拔针边加压,以免穿刺针斜面切割血管,并防止穿刺针周围的微细血栓遗留在血管腔内。压迫位置为穿刺针刺入血管的位置而不是皮肤进针的位置,压迫的力度应根据既不阻断血管内血流又不出血的要求来调整。压迫止血时间10～30分钟,在压迫过程中,要保证血管震颤持续存在。长期采用抗凝治疗、预防血栓形成的人造血管使用患者,止血时间应适当延长。

6.移植血管内瘘的自我护理

(1)指导患者判断瘘管是否通畅的方法,如有异常表现、血管杂音偏低或消失,应立即到医院处理。

(2)生活中注意术肢不能提重物、避免硬物或外力碰撞,睡眠时减少术肢侧侧卧,以免肢体长时间受压,血液循环不良导致瘘管闭塞。

(3)指导患者养成良好的卫生习惯,保持手臂清洁,透析当日穿刺部位避免接触水,血液透析后1小时可松开压迫止血纱布球,止血贴覆盖12~24小时,保持干净,防止感染。

(4)根据医嘱服用华法林、双嘧达莫或肠溶阿司匹林等抗凝药,定期监测凝血指标和血常规。

(5)指导患者定时监测血压,预防低血压的发生。如透析中容易发生低血压的患者,及时调整透析方法或调整干体重,防止低血压造成人造血管闭塞,同时告知患者控制水、盐的摄入。

(6)血液透析结束后指导患者压迫穿刺点,力度以既能止血,又能扪及搏动为宜。指导患者观察穿刺点的出血情况及出现出血时先压迫出血点再寻求帮助,避免出血引起患者恐惧、护理不当致出血不止。人造血管局部出现血肿时,应立即给予指压并冷敷,24小时后再以热敷,并予喜疗妥按摩,促进皮下血肿消退。

(王欢欢)

第五节 血液透析的抗凝疗法

一、肝素抗凝的方法

肝素是一族天然的酸性蛋白多糖,广泛存在于哺乳动物的肠、肺、肌肉等组织中。肝素一般是从猪、羊的肠黏膜中提取,分离纯化,制成钠盐、钙盐、镁盐或锂盐供临床应用。肝素是一种高度不均一性物质,分子量为6000~25 000D,静脉注射3分钟后,肝素均匀分布于血浆,起抗凝作用。随后由网状内皮系统从血浆摄取、清除。3~4小时后,凝血恢复正常。其半衰期为30~120分钟。

(一)全身肝素化抗凝法

血液透析时用肝素抗凝有两个问题:一是抗凝不足,体外循环发生凝血,造成患者血液丢失,加重贫血和血液透析效率降低;二是抗凝过度,引发出血。由于尿毒症患者凝血功能和不同透析器生物相容性的差异,透析患者的肝素使用量必须遵循个体化的原则。临床上肝素的用法分为:全身肝素化、局部肝素化。

临床上常用的肝素制剂为每支2mL,内含肝素100mg(即12 500U)。全身肝素化抗凝法按给药方式可分为持续注入法、间歇输入法,按给药剂量可分为常量法及小剂量法。

1.常量肝素持续注入法

常量肝素持续注入法有抗凝效果可靠、操作简单等优点。每个透析单位由于每班透析人次不同,需要配制的肝素量不同,但配制方法基本相同,下面介绍笔者所在单位肝素的配制及注入方法。

(1)护士自身准备:护士着装整洁,洗手,戴口罩。

(2)用物准备:肝素注射液若干,生理盐水、注射器若干,治疗巾,治疗盘。

(3)环境准备:清洁,宽敞。

(4)操作步骤。

1)铺无菌盘,注明铺盘日期、时间。

2)检查 20mL 注射器的消毒有效期及包装是否符合要求,打开注射器外包装并将其放入无菌盘内。

3)打开生理盐水,消毒瓶口。

4)用注射器抽吸 18mL 生理盐水,再将肝素注射液抽吸到该注射器内,配制成 5mg/mL 的肝素盐水。

5)肝素持续注入。①体内首剂肝素:于血液透析开始前按医嘱由静脉管路一次性注入,一般剂量为 0.3~0.5mg/kg 体重。②追加肝素:血液透析开始后由透析机上的肝素泵以 5~15mg/h 的速度从血路管的动脉端持续追加。③停用肝素:肝素的半衰期为 30~120 分钟,为尽可能减少肝素用量,防止透析结束后穿刺点出血,在血液透析结束前 30~60 分钟停止追加。

2.常量肝素间歇注入法

肝素首剂一般给予 15~30mg,每小时测 ACT 一次,当 ACT 在基础值+50%时,则需追加肝素 5~15mg,通常每次透析需追加 2~3 次。

肝素间歇注入血液中浓度波动很大,抗凝效果不如肝素持续注入,目前临床上使用的血液透析机均配备肝素泵,均能保证肝素的持续注入,间歇注入只用于透析开始后肝素泵出现故障时。

3.小剂量肝素持续注入法

有轻度、中度出血危险又需要进行血液透析的患者,可给予小剂量肝素抗凝。注入方法与常量肝素注入法相同,只是体内肝素首剂量和追加量减少,维持 WBPTT 或 ACT 在基础值加 40%即可。使用小剂量肝素抗凝的患者,透析过程中可每隔 1 小时,用 100~150mL 生理盐水冲洗管路,以防透析管路凝血。

(二)局部肝素化抗凝法

局部肝素化抗凝法适用于有出血危险又需要进行血液透析,无肝素透析不能顺利进行的患者。开始透析后不给首剂肝素,由肝素泵从血路管动脉端持续注入肝素,同时由微量泵从血路管静脉端持续注入鱼精蛋白,肝素与鱼精蛋白的比例为 1∶(0.8~1)。

(三)肝素的不良反应

1.自发性出血

肝素的最大不良反应就是引发出血,如穿刺点出血、消化道出血、泌尿系出血、出血性心包炎、出血性浆膜积液等。

2.对脂质代谢的影响

肝素能增加脂蛋白分解酶的活性,促进中性脂肪的分解,使游离脂肪酸增加,中性脂肪下降,胆固醇上升。

3.血小板减少

部分患者在长期应用肝素后发生血小板减少,原因可能与来自 IgG 的肝素依赖血小板聚集因子有关,该因子能促进血小板聚集。血小板聚集的结果一方面可造成透析患者发生血栓栓塞性疾病,另一方面可导致血小板减少。

4.过敏反应

比较少见,患者出现发热、荨麻疹、皮疹、哮喘,如患者出现过敏反应可应用低分子肝素。

5.其他

如脱发、骨质疏松等。

(四)肝素化抗凝法护理

血液透析患者由于尿毒症毒素对凝血系统的影响,加上患者对肝素敏感性和代谢等方面的差异很大,因此必须加强护理,防止并发症的出现。

1.了解病情

在使用肝素前,护士要主动了解患者有关凝血方面的情况。了解的内容因人而异,对于常规透析患者应询问患者是否有出血倾向,如牙龈出血、皮肤及黏膜瘀斑、黑便、血尿(有尿患者)、痰中带血,有月经的患者是否在月经期等,上次透析结束后穿刺点压迫止血的时间,有无凝血不良等。查看上次透析记录单透析器有无凝血,凝血为几度,有无血路管动静脉壶的凝血。查看本次透析记录单,医嘱使用肝素的种类和剂量,如发现有不妥之处应及时通知医生,给予调整。对于首次透析患者,要了解患者有无药物过敏史(有过敏史的患者需详细了解过敏药物的名称),新近有无出血现象和手术外伤等情况。对于外伤手术后的患者要了解患者外伤和手术时间、部位,带有引流管的患者应观察引流液是否为血性。

2.血液透析过程中的护理

(1)肝素泵:血液透析开始后密切观察透析机上肝素管路上的夹子是否打开、肝素泵的运转是否正常、肝素停止时间是否设定。

(2)治疗参数:密切观察透析机上动脉压、静脉压、跨膜压的变化情况,每小时记录一次,并注意与透析开始后记录的基础值对比。特别是小剂量肝素透析的患者,如发现静脉压、跨膜压不断升高,在排除静脉回路不畅等原因后,应高度怀疑血路管静脉壶和(或)透析器凝血,必要时可用生理盐水 100~150mL 冲洗透析器及管路,如凝血严重应立即回血终止透析或更换新透析器和管路。

(3)血路管和透析器:对肝素使用量小或血流量不足的患者,血液透析过程中应密切观察血路管和透析器内血液颜色的变化,如发现透析器颜色发黑或变黯,有黑色条状线;静脉壶滤网颜色变黯或发黑,多提示透析器和静脉壶凝血,可用生理盐水 100~150mL 冲洗透析器及管路,如凝血严重应立即回血终止透析或更换新透析器和管路。

(4)保持较高血流:在患者血流动力学允许的情况下,通常应维持血液透析血流量在250~300mL/min,如发现动脉血流不足时,应及时处理,以免引起透析器凝血。

(5)血液透析过程中禁止在血路管动脉端输入高渗液体,以防引起透析器凝血。

(6)血液透析过程中如患者需肌内注射药物时,注射部位需压迫止血 20~30 分钟,以免引起局部血肿。

3.血液透析结束后的观察及护理

(1)血液透析结束回血后应观察透析器及静脉壶滤网有无凝血并记录在透析记录单上,以作为调整下次肝素用量的依据。复用透析器时,应记录每次透析器的血室容积,如每次透析血室容积下降较多,在排除血管通路异常的情况后,也是调整肝素用量的依据。

(2)回血后妥善处理内瘘,局部压迫止血20～30分钟。因肝素具有反跳作用,血液透析结束仍有一定的凝血障碍,因此,应嘱患者透析当日避免进行创伤性检查或治疗,如拔牙、做一些内镜检查等;避免身体碰撞和摔伤,如不慎碰伤,应立即压迫碰伤部位,以免引起皮下血肿。

二、小剂量肝素和局部肝素化抗凝技术及护理

(一)小剂量肝素

1.首剂

可给予肝素750IU,3分钟后复查ACT或APTT,调整剂量使结果延长至基础值的140%。根据肝素剂量与APTT或ACT延长的时间成正比的规律来调整剂量。

2.维持剂量

可予600IU/h追加,根据复查凝血指标调整。

3.适应证

适用于中、低度出血倾向的患者。

4.护理指导

(1)血液透析过程中,应每15～30分钟观察血液管路及动静脉压一次,做好记录;密切观察血液管路与透析器是否有凝血现象。如静脉压增加提示抗凝不足。

(2)应用小剂量肝素时,原则上透析管路及透析器均为一次性,可减少凝血机会。

(3)应用小剂量肝素时,在血液透析过程中可不定时用生理盐水冲洗血液管路和透析器,不仅可稀释血液,也可观察血液管路和透析器有无凝血,在透析过程中应把补充的生理盐水超滤出去。

(4)应用小剂量肝素时,一次透析时间不宜太长,一般在4小时。

(二)局部肝素化抗凝

局部肝素化抗凝是使透析器及动静脉管路抗凝,在血液回入体内之前用硫酸鱼精蛋白注射液中和肝素,减少肝素对全身的抗凝作用,达到减少患者出血危险的方法。

1.方法

(1)开始透析不给首剂肝素。

(2)动脉端用肝素泵持续输入肝素,每小时的肝素量＝0.003×QB×60(QB是每分钟血流量)。需维持透析器内LWCT在30分钟左右。

(3)静脉端用注射泵持续注入硫酸鱼精蛋白,肝素与鱼精蛋白的比例急性肾衰竭为1:1,慢性肾衰竭为1:(1.2～1.5)。

(4)在透析过程中,必须反复监测凝血时间,调整肝素与鱼精蛋白剂量。

2.适应证

适用于活动性出血、高危出血倾向患者。

3.缺点

(1)反跳现象:因肝素—鱼精蛋白复合物是一种不稳定的复合物,在血浆蛋白酶的作用下,鱼精蛋白的分解速度比肝素快,其结果是游离的肝素抗凝作用再现,引起患者出血,此称为反跳现象。常发生在透析3~4小时,也可长达18小时。

(2)鱼精蛋白的不良反应:过量使用会导致出血,有时出现过敏性皮疹,注射过快引起血压下降、脉搏缓慢及呼吸抑制。

局部肝素化抗凝因有上述缺点,临床上已被其他简单、安全、有效的抗凝技术所取代。

三、低分子肝素抗凝技术及护理

低分子肝素(LMWH)是把标准肝素(SH)用不同的方法分解,提取的分子量4000~6000Da,小于标准肝素(分子量2000~25 000Da)的肝素。它具有良好的抗凝作用,又减少出血倾向,半衰期为3~4小时。因为低分子肝素对血小板的作用明显小于肝素,与普通肝素相比,具有抗凝作用强、出血危险小、生物利用率高、半衰期长、使用方便等优点,是安全、有效、更适宜长期使用的抗凝剂,故目前被临床广泛应用。

(一)抗凝原理

低分子肝素主要通过抑制凝血因子Ⅹa、Ⅻa和血管舒缓素,而对凝血酶及凝血因子Ⅸ、Ⅺ无影响,所以部分凝血活酶时间和凝血酶时间很少延长,减少出血的发生。

(二)方法

一般给予60~80IU/kg体重一次静脉注射。血液透析、血液灌流、血浆吸附或血浆置换的患者透析中无须追加剂量;CRRT患者可每4~6小时给予30~40IU/kg静脉注射,治疗时间延长,给予的追加剂量适当增加。临床实践中,以低分子肝素作为抗凝剂时,可采用抗凝血因子Ⅹa活性进行监测。建议无出血倾向的患者抗凝血因子Ⅹa活性维持在500~1000U/L,伴有出血倾向的血液透析患者维持在200~400U/L。但抗凝血因子Ⅹa活性不能即时检测。

(三)适应证

(1)急性或慢性肾功能衰竭患者进行血液透析或血液滤过期间防止体外循环系统中发生凝血。

(2)中、高危出血倾向患者需进行血液净化治疗时所需的抗凝。

(3)预防普通外科手术或骨科手术的血栓栓塞性疾病。

(4)预防深静脉血栓形成,治疗血栓栓塞性疾病。

(四)护理指导

(1)了解前1次的血液透析记录单,若患者最近有出血现象、手术或外伤史等,应立即通知医生并更改低分子肝素用量。

(2)血液透析过程中,严密观察患者的生命体征,有新的出血倾向,应停用低分子肝素,可改为无肝素透析。

（3）严密观察透析器、管路及血液的颜色变化，如血液色泽发黑，透析器中出现"黑线"，透析管路动静脉壶出现血凝块或泡沫，均提示低分子肝素用量不足。

（4）仔细观察透析机上的压力显示，如静脉压突然升高，则提示管路和透析器严重凝血，应予立即回血，更换透析器和管路。

（5）透析过程中，保证血流量 200～250mL/min，一旦出现血流量不足，应及时处理，防止管路凝集。

四、枸橼酸盐局部抗凝技术及护理

在体外循环动脉端输入枸橼酸盐，结合血中的离子钙；然后在静脉端输入氯化钙补充血液循环中的钙离子，这种抗凝方法称为枸橼酸盐局部抗凝。主要用于有高度出血危险的患者，也可常规使用，效果可靠。枸橼酸可以结合钙，钙是激活凝血系统必需的，应用枸橼酸盐局部抗凝，必须使用无钙透析液，损失的钙从静脉中补充。枸橼酸盐抗凝还可引起血浆碳酸氢盐浓度增高，碱中毒患者使用时要格外小心。

（一）使用方法

（1）先将枸橼酸盐配成 5％溶液，10％氯化钙溶液 50mL 加入 0.9％生理盐水 100mL。

（2）测定基础凝血时间和血浆总钙水平。

（3）开始透析，以血流量 200mL/min 为例，枸橼酸盐以 270mL/h 初速度输入动脉血路，使透析器枸橼酸盐浓度达 3.0mmol/L。

（4）立即以 30mL/h 速度将氯化钙输入静脉血路，使血钙增加 0.6mmol/L。

（5）透析开始 30 分钟后，从动脉端测患者血浆总钙水平，以后根据需要复测，调整氯化钙输入速度，保持血钙在正常水平。

（二）注意事项

（1）枸橼酸盐局部抗凝效果肯定，但需要间断监测动脉血凝血时间，使其延长 1 倍（约 200 秒），从动脉端血路管枸橼酸输入的远端抽血。

（2）透析液进入旁路时，应停止氯化钙输入，枸橼酸盐输入速度也要降低 50％，以免引起血钙紊乱，待透析液恢复流经透析器，再将氯化钙及枸橼酸盐调整至原先状态。

（3）治疗过程中确保枸橼酸盐和钙溶液泵运转正常。

（4）根据血钙水平，确定钙溶液输入速度。

（5）如果透析进入旁路，将枸橼酸盐和钙溶液输入速度均降低 50％。

（6）透析结束时停止枸橼酸盐和钙溶液输入。

（三）并发症

（1）低钙或高钙血症。

（2）高钠血症（钠来自枸橼酸钠）。

（3）代谢性碱中毒（枸橼酸盐被肝脏代谢为碳酸氢盐）。

五、无抗凝药物透析技术及护理

有活动性出血或有高危出血危险的患者，禁忌使用肝素，需用无抗凝药物的透析技术，避免出血加重。

(一)方法

(1)选择容量控制超滤透析机,将管路及滤过器冲洗完毕后用肝素盐水循环20～40分钟,再用500mL盐水冲洗透析器及管路。

(2)透析前常规监测凝血时间,了解患者的凝血功能。

(3)当患者建立体外循环后,根据患者血管条件,逐渐增加血流量至250～300mL/min。

(二)护理指导

(1)选择好血管通路,在患者可耐受情况下,尽可能设置高血流量,在250～300mL/min以上,避免血流量不足造成血液凝固。

(2)做好解释工作,少饮水及摄入含水多的食物,控制体重增长。

(3)为便于观察,动静脉壶的液面在2/3处较为合理。若发现有血凝块附着于动静脉管路的壁上,不可敲打透析器,防止血凝块堵塞透析器。

(4)透析时,不应在动脉管路上输血或脂肪乳剂,否则会增加透析器凝血机会。

(5)密切观察患者生命体征、动脉压、静脉压、动静脉滤网情况,做好随时回血下机准备,以防透析器、管路凝血引起患者失血。

(付路丽)

第六节　血液透析中的监护

一、压力报警

(一)静脉压力监测

静脉压监测传感器安装在透析器后,监测返回患者体内静脉管路的血液压力。静脉压与穿刺针型号、患者血流量及血管条件等有关。静脉压报警包括静脉压高限报警和静脉压低限报警。

1.静脉压高限报警

(1)常见原因:①静脉穿刺针位置不佳,有血栓形成或针尖抵触血管壁,还有针尖脱出血管的可能;②静脉穿刺失败,透析过程中患者活动可导致穿刺针移位、血液渗出或注入血管外,发生局部肿胀;③血液回路或透析器凝血;④静脉回路受阻,管路弯曲、扭曲、打结或被压;静脉管路及静脉穿刺针夹子未打开。

(2)护理对策:①穿刺前评估血管,避免在血管瘢痕、血肿、静脉窦部位穿刺;②注意观察穿刺部位有无血肿、渗血;③适当调整穿刺针位置或针斜面;④检查透析管路有无受压、折叠、扭曲及管路各夹子的状态;⑤协助患者在治疗中改变体位,并注意管路通畅情况;⑥对于无肝素透析治疗,预冲时应应用肝素盐水预冲,治疗中定时用生理盐水冲洗透析器及管路,观察静脉壶、静脉滤网、透析器等血液颜色及有无血凝块。如有大量凝血块,同时跨膜压高,则应及时更换管路或透析器。

2.静脉压低限报警

（1）常见原因：①静脉管路与血管通路管连接不紧密或穿刺针脱出；②动脉穿刺针位置不当（穿刺针未在血管内或贴于血管壁），引出的血液流量不足；③动脉管路扭曲、受压、折叠；④患者内瘘血管功能差、流量不足；⑤血液管路或透析器内凝血；⑥输入过量的生理盐水，血流阻力下降；⑦静脉压监测口夹子未打开、保护罩破损、阻塞等原因导致的静脉压传感器故障。

（2）护理对策：①检查透析管路各连接处是否紧密，有无受压、折叠、扭曲，穿刺针需妥善固定；②检查静脉压力外传感装置夹子是否开启，保护罩有无进血液；若已进血液，则应及时更换；③透析器及管路若有破损、凝血，应立即更换；④动脉血流不足时适当调整穿刺针位置或针斜面，若是患者血管功能有问题，通知医生做相应处理；⑤透析中严密观察患者病情变化，当患者出现症状性低血压临床表现时，应立即减少超滤量，通知医生后，按透析低血压并发症处理。

（二）动脉压力监测

动脉压监测是机器对血泵前动脉血流量的监测，主要监测从患者体内泵出血液的压力。动脉压低限报警的原因及护理对策基本同静脉压低限报警。

（三）静脉端除气室内气泡监测系统报警的常见原因

（1）动脉穿刺针位置不良，血流量不足，使空气进入管道。

（2）血液管道的回路不密闭。

（3）动脉输液端和肝素输入口有空气进入。

（四）跨膜压报警

跨膜压是指透析器半透膜血液侧和透析液侧压力差，是使用压力传感器测量静脉压力和透析液压力的方法经过计算得来的。临床实际工作中常见跨膜压高限报警。

1.常见原因

（1）透析器选择不当，如超滤系数小。

（2）单位时间内超滤量过大。

（3）患者血流量不足导致透析器及管路凝血。

（4）透析液管路折叠、受压。

（5）连接透析器的透析液卡口连接不严、漏气、松动。

2.护理对策

（1）选择适宜的透析器。

（2）正确设置患者单位时间内的超滤量，透析结束前30分钟内不宜过多增加超滤量。

（3）检查透析液接头连接有无漏气，透析液管路有无扭曲、折叠。

（4）跨膜压突然增高，应查看透析器有无凝血，如血液颜色有无加深变化，用生理盐水冲洗并观察。

（5）机器故障，如透析液压力传感器损坏等，应请技术人员维修。

二、肝素注射器注入报警

（一）常见原因

（1）肝素注入泵未开启，未设置用量。

（2）肝素注入泵虽开启但肝素管处于夹闭状态。

（3）肝素注射器未安装到位。

（二）护理对策

（1）肝素注入泵确认安装到位。

（2）核对医嘱，确认肝素的用法及用量，在透析机上正确设置。

（3）检查肝素管处于开放状态，保证肝素的应用。

三、漏血报警

漏血检测是利用测量透析废液管路里的透光强度来分析废液里是否混有血液。如废液中混有血液，则透光度减弱，光电效应改变后引发报警，是机器通过对透析液的监测而发现透析膜有否破损的一种警报。

（一）常见原因

（1）透析器中的透析膜破损，常与机械原因有关，如透析器储存条件不宜、运输过程粗暴搬运以及透析器复用中损坏等原因或预冲操作有误造成。

（2）透析器质量不合格，出厂检测失误。

（3）透析器重复使用次数过多，复用时未做透析器破膜检测，致使用时出现漏血报警。

（4）透析液中有空气、除气不良、短时间内超滤量过大、漏血感应器被废液污染或发生故障时易出现假报警。

（二）护理对策

（1）出现漏血报警时先用肉眼观察透析器动脉端透析液出口处透析液颜色是否变红或透析液出口处管腔内下面有无血液附壁沉着等。如有血液漏出，应立即回血更换透析器。更换透析器时，如果在跨膜压0以上说明破膜较小，膜内仍为正压，透析液没有进入膜内，可回输血液。如果跨膜压在0或0以下说明破膜较大有反超的危险，可废弃血液。

（2）当透析器破膜需更换透析器时，先关泵，夹闭动脉管路并与透析器分离，抬高原来透析器用重力将透析器内血液回输入患者体内，当血液末端到达静脉管路时，关闭静脉管路夹子，并将静脉管路端与动脉管路端分别连接到用生理盐水冲洗好的新透析器上，开放关闭在动静脉端的夹子，开血泵使治疗回归正常运转，重新设置患者血流量及超滤量等透析参数。

（3）单位时间内超滤量要适中，不可过多，不要超过跨膜压极限。

（4）复用透析器次数应按相应要求，使用有容量检测和压力检测功能的复用机及专用于透析器的消毒液。

四、电导度报警

电导度是指透析液中阳离子的总和，钠离子在透析液中占绝大部分，故电导主要反映的是钠离子浓度。透析液的钠离子浓度在$135\sim145mmol/L$，当高于或低于此浓度的$3\%\sim5\%$时，机器就会进入自动保护状态并报警。

（一）常见原因

（1）A、B浓缩液配比、成分不正确；浓缩液供应不足；A、B液反接；浓缩液吸管接口处漏气、阻塞;A、B液比例泵故障,未工作或工作异常。

(2)供水系统水压低、水流量不稳定、透析用水未达使用标准。

(3)机器报警阈限设置过高或过低。

(4)机器零配件损坏或有钙结晶。

(二)护理对策

(1)专人负责浓缩液的配制与管理,一般由技师负责。

(2)透析过程中检查浓缩液的使用情况,及时更换。

(3)检查 A、B液吸管的功能状态,接口有无漏气。

(4)检查透析液流量、报警阈值设置是否正确;查看浓缩液管接头是否紧密、漏气,滤网是否阻塞,浓缩液管有无扭曲折叠。

(5)发现 A、B液泵故障,立即通知技术人员维修并记录。故障维修后应测透析液浓度,符合透析液标准后才能使用。

(6)每班透析后应做透析机的酸洗脱钙、消毒,并定期维护。

五、气泡报警

气泡监测是建立在超声波原理基础上的,超声波在液体和固体内的传播速度比在气体内快,因此在静脉血液管路的两侧分别安装上超声波发射器和接收器来捕捉经过静脉管路的气泡。静脉壶或下段中如有气泡就可能出现报警,同时静脉管回路上的静脉夹会同时关闭,血泵停止。空气报警敏感性很高,当静脉壶与空气探测器不紧密时会出现假报警,故在透析中要密切检测,保证患者透析安全。

(一)常见原因

(1)血液管路安装不到位。

(2)动脉端管路与患者血管通路连接处松动、脱落或动脉穿刺针脱出,动脉管路侧支管口未夹紧、关闭或输液完时未及时关闭夹子。

(3)血流量不足致产生大量气泡。

(4)空气检测装置中的静脉壶、管路与超声探头有空隙或探头感应器故障。

(5)空气形成细小泡沫附着管壁,静脉壶液面过低。

(二)护理对策

(1)先停止血泵运转,检查血液管路有无上述情况,寻找原因,排除报警后开启血泵,血流量减至 100～150mL/min,将透析器静脉端向上,将透析器内空气排至静脉壶内,调节液面。

(2)护士加强责任心,在输液或输血时严密监控,输注结束需及时关闭输注口夹子,防止空气会进入。

(3)保证充足的血流量。

六、抗凝治疗的监护

由于血液透析患者的年龄、性别、生活方式、原发疾病以及合并症不同,患者间凝血状态差异较大,因此为确定个体化的抗凝治疗方案,应实施凝血状态的监测。

(一)凝血状态的监测

血液透析前凝血状态的监测主要是为了评估患者基础凝血状态,指导血液透析过程中抗凝剂的种类和剂量选择;血液透析结束后凝血状态的监测主要是了解患者血液透析结束后体内凝血状态是否恢复正常以及是否具有出血倾向。因此,血液透析前和结束后凝血状态的评估是全身凝血状态的监测。从血液透析管路动脉端采集的样本来看,由于血液刚刚从体内流出,因此各项凝血指标的监测可反映患者的全身凝血状态。

1.血液透析过程中凝血状态的监测

血液透析过程中凝血状态的监测主要是为了评估患者血液透析过程中体外循环是否达到充分抗凝,患者体内凝血状态受抗凝剂影响的程度以及是否易出血。因此,不仅要监测体外循环管路中的凝血状态,还要监测患者全身的凝血状态。从血液透析管路静脉端采集的样本,由于血液刚刚流过体外循环管路,因此各项凝血指标的监测可反映体外循环的凝血状态。血液透析过程中凝血状态的监测,需要同时采集血液透析管路动静脉端血样进行凝血指标的监测,两者结合才能全面判断血液透析过程中的凝血状态。

2.不同抗凝剂的监测指标

(1)以肝素作为抗凝剂时:推荐采用活化凝血时间(ACT)进行监测,也可采用部分凝血活酶时间(APTT)进行监测。理想状态应为在血液透析过程中,从血液透析管路静脉端采集的样本 ACT/APTT 维持于治疗前的 1.5～2.5 倍,治疗结束后从血液透析管路动脉端采集的样本 ACT/APTT 基本恢复到治疗前的水平。

(2)以低分子肝素作为抗凝剂时:可采用抗凝血因子 Ⅹa 活性进行监测。建议无出血倾向的患者抗凝血因子 Ⅹa 活性维持在 500～1000U/L,伴有出血倾向的血液透析患者维持在 200～400U/L。但抗凝血因子 Ⅹa 活性不能即时监测,临床指导作用有限。

(3)以枸橼酸钠作为抗凝剂时:应监测滤器后和患者体内游离钙离子浓度;也可监测活化凝血时间(ACT)或部分凝血活酶时间(APTT),从血液透析管路静脉端采集样本的 ACT 或 APTT 维持于治疗前的 1.5～2.5 倍,结束后从血液透析管路动脉端采集样本的 ACT 或 APTT 应与治疗前无明显变化。

(4)以阿加曲班作为抗凝剂时:可采用部分凝血活酶时间(APTT)进行监测。从血液透析管路静脉端采集样本的 APTT 维持于治疗前的 1.5～2.5 倍,而治疗过程中和结束后从血液透析管路动脉端采集样本的 APTT 应与治疗前无明显变化。

3.监测时机

(1)对于第一次进行血液透析治疗的患者,推荐进行血液透析治疗前、治疗过程中和结束后的全面凝血状态监测,以确立合适的抗凝剂种类和剂量。

(2)对于某个患者来说,每次血液透析过程的凝血状态差别不大,因此一旦确定患者的抗凝药物种类和剂量,则无须每次血液透析过程都监测凝血状态,仅需要定期(1～3 个月)评估。

(二)抗凝治疗的并发症与处理

主要包括透析器及管路凝血和透析过程中或结束后发生血栓栓塞性疾病,以及出血。

1.血栓栓塞性疾病

(1)常见原因:①因患者存在出血倾向而没有应用抗凝剂;②透析过程中抗凝剂剂量不足;③患者先天性或因大量蛋白尿引起的抗凝血酶Ⅲ不足或缺乏,而选择普通肝素或低分子肝素作为抗凝药物。

(2)预防与处理:①对于合并出血或出血高危风险患者,有条件的单位应尽可能选择枸橼酸钠或阿加曲班作为抗凝药物;采用无抗凝剂时应加强滤器和管路的监测,加强生理盐水的冲洗;②应在血液透析实施前对患者的凝血状态充分评估,并在血液透析治疗过程中凝血状态变化的基础上,确立个体化的抗凝治疗方案;③有条件的单位应在血液透析治疗前监测患者血浆抗凝血酶Ⅲ的活性,以明确是否使用肝素或低分子肝素;④发生滤器凝血后应及时更换滤器;出现血栓栓塞性并发症的患者应当给予适当的抗凝、促纤溶治疗。

2.出血

(1)常见原因:①抗凝剂使用过量;②合并出血性疾病。

(2)预防与处理:①血液透析实施前应评估患者的出血风险;②在对患者血液透析前和过程中凝血状态监测和评估的基础上,确立个体化抗凝治疗方案。

(王欢欢)

第七节　血液透析中特殊情况的应急处理

一、相关并发症的应急处理

(一)低血压

低血压是血液透析过程中常见的急性并发症之一,血液透析低血压是指在透析过程中发生有症状的收缩压突然下降,收缩压<90mmHg(1mmHg=0.133kPa)或血压较前下降幅度≥20mmHg,是血液透析中比较常见的严重并发症,其发生率为 25%～50%。低血压可造成血流量不足,以致超滤困难、透析不充分等。透析中低血压的发生与患者的病死率密切相关。

低血压的判断及临床诊断:透析过程中低血压的常见症状有肌肉痉挛、晕厥、恶心、呕吐、腹痛,有时还会表现为意识丧失,甚至心肌梗死。大多数患者有不同程度的头晕、出冷汗、打哈欠、心慌、胸闷、面色苍白、便意、肌肉痉挛性疼痛、呼吸困难、不能言语,也有个别患者早期无任何症状而出现血压下降。

1.透析相关性低血压的原因

(1)有效血容量减少:主要原因是体外循环血流量增加,血管收缩反应低下,引起有效血容量不足。透析中晚期低血压,多与超滤量和超滤速度有关,超滤量越大,超滤速度越快,患者在透析过程中血压波动性越大。当溶质清除过快时,血浆胶体渗透压迅速下降,驱使水分向组织间和细胞内转移,导致有效血容量减少而发生低血压。

(2)透析液成分影响:血清电解质及透析液钾、钠、钙水平,通过影响维持血液透析患者的心肌收缩功能及外周血管阻力,造成透析中血压波动。对血压造成影响的因素主要有钠、钙离子浓度和碱基醋酸盐。钠离子是决定透析液晶体渗透压高低的主要因素。透析液中的钠过低（低于135mmol/L），可使血浆渗透压降低。为了维持渗透压的平衡，水分就会从血管内移向组织间隙，引起急性血容量下降和低血压。透析液常用钙离子的浓度为1.25～1.5mmol/L，研究表明使用钙离子浓度为1.25mmol/L的透析液时，平均动脉压及心脏指数降低，提高透析液钙离子浓度可以减少低血压的发生。透析液中的醋酸盐有扩张血管、减少外周阻力的作用，其代谢产物腺苷可抑制心肌收缩，减少心排血量，引起低血压。

（3）透析膜生物兼容性较差：血液与透析膜接触时会产生一系列反应，如激活补体，单核细胞释放多种细胞因子和酶类，激活的补体片段C3a、C5a及溶酶体酶可使肺毛细血管通透性增加，肺通气功能降低，出现低氧血症，前列腺素I释放增加，引起血管扩张，诱发低血压。

（4）患者自身因素引起的低血压：自主神经功能紊乱（心血管代偿机制障碍，血压不稳定）；内分泌因素（心钠素、前列腺素失衡及激素功能障碍）；使用降压药物（透析前服用降压药物，会降低机体对容量减少而引发的缩血管反应，容易发生透析中和透析后体位性低血压）；尿毒症所致的心包炎、心功能不全、心律不齐等；患者自身存在严重感染、重度贫血、低蛋白血症、严重创伤、出血剧痛等。

2.透析相关性低血压的处理

透析患者发生低血压时应迅速将患者平卧，取头低足高位，同时降低血流量，调整超滤并立即快速静脉滴注生理盐水100～200mL，必要时可给予高渗溶液，如1.5%～3%氯化钠、50%葡萄糖注射液或5%碳酸氢钠溶液以提高血浆渗透压。鼻导管吸氧，有助于改善心肌功能，减少组织缺血和腺嘌呤核苷的释放。多数患者可自行缓解，上述处理仍不能缓解者应立即使用升压药物，密切观察病情变化，以便采取相应的急救措施。

3.透析相关性低血压的预防

（1）减少透析脱水量：合理设置超滤量。透析过程中每小时超滤量不应超过体重的1%，每次透析的超滤量不应超过体重的4%～5%，同样透析患者在透析期间体重的增长不应超过干体重的4%～5%。

（2）低温透析：通过提高血浆儿茶酚胺水平，使血管收缩和末梢血管阻力增加，从而使血压升高，预防低血压的发生。透析患者对低温的耐受性与透析前体温有关，低温透析对于低于正常体温的透析患者才会有预防低血压的作用，而基础体温高者用冷透析液不会得到有益的心血管效应。

（3）改变透析模式：采用高—低钠透析、序贯透析、血液滤过。

（4）使用生物相容性较好的透析器：透析膜的生物相容性是透析器质量的重要指标。透析膜与血液反应主要后果是激活补体，补体活化后释放过敏毒素，可导致平滑肌收缩，血管通透性增加，肥大细胞释放组胺，产生过敏反应。近年来国内外出现了高通量透析器和超高通量透析器，生物相容性明显改善，通过改变透析器纤维素膜的厚度和孔径大小，增加膜的面积，具有高渗透性和高超滤能力，明显提高了透析效率，减少了治疗时间。

（5）合理使用降压药和镇静剂：透析患者在透析前应避免服用降压药尤其是血管扩张剂，可指导患者在透析前停服降压药或减量，也可在透析后根据患者血压服用降压药。对于习惯性透析低血压患者，可在透析器和血液管道预充生理盐水以免血容量减少而发生不适。

（6）避免或限制在透析中进食：在透析中进食会使流向消化系统的血容量增加，外周有效血容量减少，从而引发低血压。如患者需要，最好在透析开始1～2小时内进食。

（二）失衡综合征

失衡综合征（简称 DDS）是血液透析患者以中枢神经系统症状为主要临床表现的急性并发症，有研究统计其发生率为 0.46％～18.5％。该并发症常见人群有：透析初期患者，使用大面积透析器患者，透析前血肌酐、尿素氮水平较高患者，伴有严重代谢性酸中毒患者，老年、儿童患者。该症状多发于患者透析过程中，也可发生于透析结束后的数小时内。

1.原因

透析时血浆中尿素氮、肌酐等小分子物质清除速率过快，浓度迅速下降，这使得患者的血液与脑组织间形成一定渗透梯度，血浆渗透压相对脑组织呈低渗状态，从而产生了水的逆向流动，导致脑水肿发生。

2.临床表现

轻症患者出现头痛、食欲下降、恶心、呕吐、肌肉痉挛、轻度烦躁，进一步发展为定向力障碍，可出现嗜睡等。重症患者可出现头痛加剧、极度烦躁、扑翼样震颤、癫痫样发作、意识不清、语言障碍及全身抽搐，脑电图检查可见特征性改变。

3.处理

轻症患者给予氧气吸入，静脉注射高渗盐水、高渗葡萄糖或者甘露醇以提高血浆渗透压，提高患者透析液钠浓度，减慢血流量。重症患者应从以下5个方面进行救治。

（1）立即给予氧气吸入。

（2）停止血液透析或改变透析模式。

（3）静脉滴注 20％甘露醇溶液进行降颅压治疗。

（4）出现癫痫样发作患者，应注意防止患者窒息及舌咬伤，给予镇静剂治疗，首选药物为地西泮。

（5）密切关注患者精神状态及生命体征，必要时给予对症治疗。

4.预防

（1）首次透析采用诱导透析处方。

（2）使用通透性低、膜面积小的透析器。

（3）采用序贯钠浓度透析。

（4）注意监测渗透活性物质浓度。

（三）肌肉痛性痉挛

肌肉痛性痉挛是血液透析最常见的并发症之一，发生的高危因素包括高龄、焦虑、超滤量大、超滤率高等。该并发症多继发于低血压之后，但极少数患者发生前无低血压倾向。透析中后期发生的肌肉痛性痉挛，降低了患者对透析治疗的耐受性，迫使患者提前结束透析，严重影响透析治疗的充分性及生活质量。

1.原因

超滤量多、超滤率高造成循环血量减少，为保证重要脏器的血供，四肢血管代偿收缩引起肢体缺血痉挛是肌肉痛性痉挛发生的最常见原因。除此之外，血离子浓度变化，使用低钠透析液透析,组织缺氧和 pH 的升高也是影响因素。

2.临床表现

肌肉痛性痉挛常发生于接近透析治疗结束时,最常见的预警症状是低血压,尤其常见于老年患者。疼痛具有一过性、突发性和剧烈性等特点,好发于足部、腓肠肌,可见于单侧肢体或双侧肢体,少数患者有腹部痉挛现象。患者多疼痛难忍,焦虑、急躁等情绪明显。

3.处理

可采取降低超滤量和超滤速度,改变透析液电解质浓度方法纠正低血压,有利于防止患者发生肌肉痛性痉挛。静脉补充一定容积的高渗氯化钠溶液及高渗葡萄糖溶液可使患者症状得到缓解。

4.预防

(1)指导患者科学饮食,控制透析间期体重增长。

(2)制订个体化透析方案,避免使用低钠透析液。

(3)补充应用药物肉碱(左卡尼汀)。

(4)透析中密切监测患者生命体征,做到早发现、早处理。

(四)充血性心力衰竭

1.原因

(1)急性心力衰竭的原因:急性或突然的水负荷过重、心肌梗死、严重的心律失常等均可导致维持性透析患者急性心力衰竭的发生,特别是已存在透析充分性较差、水负荷过重的患者,很小的诱因就可诱发急性左心衰。

(2)慢性心力衰竭的原因:贫血、高血压、长期透析不充分、长时间的容量负荷过重、心脏瓣膜疾病、营养不良、缩窄性心包炎、心律失常等可导致患者发生慢性心力衰竭。

2.临床表现

急性心力衰竭患者发作的主要表现为严重的呼吸困难,张口呼吸,端坐呼吸,心率明显增快,血压先升高以后低于正常,伴有恐惧和窒息感,大汗淋漓,面色青灰,口唇发绀,频繁剧咳伴有哮鸣音并咳出粉红色泡沫痰,严重者因心脏排血功能减低出现昏厥和心搏骤停。慢性心力衰竭的患者有时可无明显临床表现或仅表现为乏力,平卧时感到轻度憋气,心率加快,血压升高,脉压增大,咳嗽尤以夜间明显,夜间睡眠不好或憋醒及阵发性胸前发闷等。

3.预防和治疗

由于大多数维持性血液透析患者已经无尿,因此,利尿剂对维持性透析患者无效。急性心力衰竭的关键在于预防,特别是水钠潴留造成的心力衰竭,一旦发生,立即透析;慢性心力衰竭的原因多种多样,一般都存在透析不充分、贫血、严重的高血压、低蛋白血症等情况,应针对原因给予治疗。

(1)充分透析:慢性心力衰竭的透析患者对强心剂和利尿剂均不敏感,所以,这类患者药物治疗往往无效。患者营养不良、贫血和水钠潴留往往会加重心力衰竭,而透析充分性与患者病情密切相关,但患者对透析的耐受性较差。因此,对于已存在慢性心力衰竭的患者,可采用缓慢序贯透析或床旁血液滤过,将患者体内多余的水分缓慢滤出,缓解心力衰竭症状。

(2)对症治疗:积极纠正贫血,降低血压,改善营养状况。

（3）使用洋地黄制剂：洋地黄制剂可改善患者的心力衰竭症状，提高生活质量。

4.护理

（1）维持性透析患者心力衰竭急性发作时，除一般内科处理，如吸氧、端坐卧位、两腿下垂、用药外，应迅速准备透析治疗，在治疗的前30分钟可设置单纯超滤，迅速将患者体内多余的水分排出。透析期间密切观察生命体征的变化及患者的自觉症状。

（2）在静脉注射洋地黄制剂的过程中，应密切观察心率的变化，对极度烦躁不安者适当给予镇静剂。

（3）心力衰竭患者控制钠水摄入的健康教育十分重要，特别是已存在慢性心力衰竭症状的患者，很小的水钠负荷过度，就可引起肺水肿。因此，经常督促患者控制体重增长，用患者身边病友的病例教育患者，提高患者控水的依从性。

（4）营养不良患者要加强教育，督促其进食优质高蛋白饮食。

（5）对透析间期血压偏高的患者，护士应向其讲解相关的医学常识，指导患者在透析间期做到定时测量血压，按时服药。

（五）心律失常

维持性透析患者由于疾病本身原因造成心脏扩大或心肌肥厚，心脏代偿功能差。透析过程中电解质的变化和透析间期的高血钾、酸中毒等原因均可导致心律失常。在透析过程中患者常突然发病，并伴有胸闷、气促，甚至昏厥、抽搐等不适。

1.预防

（1）透析过程易发生心律失常的患者，透析时血流量不宜过大，并应控制透析中的进食量，不宜进食太硬的食物，以免诱发心律失常。可在透析开始后给予低流量氧气吸入，对心律失常有一定的预防作用。

（2）体内水潴留严重的患者，可适当增加透析时间或应用序贯超滤透析，避免因超滤率过大而诱发心律失常。

（3）加强透析中的监护，严密监测生命体征，在透析中要重视患者主诉，及时发现，及时给予处理。

（4）透析前血钾较高的患者，透析过程不能纠正过快，以免诱发心律失常。

（5）诱导期透析的患者，在治疗前护士应主动与患者沟通，做好解释工作，缓解患者的紧张及恐惧心理。透析过程中，护士应加大巡视新透析患者的次数，主动询问患者对透析的感受，密切观察病情变化，确保质量安全。

2.治疗与护理

（1）患者发生心律失常时，应立即通知医生，检查心电图，以明确心律失常的性质，遵医嘱给予药物治疗。

（2）对于在透析过程中发生的心律失常，应立即减慢血流速度，给予氧气吸入，应注意观察心律失常与透析液电解质的关系，根据血钾化验结果调整透析液钾含量。

（3）透析前血钾较高的患者，应加强其摄入食物的调查，协助患者调整食物结构，减少含钾较高食物的摄入。

（4）透析过程突然发生心律失常的患者，常感焦虑、恐惧、精神不安，甚至有濒死感。护士要做好心理疏导,给患者以鼓励和安慰,必要时护士可守护在患者身边,给患者以安全感。

(5)对于贫血和营养不良的患者,护士要加强饮食指导,提高患者对饮食治疗重要性的认识,主动进食优质高蛋白食物,改善患者的营养状况。

(6)透析过程发生严重心律失常的患者应停止透析,回血时要注意缓慢回血,速度小于70mL/min。

(7)对于有严重器质性心脏疾病或透析过程频繁发生严重心律失常的患者,可考虑改做腹膜透析。

(六)高血压

高血压是维持性透析患者的常见并发症,绝大多数透析患者在开始接受血液透析治疗前已存在不同程度的高血压。

1.原因

维持性透析患者的高血压分为容量依赖型高血压和肾素依赖型高血压两类,引起透析患者高血压的原因很多,交感神经、利钠激素、钙离子等都参与作用。

(1)水钠潴留:大多数维持性透析患者处于无尿状态,如透析不充分或透析间期水钠摄入量控制不好,很容易引发高血压,约65%的透析患者高血压为容量依赖型。

(2)肾素:5%~10%的透析患者高血压为肾素依赖型高血压。此类患者肾素—血管紧张素活性增高,通过中枢神经系统,使交感神经兴奋性增加,外周血管阻力增加或直接作用于外周小动脉,引起小动脉收缩。另外,肾素—血管紧张素还可促使醛固酮分泌,导致水钠潴留,血压升高。

2.治疗与护理

(1)加强脱水,控制干体重:透析患者维持理想的干体重是控制血压的主要措施之一。干体重不是恒定不变的,应根据患者的饮食、治疗情况定期调整,避免体重过大。

(2)改变透析模式:采用透析滤过或序贯透析等方式。透析滤过可以更好地清除中分子物质及部分缩血管活性物质,并可迅速清除体内过多的液体。序贯透析适合于不耐脱水的患者,使其更易达到理想体重。

(3)药物治疗:血管紧张素转换酶抑制剂、β受体阻滞剂、钙通道阻滞剂、血管舒张剂等药物是临床常用的降压药。

透析过程不耐脱水的患者透析前停服一次降压药;透析过程血压逐渐升高的患者,应在临床医生的指导下,透析前服用降压药。

(4)饮食控制:高血压的患者应进食低脂肪、低胆固醇的饮食,严格限制水、钠的摄入,每日水的摄入量以尿量+500mL为宜,钠的摄入量不超过2g/d。

(七)冠心病

目前认为高血压、糖尿病、高脂血症、老年、吸烟等是冠心病的危险因子。治疗上必须控制血压、改善贫血等。对于有冠心病,特别是透析过程有心绞痛发作的患者,透析过程应注意控制血流量,以不超过200mL/min为宜。另外,尽量减少透析治疗过程中迅速的体液变化和血压波动。在饮食上,患者应进食低脂肪、低胆固醇的饮食,严格限制水、钠的摄入,防止透析间期体重增长过多。对于心绞痛频繁发作的患者可改做腹膜透析。

（八）贫血

1.原因

（1）促红细胞生成素分泌减少：透析患者由于双侧肾脏实质萎缩,导致促红细胞生成素分泌减少。

（2）红细胞寿命缩短：透析患者红细胞的寿命只有正常人的 1/3,尿毒症毒素对红细胞的破坏以及患者的酸性血液环境,均可使红细胞的寿命缩短。另外透析用水质量不高,有机氯、氯胺、硝酸盐超标也可使红细胞寿命缩短。

（3）营养缺乏：尿毒症患者由于食欲低、胃肠道吸收功能差、长期的低蛋白饮食等原因,造成造血原料不足,铁剂、叶酸等的缺乏,都是造成尿毒症患者贫血的原因。

（4）血液消耗：透析患者频繁的化验检查、透析过程透析器凝血、透析结束回血不彻底使透析器内残留血液过多以及尿毒症患者出血倾向等均可造成血液消耗。

（5）其他：透析不充分等也是贫血的原因,复用透析器患者上机前透析器消毒液残留超标也可造成红细胞破坏。

2.预防和治疗

（1）重组人促红细胞生成素：重组人促红细胞生成素是目前治疗肾性贫血的主要用药。常用剂量为 50～100U/kg,每周 2～3 次,皮下注射。用药剂量要注意个体化,当血红蛋白升至 110g/L,HCT 升至 30％～33％应调整剂量。

（2）静脉补充铁剂：血清铁低于 100U/L 是静脉补充铁剂的标准,目前临床常用的制剂有右旋糖酐铁、蔗糖铁。

（3）营养补充：摄入优质高蛋白饮食,口服叶酸、多种维生素等。

（4）其他：定期监测水处理的质量,标准透析用水符合标准;加强透析护士培训,提高护士的业务水平,减少透析过程失血;加强透析质量控制,保证透析过程各个环节的安全。

（九）凝血

血液透析必须通过透析机、透析器、体外循环管路建立体外循环,凝血是维持性血液透析治疗过程中最常见的问题之一。

1.原因

（1）血液高凝状态。

（2）抗凝剂用量不足或无肝素透析。

（3）血流量不足,反复出现动脉压低限报警。

（4）管路或透析器内混有空气。

（5）管路扭曲或打折。

（6）血液透析过程中在透析装置系统中输血、输白蛋白及脂肪乳,血液有形成分增加,有些粘在透析器或管道上,容易造成凝血。

2.临床表现

（1）血液颜色变深,透析器中血液颜色不均衡,有黑色阴影或条纹;透析器动脉端口出现凝块,动脉壶紧绷,压力大;透析器后静脉管路中血液不进入静脉壶。动静脉壶中有血块形成,液面增高,并进入静脉压传感器;血泵有可能会出现有阻力转动的声音,泵后压升高。

（2）体外循环压力改变,凝血发生位置不同,体外循环压力改变不同。凝血发生在动脉壶和透析器,血泵转动有压力感,泵后压升高,静脉压不升高;凝血发生在静脉壶或远端,则泵后压和静脉压均明显升高。

（3）透析后透析器的表现。透析器纤维可有少量发生凝血,透析器两端可有小血块或乳白色沉积物,高脂血症患者尤为明显。透析器纤维凝血分为4级:0级,透析器纤维无凝血或数条纤维凝血;1级,透析器部分凝血或成束纤维凝血;2级,透析器严重凝血或半数以上纤维凝血;3级,透析器静脉压明显升高或需要更换透析器。

3.处理

透析过程中密切观察动静脉壶及透析器,观察管路及透析器血液颜色是否变化。若发现血液颜色变深或透析器颜色不均衡,可先用生理盐水冲洗管路,评估凝血程度,根据凝血程度不同采取相应措施,必要时更换管路、透析器或结束治疗。注意关注透析过程中报警装置尤其是静脉压和跨膜压的变化,当透析管路或透析器凝血时会导致静脉压和跨膜压异常,不可随意消除报警。无肝素透析患者遵医嘱给予0.9%生理盐水30分钟或1小时冲水,冲水过程中密切观察动静脉壶和透析器的凝血情况,凝血严重时结束治疗。凝血严重者,不可强行回血,以免血栓进入人体堵塞血管。

4.预防

（1）监测凝血指标,看患者是否处于高凝状态,必要时增加抗凝剂的用量。

（2）对于有出血倾向,无法应用抗凝剂的无肝素透析患者,遵医嘱进行治疗,高凝患者必须无肝素治疗,可使用枸橼酸体外抗凝治疗。

（3）密切关注报警装置指示,若发现凝血严重,必要时回血结束治疗。

（十）急性溶血

血液透析时发生急性溶血是最严重的急性并发症之一。

1.原因

（1）透析机温度异常:透析机温控系统失灵,当透析时温度超过51℃时,会引起严重溶血,患者可因高钾血症死亡。47~50℃会发生延迟溶血。

（2）透析液浓度异常:特别是低钠透析可引起血浆低渗透压,使红细胞肿胀破裂,引发溶血。

（3）机械性损伤:血泵和管道内红细胞损伤。

（4）透析机残余消毒液:透析机残余的消毒剂,如环氧乙烷、甲醛溶液与细胞接触发生还原反应,损伤细胞而引发溶血。

（5）透析用水:透析用水中含有氧化剂和还原剂,如氯胺、铜硝酸盐,引起红细胞的脆性增加。

（6）低磷血症:血磷<0.323mmol/L时,红细胞脆性增加。

（7）透析中异型输血。

2.临床表现

患者常感到胸部紧压感,腰背痛,可伴有发冷、发热,血红蛋白尿,呼吸困难,化验指标血红蛋白急剧下降,严重者会出现高钾血症,血细胞比容下降,血液静脉回路呈紫红色或淡红色。

3.处理

血液透析时一旦发生溶血立即关闭血泵,停止透析,夹住静脉管道,丢弃体外循环的血液(血液中的红细胞破坏后血液中钾的含量高,血液不能回输),并给予患者吸入高浓度的氧,贫血严重者可输入新鲜血,预防高钾血症。溶血纠正后,严重高钾血症患者可继续透析治疗。

4.预防

(1)透析机需装有高温监视装置,温度异常时及时报警,保证透析时透析机温度正常。

(2)严密监测透析液的浓度及质量,尤其是对低钠透析患者加强观察。

(3)透析器及管路连接前要充分冲洗,以消除残余的消毒剂。

(4)透析用水使用反渗装置,定期检查维护,加强对透析用水的监测,每天测总氯一次。

(5)确保透析机血泵运转正常,工程师检查血泵,保证血泵运转松紧适宜。

(十一)空气栓塞

1.原因

多为技术操作及机械装置失误所致,如血液管路安装错误、衔接部位漏气、空气探测器报警失灵、回血操作错误等均可导致空气栓塞。

2.临床表现

患者突然惊叫,并伴有呼吸困难、咳嗽、胸闷、气喘、发绀,严重者昏迷或死亡。

3.处理

(1)立刻夹闭静脉管路,停止血泵。

(2)患者取头低足高左侧卧位,使空气积存在右心房的顶端,切忌按摩心脏,并嘱患者深呼吸。

(3)若进入右心室空气量较多时,在心前区能听到气泡形成的冲刷声,有条件可行右心室穿刺抽气。

(4)给患者吸纯氧,有条件放在高压氧舱内加压给氧。

(5)按医嘱静脉注射地塞米松减少脑水肿,注入肝素和低分子右旋糖酐改善微循环。

4.预防

(1)血液透析管道连接方向必须正确。

(2)预充管道及透析器必须彻底,不能留有空气。

(3)避免在血液回路上输血、输液。

(4)透析结束时,禁止使用空气回输血液的方法。

(十二)透析器过敏反应

透析器过敏反应又称为首次使用综合征(FUS),是指患者在血液透析过程中由于新透析器的使用而出现的一组症候群。过敏反应进展迅速,病情危重,需给予紧急救治,是血液透析的急性并发症之一。临床中根据发生原因和临床表现,将透析器反应分为两种类型,即A型(高敏型)和B型(非特异型)。

1.A型透析器反应

(1)原因:该型可能与管路及透析器使用环氧乙烷消毒方式及氧化乙烯消毒剂有关,与患者机体抵抗力及个人体质有关。临床少见,但严重时可危及生命。

(2)临床表现:多发生在开始透析后的5~30分钟内。症状轻者仅有皮肤瘙痒、咳嗽流涕、眼部水肿、腹部绞痛等,重症患者可出现发热、出汗、呼吸困难、低血压、烦躁不安、口唇发绀、喉头水肿甚至窒息感、濒死感等。是血液透析治疗中罕见但严重的并发症,发生率为0.04%。

(3)处理:①立即关闭血泵,暂停血液透析,夹闭并断开患者动静脉穿刺连接端,将透析器及管路脱离患者进行体外循环;②保持患者呼吸道通畅,将头偏向一侧,予以吸氧2~3L/min,必要时给予酒精湿化吸氧;③遵医嘱给予地塞米松静脉注射以缓解过敏症状,消旋山莨菪碱肌内注射及热敷腹部缓解痉挛疼痛;必要时静脉给予抗组胺药物、皮质激素和肾上腺素等;④待患者生命体征平稳,症状缓解,无呼吸困难、腹痛、胸闷等症状后,可继续给予血液透析治疗;若患者病情严重,丢弃管路及滤器内血液,采用不同型号、不同消毒方式的透析器进行透析;⑤下次透析前对患者进行心理护理,详细讲解透析器反应的发生原因、处理措施及预防方法,以减轻患者及其家属的心理负担,从而可以正确应对。

2.B型透析器反应

(1)原因:该型主要为透析膜过敏,与膜的生物相容性有关。血液与透析膜接触后激活补体从而释放过敏毒素(C3a、C5a),导致血管通透性增加,平滑肌收缩,肥大细胞释放组胺产生过敏反应。

(2)临床表现:多发生在透析开始后的一小时内,症状较轻,多表现为胸痛或背痛,瘘管发热,皮肤瘙痒,全身烧灼不适,荨麻疹、红斑等,发生率为3%~5%,通常不严重,症状逐渐减弱,一般无须中断透析治疗。

(3)处理:①即刻给予吸氧,平卧,暂停超滤,减慢血流量量对症处理;②遵医嘱给予地塞米松静脉注射,低血压经补液无改善者可给予升压药,随时监测血压变化;③密切观察患者病情变化,若生命体征平稳,患者主诉病情缓解,可继续常规血液透析;④为患者讲解透析器反应发生的原因,使患者对过敏反应有详尽的认识,以减轻其心理负担,使之积极配合治疗。

3.预防

医护人员应熟知透析器反应的常见临床表现和急救处理方法。工作中具有高度的责任心,加强巡视,密切观察患者病情变化,做到早期发现、早期治疗。对于初次透析或更换滤器透析的患者更应高度重视,上机前进行充分预冲,采用100mL/min慢流速排气、300mL/min快速冲洗的方法,可有效清除管路及滤器内气体、黏合剂、微粒污染等。使用生物相容性好、膜通透性高的合成膜透析器可显著降低透析器反应的发生率。透析器的使用做到因人而异,高度重视过敏体质患者,特殊患者应有明确病例标记以起警示作用。

二、相关耗材突发事件的应急处理

(一)透析器破膜

1.发生原因

(1)复用透析器未按相应的操作规程进行,如冲洗透析器压力过大、消毒剂浓度过高等。

(2)短时间内超滤量过大,透析器内凝血。

(3)动静脉内瘘狭窄或血栓形成,导致静脉回路受阻对透析膜产生压力损害。

(4)透析器质量不过关。

2.临床表现

透析机报警,提示漏血,观察透析液颜色变红。

3.应对措施

(1)停止透析治疗,记录已完成的脱水量及时间。

(2)按照血液透析常规重新使用新的透析管路及透析器开始透析治疗。

(3)暂时保留旧透析器,并认真分析破膜的原因,吸取教训。

(二)透析管路破裂

1.发生原因

(1)管路质量不合格。

(2)血泵的机械破坏。

(3)各接头衔接不紧。

(4)止血钳钳夹造成的破损。

2.应对措施

(1)发现管路渗血应立即结束透析,即刻回血,但应注意防止发生空气栓塞。

(2)若需继续治疗,立即更换新管路进行治疗。

(3)注意观察患者的生命体征。

(4)急查血常规,以了解失血量,对症处理。

(5)对于出现失血性休克的患者,在积极输血、补充血容量的同时,还可给予相应药物治疗。

(6)保留出现破裂的管路,并认真分析其原因,从中吸取教训。

3.预防措施

(1)安装管路时仔细检查各衔接部位是否紧密。

(2)密切观察机器及管路的运转情况,观察患者的症状。发现渗血、漏血时及时处理。

(3)定期检查、维护透析机,发现异常及时通知技师进行维修。

(4)定期检查止血钳的完好性。

(三)穿刺针脱出

1.发生原因

(1)穿刺针固定不牢固。

(2)患者躁动致穿刺针在血管内改变方向。

2.应对措施

(1)立即停止血泵,压迫穿刺部位。

(2)尽快找到血管重新穿刺,必要时用三通进行血液循环或先回血。

(3)安抚患者,及时报告医生。

3.预防措施

(1)妥善固定穿刺针,一定用宽胶布固定。

(2)对于躁动患者适当给予约束。

(3)加强巡视,勤观察穿刺部位。

三、不可抗力情况的应急处理

(一)透析中突然停电

1.发生原因

(1)医院供电线路故障。

(2)用电量增加,负荷过重或线路故障导致跳闸。

2.应对措施

(1)医护人员应保持镇静,并告知患者发生的情况,嘱患者勿惊慌,立即报告技师、护士长、科室主任。

(2)按消音键。断电时,机器的数据将保持不变,护士首先要将机器消音。

(3)打开备用电池开关或人工转动血泵,保证透析患者血液在体外的正常循环。

(4)迅速报告动力处,询问并通报有关情况。

(5)暂时停电的处理。如果确认停电时间<20分钟,可暂时不用回血,透析机配备的储备电池可保证血泵正常运转20~30分钟,保证透析患者体外循环的正常运行。对于没有备用电池的透析机,用手摇血泵以避免凝血。具体应根据各种机器的说明书进行操作。短时间供电恢复后,应观察透析机的工作情况、参数变化等,发现问题及时处理。

(6)长时间停电的处理。如果预计停电时间>20分钟,则应该回血,停止透析治疗。

3.预防措施

(1)血液透析中心应双路供电。

(2)尽量不使用与血液透析治疗无关的高耗电设备。

(3)要求相关部门如动力处在维修电路或停电前一定通知透析室。

(二)透析中突然停水

1.发生原因

(1)供水系统压力过低。

(2)水处理机发生故障。

(3)其他原因造成的突然停水如供水管路的突然断裂。

2.应对措施

(1)立刻将常规透析程序进入单超程序。

(2)寻找故障原因,首先检查水处理机的工作情况,水处理机故障时应立即维修;水处理机低压报警确定是自来水停水时,应及时与相关部门取得联系,报告情况,了解停水时间,当停水时间>20分钟或水处理机故障短时间内无法修复时,可考虑终止本次透析治疗。

(3)供水恢复后,透析机水路启动,待透析液温度、电导率报警解除后才可进入透析治疗状态。

3.预防措施

(1)定期对血液透析中心供水系统进行压力检测并记录。

(2)定期对水处理系统进行检查及维护并记录。

(3)要求相关部门如后勤处在停水前与透析室协商停水时间。

(4)经常停水的单位可安装前置水箱。

(三)透析中突然发生地震、火灾

1.发生原因

(1)地震属于不可抗力的自然现象。

(2)火灾的常见原因包括线路老化、人为纵火以及对易燃易爆物品管理不善等。

2.应对措施

(1)全体工作人员应按医院消防预案积极行动起来,保护患者生命安全和国家财产。

(2)护士长立即报告医院主管部门,如遇火灾同时拨打院内消防电话及报火警119。

(3)遇火灾时,护士长或主管医生应立即进行人员安排,组织人员迅速打开灭火器灭火以及用水灭火。同时,应该为患者准备湿布护住口、鼻。

(4)立即停止透析。紧急情况下,可迅速拔出动、静脉穿刺针,然后捆绑穿刺部位。

(5)做好患者及其家属的安全疏散,有序地撤离或躲在安全的地方。

3.预防措施

(1)保证安全通道的畅通,让患者熟悉环境及安全通道的位置。

(2)定期检查仪器设备的运转情况及灭火设施的有效性及完好性。

(3)对全体工作人员进行防火的安全教育及地震、火灾预案的演习。

(4)对患者进行突发情况的应对流程教育。

(王欢欢)

第八节 血液透析患者健康教育

一、维持透析患者的营养管理及护理

随着肾脏替代疗法的不断进步,透析患者的生活质量显著提高,长期维持性血液透析患者数量明显增多,存活时间大大延长(可长达20余年),但长期透析患者的蛋白质—能量营养不良的发生率仍很高。欧美6个透析中心的联合评价显示:33%透析患者有轻至中度营养不良,8%为重度营养不良。国人由于经济条件所限发病率更高,透析患者的营养不良发生直接影响其生活质量,造成生活质量下降、并发症增多、病死率增高。

(一)发生蛋白质—能量营养不良的原因

引起透析患者营养不良的原因很多,主要可分为以下两方面。

1.疾病本身的因素

(1)透析前患者由于食欲差,营养物质摄入量少或接受低蛋白饮食治疗等原因已存在营养不良。

(2)透析患者内分泌及代谢紊乱造成的营养不良。维持性透析患者瘦素水平偏高,瘦素是肥胖基因的蛋白产物,与受体结合后,可降低刺激食欲的神经肽的活性而使食欲下降、食物摄入量减少;维持性透析患者还可出现生长激素抵抗现象以及胰岛素、氨基酸的代谢异常;另外酸中毒可造成蛋白的分解代谢增加,也可造成营养不良。

(3)血液透析患者免疫功能低下,易发生各种感染,感染不仅可使患者食欲下降,而且可增加机体的分解代谢,进一步加重营养不良。

(4)药物刺激。血液透析患者需服用的药物较多,造成厌食、食欲不振及胃肠道不适。

2.与血液透析有关的因素

(1)透析不充分:由于经济等原因,许多透析患者每周的透析时数小于12～14小时,KT/V小于1.2,甚至小于1.0。透析不充分或服用药物过多时引起患者食欲欠佳,可降低蛋白质的摄入,而造成营养不良,尿毒素蓄积,胃肠黏膜充血水肿,蠕动功能较差,加之胃炎、胃溃疡等,对营养的吸收率降低而造成营养不良。

(2)血液透析过程中营养物质的丢失:有资料表明每次血液透析可丢失氨基酸和肽类10～30g,并且有水溶性维生素和微量元素的丢失,高通量透析时丢失量还多;透析过程中的抽血化验及透析器和管路中的残留血迹也可造成大量营养物质丢失。

(3)透析过程中的炎症反应:透析膜的生物不相容性可导致机体的炎症反应。透析液内毒素的污染也能使患者的细胞因子异常增高,产生炎症反应,促进营养不良的发生。

(4)血液透析本身消耗:血液透析对人体是一个能量消耗的过程,这与蛋白质的分解和蛋白质的合成减少有着密切的关系。使用普通透析器每次透析约丢失氨基酸6g,使用高通透量透析器每次丢失蛋白质1.2g左右。

(二)营养不良的评价指标

透析患者营养不良的发生率较高,且与患者的发病率和病死率增高有关。研究表明,在开始透析时白蛋白小于或等于30g/L的患者,住院率和感染率都明显增加,表明低白蛋白血症不利于患者存活和康复。及早发现营养不良并及时制订治疗方案,可有效减少或避免并发症的发生。目前,评价维持性透析患者营养状况的方法很多,如人体测量、各种生化检查、营养物质摄取量的调查等。但这些方法都有局限性,单一使用往往不能反映患者的真实情况,可用多种方法连续观察,以提高对透析患者营养状况评价的敏感性和准确性。

1.人体测量

人体测量是临床常用的、较简便的营养状况判断指标。包括体重无内瘘侧三角肌皮褶厚度、上臂肌围、身高—体重指数(BMI)等指标。

(1)体重:体重是评价营养状态的一项指标,具有简便、直接、可靠等优点,体重的改变与机体蛋白质、能量平衡的改变成正相关,临床上使用多年,到目前为止,仍是判断透析患者是否存在营养不良的主要指标之一。维持性透析患者必须达到干体重时称量,干体重的确定力求准确,尽最大可能减少误差。

$$标准体重(kg) = 身高(cm) - 105$$

实际体重在标准体重的±10%的范围为正常,低于标准体重的80%为消瘦。干体重进行性下降是营养不良重要的可靠指标。对于某些特殊患者(患病前过胖或过瘦),在确定透析患者的干体重时,应参考相当平常体重,相当平常体重是指干体重与未患病时体重之比。

(2)皮褶厚度:皮褶厚度是判断人体脂肪含量的指标。人体的脂肪含量随着体重的变化成比例地变化。维持性透析患者测量皮褶厚度选用的部位是无内瘘侧三角肌皮褶厚度。

测量方法:被测量者上臂自然下垂,测量者立于被测量者的后方,在上臂背侧中点(肩峰到尺骨鹰嘴上 2cm)处,将皮肤与皮下组织一同捏起,用皮褶厚度计测量。测量时应尽量减少误差,可对同一测量者反复多次测量,取平均值,并注意在透析后达到干体重时测量。

正常值:目前我国还没有群体调查的正常值,日本国民的正常值是男性 8.3mm,女性15.3mm,大于正常值的 90％为营养正常,80％～90％为轻度体脂消耗,60％～80％为中度体脂消耗,低于 60％为重度体脂消耗。

(3)上臂肌围:上臂肌围是快速而简便的评价营养不良的指标,可间接反映体内蛋白储存和消耗水平,也能反映热能代谢的情况。

测量方法:被测量者上臂自然下垂,在上臂中点处用软尺测量其周长,通过公式计算上臂肌围。

$$上臂肌围(cm)＝上臂围(cm)－3.14×三角肌皮褶厚度$$

正常值:上臂肌围正常值为男性 25.3cm,女性 23.2cm。在透析人群中,尚缺乏相关数据。一般认为高于正常值的 90％为正常,80％～90％为轻度肌蛋白消耗,60％～80％为中度肌蛋白消耗,低于 60％为重度肌蛋白消耗。

(4)身高—体重指数(BMI):BMI 被认为是反映营养不良和肥胖的可靠指标。计算公式是:

$$BMI＝体重(kg)/身高(m^2)$$

正常值:正常值为 18.5～24.9,17～18.4 为轻度消瘦,16～16.9 为中度消瘦,低于 16 为重度消瘦。

2.饮食调查记录

饮食调查记录是反映维持性透析患者每日蛋白质和能量摄入的有效方法。对已有或有潜在营养不良发生的维持性透析患者应进行为期 1 周的饮食情况调查,计算出该患者每日蛋白质、热量和其他营养物质的摄入量,为评价患者的营养状况提供资料。饮食调查应包括透析日和非透析日。

透析中心可绘制统一的调查表,由患者本人或患者家人填写每天都进食的品种、数量,由计算机软件分析营养成分,该方法经济、简便,但须患者和患者家人的配合。在填写表格前,应将其重要性详细地告知患者及其家属,取得其配合,力求填写内容准确可靠。

3.生化检查

(1)血清白蛋白(Alb):血清白蛋白反映患者体内蛋白质的存储,是临床上常用的评价营养状况的生化指标之一。美国透析质量标准认为,透析患者血清白蛋白浓度不应低于 40g/L。

(2)血清前白蛋白:血清前白蛋白代表内脏的蛋白质储存,是反映营养不良的早期指标。前白蛋白半衰期(2～3 天)较白蛋白(20 天)短,有专家认为它反映营养不良较白蛋白更为敏感。前白蛋白低于 0.3g/L 提示存在营养不良。

(3)血清肌酐:在稳定状态的维持性透析患者中,如果其残余肾功能很少或没有,透析剂量又相对稳定,低水平的血清肌酐意味着饮食摄入蛋白质减少或骨骼肌重量减轻。美国透析质量标准认为,稳定的透析前血肌酐小于 10mg/dL 时,应进行蛋白质—能量营养不良的评估,以判断是否存在骨骼肌的消耗。

(4)血清胆固醇:血清胆固醇水平低或呈进行性降低标志着患者死亡威胁度的增加。美国透析质量标准认为,血清胆固醇小于 150～180mg/dL 时,应进行蛋白质—能量营养不良的评估。

(5)血清转铁蛋白:转铁蛋白是透析患者营养不良更敏感的早期指标,半衰期 8 天,血清转铁蛋白低于 2.0g/L 提示营养不良。

(6)其他:如血清 C 反应蛋白主要提示感染或炎症,与低白蛋白血症相关;缺锌患者食欲减退常伴蛋白质摄入不足;酸中毒时蛋白分解作用增强;血浆胰岛素样生长因子等也是反映营养不良的指标。

4.主观综合性营养评估

主观综合性营养评价(SGA)由 Detsky 等于 1987 年首先提出,是一个可重复的评价维持性透析患者营养状态的指标,它包括主观和客观两方面对营养不良的评价。

SGA 包括 5 项病史特点和 2 项体征。

(1)体重变化:特别是近 1 个月的体重变化。

(2)饮食摄入:是否减少。

(3)消化道症状:持续的时间。

(4)活动能力:有无乏力,症状是否明显。

(5)潜在疾病:是否存在潜在的疾病。

(6)皮下脂肪。

(7)肌肉消耗。

SGA 对于每一项进行主观评分,每一项有 7 个分数,1～2 分为重度异常,3～4 分为中度异常,5～6 分为轻度异常,7 分为正常。累计各项得分,以此来评价患者的营养状况,得分越少,营养状况越差,病死率越高。

(三)营养不良的治疗

维持性血液透析患者往往存在一定程度的营养不良,且早期不宜被觉察,没有给予及时的干预和治疗,而造成患者发生中度或重度营养不良。因此,透析中心应定期对透析患者进行营养评估,特别是有诱发营养不良因素的患者;医护人员应及时介入,给患者以指导,帮助患者合理安排饮食,改变对食物的顺应性,自觉调配食物中的各种营养素的搭配,以改善营养状况。

1.尿毒症血液透析患者的营养需求

维持性透析患者的饮食原则是高热量、优质高蛋白质、高钙低磷、低盐低钾、低脂饮食,注意控制水分的摄入,并补充适量的水溶性维生素。

(1)热量:充足的热量摄入可有效地防止组织蛋白质分解,提高蛋白质的利用率。建议摄入热量:平时活动量小、状态稳定、身体较瘦弱的患者,146kJ/(kg·d)(1kcal＝4.184kJ);活动量大或处于高分解代谢状态(严重感染、创伤等)的患者,热量摄入 167～188kJ/(kg·d)。碳水化合物与脂肪之比应为 3:1。如热量不足,在患者无糖尿病的情况下可增加各种碳水化合物的摄入,以多糖为主,如蔗糖、麦芽糖、葡萄糖,限制单糖和双糖的摄入;每日胆固醇摄入量应少于 300mg,可鼓励患者多食用植物油。

(2)蛋白质:透析患者蛋白质的摄入量大大超过正常人。一般根据每周的透析次数决定患者的蛋白质摄入量。每周透析 3 次的患者,蛋白质的供应量为 1.2g/(kg·d)以上;每周透析 2 次的患者,蛋白质的供应量为 1~1.2g/(kg·d),以优质的动物蛋白质,如鸡蛋、牛奶、瘦肉、鱼等为主,尽量少食用植物蛋白,一般优质蛋白质应占摄入量的 50%~70%。

(3)脂肪:脂肪的摄入量为 40~60g/d,烹饪油以植物油为主。由于鸡蛋蛋黄的胆固醇较高,所以可以食用蛋白,每日只进食一个蛋黄。避免进食无鳞的鱼、动物内脏和蟹等。

(4)钠、钾和水:钠盐食用过多易造成水肿、心力衰竭、肺水肿,因此钠盐的摄入应根据患者的尿量、每周的透析次数而定,每周透析 2 次的患者钠盐的摄入量为 3~4g/d。

血钾过高会影响心脏,引起心率缓慢,甚至猝死。因此,无尿的透析患者严格限制钾的摄入量,每日摄入量为 2~4g。

尿量正常的透析患者可不必严格限制水分的摄入量,无尿或少尿的患者应限制水分的摄入,透析间期体重增长以 0.8~1.0kg 为宜。

(5)钙、磷:尿毒症血液透析患者尿磷排出减少,引起血磷升高;肾单位受损,导致肾小管合成 1-羟化酶下降,$1,25-(OH)_2D_3$ 下降,引起钙的吸收障碍;肾小管对钙的重吸收下降、长期饮食的限制使患者钙摄入减少、磷以磷酸钙的形式从肠道排出的量增加均可使患者出现低血钙。因此,透析患者除增加膳食中的钙外,每天仍需口服补充钙剂和活性维生素 D 化合物,每日钙的摄入量为 1.0~1.2g。透析患者往往伴有低钙高磷,因此,必须严格控制磷的摄入量,以避免因血磷过高致钙磷乘积过大,造成钙的异位沉积,磷的摄入量应控制在 0.8~1.0g。

(6)其他:铁剂每天应摄入 25g。

水溶性维生素可通过透析膜,如维生素 C、叶酸等可从透析中丢失,应加以补充,维生素 C 每天补充 150~200mg,叶酸 1mg 即可。

α 酮酸是氨基酸的前体,本身不含氮,进入人体后,可利用患者体内的尿素氮合成必需氨基酸,一方面可降低患者血中的尿素水平,另一方面为合成组织蛋白提供了原料。

2.营养不良的治疗

(1)充分透析:充分透析是改善维持性透析患者营养不良状况的基础,充分透析有助于改善胃肠道症状,并改善酸中毒及减轻胰岛素抵抗,因而减少蛋白分解代谢。有研究发现血液透析患者的营养状态与透析充分性明显相关,透析不充分可降低蛋白摄入,引起营养不良;营养不良又可反过来进一步影响透析不充分,二者形成恶性循环,是增加透析患者发病率和病死率的重要因素。充分透析对于改善尿毒症患者的营养不良至关重要。透析剂量应达到 KT/V>1.2~1.3。充分透析的含义包括两方面:溶质的清除和水分的清除。如果维持性透析患者长时间达不到无水肿的状态,胃肠道黏膜水肿,食欲减退,也易造成蛋白质能量摄入不足,引起营养不良。因此,透析患者应定期进行是否达到干体重的检查,及时调整,防止出现水负荷过重的现象。

(2)使用生物相容性好的透析膜:生物相容性差的透析膜在透析时可激活补体系统,导致 IL-1、IL-6 和 TNF 等产生增加,引起肌肉蛋白分解增加、合成减少;而生物相容性好的透析膜不但能降低蛋白分解,还可改善食欲,使患者的蛋白摄入量增加。

（3）补充重组人促红细胞生成素：透析患者因肾脏分泌红细胞生成素减少而发生贫血，血液透析中不可避免的血液少量丢失可加重贫血。有研究表明重组人促红细胞生成素不但能纠正患者的贫血，而且能改善患者的氨基酸代谢异常，提高患者的生活质量。

（4）左旋肉碱：左旋肉碱是脂肪酸和能量代谢中的辅助因子，透析患者的血清游离左旋肉碱浓度往往较低，静脉补充左旋肉碱可改善患者的浑身不适、疲乏无力及透析中低血压抽搐等症状，提高患者的生活质量。

（5）强化营养补充：透析患者在治疗前本身就存在厌食和食欲欠佳，透析不充分时食欲欠佳的现象无法改善或因并发其他疾病以及药物刺激胃肠道导致食欲不振，均可加重患者的营养不良。透析患者的营养干预主要包括：营养推荐、口服营养补充、肠道外营养和肠道喂饲肠外营养。

1）对于每一个透析患者，在治疗开始时，医护人员均应帮助患者制订个体化的营养治疗方案，并指导患者实施。在漫长的透析治疗过程中，应经常给予营养指导，定期不断帮助患者调整营养治疗方案。

2）对于长时间摄入蛋白质、能量不足的患者，特别是已存在营养不良且患者病情短期内不可能有明显改善的，应给予营养支持治疗。

3）经口补充氨基酸制剂。研究表明，食欲减退可能与慢性血液透析患者血浆支链氨基酸水平下降有关，低血浆支链氨基酸水平的老年营养不良患者经口补充支链氨基酸可减轻厌食，显著改善营养状况。透析患者每天可补充必需氨基酸 $15\sim20g$，目前临床上常用的口服氨基酸制剂有 α 酮酸、复方氨基酸胶囊等。

4）肠道外营养：透析中的肠道外营养（IDPN）是指透析过程中静脉注入含有葡萄糖、必需氨基酸和脂肪乳的混合物以补充营养。适用于不能很好进食或胃肠道吸收不好，而且营养状况差或高分解状态的透析患者。治疗方法：8.5％氨基酸 500mL（42.5g），50％葡萄糖注射液 250mL（125g），20％脂肪乳 250mL（50g），并加用适量电解质、维生素、胰岛素，将上述溶液加入一个营养袋中混匀（目前市场已有成品售卖），在透析过程中缓慢输入，液体入量在透析时经超滤排出，既为透析患者补充了营养，又不会增加患者体内水分的负荷。在 IDPN 期间应监测患者的血三酰甘油水平，避免过高。

5）肠道喂饲：对于经口摄入食物较困难的患者或儿科患者可采用肠道喂饲，以维持正常的肠道生理功能。

（四）营养不良的护理

1.加强营养知识宣教

（1）新患者开始透析治疗前 1 周，责任护士即与患者交流，以了解患者的心理状态、饮食治疗情况，并根据患者的具体情况作出指导。透析治疗过程中，责任护士每周与所负责患者交流一次，以了解透析间期患者的饮食情况，反复强调营养摄入的重要性，鼓励、督促患者合理进食，根据患者存在的问题，做出指导。

（2）采取播放电视录像、授课、发放宣教手册、口头讲解等形式，对血液透析患者进行系统的健康教育，详细介绍透析治疗后的营养摄入知识，包括饮食治疗的目的，常用食物的营养成分，限制水、钠、钾、磷的意义，使患者掌握必要的营养知识，自己学会选择和调换食物，正确、合理安排饮食,逐步改变透析前的饮食习惯,提高患者配合饮食治疗的顺应性,保证合理膳食。另外,每月定期对维持性透析患者进行预防感染、内瘘保护等内容的健康教育,使患者能自觉配合治疗,减少营养不良的发生率。

(3)教育患者根据体力做适当的体育锻炼,以增强心肺功能,提高活动耐力。适当的体育锻炼可增加患者的胃肠蠕动,加快食物的排空,提高食欲。另外,血液透析患者适量运动还可增进胰岛的功能,改善糖代谢;降低三酰甘油,增加高密度脂蛋白(HDL)胆固醇,HDL 胆固醇有限制动脉平滑肌细胞对胆固醇的摄取和蓄积的作用。同时,规律性体育锻炼可改善患者的精神状态,减少抑郁心理,增加对生活和未来的信心。这一切都有利于改善患者的营养状况。

2.调整透析剂量,保证充分透析

(1)对由于透析充分性差引起营养不良的患者,应视具体情况,尽可能保证透析的充分性。对因经济条件所限,不能保证充分透析的患者,可适当延长每次透析治疗的时间,也可建议患者在透析间期给予药物保留灌肠,以辅助增加毒素的排泄。另外强化对患者保证透析充分性重要意义的教育,提高患者的认知水平,使其能自觉配合治疗。

(2)透析过程中的注意事项。①每次治疗均应保证较高的血流量。在患者能耐受的范围内,高血流量是提高透析充分性的首要条件。另外,内瘘动静脉穿刺尽量使用两条血管,以尽可能减少再循环。②对透析材料敏感的患者可重复使用透析器。在患者上机前延长透析管路的预冲时间,减少透析材料对患者的刺激。③定期检测患者的透析剂量,如 KT/V 或 URR 达不到理想值时,应及时查找原因,给予处理。

3.加强血液透析工作管理

(1)加强管理,保证透析质量:维持性透析患者的微炎症状态可直接影响患者对治疗的顺应性,造成营养不良。因此,应加强透析室消毒隔离的管理工作,进入透析治疗区必须更衣换鞋,为患者提供一个洁净舒适的透析环境。①透析室每天进行空气消毒,反渗机每月消毒 1次。每月对空气、透析用水细菌培养一次,必要时透析用水作内毒素检测。②重复使用透析器,严格消毒管理程序,确保治疗安全。③护士接触患者后必须严格洗手或更换手套,再为下一个患者操作,以防经护士的手交叉传播疾病。

(2)加强护士基本功训练:维持性透析患者每次透析治疗质量的好坏与透析护士的工作能力直接相关。因此,加强透析护士的业务培训,提高其专业水平十分必要。透析中心应制定详细的培训计划,有针对性地对护士进行专科理论和操作的培训,不断提高护士的专业素养。如透析结束回血时,尽可能减少透析管路中残留的血液,减少患者每次透析的失血量;无肝素透析时,掌握正确的操作方法并严格执行,防止发生透析器严重凝血等。

(3)强化透析安全意识,预防并发症的发生:血液透析可发生多种并发症(低血压、高血压、恶心呕吐等),并发症的发生直接影响患者身体的舒适性和透析后的食欲。如果透析护士有很好的预判性,及时发现并处理,许多并发症是完全可以避免或减轻的。因此,透析中心应不断进行透析安全意识的教育和培训,真正做到关心、体贴、爱护患者,在治疗过程中及时巡视观察,及时发现透析并发症的先兆并给予有效的处理,提高患者透析治疗的舒适性。如对于脱水量较大的患者在透析的后期应经常巡视,如发现患者出现打哈欠、后背酸痛等症状或血压(即便在正常范围)较前一次下降较多时,应及时测量血压,出现血压降低时,给予头低足高位及暂停超滤,待患者血压回升后再进行透析等处理,可有效避免患者因严重低血压造成的恶心、呕吐甚至晕厥及意识丧失。无任何并发症的透析结束后,患者有较好的食欲,有利于避免营养不良的发生。

二、血液透析患者的心理问题及护理

众所周知,终末期肾病(MHD)是一种不可逆的疾病,血液透析是替代治疗。漫长的治疗时间、不可预知的治疗费用,给患者及其家属造成了沉重的精神压力,大多数MHD患者有紧张、焦虑、抑郁、急躁、悲观、失望的情绪反应。有研究表明85.11%的透析患者存在不同程度的心理障碍,27%的患者有自杀念头。其中,以抑郁和焦虑最常见。15.3%的患者表现为焦虑,12%的患者表现为抑郁。目前,抑郁已被认为是透析患者的一项独立的致死因素。

(一)心理特点

透析患者的心理特点与接受治疗的时间、对疾病的了解程度、个体的性格特征、家庭社会支持度、经济状况等密切相关。

1.尿毒症患者初期的心理特点

(1)否认心理:绝大多数患者在最初听到尿毒症的诊断时,都持有一种怀疑否认心理。他们常以自己的主观感觉良好来否认疾病的存在,照常工作学习,以维持暂时的心理平衡;或存在不同程度的侥幸心理,怀疑医生的诊断,到处奔走就医,企图通过复查,推翻原有的结论。有的患者虽然接受尿毒症的诊断,但否认疾病的严重性,希望通过保守治疗治愈疾病,拒绝接受透析治疗。患者常表现为沉闷、迟钝、忧郁,内心非常孤独,不愿与人交流。

(2)紧张、恐惧心理:患者初次透析治疗,由于对血液透析知识缺乏了解,对血透室环境、医疗设备、医护人员感到陌生,特别是第一次看到很粗的针头和血泵转动将血液引出体外,会产生紧张、恐惧心理。有的患者会询问血液透析是怎么回事,透析多少次能治愈等问题。一些对血液透析有一定了解的患者,对前途忧心忡忡,对透析中可能发生的危险及预后往往作出悲观的估计。透析过程中治疗设备的任何报警或医护人员细微的眼神交流都可引起患者的猜疑。

(3)希望心理:对透析治疗缺乏了解的患者,经过几次治疗后,病情出现转机,恶心、呕吐等胃肠道症状减轻,食欲好转,对透析的紧张、恐惧心理会减轻,精神上愉快起来,似乎看到了治愈疾病的希望,表现出开朗、兴奋,迫切需求治疗,在透析治疗时愿意与工作人员交流。

(4)焦虑心理:对透析有一定了解的患者,由于惧怕透析过程中可能出现的痛苦,担心失去正常生活工作的能力,特别是害怕死亡的来临,表现出痛苦与焦虑。有的患者对于长期依赖透析治疗这个事实不理解或不接受,越接近透析日期,心理负担越重,焦虑和恐惧感越明显,甚至坐卧不安,食不知味,夜不能寐。此外,医院环境的不良刺激,也容易使透析患者心境欠佳,情绪低落。

2.维持期透析患者的心理特点

(1)怀疑心理:患者经过一段时间的治疗后,病情好转,食欲增强,自我感觉良好,心理上得到极大的满足,认为不久就可治愈疾病脱离透析,患者可表现为找各种借口减少透析次数、延长治疗间隔时间。当因透析间隔时间过长而出现病情反复时,患者往往对透析治疗的效果产生怀疑,严重时甚至对医护人员的医疗水平也产生怀疑。

(2)悲观与绝望心理:这一心理,在经过一段透析治疗没有达到自身预想效果或家庭经济条件困难患者的身上表现得尤为突出。他们对透析治疗由希望到失望再到绝望,痛苦心情难以言表。有的患者为了不给家人添麻烦,不让他们过分痛苦和担忧,反而表现得异常平静。有的透析患者意志薄弱,失去信心,不敢面对现实,情绪低落,万念俱灰,对周围一切事物不感兴趣,求生意志丧失殆尽,坐等死亡的到来。

(3)抑郁心理:透析治疗对于任何人来说,都不是一件愉快的事。因此,多数透析患者都会产生程度不同的抑郁情绪,并伴随着病情的轻重、治疗效果的不同和周围支持力度的变化而有所差异。突出表现为自尊心低、沮丧、伤感、绝望和失助感,把生活看得灰暗,总认为自己的将来比现在更糟,缺乏信心,接受治疗消极,严重者可出现自杀行为。

(4)孤独与怪癖心理:透析患者由于受到抑郁、焦虑等消极情绪的长期折磨,扭曲了原来的心理。他们暂时或长期丧失生活的自理能力,自感无助于家庭与社会,会成为家庭与社会的累赘而产生孤独感,这种心理变化长期持续存在导致行为上的怪癖。他们常常把医护人员和家属当作替罪羊,无休止地向他们发泄不满,怨天尤人,埋怨家人没有尽心照顾,要求逐渐增多,情绪极易激惹,有时为了一点小事就大发雷霆,任性挑剔,伤害他人感情。

(5)依赖心理:透析患者大多都存在一种依赖心理,对自己的日常行为、生活自理能力失去信心,自己有能力做的事情也不愿意去做,等待人服侍,行为变得被动顺从,情感脆弱。一向独立坚强的人变得犹豫不决,一向自负好胜的人也变得畏缩不前。

(二)心理护理

透析患者的异常心理状态,不利于疾病的控制,如一味迁就,不给予及时的疏导和干预,则难以培养他们与疾病作斗争的信心,不利于患者延长透析寿命,提高生活质量。影响透析患者心理状态的因素很多,护士在对患者进行干预治疗前,应详细了解影响患者心理的因素,采用有的放矢的护理措施。

1.影响透析患者心理的因素

(1)患者对疾病认知程度:患了尿毒症,特别是那些即将进入透析治疗阶段的患者产生一系列复杂的心理反应是在所难免的。患者对疾病认知程度可影响心理状态。如果对疾病没有正确的认识,凭一些道听途说,易产生恐惧、绝望心理;如果患者对疾病和治疗有了正确的认识,想通了,与其束手就擒,坐而待毙,不如奋起拼搏,自觉配合治疗,可产生意想不到的效果。患者强烈的求生欲望,乐观的治疗态度,顽强的抗病信念,能有效地减轻痛苦,产生强大的配合治疗的能力,从而产生良好的治疗效果。

(2)透析时间的长短:患者的心理状况与透析时间的长短有关。初期 MHD 患者,对透析治疗没有正确的认识及缺乏相关的护理保健常识,易产生紧张、害怕的心理。

(3)经济因素:经费紧张,家庭负担重的患者易产生心理障碍。

(4)社会的支持:患者的心理状况与社会的支持特别是家庭成员的支持有关。MHD 患者每周需透析2~3次,并且部分身体状况差的患者还需家属护送,患者感到自己已由家庭的主人变成了一个废人,成了家庭和社会的累赘,特别是当家属对患者表现冷淡时,患者的悲观、绝望心理更为明显。

(5)周围患者的病情:周围病友的病情变化也可影响患者的心理状况,特别是看到同病相怜的病友死亡时,更易产生恐惧与焦虑,好像自己也面临威胁。长期过度的焦虑,导致心理不平衡,妨碍疾病的治疗。

(6)患者的个性特征:患者的心理变化与其个性特征有关。个性内向的患者较易产生抑郁、悲观心理。

2.护理措施

绝大部分透析患者存在不同程度的心理问题,甚至心理障碍,使患者依从性差,食欲减退,营养状况不好,透析充分性降低,并发症发生率增加,从而导致医疗效果降低,病情的反复更加重患者的心理负担。因此,护理人员对透析患者心理障碍应引起高度关注。充分了解透析患者的心理需求及家庭经济情况,根据其不同情况,采用个体化的护理措施,主动进行病情介绍,对患者的每一点细微的进步给予鼓励、支持,提供心理支持和安慰,给患者提供科学的心理护理。

(1)创造良好的治疗环境:健康人的生活是丰富多彩的,而维持性透析患者的生活则被束缚封闭在一个单调而痛苦的世界里,每周2~3次的透析治疗,每次4~5个小时需要躺在床上,忍受着内瘘穿刺和可能出现的透析并发症带来的痛苦,相同的治疗环境,循环往复的透析治疗,使他们始终处于一种被动的状态,给患者带来沉重的精神压力。因此,透析中心要根据客观条件尽可能创造一个良好的治疗环境,营造出一种和谐温馨的氛围,血液透析室宜宽敞、明亮、整齐、阳光充足,并严格管理,定期消毒。根据透析患者身体的具体情况,安排他们做适当的运动锻炼,不时给予透析患者有新鲜感的刺激,这将有利于调动他们的主观能动性,促进身体的康复。

(2)建立良好的护患关系:护理人员和患者的目标是一致的,患者是战胜疾病的主体,护理人员是参谋,护理人员应帮助患者克服病痛、恢复健康,关心爱护、尊重患者,注意倾听患者的诉说,让患者把心里的要求说出来,尽量满足患者的心理及生理需要,想患者之所想,急患者之所急,从各个方面满足患者的合理需求,使患者保持愉快的心情接受治疗,增强安全感、信任感,提高依从性。

(3)严格遵守操作规程,增加患者的安全感:血液透析应由专人负责,严格掌握无菌操作规程,护士动作熟练、准确,使患者感到护理人员是认真负责、可信赖的,从而获得良好的印象,增加患者的信任感。在血液透析过程中,经常巡视,及时处理透析机的各种报警,注意观察患者的反应,诱导其叙述体验和不适,指导患者配合治疗,当患者出现不适,如疼痛时,除对症处理外,应注意分散注意力,使血液透析顺利进行。

(4)注重与患者的交流并对其进行健康指导:刚刚进入透析治疗阶段的患者,对前途忧心忡忡,对透析中可能发生的危险及预后往往作出悲观的估计,易产生紧张、害怕的心理。对于此阶段的透析患者,护士在透析中应多与其交谈,了解患者的心理状况,根据患者的需要程度与接受能力,提供适当的信息,纠正他们对透析治疗的不正确认识,解除其不必要的恐惧与焦虑。对于性格内向,经济困难,对透析治疗的长期性缺乏足够认识的患者,护士在与其交流时要注意方式方法,给患者提供的信息不可完全真实,否则会加剧其应激心理。对于性格内向,情绪低落,唉声叹气,兴趣索然的患者,护士应通过一些其他透析患者生动有趣的故事,讲一些有启发性的事例,激发他们对生活的热情和对未来的向往。

早期的健康指导尤其重要,可引导患者正确认识透析治疗,使其尽快熟悉透析常识及透析注意事项,增强自我保健的意识,消除紧张的心理。指导的主要内容有以下4点。①透析中心制度、透析时间安排、透析环境、工作人员的有关信息。②透析治疗过程、原理及与疾病关系的有关信息。③干体重的概念、透析充分及饮食管理的有关信息。④其他如何配合治疗的有关信息。

新透析治疗的患者,走进一个陌生的地方,迫切需要尽快熟悉环境,渴望被新的群体(透析患者、透析室医护人员)所接纳。因此,护士应主动接近患者,给其安慰和鼓励,同时做好家属的工作,共同体贴关心患者,增加患者战胜疾病的信心,使患者保持最佳心理状态。

(5)针对不同患者产生的心理状态做好解释工作:对缺乏透析知识又渴望了解的患者,要向其说明血液透析的重要性和必要性,详细介绍有关血液透析的知识,如血液透析的原理、目的与方法,透析前的准备,透析中可能出现的不适以及怎样减轻不适等,对患者提出的任何问题必须耐心、详细解答,也可请其他血液透析的患者介绍亲身体会,使患者做到心中有数,消除怀疑、焦虑心理,增强自信心,减少和消除恐惧、绝望心理,并主动配合治疗。

(6)做好各项知情同意:由于透析治疗的特殊性及透析患者在透析治疗过程中可能出现的种种不适,容易使患者产生不安全感。他们需要了解自己的病情,期盼生命不再受到威胁,希望各种治疗既安全顺利又无痛苦。他们把能得到安全感和生命延续视为求医的最终目的。因此,医护人员对透析患者进行任何治疗措施都应事先向他们作耐心细致的解释并有一定的技术保障,以增强他们的安全感,尽最大可能防范医疗风险,保障患者的权益。

(7)争取患者家属配合:患者家属的言行及情绪好坏会直接影响患者的心理及治疗,经济困难,家庭及社会压力大是患者最大的心理问题。医护人员应经常与患者家属协商,一方面要求患者家属尽量不对患者谈及医疗费用,在患者面前要保持良好的心境,不能流露为经济状况忧虑的表情和言语;另一方面对极少数家庭经济状况特别困难的患者,医护人员采取多种方式积极向当地政府及民政部门反映,向社会呼吁,最大限度地减轻患者经济负担,巩固已取得的医疗成果。

(8)做好体育锻炼与社会生活的回归:维持性透析患者并不是完全丧失劳动力的人,在透析质量良好的前提下完全可以继续工作或承担家务劳动。实践证明,运动锻炼不仅可以最大限度地恢复透析患者已经丧失或减弱的运动能力,提高自身机体素质,改善疲乏无力的状态,预防和治疗肌肉萎缩及关节僵硬,还可以疏导精神压力,使他们思维敏捷,恢复生活信心,解除紧张、恐惧,忘记忧愁、烦恼,保持乐观愉快的生活态度,达到改善或缓解透析全身和局部并发症的目的。因此,医护人员应经常向患者进行宣教,指导患者按照科学性、针对性、循序渐进和个体化的原则进行适当的锻炼。对治疗效果好、身体状况可以胜任一般学习工作生活的患者,医护人员应充分利用患者家属及单位领导探望患者的机会,与其沟通,介绍患者的治疗情况,使他们对患者的治疗有一定的了解,能积极创造条件为透析患者提供适当的工作学习机会,使患者能重归社会,这将更有利于他们的身心健康。对自律性较差、不能有效控制自己日常行为的患者,医护人员应与其家属沟通,让家属发挥监督和协助的作用,从多方面维护患者的身心健康。

（9）与患者进行良好的沟通：在与透析患者接触时，医护人员要时刻注意自己的言行，以自己良好的品质感染带动患者，为与患者进行顺畅有效的沟通打下良好的基础。医护人员在与患者交流时要时刻注意以下5点。①维持性透析患者由于病情和治疗的特殊性，决定了他们有别于普通内科患者的心理特征。在漫长的替代治疗时间里，在家庭社会角色弱化的情况下，患者特别渴望还能得到生病以前所有的一切：维持自尊，继续得到他人的尊重，特别是医护人员的关心和重视，得到较好的治疗待遇。这一点在一些生病前有一定社会地位的患者中表现尤为突出，他们常有意或无意地透露和显示自己的身份，想让别人知道他们的重要性，而且特别期望医护人员对他们给予特殊照顾。医护人员在日常工作中及时与患者交流，了解患者的心理状况，在对所有透析患者一视同仁的前提下，对特殊情况的患者给予一定的照顾，满足此类患者的心理需求。②医护人员应有平和的心态，良好的性格，这一点对于从事血液净化工作的医护人员尤为重要。透析患者由于疾病痛苦以及长期的精神压力造成其独特的性格特征，患者因一点小事而大发雷霆，甚至提出一些很不合理的要求。为维持良好的医患关系，在遇到患者发生此类情况时，医护人员应当心胸宽广，有海纳百川的心胸，不计较患者的态度，做到有理也让人，耐心解答他们的问题。医护人员平和的心态，不仅有利于保持良好的医患关系，更有利于医护人员自身保持身心健康和提高工作实效。③树立正确的人生观。医疗工作的职业特点决定医护人员的一生都要把患者的利益放在第一位，这一点对于从事血液净化工作的医护人员更为重要，医护人员品德的高低，直接关系到患者的健康与生命。医护人员要树立正确的人生观，端正自己的处世态度，建立一种助人为乐的价值观体系，懂得换位思考，能够站在透析患者的立场考虑问题，以谦逊、真诚、慈祥、朴实的态度对待他们，以沉着、开朗、大度、自信的处事态度影响患者，成为他们喜爱和信赖的人。④精湛的技术，敏锐的观察力。精湛的技术是取得透析患者信赖的基础。透析患者超长的治疗周期，使得他们对每次治疗的效果都有较大的期待，特别尊重技术精湛的医护人员。患者瞬息万变的病情，操作设备的复杂，随时可能出现的各种报警和故障，都要求医护人员必须有精湛的技术和敏锐的观察力，因此，医护人员应不断提高自己的技术水平，不断更新自己的知识与技能，提高自身水平，赢得患者尊重。⑤较强的交流沟通能力。沟通技巧是医护人员与透析患者进行交流所需的一种重要能力。在与透析患者进行沟通交流时，应特别注意与他们第一次交谈时留给患者的印象，要用礼貌性语言，使患者感受到尊重；用安慰性语言，使他们感到温暖；用鼓励性语言，让患者看到希望。医护人员在与患者交流时，要善于运用眼神、微笑等非语言手段，使患者感受到医护人员是可以信赖的，给患者精神上的鼓励。

三、血液透析血管通路相关的护理干预

血液透析目前仍然是终末期肾病患者赖以生存的最重要和最常用的肾脏替代疗法。而透析用血管通路则成为患者必不可少的"生命线"。如何维护这些"生命线"，使之使用寿命延长、尽量减少并发症的发生，亟须血透中心医护人员共同努力。涉及血液透析血管通路的种类包括永久性血管通路（自体动静脉内瘘、移植物血管内瘘）及非永久性血管通路（动静脉直接穿刺、带隧道的半永久留置导管及临时留置导管）。

（一）自体动静脉内瘘的护理干预建议

K/DOQI 认为理想的血管通路应当能够为血液透析提供足够的血流量,使用时间长,而且并发症少。综合比较而言,自体动静脉内瘘是目前最理想的选择。

1.术前配合

(1)保护造瘘侧肢体的静脉:保护一侧肢体的静脉,适合制作血管内瘘的前臂和上臂静脉应当避免静脉穿刺、静脉插管,锁骨下或外周静脉不要做长期化疗或输液导管。

(2)保护造瘘侧肢体皮肤:平时要保护造瘘侧肢体皮肤的清洁,切勿抓伤、碰伤皮肤,以防术后感染。

(3)术前规范清洗造瘘侧肢体:术前用洗手液或肥皂水彻底清洁造瘘侧手臂,并剪短指甲。

(4)术前宣教:介绍手术的目的和方法以及可能出现的不适,让患者积极配合。术前可以进行术后锻炼宣教,增加血管张力并试图扩张血管的肢体活动。并教会患者判断内瘘通畅的方法。

(5)术前不宜使用抗凝剂,以防术中或术后出血。

2.术后注意事项

(1)术后 48～72 小时应抬高术侧肢体,以利血液回流,减少内瘘侧手臂的肿胀。

(2)术后 3 天可进行局部锻炼,促使瘘管成熟。锻炼促进内瘘成熟的机制是通过握拳或压迫瘘管近心侧,从而使瘘管内压力适度增加,使瘘管壁不断受到适度刺激,从而促进瘘管成熟。

促进内瘘成熟的锻炼方法如下。①握拳主动锻炼法:手握橡皮握力圈,每日 3～4 次,每次 10 分钟。②压迫被动锻炼法:也可用手、止血带或血压袖带在吻合口上方(如上臂),轻轻加压至静脉中度扩张,每 15～20 分钟松开一次,每天可重复 3 次。③保持术侧肢体干净,避免潮湿,以防伤口感染。④观察内瘘手指末梢血管充盈情况,注意有无手指麻木、发冷、疼痛,伤口处有无渗血、渗液、血肿,触摸内瘘处有无震颤,如有异样立即与医师联系。

自体动静脉内瘘成熟至少需要 4 周,最好等待 8～12 周再开始使用,以减少并发症,延长其使用寿命。

3.使用过程中的护理建议

(1)穿刺前准备:检查内瘘肢体,包括视诊、触诊和听诊。①望诊:查看内瘘肢体有无肿胀、发红及皮肤破溃。②触诊:触摸内瘘有无震颤、搏动、发热,无法触及震颤时应怀疑内瘘闭塞。③听诊:检查内瘘的血管杂音,高调的血管杂音往往提示狭窄。

如出现异常请医师一起参与诊治。

(2)穿刺部位的选择和方法。

1)穿刺部位的选择原则:动静脉瘘的穿刺部位应避开吻合口周围,最好距离吻合口 5cm 以上。静脉侧穿刺针的针尖部位应距离动脉侧穿刺针的针尖 8～10cm 以上,较动脉穿刺部位更远离吻合口,可以防止体外循环引起的血液再循环。

2)绳梯穿刺法:建议每次穿刺更换部位,呈阶梯式确定 3～5 个等距离排列的穿刺点,穿刺点间隔 1.5～2.0cm,每次依顺序穿刺,当所有穿刺点按顺序轮回使用 1 次以后,再从第一个穿刺点开始,如此重复。当再次使用同一穿刺点,穿刺针应从前一次的穿刺针眼进入,即不能在原来穿刺点的旁边或周围进针,尽量在内瘘血管的长度范围内平均穿刺,穿刺距离前次穿刺

5mm 左右。

3)扣眼穿刺法:指在固定位置重复穿刺,形成相对固定的皮下隧道。一般来说,对新内瘘的合适位置固定重复穿刺两个月可形成隧道。两个月之内,建议尽可能固定护士穿刺,做到三同:同样的穿刺点、同样的角度、同样的深度。应使用锐针穿刺,这样重复穿刺两个月左右,可形成一皮下隧道。以后可使用钝针穿刺,在消毒皮肤时,将扣眼口的血痂擦掉,穿刺针从扣眼口往里轻轻推送,即可沿"扣眼"轨迹进入血管。使用钝针可以减轻患者疼痛。

4)外套针穿刺法:是近年来逐步开始应用于临床的内瘘穿刺方法。外套针包含内外两部分,穿刺时通过血管壁时少许退出内针,将外针的塑料管沿着血管内腔方向推入,穿刺针的刺入角度根据血管状态而不同,以 25°左右为佳。准备穿刺的血管较浅、较细时,穿刺针的刺入角度应该较锐。血管较深、较粗时,角度应该比较钝。

(3)穿刺针的拔针和止血:完全剥去固定穿刺针的胶带,在针刺入血管部位按住灭菌纱布,拔去穿刺针,立即用纱布压迫止血。在穿刺针未完全拔出前不要按压,以防血管内膜损伤。如止血困难,则需要对抗凝药的种类和用量、抗血小板药的使用状况、穿刺部位的选择和静脉高压症等情况进行综合分析,寻找止血困难的原因。

内瘘穿刺后的按压方法因具体情况而略有变化,按压时加压力度有个体差异,以不渗血但能扪及震颤为宜。一般新内瘘(术后 6～8 周使用),开始穿刺的 1 个月内,推荐患者自己压迫止血,尽量不使用压脉带。

建议以示指和中指指腹压迫动脉穿刺点的上缘和下缘,以拇指指腹压迫静脉穿刺点,手臂可略微抬高,以减少静脉回流阻力,加快止血。如患者力量不能达到,可尝试采用,每次拔出一针,均采用大拇指按压止血。

4.日常维护和管理

血液透析患者尽管每周到医院接受治疗,但绝大部分时间仍然不在医院,因此教会患者及其家属如何维护和管理动静脉内瘘,如何早期发现内瘘的异常,如何做好院前内瘘异常的早期处理十分必要。

(1)内瘘功能判断:应告知患者及其家属如何判断内瘘是否通畅,可经常用手触摸内瘘,若扪及震颤或听到血管杂音,则提示通畅。自我检查内瘘吻合口是否有震颤、杂音,当眩晕或低血压时要密切观察判断。如不通畅,建议尽快及时到医院就诊。

(2)内瘘的日常维护。

1)内瘘的防压迫:尽量穿袖口宽松的内衣,内瘘侧手臂避免衣袖过紧、不戴手表饰物,不在内瘘侧输液、采血、测血压或悬挂重物,以免内瘘血管受压,阻断血流,内瘘堵塞。内瘘部位可戴护腕,注意保护内瘘免受磕碰,躺卧时勿压迫内瘘侧手臂。

2)内瘘的防感染:每次透析前用肥皂水清洗内瘘侧手臂。透析后不要清洗穿刺部位,以免感染。内瘘皮肤发痒时应避免用手抓,防止皮肤破损,导致内瘘感染。如果内瘘局部出现红、肿、热、痛感染征象须联系医师。

3)内瘘的血管锻炼:要适当活动有瘘的肢体,如握拳运动,避免血流减慢或血栓形成。透析 24 小时后特别是皮下有瘀血、肿胀时,推荐局部涂搽喜疗妥,并按摩以促进血肿消退。穿刺或止血时发生的血肿,在透析后 24 小时内用冰袋冷敷,24 小时后可用热敷。当内瘘扩张不理想时,可将内瘘肢体于透析结束 24 小时后,浸入 40~42℃ 温热水中热敷,并短时间手指压迫吻合口上方静脉,压迫和开放间断进行,每天反复热敷 2~3 次,以促进静脉扩张。

4)内瘘的防血栓:控制水分增长,避免超滤过多引起血容量不足、低血压。高凝状态的患者可根据医嘱调整抗凝药物治疗。

(二)动静脉移植物血管的护理干预建议

动静脉移植物血管从制作到使用的等待时间比内瘘短。使用 PTFE 材料的动静脉移植物血管,血清会通过移植物管壁上的细孔逐渐渗出,发生血清肿现象。术后肢体水肿超过 2 周的患者必须接受血管成像检查以评价中央静脉通畅情况,移植物血管内压力越高,水肿越明显,持续时间也越长,可穿刺减轻水肿。手术 2 周后移植物血管与周围组织粘连,可触到血管走行再开始穿刺。另外,PU 或者 PEP 的 AVG 几乎不会出现水肿,止血亦良好,制作的次日即可进行穿刺。

1.术后护理要点

基本上与内瘘的护理相同。抬高患肢 1 周左右,每日检查静脉端的搏动、震颤、杂音情况。

2.日常护理要点

(1)执行严格的无菌操作技术。

(2)建议术后 2~3 周再使用。最好等到水肿以及瘀斑完全吸收,并且在皮肤表面可较清楚地触摸到移植的血管时再使用。

(3)穿刺前明确血流方向:最好有医师画的线路图。当不能肯定血流方向时,最好用手指暂时阻断血流来感触两侧的血管搏动,正确判断方向。

(4)穿刺角度以 40°~45° 较合适。穿刺时针尖斜面向上。不推荐旋转针头。

(5)穿刺点的选择。经常更换穿刺点。采用阶梯式穿刺,每次穿刺部位距离原穿刺点 0.5~1cm。可以让患者参与血管的管理。避免同一部位反复穿刺,推荐在移植物血管全段平均进行穿刺。同一部位的反复穿刺会引起假性瘤,缩短移植物寿命。动静脉穿刺点之间的距离至少为 5cm。动脉穿刺动静脉移植物血管,静脉穿刺外周血管,可以延长动静脉移植物血管寿命。避免在吻合口、狭窄处或解剖弯曲部位进针。

(6)穿刺成功的标志。穿刺动静脉移植物血管有明显的突破感,回血通畅,局部无肿痛,即为成功。

(7)穿刺前的皮肤准备。推荐 2% 氯己定消毒或安尔碘消毒 2 次。消毒待干 1 分钟。

(8)穿刺针的固定。使用不导致患者过敏的胶布,长度 12cm。推荐胶布塑型固定牢固。固定角度应是穿刺时的角度或接近。

3.止血方法

临床上常见的止血方法为让患者自己按压,此方法对血管创伤小,止血效果快。按压方法是在拔针后的同时在皮肤穿刺点上方 0.2~0.3cm 处进行指压。压迫的力量为既能保持穿刺点两端有搏动或震颤,同时又能控制出血,时间为 10~20 分钟。压迫止血的部位应当是垂直于血管可进针点的瓣膜上。压迫时可用同一块纱布将皮肤进针点和血管进针点均压住。

4.日常维护

(1)动静脉移植物血管的防压迫:动静脉移植物血管侧肢体不宜负重;睡眠时注意不要使

动静脉移植物血管侧肢体受压;动静脉移植物血管侧手臂不要佩戴手表和饰物,不挎手提包,不能测血压,袖口宽松。

(2)动静脉移植物血管的防感染:每次透析前用肥皂水清洗 AVG 侧手臂。透析后不要清洗穿刺部位,以免感染。动静脉移植物血管皮肤避免用手抓,防皮肤破损,导致感染。如果内瘘局部出现红、肿、热、痛感染征象须联系医师。

(3)动静脉移植物血管的日常观察:养成每日定时检查动静脉移植物血管是否通畅的习惯,可以用对侧耳朵听血管杂音或者用手指触摸血管震颤。发现震颤或杂音消失、变弱,应立即通知医师。

(4)动静脉移植物血管的防血栓:控制水分增长,避免超滤过多引起血容量不足、低血压。高凝状态的患者可根据医嘱调整抗凝药物,随访凝血指标和血常规。

(5)动静脉移植物血管局部出现血肿时,应立即给予指压并冷敷。24 小时后热敷,推荐用喜疗妥局部按摩,促进消肿。

(三)中心静脉导管的护理干预建议

1.心理护理和健康宣教

指导患者及其家属自我护理的方法,防止导管扭曲、脱落、折断,敷料污染和潮湿。做好个人卫生工作,保持皮肤清洁和环境清洁。穿衣和运动方面需避免穿刺侧肢体大幅度活动,穿脱衣物时避免牵拉。

2.妥善固定,防止导管脱出

每次透析前,观察导管缝线有无脱落,如有脱落,及时缝合。透析结束后,须将导管安置妥帖,使患者感觉不适度最低,然后用胶布固定。

感染的预防和处理:严格执行无菌操作技术,每次血液透析更换局部伤口的敷料。医护人员戴口罩和手套操作。

3.导管穿刺口的护理

指导患者保持穿刺皮肤的干燥和清洁。密切观察穿刺口有无红、肿、热、痛、脱出和渗血、渗液。每次透析时需将胶布痕迹和污迹擦干净,推荐 2% 氯己定溶液消毒,消毒直径大于10cm。清除穿刺口周围的血痂、皮屑。如果是新插导管,建议不强行擦去血痂以防出血。用透气性好的无菌干纱布覆盖伤口和导管。操作严格执行无菌操作,动作轻柔,避免牵拉导管引起出血。采用标准的封管技术,根据导管容量正确使用封管肝素浓度和容量。

4.导管使用过程的护理规范建议

(1)上机时的护理:打开导管接口的敷料,铺一次性无菌治疗巾,与患者口鼻和头发做一隔断。每一次透析都更换导管出口部位的敷料。推荐 2% 氯己定溶液消毒导管接口,取下肝素帽后,再次用 2% 氯己定溶液消毒导管,用注射器吸出动脉端、静脉端封管肝素和血液及可能的血凝块(大于导管容积 0.5mL)弃去。推荐静脉端内注入抗凝剂,上机与透析管路连接。操作过程中避免导管口暴露在空气中,及时连接注射器、透析管路。

(2)下机时的护理:下机时,先用 2% 氯己定溶液消毒包敷导管接口,推荐密闭式回血,回血完毕后,分离导管和动脉端管路,用 10mL 生理盐水快速冲洗动脉端导管,分离静脉端导管。

用 10mL 生理盐水快速冲洗静脉端导管。采用弹丸法注入与导管匹配的封管液。夹闭导管夹子,用 2%氯己定消毒导管端口清除血迹后。拧上一次性使用的无菌肝素帽。用无菌干纱布包裹导管后固定。

(3)封管液:无论是带隧道留置导管还是临时导管,在透析结束时,推荐根据医嘱填充和导管内腔容量匹配的封管液,如导管内填充过多肝素会导致肝素溢出,表现为出血倾向。在透析开始时用注射器吸引去除导管内残余的肝素和形成的血栓。为了预防感染,非 cuff 型和 cuff 型导管在透析回路的连接和脱离时需要 2 名经过培训的护理人员进行无菌操作,且导管不用于注射通路。除了良好的导管护理和日常的观察以外没有其他更好的预防措施。

(4)在透析日观察导管出口部,确认有无感染:注意观察有无渗出、发红、肿胀、疼痛、瘙痒,必要时戴无菌手套局部压迫,观察有无渗出液。切断感染途径,建立抗感染对策,各机构实施感染监测。菌血症重要的初期危险因素是鼻腔带菌,因此对鼻腔 MRSA 带菌者在留置导管前应先予抗菌治疗。插入 cuff 型导管的患者洗澡或淋浴时,要注意避免导管连接部进水。受潮后需立即更换敷料。

(四)透析用血管通路护理的其他常见注意事项

多数患者对于血管通路功能的持续性和穿刺疼痛等存在不安和不满的情绪。透析工作人员要察觉此点,对患者的疑问、不满、痛苦等给予关心,富有诚意地进行回应,尽力减轻他们的不安和不满。

血管通路仅限定于血液透析时使用,不当的采血会损伤内瘘的功能。内瘘侧肢体进行血压测定会压迫吻合部,应尽量避免。另外,要注意 AVF、AVG 侧肢体测得的体温会比对侧肢体略高。因此需要指导血液透析患者在其他科室或者医院就诊,接受血液检查、测量血压、体温时,要避免使用 AVF、AVG 所在肢体。

四、血液透析患者的用药指导

血液透析患者需长期使用药物,如促红细胞生成素、铁剂、降磷药物等以提高生活质量,在用药时必须根据药物的代谢和排泄途径,肾功能的具体情况及透析对清除药物的能力来调节药物剂量,应注意遵从医嘱,积极配合。

应用促红细胞生成素,最常见的不良反应是高血压。当血红蛋白升高到 $110\sim120g/L$ 时,周围血管阻力升高。随着贫血的纠正,血液黏滞度增高是引起血压更高的另一个因素。因此,应督促患者严格按医嘱应用降压药,使血压控制在正常范围。

血清铁<$100\mu g/L$ 是补铁的标准,特别是用促红细胞生成素治疗者更有必要补铁。常用的有硫酸亚铁、右旋糖酐铁等,还应选择含铁丰富的食物,如蛋类、瘦肉、豆类、木耳等。口服补铁时可同时服用维生素 C,以增加胃肠道对铁的吸收。慎用肾脏毒性药物,尽量不用或少用以保护残余肾功能。服药过程中出现不良状况,及时就医。

使用降磷药物时,磷的结合剂如钙剂等,服用时要敲碎,然后一口食物一口药配合服用才有降磷的作用。碳酸钙等磷结合剂,在进食中适量服用,与饮食相结合,如碳酸钙粉可加在素汤中混合服用。

五、血液透析前、中、后患者的注意事项

（1）透析前患者根据需求及所在透析中心（室）要求带所需物品，容易低血糖患者应带方糖块等易溶化的食物。透析前一天应洗澡，更换舒适、干净、宽松的衣裤，如有增减衣物，需精确称量所增减衣物的重量，以便能准确设置脱水量。

（2）透析中患者尽量不饮水进食，以免发生因食物或水引起呛咳、窒息。进食时循环系统中的血液会集中到消化系统，导致大脑等重要器官血液灌注不足，就会产生头昏、心慌，极易出现低血压症状。进食时体位转动，身体活动度大，可能会牵拉透析管路，造成针头滑脱或管路脱落，引起血肿和大量血液丢失。

（3）透析后需测量血压，称体重（所穿衣物与透析前一致），勤观察穿刺点的情况，注意有无红肿、渗血等情况。

（付路丽）

第九节　血液透析感染管理

血液透析是急、慢性肾功能衰竭患者进行肾脏替代治疗的场所，随着医学科学的发展、医学设备的更新换代以及治疗理念的不断创新，维持性血液透析患者的寿命不断延长，生活和生存质量不断提升。但现阶段患者医院感染仍有发生，医院感染发生后影响患者康复、增加患者的经济负担，造成医疗资源浪费，降低医院床位周转率，还直接威胁患者的透析安全。有文献报道，血液透析住院患者发生感染的住院天数中位数为41天，未发生感染的住院天数为25天。血液透析住院患者中发生感染与未发生感染的床位费、诊疗费、检查费、治疗费、化验费、护理费、药物费和其他费用的中位数差值比较大，经济负担最多的住院费用为西药费（占49.31%），其次为治疗费（占33.14%）。有关文献报道，在血液透析患者中，感染已经成为致死的主要原因之一，病死率高达12%～38%。现阶段维持性血液透析患者感染管理已成为突出的问题。

一、血液透析医院感染原因

血液透析引发医院感染的影响因素很多，医源性因素是导致患者医院感染的主要因素之一。及时找出影响血液透析并发感染的危险因素，降低医疗事故和医院感染的发生，有效保障医院感染工作的顺利进行，是目前医院感染工作的重点。

（一）管理制度不健全

目前，我国大部分血液透析科室已经达到现代化标准，基本功能趋于完善，但是医院感染管理制度未能与时俱进，存在一定的漏洞。这个问题的出现主要是医院对医院感染管理工作重视程度不够，疏于质量安全管理，同时科室主管人员观念淡漠、定位模糊、职责不清。另外，医护人员重技术而轻管理的思维较重，对于一些制度的有无和完善，基本上很少在意。

（二）人力配备不足，岗位培训缺乏

医院追求规模的扩张和效益增加，忽视了质量安全管理，轻视临床一线的人员配比，往往

是只增床位不加医护人员,导致医护人员配备不足。或者通过社会招聘或者院内调剂等方法来补充缺口人员,但这些人员没有经过系统的培训就匆匆上岗,让他们在实践中总结和成长,对患者护理不利。

(三)布局流程不合理

布局欠合理,主要存在于建筑年限久远的透析科室,由于建筑格局的限定和面积大小等因素的制约,很难进行布置区分。通过后期的装修改造进行重新规划,基本要求的布局还是能够区分开来,但是按照现代透析的要求进行分区就相对困难些。布局流程的不合理就会存在洁污交叉。

(四)措施落实和执行不到位

手卫生制度不落实,存在以使用手套代替洗手的现象。共用抗凝剂和其他一些药品,存在用药不规范和不安全注射的风险。消毒隔离制度执行不力,环境及物表清洁不到位,未执行清场制度,患者使用物品未按规定进行分批放置,有潜在污染。需隔离的传染病患者未按要求在隔离透析治疗区进行专机透析。第 1 次透析的新入院患者和其他医院转入患者在治疗前均没有进行传染病筛查等。

二、标准预防

(一)标准预防的概念

标准预防是适用于所有医疗机构和所有患者的常规感染控制措施。基于所有的血液、体液、分泌物、排泄物和不完整的皮肤、黏膜均可能含有感染性因子的原则,为了最大限度地减少医院感染的发生,防止与上述物质直接接触而采取基本感染防控的措施,即为标准预防。

标准预防的概念是美国疾病控制与预防中心 1995 年提出的,于 1996 年在全美实施。我国 1999 年引入并在 2000 年原卫生部颁布的《医院感染管理规范(试行)》中明确规定"医院应在实施标准预防的基础上,根据不同情况,对感染患者采取相应隔离措施"。标准预防是本着对患者和医护人员共同负责的原则,不论是否有明显的污染或是否接触非完整的皮肤或黏膜,医护人员接触这些物质时必须采取防护措施;既要防止疾病从患者传给医护人员,又要防止疾病从医护人员传给患者;根据疾病主要传播途径,采取相应的隔离措施,包括接触隔离、空气和呼吸道隔离、飞沫隔离等;医院各类工作人员必须正确掌握各级防护标准、各种防护物品的使用方法。防护措施应适当,防止防护不足和防护过度。

(二)手卫生

随着现代医院的发展和控制医院感染理念的提高,手卫生越来越受到重视。所有的医疗护理服务均离不开手卫生,经手接触传播是导致病原体在医患之间交叉感染的主要传播途径,医护人员的手是引起医院感染的主要危险因素之一。原卫生部于 2009 年 4 月 1 日颁布了《医护人员手卫生规范》,卫生健康委会员发布推荐性卫生行业标准,即 WS/T 313—2019 医护人员手卫生规范(代替 WS/T 313—2009)。该标准自 2020 年 6 月 1 日起施行(WS/T 313—2009 同时废止)。医护人员手上携带的病原菌是医院感染的主要致病菌,通过正确洗手,可以显著减少手上携带的潜在病原菌,有效地切断传播途径,降低医院感染发生率。因此加强管理,增强医护人员洗手意识和行为,有效切断这一传播途径是控制医院感染最经济、方便、可行且重要的措施。

1.手卫生概述

手卫生是医护人员在从事职业活动过程中的洗手、卫生手消毒和外科手消毒的总称。

(1)洗手:医护人员用流动水和洗手液(肥皂)揉搓冲洗双手,去除手部皮肤污垢、碎屑和部分微生物的过程。

(2)卫生手消毒:医护人员用手消毒剂揉搓双手,以减少手部暂居菌的过程。卫生手消毒解决了医护人员在连续操作中洗手不方便的难题。

(3)外科手消毒:外科手术前医护人员用流动水和洗手液揉搓冲洗双手、前臂至上臂下1/3,再用手消毒剂清除或者杀灭手部、前臂至上臂下 1/3 暂居菌和减少常居菌的过程。使用的手消毒剂可具有持续抗菌活性。

(4)手消毒剂:用于手部皮肤消毒的化学制剂,以减少手部皮肤细菌的消毒剂,如乙醇、氯己定、碘伏等。速干手消毒剂是含有醇类和护肤成分的手消毒剂如氯己啶醇。免冲洗手消毒剂主要用于外科手部皮肤消毒,使用后不需要水冲洗的手消毒剂。

(5)手卫生设施:用于洗手与手消毒的设施,包括洗手池、水龙头、流动水、清洁剂、干手用品、手消毒剂等。

2.手部常见细菌

正常人的皮肤上有细菌。手部细菌分为常居菌和暂居菌,医务工作者手上所带的细菌总数为 $(3.9\times10^4)\sim(4.6\times10^6)CFU/cm^2$。

(1)常居菌:手部正常菌群的种类和数量相对来说是固定的,大部分为非致病菌,是能从大部分人体皮肤上分离出来的微生物,是皮肤上持久的固有的寄居菌,不易被机械的摩擦清除,如凝固酶阴性葡萄球菌、棒状杆菌类、丙酸菌属、不动杆菌属等。一般情况下不致病,需要使用皮肤消毒剂来清除,在一定条件下能引起导管相关感染和手术部位感染等。

(2)暂居菌:是寄居在皮肤表层,常规洗手容易被清除的微生物。直接接触患者或被污染的物体表面时可获得,可随时通过手传播,与医院感染密切相关,是引起医院内感染以及耐药菌传播的主要原因。主要是由环境污染细菌组成,数量和种类变化不定,与接触物品的种类、污染程度和手部清洁习惯密切相关,最常见的有大肠埃希菌、铜绿假单胞菌、葡萄球菌。这些细菌在手部皮肤的存活时间一般不超过 24 小时,洗手会随时清除这些细菌。它们在皮肤上的生存期虽短,但致病力很强。

常居菌和暂居菌可以相互转化,如果长时间不进行手部皮肤的彻底清洁,暂居菌就会进入毛囊、汗腺和皮脂腺内,成为常居菌。一项研究表明,进行一次手部皮肤的彻底消毒之后,消毒部位的细菌种类和数量大约要 1 周时间才能恢复到原来的水平。手部卫生(用肥皂和流动水洗手或用手消毒剂)是减少手部皮肤表面细菌(暂居菌)行之有效的方法。

3.手卫生消毒效果的要求

(1)卫生手消毒,监测的细菌菌落总数应≤10CFU/cm²。

(2)外科手消毒,监测的细菌菌落总数应≤5CFU/cm²。

4.基本原则

(1)医护人员手的基本要求。①手部指甲长度不应超过指尖。②手部不应佩戴戒指等装饰物,保持指甲和指甲周围组织的清洁。③手部不应戴人工指甲、涂抹指甲油等指甲装饰物。

(2)选择洗手、卫生手消毒应遵循的基本原则。①当手部有血液或者体液等肉眼可见的污染时用肥皂(皂液)和流动水洗手。②手部没有肉眼可见的污染时,用速干手消毒剂消毒双手代替洗手。③手部证实或怀疑被可能形成孢子的微生物如艰难梭菌、炭疽杆菌等污染时应洗手。④医护人员在下列情况时要先洗手,然后再进行手卫生消毒:接触患者的血液、体液和分泌物以及被传染性致病微生物污染的物品后,直接为传染病患者进行检查、治疗、护理或处理传染患者污染的物品之后。

(3)外科手消毒应遵循的原则。①先洗手,后外科手消毒。②不同患者手术之间、手套破损或手被污染时,应重新外科手消毒。

5.洗手和卫生手消毒的指征

(1)医护人员在下列情况下要选择皂液、流动水或速干手消毒剂洗手。①进行无菌操作,接触清洁、无菌物品之前,包括进行侵入性操作前。②直接接触每个患者前后,从同一患者身体的污染部位移动到清洁部位时。③接触患者黏膜、破损皮肤或伤口、血液、体液(不包括汗液)、分泌物、排泄物及伤口敷料前后。④穿脱隔离衣前后,摘手套后。⑤接触患者周围环境及物品后,包括接触患者周围的医疗相关器械、用具等。

(2)以下情况应洗手。①当手部有血液或其他体液等肉眼可见的污染时。②可能接触艰难梭菌、肠道病毒等对速干手消毒剂不敏感的病原微生物时。

(3)以下情况医护人员应先洗手,然后进行卫生手消毒。①接触传染病患者的血液、体液和分泌物以及被传染性病原微生物污染的物品后。②直接为传染病患者进行检查、治疗、护理或处理传染病患者污物之后。

(4)手部没有肉眼可见的污染时,宜使用手消毒剂进行卫生手消毒。

WHO提出的手卫生的5个重要时刻是指接触患者前、进行无菌操作前、体液暴露后、接触患者后、接触患者周围环境后。需要注意的是:戴手套不能取代手卫生。若符合5个重要时刻且戴手套时,在戴手套前后先进行手卫生。

6.手卫生的正确方法

(1)洗手方法。正确的洗手方法顺序是"打湿双手、涂抹、揉搓、冲洗、干燥和护肤"6个环节和步骤。①打湿双手:在流动水下,充分淋湿双手。②涂抹:取适量洗手液均匀涂抹,确保整个手掌、手臂、手指和指缝充分接触到洗手液。③揉搓:按照七步洗手法认真揉搓双手,时间不少于15秒,注意清洗双手所有皮肤(步骤不分先后)。a.掌心相对,手指并拢,相互揉搓。b.手心对手背相互揉搓,交换进行。c.掌心相对,双手交叉指缝,相互揉搓。d.弯曲手指使关节在另一手掌心旋转揉搓,交换进行。e.右手握住左手拇指旋转揉搓,交换进行。f.将五个手指尖并拢放在另一手掌心旋转揉搓,交换进行。g.清洗并揉搓手腕、手臂,交换进行。④冲洗:在流动水下彻底冲洗双手。⑤干燥:使用一次性干手纸巾或其他方法干燥双手。⑥关水:如是手接触式水龙头,要避免用手直接关闭水龙头,可用避污纸或擦手后的一次性干手纸巾关闭水龙头。必要时使用护肤液护肤。

（2）洗手及卫生手消毒设施。①洗手池：a.应专用，不宜与其他用途的水池共用；b.应设置在方便医护人员进行手卫生的区域内；c.数量应足够，一般建议1个水池/4～6个透析单元。②水龙头：应采用非手触式水龙头，如脚踏式或感应式。有条件的医疗机构在透析区域内也采用非手触式水龙头。③洗手液：a.重复使用的洗手液容器应定期清洁与消毒；b.宜含有护肤成分，以免对手造成伤害，破坏皮肤屏障；c.储液器宜采用非手接触式，使用方便、定量出液，宜使用一次性包装；d.应直接使用原液，不得添加其他成分稀释以后使用；e.肥皂不易保持干燥与清洁，容易滋生微生物，对手造成二次污染，不宜选用。若使用肥皂，应保持肥皂清洁、干燥；f.洗手液发生浑浊、变色或变质等情况时应及时更换，并清洁、消毒容器。

（三）医护人员手卫生现状

近年来随着感控意识的提高，手卫生越来越受到重视。手卫生在保证患者安全上有显著作用，同时它不仅简单，而且成本低，能预防许多医院感染相关病原体的传播。尽管手卫生并不是预防医院感染的唯一措施，但只要提高手卫生的依从性就能够显著增加患者的医疗安全。大量的科学证据表明，医护人员的手就是医院感染相关病原体最常见的传播途径。目前国内手卫生状况难以令人满意，手卫生规范执行能力低下，手卫生依从性差。

手卫生依从性差的主要原因如下所述。

（1）有些医护人员包括管理层对手卫生的重要性及手卫生的意义认识不到位，不重视洗手或手消毒，认为手卫生不重要，手卫生执行力差。

（2）医院手卫生设施不完善或缺乏洗手设施，如病区无洗手池、水龙头、干手纸巾等，造成医护人员洗手不方便，影响了医护人员洗手的依从性。

（3）速干手消毒剂缺乏或者使用受限（由于经济的原因），使手卫生依从性低。

（4）感控专职人员不足，检查力度不够，不能及时督促洗手或用快速手消毒剂擦手。

（5）培训宣教不到位，未掌握洗手时机或认为戴手套可以取代手卫生。

（6）在上下机时段工作量大、时间紧凑，需要洗手次数太多，没有充足的时间进行手卫生或手卫生的正确率下降。

（四）口罩使用

口罩的使用最早可追溯到古代中国宫廷里，19世纪末德国病理学专家莱德奇开始建议医护人员使用纱布罩具以防止细菌感染。随着社会的发展，口罩已经是现代人生活的必需品。在医疗活动中，口罩是医院标准预防的防护用品，一次性医用口罩用于医疗机构工作人员的一般防护，医用外科口罩用于飞沫隔离的防护，应根据不同的操作要求选用不同种类的口罩。

（五）护目镜或防护面罩使用

在进行诊疗、护理操作中可能发生患者血液、体液、分泌物等喷溅。近距离接触经飞沫传播的传染病患者时，为呼吸道传染病患者进行气管切开、气管插管等近距离操作时，可能发生患者血液、体液、分泌物喷溅，应使用全面型防护面罩。佩戴前应检查有无破损，佩戴装置有无松懈。每次使用后应清洁与消毒。

（六）防护服使用

可能受到患者血液、体液、分泌物、排泄物喷溅时，应选用隔离衣或防护服。隔离衣应后开口，能遮盖住全部衣服和外露的皮肤。接触经接触传播的感染性疾病如传染病、多重耐药菌感染等患者时,对患者实行保护性隔离,如对大面积烧伤、骨髓移植等患者进行诊疗、护理时,应穿隔离衣或防护服。

(七)呼吸卫生/咳嗽礼仪

呼吸卫生/咳嗽礼仪是通过源头控制呼吸道病原体传播的一项综合措施,适用于所有具有呼吸道症状和体征的人员,包括医护人员、患者和探视者。

(1)所有具有呼吸道症状和体征的人员包括医护人员、患者和探视者,应该采取以下措施。①咳嗽或打喷嚏时使用纸巾或手帕遮住口鼻,否则应用臂弯遮掩口鼻。②若病情许可应戴口罩,否则应尽可能与其他人员保持至少 1m 的间距。③使用后的纸巾应丢进垃圾桶。④双手接触呼吸道分泌物后应做手卫生。

(2)医疗机构应采取的措施。①从患者进入医疗机构的最初场所以及入口稠密处或交通要道,采用通俗易懂的方式向有呼吸道症状或体征的人员,包括医护人员、患者及其家属宣传呼吸卫生/咳嗽礼仪。②向医护人员、患者及其家属以及探视者,强调限制呼吸道气溶胶和分泌物对预防呼吸道疾病传播的重要性。③在人口稠密场所提供必要的卫生设施,包括便捷、有效的速干手消毒剂,并随时补充。

(付路丽)

参考文献

[1]王美芝,孙永叶,隋青梅.内科护理[M].济南:山东人民出版社,2021.

[2]陈凌,杨满青,林丽霞.心血管疾病临床护理[M].广州:广东科学技术出版社,2021.

[3]王雁,杜宏,许慧荣.儿科护理[M].济南:山东人民出版社,2021.

[4]初钰华,刘慧松,徐振彦.妇产科护理[M].济南:山东人民出版社,2021.

[5]王丽芹.血液透析护理实践精讲[M].北京:中国医药科技出版社,2020.

[6]杜萍,刘雪莲.血液透析专科护理服务能力与管理指引[M].沈阳:辽宁科学技术出版社, 2020.

[7]狄树亭,董晓,李文利.外科护理[M].北京:中国协和医科大学出版社,2019.

[8]余美芳,沈霞.血液透析护士层级培训教程[M].北京:科学出版社,2019.

[9]丁小强,滕杰.血液透析血管通路临床规范(配增值)[M].北京:人民卫生出版社,2018.

[10]丁海燕,张力.妇产科护理[M].长春:吉林科学技术出版社,2019.

[11]何文英,侯冬藏.实用消化内科护理手册[M].北京:化学工业出版社,2019.

[12]辛杰.实用心血管疾病护理规范[M].北京:科学技术文献出版社,2019.

[13]李俊红,叶丽云.实用呼吸内科护理手册[M].北京:化学工业出版社,2018.

[14]高清源,刘俊香,魏映红.内科护理[M].武汉:华中科技大学出版社,2018.

[15]叶志香,吴文君,邵广宇.外科护理[M].武汉:华中科技大学出版社,2018.

[16]唐前.内科护理[M].重庆:重庆大学出版社,2016.

[17]王美芝,孙永叶.内科护理[M].济南:山东人民出版社,2016.

[18]丁淑贞,姜秋红.呼吸内科临床护理[M].北京:中国协和医科大学出版社,2016.

[19]丁淑贞,丁全峰.消化内科临床护理[M].北京:中国协和医科大学出版社,2016.

[20]胡国庆.儿科护理[M].重庆:重庆大学出版社,2016.

[21]叶志霞,皮红英,周兰姝.外科护理[M].上海:复旦大学出版社,2016.

[22]杨爱玲.小儿外科护理指要[M].兰州:兰州大学出版社,2016.

[23]王照红.小儿外科护理临床思维实践[M].北京:科学技术文献出版社,2016.

[24]丁淑贞,王起兰.妇产科临床护理[M].北京:中国协和医科大学出版社,2016.

[25]刘军,汪京萍.妇产科护理工作指南[M].北京:人民卫生出版社,2016.

[26]倪红波,刘飞,王文勇.外科护理[M].上海:复旦大学出版社,2015.